U0121283

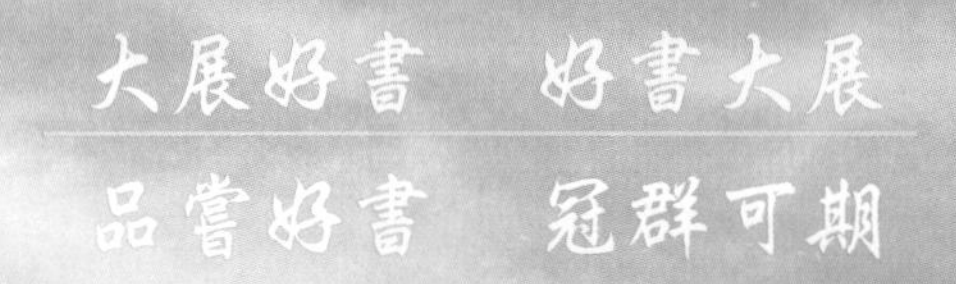
大展好書　好書大展
品嘗好書　冠群可期

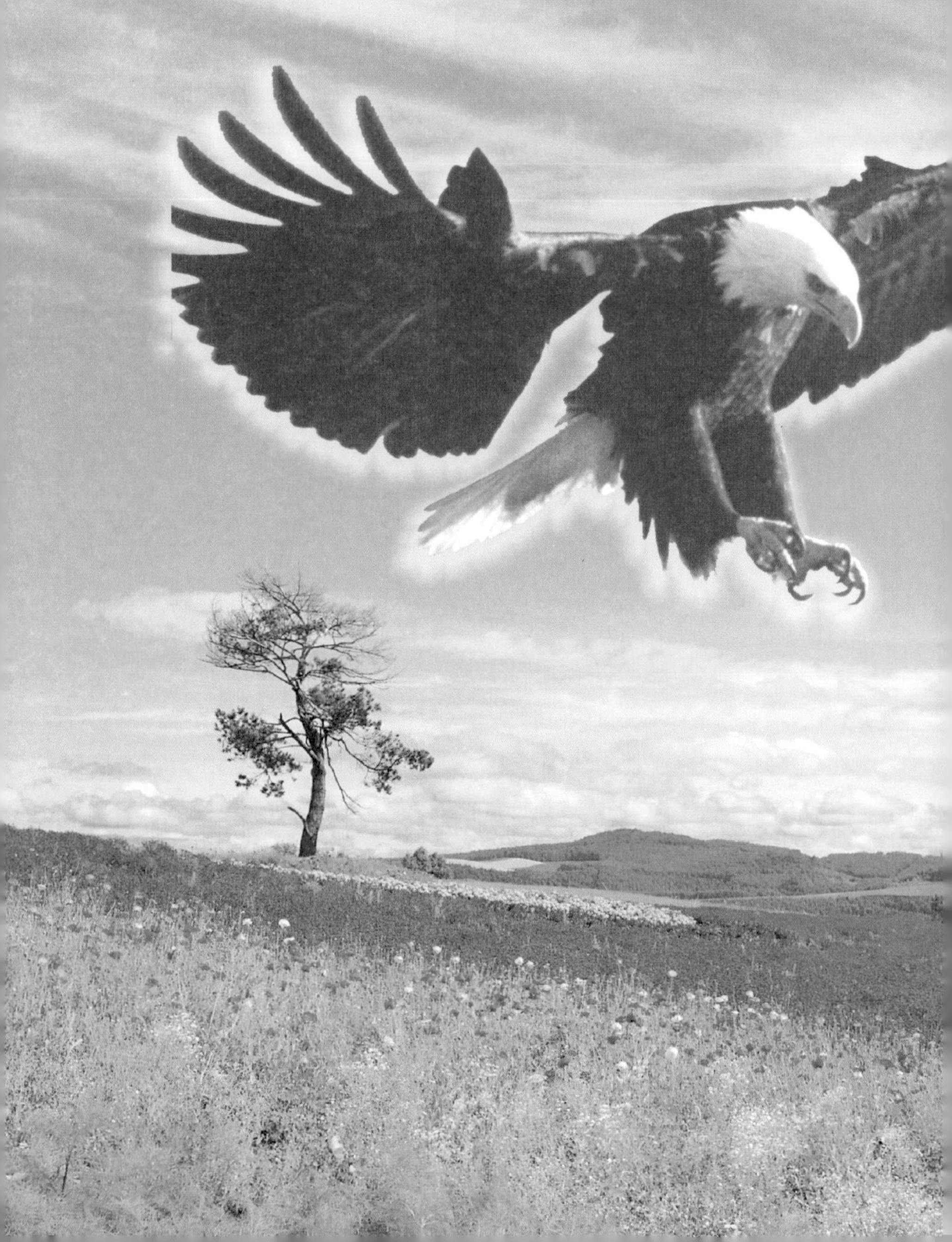

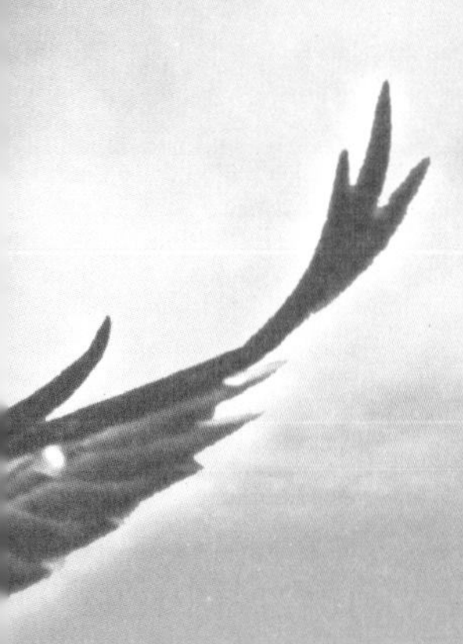

大展好書　好書大展

品嘗好書　冠群可期

休閒保健叢書 4

養生保健按摩術

聞慶漢 主編

品冠文化出版社

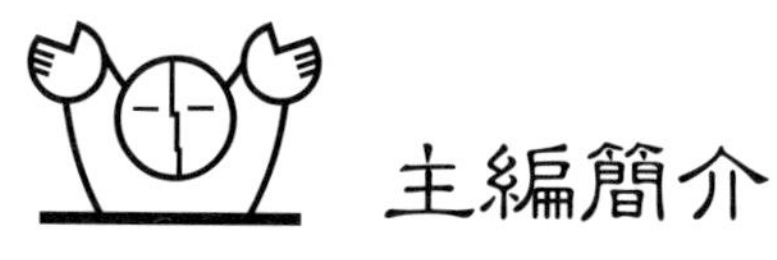

主編簡介

聞慶漢　男，一九四六年十二月出生。一九六九年畢業於湖北中醫學院中醫醫療系，畢業後留校任教。

現任中華全國推拿專業委員會委員，湖北省按摩專業委員會副主任委員，湖北省老年醫學研究學會理事，湖北中醫學院針骨系教授、推拿教研室主任、碩士生導師。

從事針灸、推拿專業的教學和臨床工作三十餘年，主要以推拿專業爲主。三十多年來，除擔任中醫學院本科生、專科生的推拿講學以外，還擔任港、澳、台及外國留學生的推拿專業的培訓工作。多次赴香港講學，在國內舉辦過各種推拿培訓班，包括推拿醫療、美容、保健等。與湖北電視台合作舉辦《實用家庭按摩》電視錄影講座，獲全國第二屆電視教學類光州杯三等獎，並被製成電視錄影片由湖北科學技術出版社一九九一年出版發行。

在國家級和省級刊物上先後發表論文數十篇，在《推拿臨證指南》、《中國針灸推拿集成》、《當代中國外治法精要》、《全國高校育人環境研究》等著作中擔任主編與副主編。被《中華推拿療法雜誌》特聘爲首居專家編委。作爲推拿教材編委多次參加全國高等院校推拿教材編寫。

主　編　聞慶漢

副主編　嚴金林　夏　烽

編　委　畢穎斐　宋鵬高　嚴金林

　　　　湯麗芬　陳　萍　聞慶漢

　　　　徐義松

攝　影　高　峰　聞　誼

製　圖　高文強　聞　誼

前 言

按摩醫學是中醫學的重要組成部分，養生保健按摩又是按摩醫學寶庫中的奇珍異寶。從按摩的發展來看，歷史悠久、源遠流長。我國自古就重視養生之道，善用按摩之術以防治疾病，強身健體，防老抗衰，幾千年來醫學家們的不斷實踐和研究，給後人留下了極其豐富的按摩養生保健文獻資料，這是一份極其珍貴的文化遺產，進一步給予整理提高，發揚光大是歷史賦予我們的光榮任務。

按摩是中醫的外治法之一，屬物理療法。在今天，隨著歷史前進，人類社會的不斷進步，物質生活的極大豐富，使人們對於強身健體、延年益壽的願望越來越強烈，發生了重新回歸大自然的呼喊，那些自然之術，返璞歸眞之法備受世人青睞，按摩以其安全、舒適、操作方便、簡便經濟、無毒副作用、效果確鑿而著稱於世：它既能防治疾病，又能養生健身。

此次所編按摩保健叢書四本，分別爲《瘦身保健按摩術》、《顏面美容保健按摩術》、《足部保健按摩術》和《養生保健按摩術》。旨在宣揚按摩之術，益於當今人們所關注的美容保健，減肥瘦身，防治常見疾病，強身健體，緩老抗衰，益壽延年之養生活動。讓傳統按摩術更加深入人心，家喻戶曉；願天下之人健康長壽，青春永駐。

近年來，按摩養生保健之術又有新的發展，其表現是不斷發展的按摩科研所取得的成果，使其更加科學化和現代化。按摩在美容、瘦身、防治疾病、防老抗衰、延年益壽的作用機理的研究已有了可喜的進展。

按摩手法分門別類的使用性明顯增強，按摩使用的新途徑時有湧現，按摩的適應範圍正逐漸擴大，其無毒副作用的優點使一些藥物治療相形見絀。按摩養生保健的市場前途廣闊，按摩現已進入新的歷史發展階段。

本書旨在呼籲人們，在養生保健之時，將目光轉向中國傳統的按摩術，讓這個爲中華民族的繁衍昌盛作出了卓越貢獻的優秀醫術，重振古時雄風，再現蓬勃生機。

按摩以其獨特的理論體系，靈巧的操作手法，豐富的防治方法，顯著的臨床效果，安全可靠的施治途徑，科學的養生保健正越來越展示著它無限的生命力。按摩醫學正伴隨著中國傳統醫學的健壯步伐，闊步走向世界。

目 錄

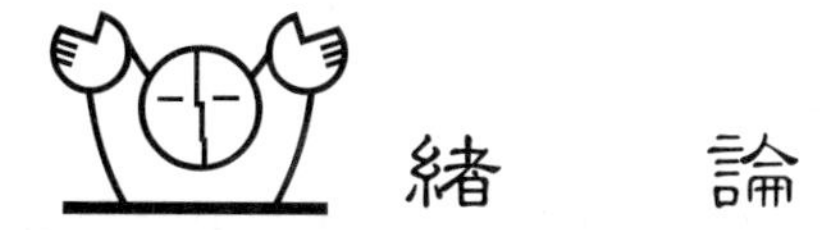

緒　論

按摩養生保健法是指運用中醫的傳統按摩手法，在人體一定部位或穴位上進行按摩或自我按摩操作，並結合調身、調息、調心，從而達到平衡陰陽，調節臟腑，疏通經絡，調和氣血，扶正祛邪，強身健體、延年益壽的一種養生保健方法。

其法安全、舒適、簡單易行，效果確鑿，無任何副作用，自古以來，深受人們喜愛。

中醫歷來重視養生之道及人體保健問題，並逐漸積累了較為系統的養生保健理論及豐富的經驗。

中醫對於人體防治疾病的基本出發點，就是重視治「未病」，所謂治「未病」其意義有二，一是防病於未然，一是既病之後防其轉變。前者是預防疾病的發生；其宗旨就是注意攝生，後者是生病後早診斷、早治療及時控制疾病的發展演變。

強調攝生就是養生保健對疾病預防的重要意義。攝生的基本原則可概括為：一、調攝精神形體，增強身體健康，提高防病能力；二、採取不同養生方法適應四時變化，避免外邪侵襲，而按摩養生保健便是這個以預防為主，注重治「未病」思想的一個具體體現，按摩是人類最古老的一種療法同時也是最早的養生保健方法。

一、養生保健按摩的作用機理

(一)中醫對按摩的作用原理的認識

1. 疏經通絡，調和氣血

中醫學認為，經絡是人體內運行氣血的通絡，它內屬於臟腑，外聯絡於肢節，溝通內外，貫穿上下，將人體的五臟六腑，五官九竅，四肢百骸等各個組織器官聯繫成一個有機的整體，經絡暢通，氣血運行無阻，才能使人體各組織得到氣血的正常濡養，以進行正常的生命活動，人體才能健康不生疾病，一旦經絡不通，氣血運行受阻，氣血失調，就會產生種種疾病，如風、寒、暑、濕等六淫之邪侵襲機體時，邪氣客阻經絡，可干擾經絡的正常活動，就會出現病理狀態，發生疼痛，肢體酸脹麻木，關節屈伸不利等種種症狀。

按摩，運用一定的手法刺激機體的一定部位或穴位，給予機體良性的物理刺激，作用於人體經絡、穴位，以改善經絡的功能活動和調暢氣血的運行，則可得到扶助正氣、祛除邪氣，達到治療疾病的目的。

2. 按摩能平衡陰陽、調節臟腑功能

陰陽是中醫八綱辨證的總綱。人體在健康情況下，陰陽處於相對平衡狀態，即所謂「陽平陰秘，精神乃治」，若陰陽失去相對平衡，人體就會發生疾病，如平時失於養

生、保健，外感六淫，內傷七情或扭、閃、跌、撲、墮、墜、損傷之後，人體陰陽平衡遭到破壞，就會導致「陰勝則陽病，陽勝則陰病」等病理變化，而出現「陽虛生外寒，陰虛生內熱，陽盛生外熱，陰盛生內寒」的症狀，臟腑是化生氣血之源，通調經絡之本，是主持人體生命活動的主要器官。

臟腑功能正常則經絡之氣旺盛，氣機升降有序，氣血周流不息，若臟腑功能失調，同樣會發生疾病，按摩主要是運用適當的手法，刺激一定部位或腧穴，起到平衡陰陽，調節腑臟的作用，如：肝陽上亢引起眩暈，用按揉太衝、行間、湧泉，點揉陰陵泉，推橋弓穴，達到滋陰，平肝潛陽，使陰陽平衡，眩暈自止，腎陽虛出現的泄瀉，可用擦督脈，腎俞、命門；同時按揉，脾俞、足三里、天樞、神闕，達到溫補腎陽止泄的作用，對臟腑的調節方面，如寒侵胃脘引起的胃脘痛，可按揉中脘，脾俞、胃俞，擦背部胸 6- 胸 8 部位，可溫胃散寒解痙止痛，按揉肺俞、中府，定喘，肩中俞等穴能調理肺氣，降逆平喘，可見按摩不僅可以調整陰陽，補虛泄實，而且對臟腑的功能同樣具有較好的調節作用。

3. 扶正祛邪、增強體質、防病保健

扶正，就是扶助機體的抗病能力。祛邪，就是祛除導致疾病的因素。中醫認為「正氣存內，邪不可干」，「風雨寒熱，不得虛邪，不能獨傷人，卒然逢疾風暴雨而不病者，蓋無虛，故邪不能獨傷人」。又說「邪之所湊，其氣必虛」說明人體正氣旺盛，邪氣就不能引起疾病，相反，

如果正氣不足，邪氣就會乘虛而入，導致疾病發生，疾病出現以後，正氣和邪氣相互抗爭，其抗爭的過程，決定了疾病的趨向，若正氣充足，正能勝邪，則邪退而病癒，正虛不能勝邪，則邪進而惡化，運用按摩可以促進臟腑功能，使氣血調和增強人體抗病邪能力。

《內經》說「按摩勿釋著針勿斥，移氣於不足，神氣乃得復」，正說明了恰當的按摩，可補虛泄實，精神得復，若經常按摩，又能靈活運用適當手法和腧穴，就可起到扶正強體，防病保健作用，常常看到這樣的現象，病人經過一段時間的按摩臉色上黃轉為紅潤，食慾好轉，體重增加，抗病能力明顯提高，由於增強了體質，常患感冒的現象大大減少了。

4. 活血祛瘀，消腫止痛

氣血是構成人體生命活動的基本物質，是五臟六腑，經絡四肢百骸各組織器官進行生理活動的基礎，氣血周流全身川流不息，促進人體的生長發育和新陳代謝活動，若因跌打、閃挫，撞擊損傷機體後，導致血離經脈，氣滯血瘀，出現受損部位腫脹，疼痛等症狀，按摩治療時，可在不同受損部位，採用合理手法和腧穴進行治療，則有活血化瘀，消腫止痛的作用。

如，急性腰扭傷，引起的腰部疼痛，可在腰背部使用摩法、揉法、推法、擦法，並按其經絡循行路線和穴位功效，選取腰陽關，腎俞、委中等穴。再如膝關節外傷，主要用揉法和推法作用於損傷局部和周圍，並選取陰市、膝陽關、足三里、陽陵泉、伏兔等穴以祛瘀活血，消腫止痛。

5.緩解拘急，理筋整復

由於風寒外襲或臟腑虧虛，陰血不足可致四肢或臉部肌肉發生拘急，肌肉緊張，出現痙攣、屈伸障礙，按摩可發散風寒或補益氣血，使肢體拘急得到緩解。

如風寒侵入太陽之經脈，經氣失宣，出現頭痛、鼻塞、惡寒、發熱、頭頸強痛，肩背拘急等症，可採用滾法、按法、拿法並取風池、風府、太陽、合谷、風門、肩井等穴，使其發汗，除風散寒，解痙止痛。

又如肝腎陰虛，筋脈失養而引起小腿肌肉拘急疼痛。按摩治療可運用按法揉法，採用腎俞、肝俞、足三里、太谿等穴，補益肝腎再按揉其小腿周圍及承山、承筋、崑崙等穴，以解除痙攣。

中醫學中所說的筋，稱經筋，是指與骨相連的肌筋組織。由於強力扭轉，外力撞擊，跌打閃挫等原因軟組織損傷，稱為筋傷。

筋傷後，由筋而相連的骨所構成的關節，必然受到不同程度的影響，產生骨錯縫，筋出槽等有關組織解剖位置異常的病理變化，出現關節錯縫如頸椎錯縫，腰椎錯縫，骶髂關節錯縫，肌腱滑脫如肱二頭肌長腿滑脫，腓骨肌肌腱滑脫，股二頭肌肌腱滑脫；椎間盤突出，肌肉或韌帶的不全撕裂等病症。

按摩可以透過手法的作用進行理筋整復，糾正解剖部位置的異常，使各種組織恢復其正常的解剖位置，這樣才有利於軟組織拘急得以緩解，使關節功能逐漸得到恢復。

(二)現代醫學對按摩作用原理的認識

現代醫學研究證明：經常接受合理的按摩治療或自我進行按摩，對神經系統有一定的調節作用。各種手法用力之輕重不同，將對神經產生強弱不同的作用，調節其神經興奮和抑制的過程，從神經生理學的觀點來看，輕柔和緩的手法連續刺激有興奮周圍神經作用，而使中樞神經產生抑制，使人產生舒適輕鬆之感，具有鎮靜安神，解痙止痛作用。較強較重的手法，其刺激作用較強烈，可使中樞神經系統興奮，能使精神振奮，肌肉緊張，呼吸心跳加快。

按摩對循環系統的作用是擴張血管，增強血液循環，改善心肌供氧，加強心臟功能，同時按摩可以放鬆肌肉，降低血液黏稠度，改善微循環和腦循環，可用於治療冠心病，高血壓，動脈硬化等疾病。

按摩對消化系統作用：手法的直接作用力，可促進胃腸管腔發生形態改變和運動，使其內容物質運動和變化，胃腸蠕動速度加快，從而加快或延緩胃腸物的運動排泄過程，有的實驗還表明，按摩作用與胃當時的功能狀態有關，往往呈雙向調節作用，即胃腸蠕動呈亢進狀態時，按摩可使轉為抑制狀態，而當胃腸蠕動處於抑制狀態時，按摩可使其蠕動增強，同時按摩可促使胃腸消化液分泌，改善胃腸血液淋巴的循環，加強了胃腸的吸收功能，據研究證實，按摩還可促進膽汁排泄，降低膽囊張力，抑制膽道平滑肌痙攣，臨床可用於緩解膽絞痛。

按摩對運動系統的作用，據研究，按摩手法的直接或間接作用，可促進肌纖維的收縮和伸展活動，肌肉活動又促進血液、淋巴等體液的循環，使肌肉獲得更多的血液供應改善肌肉的營養狀況增強肌肉張力，彈力和耐受力。

同時，按摩可加快肌肉組織運動所產生的乳酸等有害代謝產物排出體外，從而消除肌肉的疲勞，按摩對肌肉、肌腱，韌帶部分斷裂或損傷，可促進其組織修復，對軟組織損傷產生的痙攣粘黏，瘢痕組織按摩有解除痙攣；分離和鬆懈粘黏作用，因損傷而導致的脊柱關節錯縫或滑膜嵌頓，按摩可迅速糾正錯位，對脊柱後關節滑膜嵌頓，按摩有立竿見影的影響。

研究還表明按摩可加快靜脈和淋巴液回流，統計資料顯示按摩後其淋巴的流速比按摩前增快 7 倍，可使機體物質的運轉，促進因組織損傷而產生的炎症介質的分解，稀釋使局部損傷性炎症消退，也有利於受損組織出現水腫，血腫的吸收。按摩可以調節免疫功能，提高機體的抗病能力，資料表明按摩健康者背部太陽膀胱經 10 分鐘，可使白細胞總數增加，白細胞吞噬能力增強，血流中的補體效價也增高。研究證實，按摩可使患者的胰島功能增強，血糖有不同程度的降低，尿糖轉陰，「三多一少」的臨床症狀有明顯改善。

按摩具有良好的鎮痛作用，國內外研究表明，按摩促使體內止痛物質內啡肽的增加，體內致痛物質含量減少，如調節 5- 羥色胺代謝，促使乙酰膽鹼分解和失活，促使外周血漿中的兒茶酚胺下降而尿中的兒茶酚胺升高，恢復細胞硫基及鉀離子通道結構的穩定性及按摩對神經系統產生的抑制調節作用等方面鎮痛作用研究，表明按摩能引起神經、體液調節機能的一系列改變，影響到體內與疼痛相關的神經介質，激素的分泌代謝和化學物質的衍化釋放過程，從而起到鎮痛作用。

二、養生保健按摩的注意事項及禁忌證

(一)養生保健按摩的注意事項

(1) 施術者接待患者要熱情，態度要和藹，要詳細瞭解病情。

(2) 按摩室整潔光線明亮，空氣流通，溫度適宜，並要保持安靜。

(3) 施術者應保持雙手清潔和合適的溫度，冬季氣候溫度低時，可先用溫水將手泡暖再施術。每次按摩完後要洗手，並要勤剪指甲，操作時，所帶戒指和手飾去掉。

(4) 施術前，應囑咐病人寬衣鬆帶，儘量放鬆肌肉，呼吸自然，排空大小便，避免精神緊張，對於精神緊張，思想有顧慮之人，應耐心做心理建設。

(5) 施術前把患者安置在舒適的便於術者操作的體位，無論坐位或臥位，都能使被施者堅持一定的時間。

(6) 施術者在進行按摩時，要態度莊重、嚴肅，尤其在給女患者按摩時，應避開乳房、陰部。

(7) 手法的操作，應先用輕手法給患者及操作部位一個適應的過程，然後再逐漸加重，再由淺入深，禁止在按摩時用蠻力或暴力，以免病人痛苦不堪，在手法操作過程中要隨時觀察患者的反應，若患者發生頭暈，臉色蒼白，出冷汗，心跳加快、噁心，脈細數等症狀時，應立即停止

按摩，採取急救措施。

（8）按摩手法結束後，多數被施者都會感到全身輕鬆，舒適愉快，原來的症狀及疼痛，全身疲勞等均有明顯的減輕或消失。但也有個別人在按摩後，局部出現充血，皮膚溫度增高或發生疼痛，皮下瘀斑等現象，甚至個別患者會出現臉色潮紅、心跳加快、頭痛、恐懼等症狀。這些現象的出現，是因為在給患者的按摩過程中雖然病人本身沒有做體力活動，但按摩刺激使病人機體內部產生了一系列生理、病理、生化反應，所以，按摩對於病人來講，是一種運動量不小的被動運動，當然這些現象的產生既與病人的體質強弱和適應能力、精神因素有關，也與施術者手法熟練程度，刺激強弱和操作時間長短和患者體位不適等有著密切關係。

（9）在施行擦法時，應在操作部位的皮膚表面上塗上冬青膏、舒絡酒、凡士林、正紅花油等潤滑劑，以免擦傷皮膚。

（10）若按摩後，患者進入夢香，冬季應給病人蓋上被子，以免著涼，發生感冒。

（11）在進行自我按摩時，要選擇在清晨醒後和晚上睡前的時間，溫度適宜，空氣流通的室內進行，夏天應在空氣清新的室外進行操作。按摩時要精神集中，保持環境安靜。自我按摩可按自己所學按摩程式進行，要堅持不懈，持之以恆！

(二)養生保健按摩的禁忌證

（1）由結核菌或化膿菌引起的關節病變，如頸椎結核，腰椎結核，化膿性關節炎，丹毒等。

（2）各種傳染性疾病如傷寒、傳染性肝炎、傳染性皮膚病、以免造成病灶擴散或傳染給別人。

（3）惡性腫瘤患者，以免引起擴散。

（4）骨折與脫位患者，以正骨復位為主。

（5）推拿後引起局部出血的疾病，如血小板減少性紫癜。

（6）各種損傷後，正在出血的部位，或損傷後的急性期，血友病，白血病等不宜按摩。

（7）燒傷或燙傷的肢體局部。

（8）有嚴重心、肝、腎疾病的患者身體極虛弱的、或年老骨質疏鬆患者不宜按摩。

（9）婦女在月經期或妊娠期的腹部和腰骶部不宜按摩。

（10）過度劇烈運動後不宜按摩。

（11）癔病、醉酒後神志不清者，不宜按摩。

（12）不明原因之病症，如：急性脊柱損傷，伴脊髓症狀患者不宜按摩。

（13）極度疲勞不宜按摩。

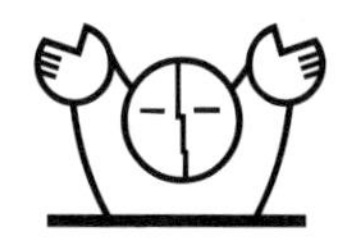

按摩養生保健的常用手法

一、概　述

按摩手法是指術者用雙手或肢體其他部位或借助於器械，按照特定的技巧動作，在體表進行各種不同操作的方法。

手法可以用手、足、肘、膝等部位操作，但以用手為最多，故稱手法，手法的操作要有一定的動作形式，一定的規範，動作的幅度，動作的頻率，手法的作用時間和方向、作用力的大小都有一定要求，形成規範的手法，手法是按摩醫學用來防治疾病，強身健體，延年益壽的主要手段，實踐證明，手法的熟練程度和運用妥當與否是取得效果的關鍵所在。

按摩療法起源於手法，是從早期人類的千百次隨意活動或本能的動作中逐漸認識，總結出來的，早在類人猿時期，為了生存，人們要同惡劣的自然環境，野獸和疾病作爭鬥，在肢體遭受碰撞，撞傷或生病出現疼痛時，人們便會本能地用手去撫摩、按壓、或敲擊疼痛部位，多次實踐發現，經過撫摩，按壓的部位疼痛便會減輕，人體頓覺輕快、舒服。

這樣經過漫長的生活實踐，經過不斷的認識、總結，再認識、再總結提高的基礎上，最後逐漸形成了以簡單手法為主要手段用以防治疾病，養生保健的最古老的按摩療法。可見，手法在按摩醫學中所處地位的重要性了。

二、手法的要求

大量按摩實踐和經絡研究成果表明，人體經絡、腧穴只在接受到持續的，具有一定深度功力的刺激作用後，才能發揮出經絡、腧穴的獨具的雙向調節作用，這種「雙向調節作用」的最明顯的特徵是當時人體無論處於何種狀態，受刺激的經絡腧穴都能夠向有利於人體的方向進行調節，據此經絡、腧穴的特性，在長期的按摩實踐中，對按摩手法悟出了基本的要求，那就是持久、有力、均勻、柔和而至深透。

所謂持久就是指手法操作過程中能持續運用一定的時間，保持動作的連貫性，動作不走樣，始終保持一定的力度。

有力，是指手法要具有一定的力量，力量大小取決於受術者體質強弱，人體胖瘦，部位的深淺，疾病的種類的差異，以及老幼之別，力量過大或過小都是不適宜的。

均勻，是指手法在操作時，動作要保持有節律性，保持一定的幅度和一定的運動速度，手法力量要均勻一致，不可忽快忽慢，忽大忽小，壓力忽輕忽重，使手法既平穩又有節律性。

所謂柔和，是要求手法在操作時，不可生硬粗暴不能施用蠻力，用力要緩和、靈活，手法相互變換時要自然協調，要做到「輕而不浮，重而不滯」；深透，一是指，手法的刺激雖然作用於體表，但功力可達深部肌肉，韌帶、關節，並可達內臟。

手法要達到上述要求，就必須要經過刻苦的訓練，以及堅持不懈的操作實踐，才能由生變熟，熟能生巧，達到手隨心轉，運用自如境界。

三、常用的基本手法

按摩的手法很多，名稱亦不統一，手法分類也各不相同，長期以來雖經努力對按摩手法進行過多方面整理和研究，也取得了一定的進展和成果，然而就目前來講，由於按摩發展歷史原因，手法之多、門派之廣，對手法分類實難統一，就其實用性來講，一般掌握常用的二十至三十種手法即可滿足需要，現與述如下：

(一)按　法

以指掌或肘等著力於一定的部位或穴位上逐漸向下用力按壓，按而留之後的一種手法稱按法。按法可分為指按法，掌按法和肘按法。（圖 2-1）（圖 2-2）（圖 2-3）

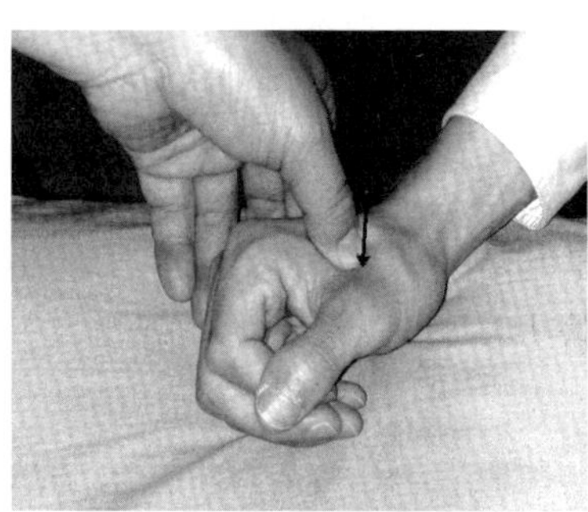

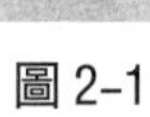

圖 2-1

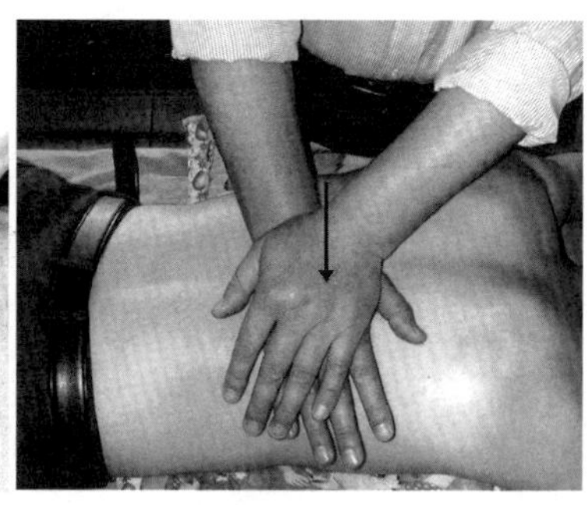

圖 2-2

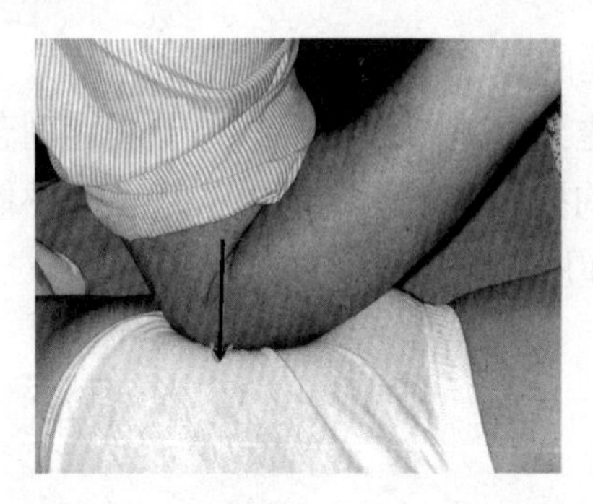

圖 2-3

按法是較原始的手法之一，它具有舒筋通絡，解痙止痛、放鬆肌肉，滑利關節，矯正畸形，開通閉塞，散寒祛邪，保健美容的作用。

指按法接觸面積小，刺激強弱容易控制調節，對全身各個部位的經絡穴位均可應用。

掌按法接觸面積較大，主要適用於肩背、腰臀、胸腹及下肢膝關節以上前後部位。

肘按法刺激量較大，多用於肌肉豐厚部位以及腰臀、大腿部，實際應用是根據防治疾病的種類不同，養生保健選用的部位和穴位不同，而產生的具體作用也各異。

(二)摩　法

用手掌掌面或食、中、無名指指腹，附著於一定部位上以腕部連同前臂，作有節律的環旋運動的一種手法。用掌面著力稱掌摩法；用指腹著力的稱指摩法。（圖 2-4）（圖 2-5）

摩法在具體操作時只在局部體表作環形運動而不帶動該處的皮下組織，摩法刺激輕柔緩和，具有健脾和中，寬

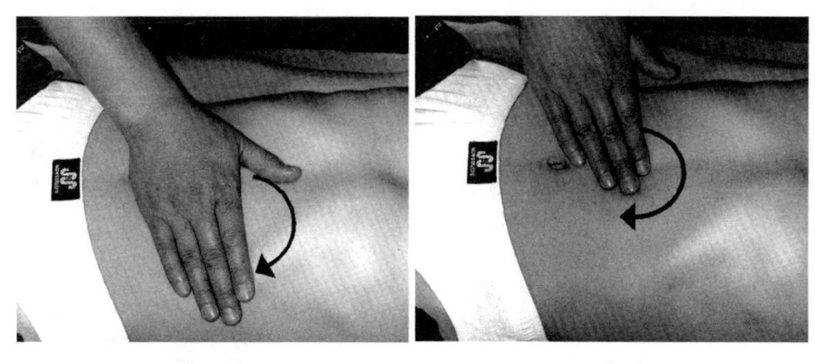

圖 2-4　　圖 2-5

胸理氣，行氣活血，增進食慾、消腫止痛、消積導滯，調節胃腸功能紊亂等功效。

增進食慾常用於胸腹，脇肋部位，應用於脾胃虛弱，不思飲食，腹脹、腹泄便秘等胃腸疾病，尤其對養生保健方面應用較多。

摩法在小兒保健應用上尤為重要，幼兒常摩腹配合推脾土、捏脊和揉足三里，可令幼兒脾胃健旺，氣血充足，百病不生，摩法也常用於美容。

(三)推　法

用指、掌、肘部著力於一定部位上作單方向的移動的手法稱推法，用指、掌、肘分別操作稱為指推法，掌推法和肘推法。（圖 2-6）（圖 2-7）（圖 2-8）

指推法適用於全身部位，常用於四肢，肩背及胸腹部，具有舒筋通絡，消瘀散結，促進氣血運行等作用。

掌推法常用於胸腹部、腰背部及下肢部，具有行氣活血、緩解肌肉痙攣等作用。

肘推法力量較強，刺激量較大，常用於腰背脊柱，大

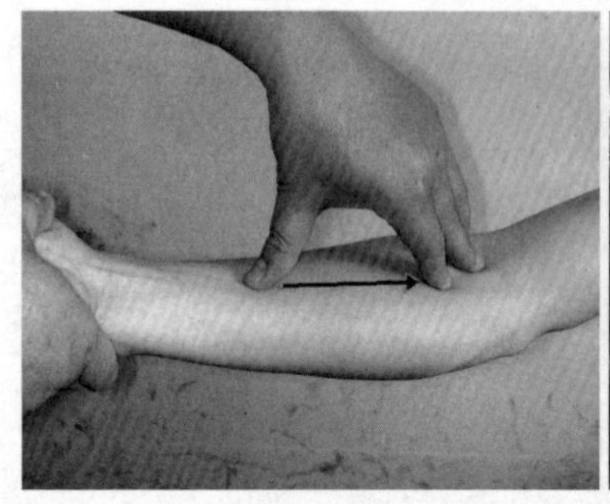

圖 2-6

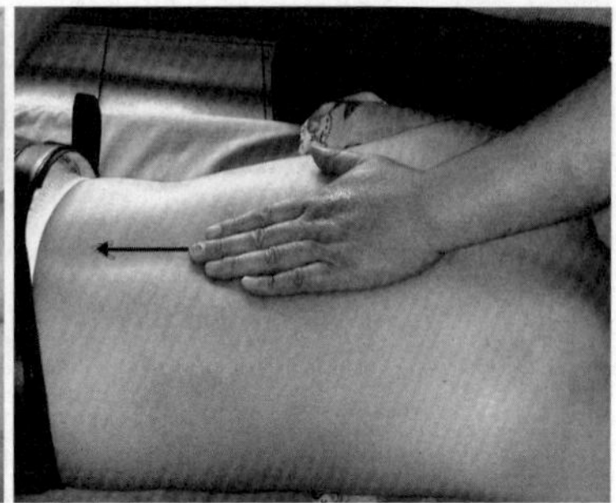

圖 2-7

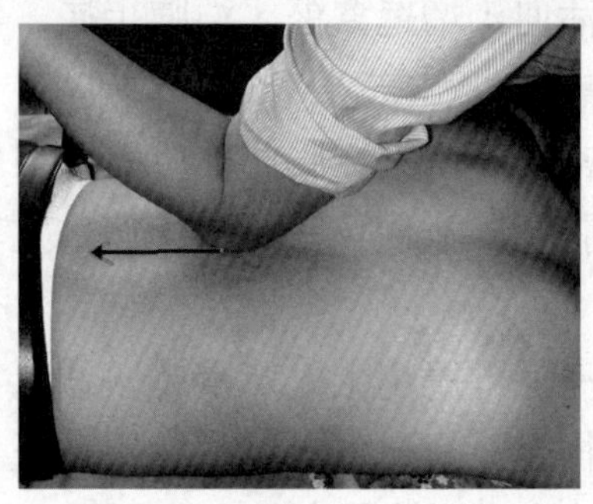

圖 2-8

腿肌肉豐厚的部位，具有平衡陰陽，調和氣血，調節臟腑功能，緩解肌肉痙攣等作用。

(四)揉　法

用手掌大魚際，掌根部或手指腹吸定於一定部位或穴位上，腕關節放鬆，前臂做主動擺動，帶動腕關節及掌指作輕柔和緩和的擺動或環旋運動，帶動該處的皮下組織，用大魚際，掌根或拇、食、中指腹著力分別稱，大魚際揉法，掌根揉法和指揉法。（圖 2-9）（圖 2-10）（圖 2-11）

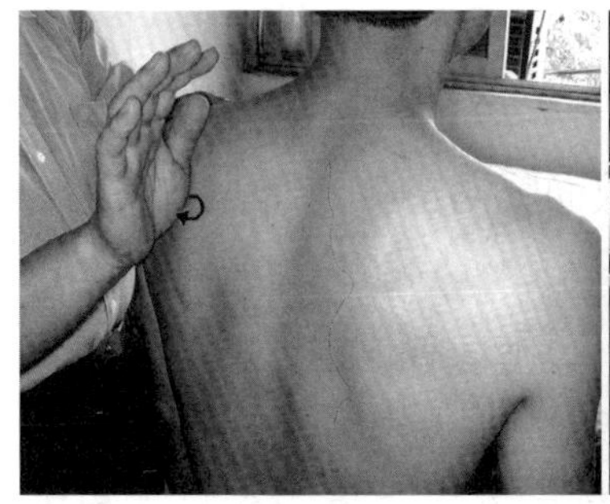

圖 2-9

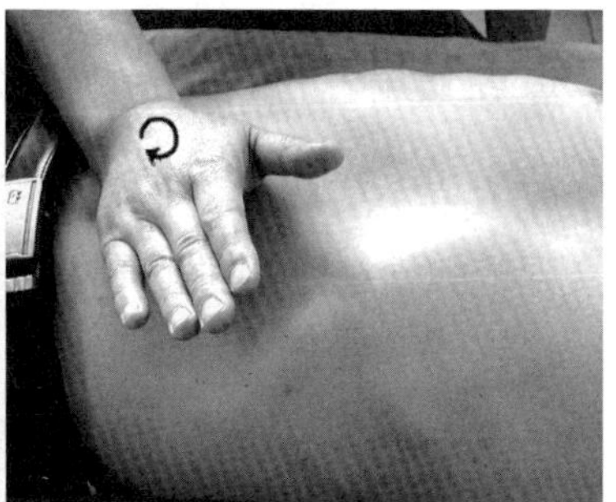

圖 2-10

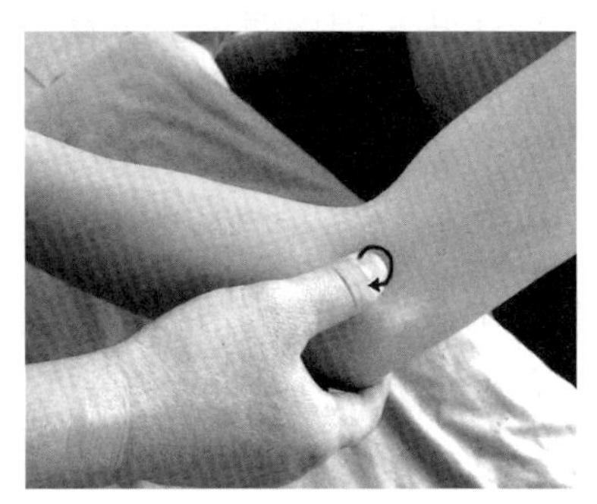

圖 2-11

本法輕柔緩和，刺激量小，適用於全身各部，具有寬胸理氣，健脾和胃，增進食慾，消積導滯、消腫止痛等作用，揉法可以防治脘腹疼痛、胸悶脇脹、食慾不振，脾胃虛弱，腹脹，以及外傷所致紅腫疼痛。

同時，揉法也是保健按摩的常用手法，常與按法，抹法，配合使用，可防治視物過久眼睛疲勞，視物模糊，預防耳廓凍傷，預防耳聾，臉部美容等。

(五)抹　法

用單手或雙手的拇指羅紋面緊貼皮膚，作上下或左右直線或弧線往返移動的手法稱抹法。（圖 2-12）

抹法主要適用於頭臉部。它是美容按摩中最常用的手法，具有開竅鎮靜，醒腦明目，擴張皮膚血管，活血潤膚，防止皮膚衰老，消除臉部皺紋，主要是額紋和魚尾紋，同時亦可防治頭暈、頭痛、失眠等病症。

在具體運用抹法時，用力要均勻，移動要緩，做到輕而不浮，重而不滯，以防推破皮膚。

(六)拿　法

用拇指和食、中兩指或用大拇指和其餘四指作對稱用力，提拿一定的部位或穴位，進行一緊一鬆的拿捏動作稱拿法。（圖 2-13）

拿法屬手法中刺激強度較大的手法，在實際應用時，一般多主張施術時間宜短，次數宜少為宜，拿法常配合其他手法用於頸項、肩部及四肢等部位，具有舒筋通絡，開

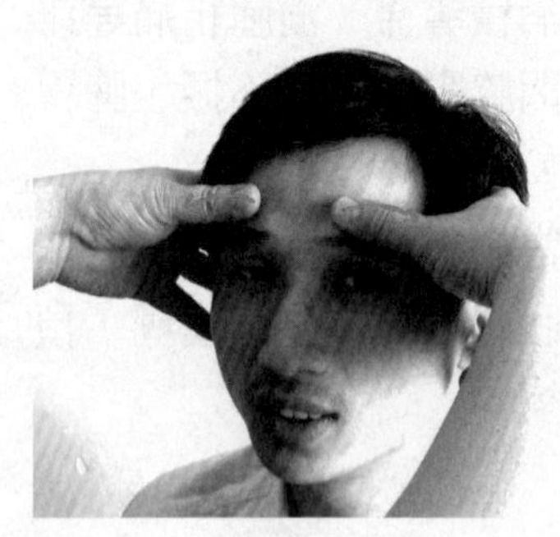

圖 2-12

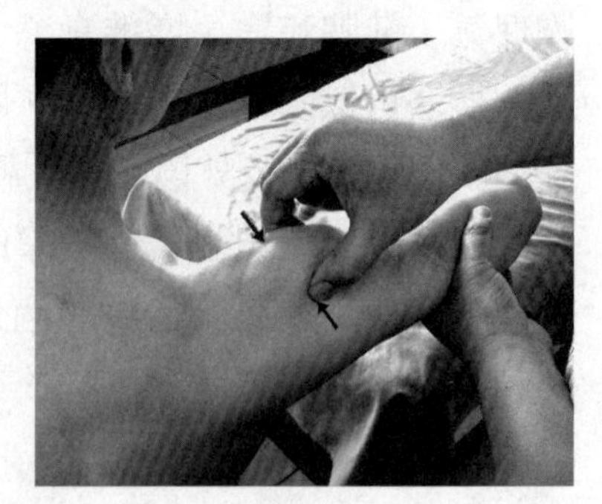

圖 2-13

竅止痛，行氣活血，祛風散寒、解除痙攣，解除疲勞等作用，用於防治頭痛、項強、肩周炎、軟組織損傷、胃痛等病症，亦可用於抗衰老，臉部皮膚乾燥等。

在具體操作時用力要由輕到重，再由重到輕，不可突然施力，或施蠻力，動作要緩和而有連貫性。

(七)滾　法

以小魚際背側部位或小指、無名指、中指的掌指關節背側部位，附著於一定部位上，以肘關節為支點，前臂主動擺動並旋轉，帶動腕關節的屈伸外旋的連續活動，使產生的力持續地作用於治療部位上的手法稱滾法。（圖 2-14）

滾法壓力大，接觸面積也比較大。該手法適應用肩臂腰臀及四肢肌肉豐厚部位，具有舒筋活血，滑利關節，緩解肌肉和韌帶痙攣，行氣活血及增強肌肉、韌帶活力，促進局部血液循環和消除肌肉疲勞作用。由於此法作用廣泛，因此，使用滾法對養生保健、緩解疲勞以及美容效果也比較好。

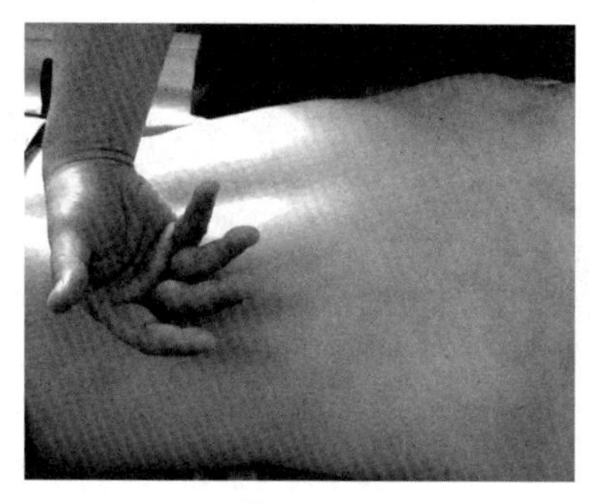

圖 2-14

(八)擦　法

用全掌掌面、小魚際或大魚際部分著力於一定部位上，稍施壓力進行上下或左右直線摩擦運動，使之產生一定熱力的手法稱擦法。用全掌、大、小魚際部位著力操作分別稱全掌擦法和大、小魚際擦法。（圖 2-15）（圖 2-16）（圖 2-17）

擦法可產生不同的熱量，是一種柔和溫熱的刺激。它具有溫經散寒、行氣活血、溫腎壯陽、健脾和胃以及活血化瘀等作用，全掌擦法多用於胸腹及脇肋部，大魚際擦法多用於胸腹，腰背，四肢等關節部位，小魚際擦法多用於肩背腰臀及下肢部。

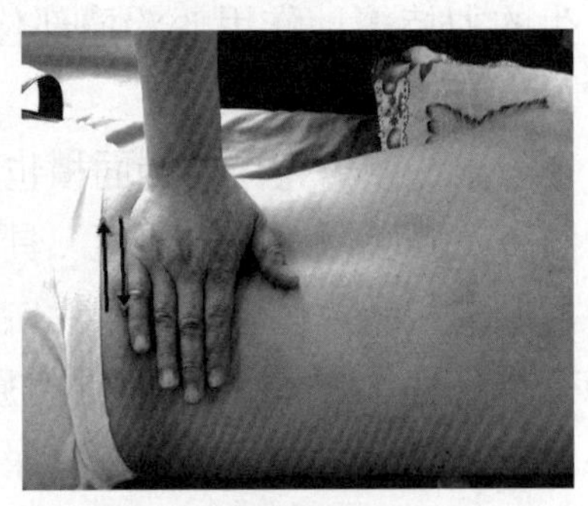

圖 2-15

擦法常用於內臟虛損尤其是老年腎陽虛衰引起的症狀，以及氣血失調、寒邪入侵引起的疾病。同時能預防疾病，強壯形體，保健美

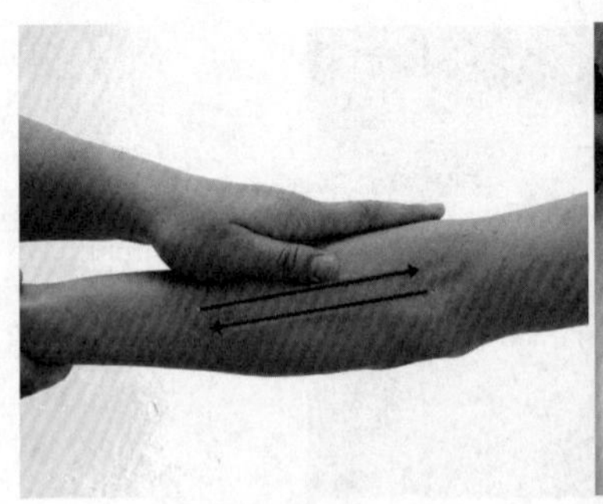

圖 2-16

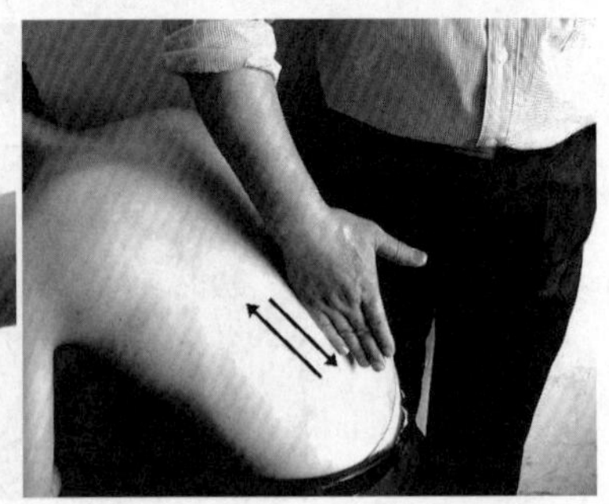

圖 2-17

容，掌擦鼻能預防感冒和鼻炎。

常擦腰可防腰痛及衰老，常擦湧泉可防治頭暈、高血壓等，擦法在應用時，無論是上下方向或左右方向都應直線往返，不可歪斜，往返距離要拉長，著力部分要緊貼體表不能硬用壓力，以免擦破皮膚。

(九)搓　法

用雙手掌面夾住肢體一定部位，相對用力，作快速搓揉，同時作上下往返移動的手法稱搓法。（圖 2-18）

搓法是一種較溫和舒適的手法，搓法常用於腰背、胸

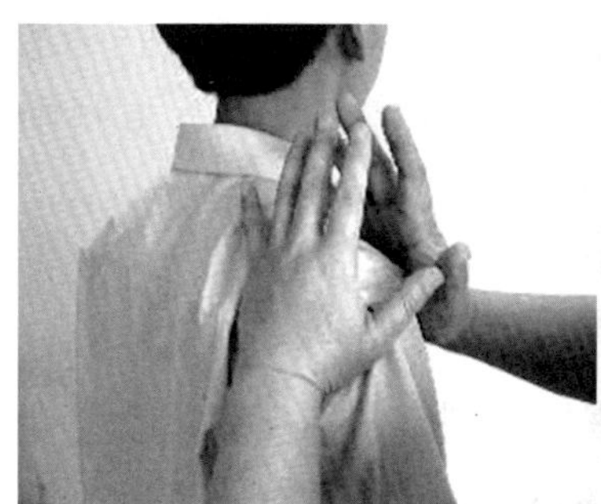

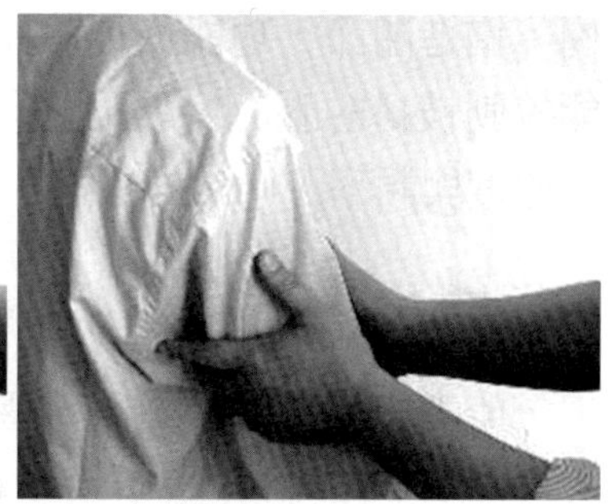

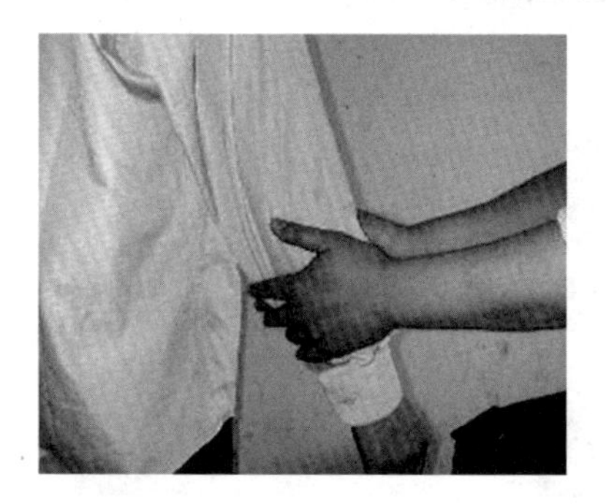

圖 2-18

脇及四肢部，尤其上肢最為常用，搓法具有舒筋通絡，調和氣血，寬胸理氣、疏肝解鬱，放鬆肌肉和關節及消除疲勞的作用，在具體應用搓法時，應注意兩手用力要對稱，搓動要快、移動要慢。

(十)抖　法

用雙手握住肢體的遠端，用力作連續快速小幅度的抖動，使肢體產生的抖動波由肢體遠端傳遞到近端，形如波浪的手法稱抖法。（圖 2-19）

抖法是一種較為柔和，輕鬆手法，抖法適用於四肢，最常用於上肢，具有通經絡，活氣血，滑利關節，放鬆肌肉，增進關節，功能恢復的作用。抖法在實際應用時，不能拉動被抖的軀體，更不能向下用力拉動肩關節，其抖動的幅度與頻率，應始終保持一致。

(十一)擊　法

所謂擊法是指用拳背、掌根、側掌，指尖或用桑枝棒有節律地叩擊體表的手法，稱擊法。用拳背、掌根、側

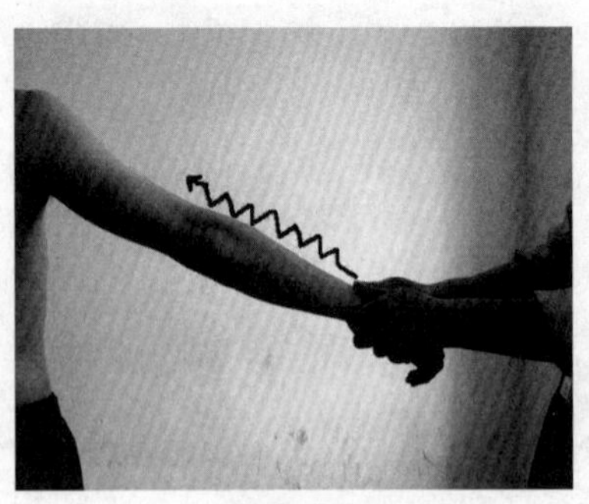

圖 2-19

掌、指尖或桑枝棒進行操作分別稱拳背擊法，掌擊法，側擊法，指尖擊法和棒擊法。（圖 2-20）（圖 2-21）（圖 2-22）（圖 2-23）

拳擊法常用於腰背部；掌擊法常用於頭頂，腰臀及四肢部；側擊法常用於腰背及四肢部；指尖擊法常用於頭臉、胸腹部、棒擊法常用於腰臀及四肢部。

擊法具有舒筋通絡、開竅醒神、緩解痙攣的療效，還可以防治頭痛、肩背痛、肌肉萎縮、痹症，亦可用於解除疲勞，操作時擊法用勁要快速而短暫，垂直叩擊體表，棒擊時不能有抽拖動作，速度要均勻而有節奏。

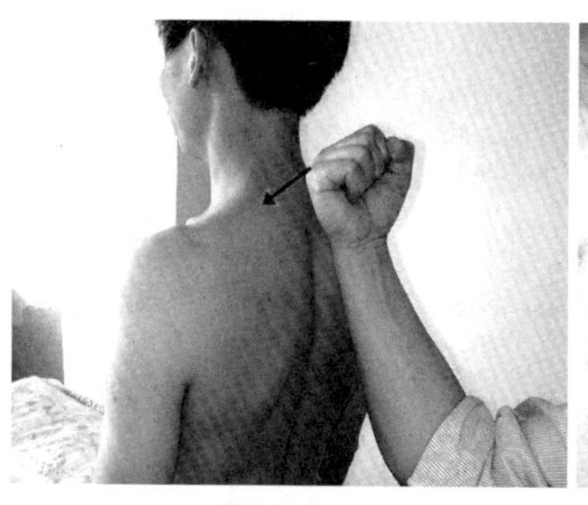

圖 2-20

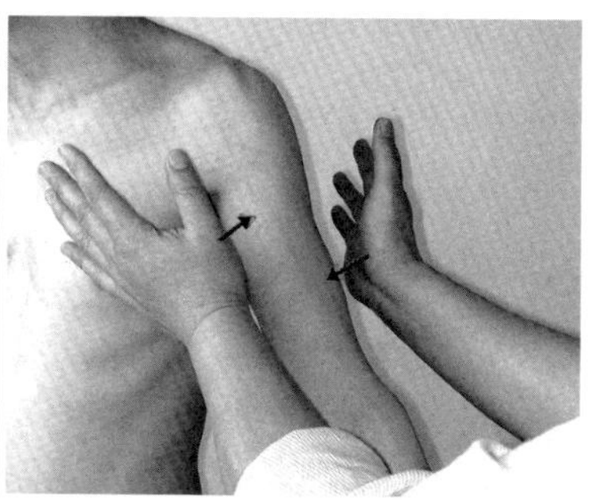

圖 2-21

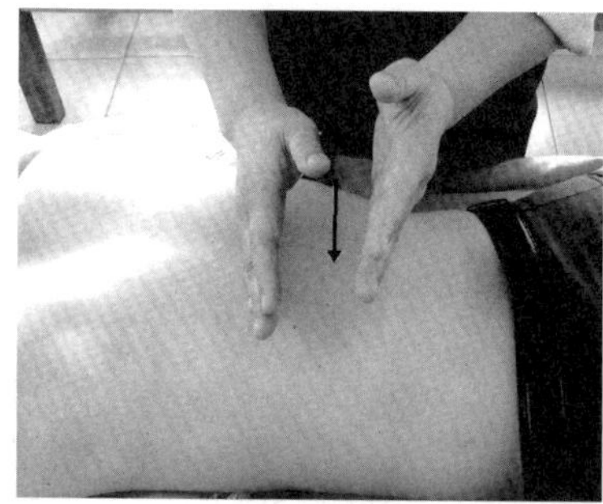

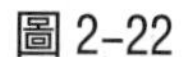

圖 2-22

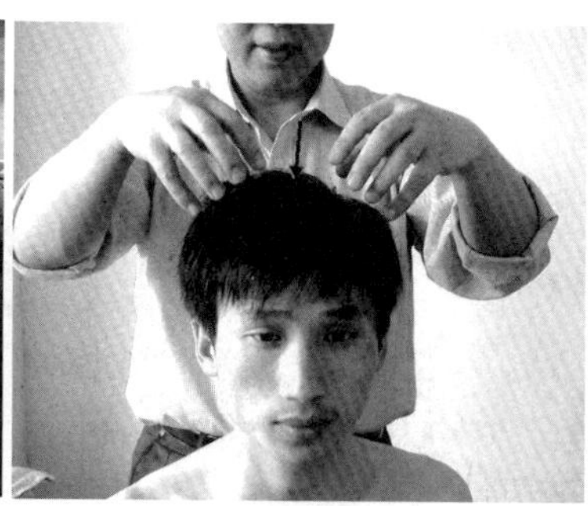

圖 2-23

(十二)搖　法

用一手握住關節近端肢體，另一手握住關節遠端肢體，使關節作被動緩和的環旋活動的一種手法，稱搖法。搖法運用於不同的關節部位稱各個關節的搖法。如頸項部搖法、肩關節搖法、髖關節搖法、踝關節搖法。（圖 2-24）（圖 2-25）（圖 2-26）（圖 2-27）

搖法是較常用的被動活動關節的手法。對肢體關節功能的增強與恢復，效果明顯，搖法具有明顯的放鬆肌肉、鬆懈粘黏滑利關節、緩解痙攣的作用。搖法可用於肢體許

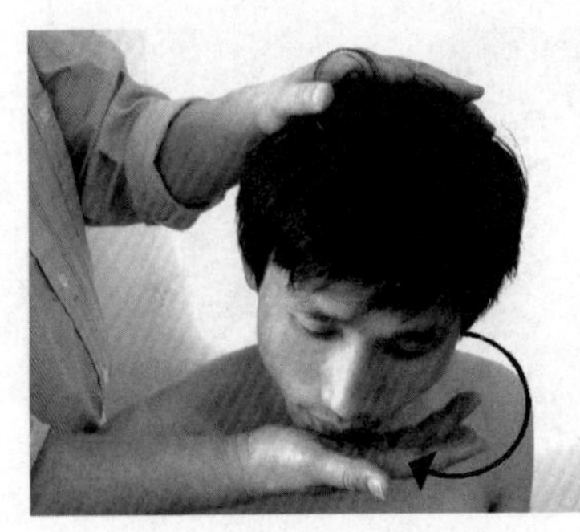

圖 2-24

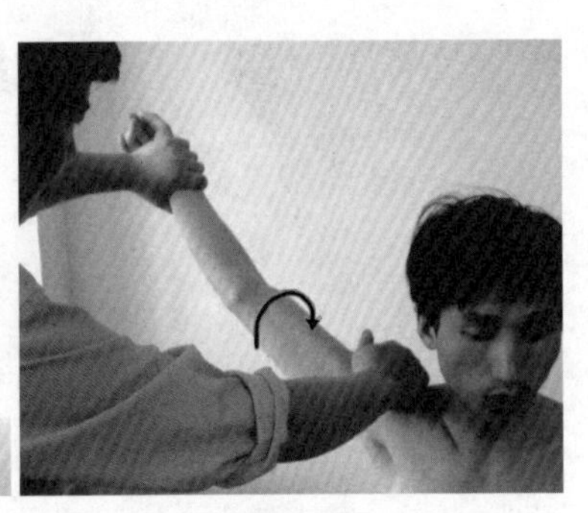

圖 2-25

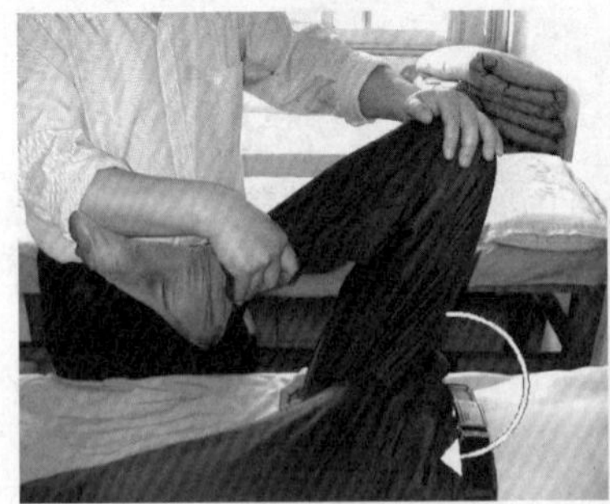

圖 2-26

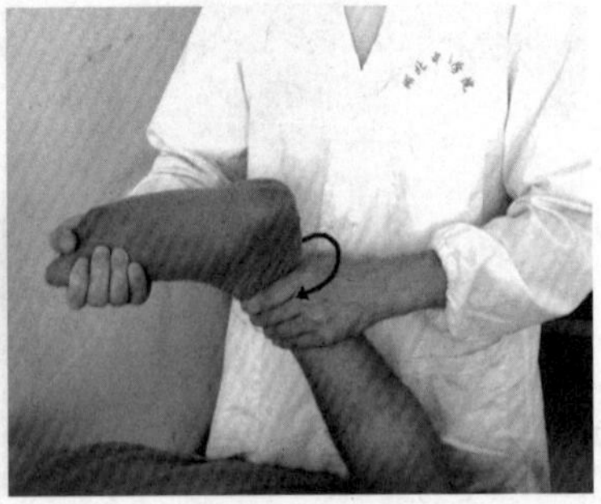

圖 2-27

多關節，可以防治頸椎病、肩周炎，損傷所致關節強硬及屈伸不利，正確合理地應用搖法於關節，可以增強關節活動的功能，本法在具體應用上必須視被搖關節活動範圍大小，搖動幅度由小到大，逐漸增加。

(十三)扳　法

用雙手作同一方向或相反方向用力扳動肢體，使關節得以屈伸或旋轉稱為扳法。扳法在不同的關節部位操作稱各關節扳法，如頸部扳法、肩部扳法、胸部扳法、腰部扳法等（圖 2-28）（圖 2-29）（圖 2-30）（圖 2-31）

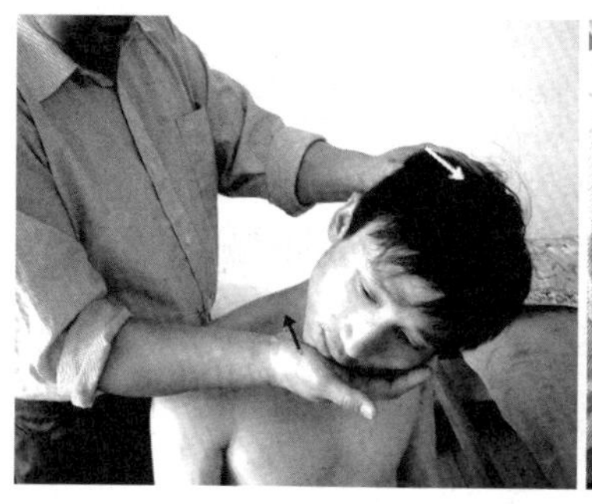

圖 2-28

圖 2-29

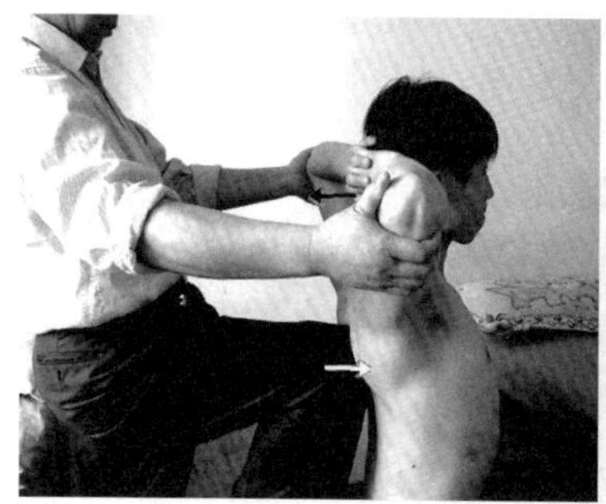

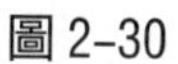

圖 2-30

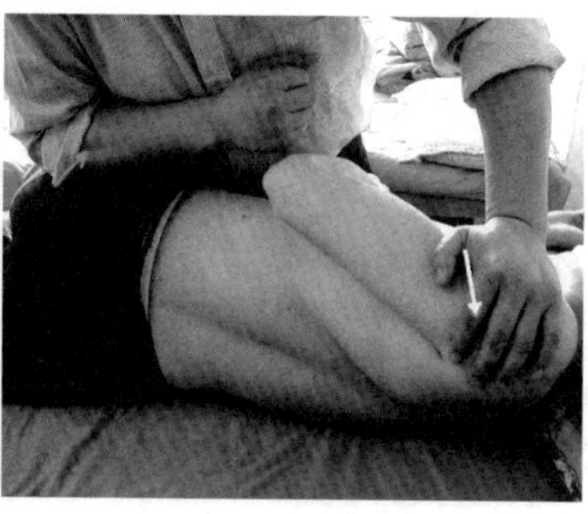

圖 2-31

扳法是運動關節類手法的一種。常用於脊柱及四肢關節部位。扳法具有理筋整復、滑利關節、糾正關節畸形鬆懈粘黏等作用，合理地使用扳法可以治療脊柱小關節錯縫、關節粘黏、關節功能障礙、關節畸形、緩解關節僵硬等病症，但對於年老體弱，關節結核，骨折或腫瘤以及關節嚴重畸形等病變，禁用此法。在實際應用時，動作要輕巧靈活，不能超出關節的正常生理活動範圍。

(十四)拍　法

將五指併攏，手掌微屈，用虛掌有節奏地拍打肢體一定部位稱拍法。（圖 2-32）

拍法在按摩保健中應用比較多，其主要作用是舒筋通絡、緩解痙攣、放鬆肌肉、疏通氣血、消除疲勞等，拍法可用於肩背、腰臀及四肢等部位，可防治肌膚麻木、肌肉萎縮、軟組織痙攣、急慢性腰痛等病症。

(十五)捻　法

用拇指，食指指面捏住一定部位，相對用力作快速靈

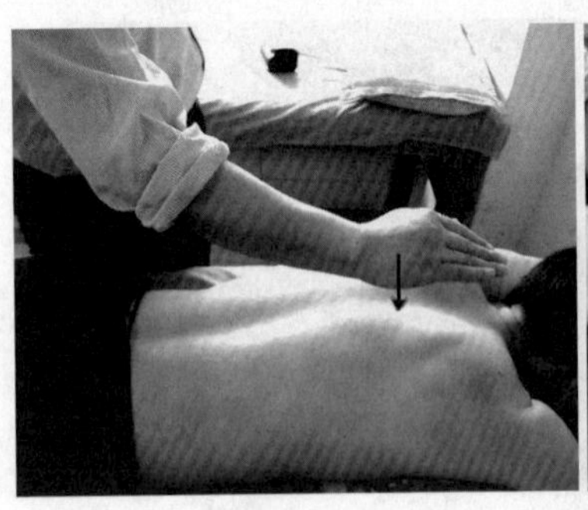

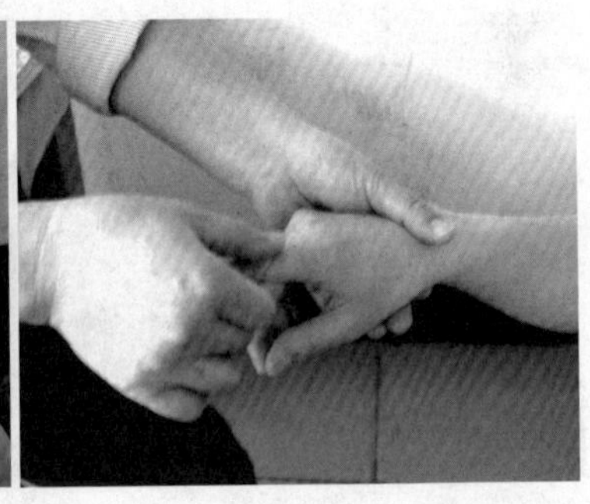

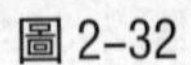
圖 2-32

圖 2-33

活的搓揉動作的手法稱捻法。（圖 2-33）

捻法是一個精細的動作手法，主要適用於四肢小關節，在按摩健身中運用較多，具有理筋通絡、滑利關節、疏通狹窄的作用，常配合揉法、拔伸法等其他手法防治指（趾）間關節疼痛，腫脹，屈伸不利等症。

(十六)捏　法

用雙手指指端分置於脊柱兩側，拇指向前，兩手食、中指前按，腕關節微屈，以兩手拇指與食指、中指羅紋面將皮膚捏起，然後雙手交替捻動向前推動。

另法：雙手食指屈曲，用食指橈側頂住肌膚，與拇指指腹同時用力提捏肌膚　，雙手交替向前推動，兩法均稱為捏法或稱為捏脊法。（圖 2-34）（圖 2-35）

捏法或捏脊法主要應用於幼兒部位操作，適用於脊柱兩側，具有調整陰陽，加強人體各臟腑功能，提高機體免疫力，尤其是對健脾和胃的作用比較明顯。

目前捏脊法已深入到家庭保健中，家長給自己的小孩經常捏脊能增進食慾，保持脾胃健旺，改善睡眠，強壯身

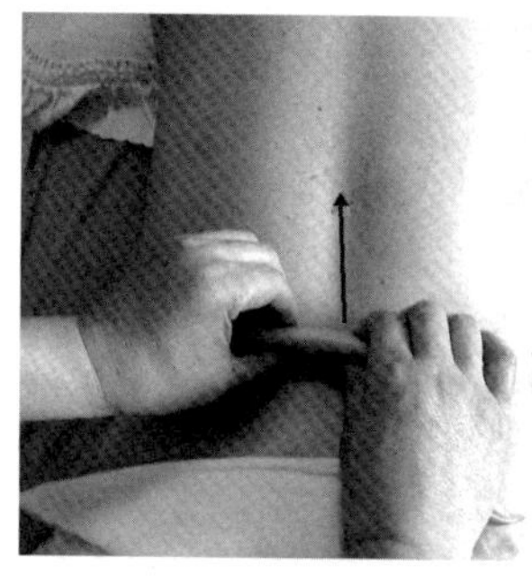

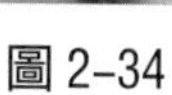

圖 2-34

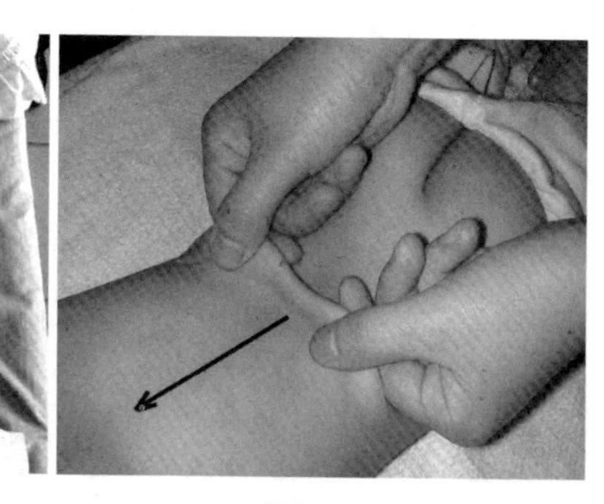

圖 2-35

體，促進幼兒生長發育，捏脊法與幼兒推拿，其他方法配合，可治療幼兒疳積、厭食、腹瀉、便秘、佝僂病、遺尿等病症。另外，捏脊法對於成人的消化不良，食慾減退，神經衰弱，精神不振及婦女的月經不調、痛經白帶過多等均有較好地調理作用。

(十七)拔伸法

拔伸即牽拉或牽引的意思，即固定關節或肢體的一端牽拉另一端，應用對抗的力量使關節或半關節得到伸展的手法稱拔伸法。拔伸法用於不同的關節部位稱不同關節拔伸法。如：頸項部拔伸法、肩關節拔伸法、腕關節拔伸法、指間關節拔伸法等……（圖 2-36）（圖 2-37）（圖 2-38）（圖 2-39）

拔伸法是骨科臨床的常用手法之一，臨床上常用於頸項部、肩、肘、腕、腰、髂、膝、踝等關節處，具有剝離粘黏、整復錯位、緩解痙攣、滑利關節、糾正肢體短縮畸形的作用，治療肩周炎、肩關節脫位、頸椎病、腕關節扭傷、腰椎間盤突出症、急性腰扭傷、踝關節扭傷等症。

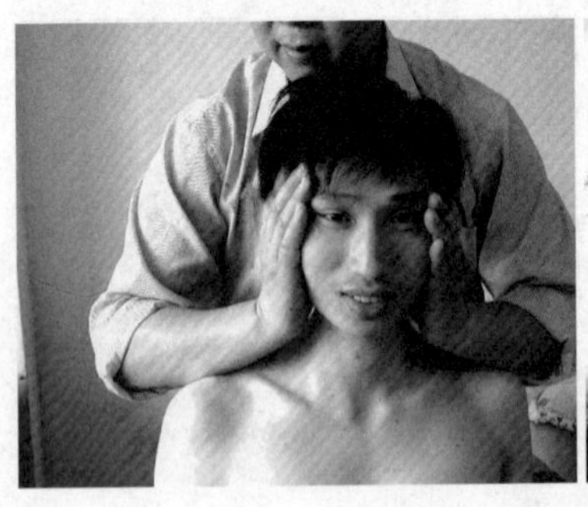

圖 2-36

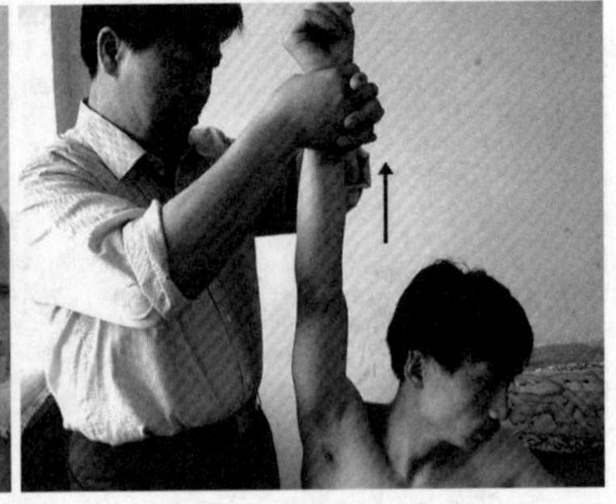

圖 2-37

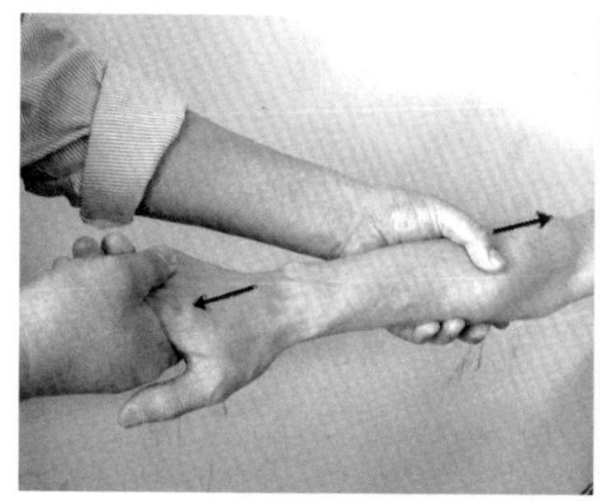

圖 2-38

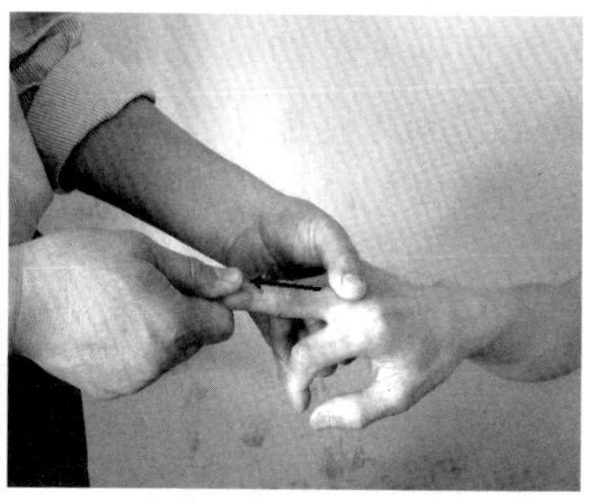

圖 2-39

(十八)梳　法

手掌稍彎曲，五指自然分開形成梳子狀，然後用手指做梳理動作，可單手操作，亦可雙手交替操作，形如梳頭，故稱梳法。（圖 2-40）

梳法又稱疏法，主要用於頭部及胸脇部位，有安神健腦、調和氣血、疏肝理氣等作用。可防治神經衰弱所致的失眠健忘，肝氣不舒所致胸脇脹滿，亦可護髮養顏，青春永駐。

(十九)旋推法

以拇指螺紋面著力於一定的穴位上，拇指主動運動帶動著力部分作順時針方向的環旋移動，旋推的頻率每分鐘 160～200 次。（圖 2-41）

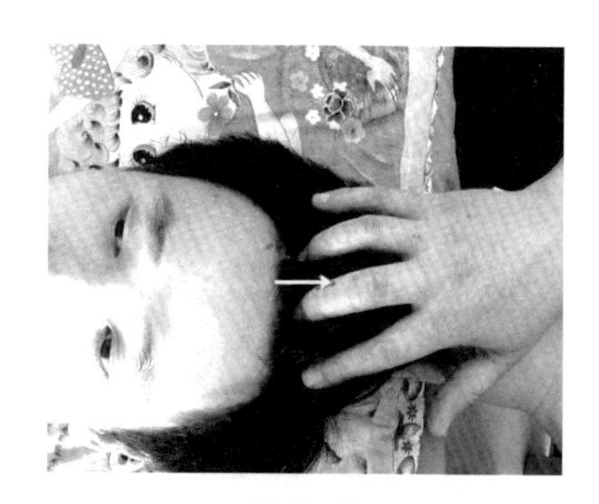

圖 2-40

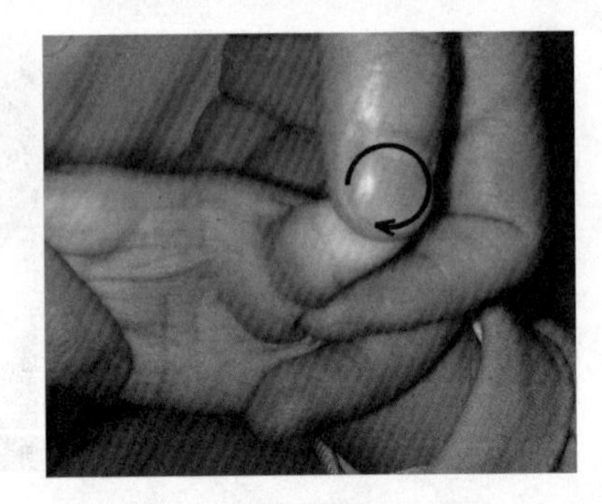
圖 2-41

旋推法是幼兒常用的手法之一，旋推法主要用於幼兒手部五經穴和面狀穴位。如旋推脾經、旋推肺經等。可以治療脾胃虛弱所致厭食、腹脹、腹瀉或肺氣虛所致咳嗽氣喘、遺尿等病症，也可作為小兒保健的手法之一。

(二十)運　法

以拇指螺紋面或食、中指的螺紋面在幼兒體表作環形或弧形移動，稱運法。（圖 2-42）

運法是幼兒常用的手法之一，運法主要用於幼兒的某些特定穴位上：如運八卦、運土入水等，可以作為幼兒治療疾病和保健的常用手法。

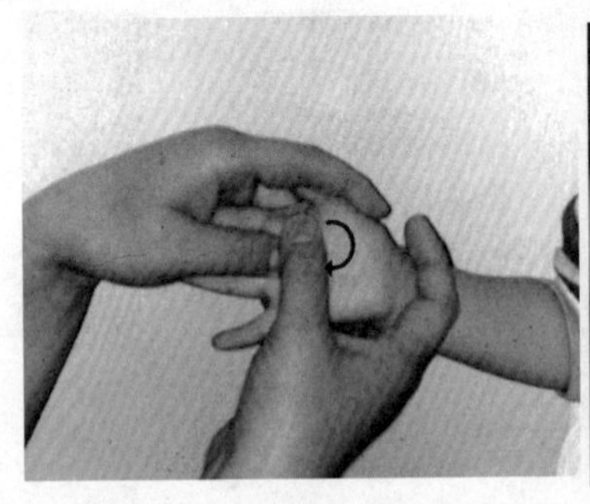
圖 2-42-1

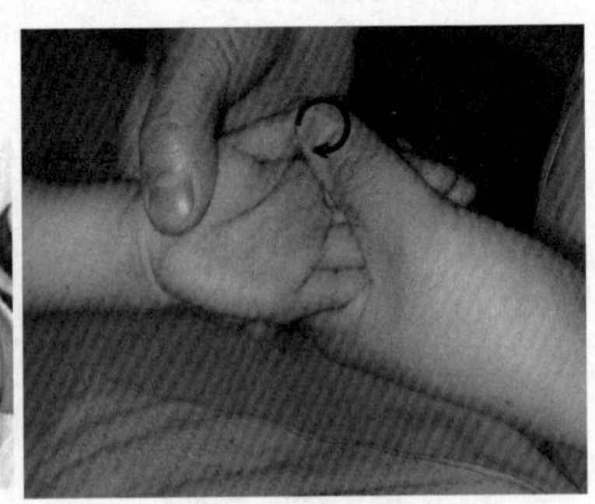
圖 2-42-2

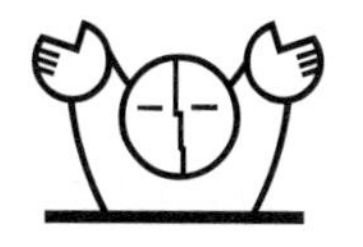

按摩養生保健的常用腧穴

一、腧穴的定義

腧穴又稱穴位、穴道，「腧」與「輸」義通是傳輸和輸注的意思，「穴」含有「孔」、「隙」的意思，具有空隙和聚集的意思，腧穴是人體臟腑經絡氣血輸注於體表的部位。凡是有一定的名稱和一定部位，歸屬於十二經脈與任、督二脈的腧穴，稱為「十四經穴」簡稱「經穴」。

沒有歸屬於十四經腧穴，而從臨床上逐漸發現的經腧穴，因其有奇效，故稱「奇穴」。無一定名稱和位置，而以壓痛點定穴的稱阿是穴，或稱「不定穴」「天應穴」即所謂「以痛為腧」。

二、腧穴的定位方法

腧穴的定位方法可分為骨度分寸法，體表標誌法，手指比量法和簡易取穴法四種。

1. 骨度分寸法

即古稱「骨度法」即以骨節為主要標誌測量周身各部大小、長短，並依其尺寸按比例折算作為定穴標準，如前髮際至後髮際定 12 寸，兩乳頭之間定 8 寸。

2.體表標誌法

體表標誌可分為固定體表和活動體表兩類：

（1）固定體表：是指利用五官、毛髮、爪甲、乳頭，臍以及骨節凸起或凹陷，肌肉隆起等部位作為取穴標誌而言。如：兩眉中間取印堂、兩乳頭中間取膻中，腓骨小頭並下緣取陽陵泉，臍旁兩寸取天樞，第七頸椎棘突下取大椎，胸骨下端與肋軟骨分歧處取中庭，肩胛骨下角平第7胸椎棘突，骼嵴平第四腰椎棘突等。

（2）活動體表：是指利用關節、肌肉、皮膚，隨活動而出現的凹陷、孔隙、皺紋等作為取穴標誌而言，如取聽宮、聽會穴應張口，取下關穴應閉口，取曲池應屈肘於橫紋頭處取之，取陽谿穴時應將拇指翹起，當拇長、短伸肌腱之間凹陷中取穴等，這些均是在肢體動態情況下作為取穴定位的標誌，故稱謂活動體表。

3.手指比量法

手指比量法是在分部折寸的基礎上，醫者用手指比量取穴的方法，又稱「指寸法」，因人的手指與身體其他部分有一定的比例，所量尺寸要參照患者自己身材的高矮胖瘦作出伸縮，一般有下列幾種：

（1）中指同身寸：即以患者中指屈曲時，中節內側兩端紋頭之間作為1寸。

（2）拇指同身寸：即指拇指指關節之橫度作為1寸。

（3）橫指同身寸：又稱「一夫法」也就是將食、中、無名、小指相併，四橫指為一夫，即四橫指相併，以其中第二節為準，量取四指之橫度作為3寸。此法多用於下肢、下腹部和背部的橫寸。

4. 簡便取穴法

此取穴法是常用的一種簡便易行的取穴方法。如勞宮穴、半握拳，以中指的指尖切壓在掌心的第一橫紋上，就是本穴，兩耳角直上連線中點取百會穴；取風市穴，用患者兩手臂自然下垂，於股外側中指尖到達之處就是本穴，等等。

三、常用腧穴

(一)頭臉頸項部

1. 印堂

(1) 位置：在兩眉間宛宛中。

(2) 主治：頭痛、鼻炎、失眠、目赤腫痛、重舌。

(3) 手法：抹，一指禪推、按、揉。

2. 上星

(1) 位置：在顱上，直鼻中央，入髮際一寸陷者中。

(2) 主治：頭痛、眩暈、目赤腫痛、臉赤腫、鼻痛。

(3) 手法：按法：一指推法、揉法、推法。

3. 頭維

(1) 位置：額角髮際直上 0.5 寸。

(2) 主治：頭痛、眼痛、目眩、視物不明。

(3) 手法：抹、按、揉、掃散法。

4. 太陽

(1) 位置：眉梢與目外眥之間向後約 1 寸處凹陷中。

(2) 主治：偏正頭痛、目赤腫痛、口眼喎斜。

（3）手法：按、揉、抹、一指禪推。

5. 率谷

（1）位置：在耳上入髮際一寸五分。

（2）主治：頭痛、眩暈、嘔吐、小兒驚風。

（3）手法：按、揉、抹、掃散。

6. 角孫

（1）位置：在耳廓中間，開口有孔。

（2）主治：耳部腫痛、目赤腫痛、齒痛、頭痛。

（3）手法：按、推、掃散、揉。

7. 百會

（1）位置：後髮際正中直上 7 寸。

（2）主治：頭痛、頭暈、昏厥、高血壓、脫肛。

（3）手法：按、揉、一指禪推。

8. 攢竹

（1）位置：眉頭凹陷中。

（2）主治：頭痛失眠、眉棱骨痛、目赤痛。

（3）手法：一指禪推、按、揉。

9. 魚腰

（1）位置：眉毛的中點。

（2）主治：眉棱骨痛、目赤腫痛、眼瞼顫動。

（3）手法：抹、一指禪推、按。

10. 瞳子髎

（1）位置：在目外眥五分。

（2）主治：頭痛、目赤、目痛、遠視不明、白內障。

（3）手法：按、揉、掐、分推。

11. 絲竹空

(1) 位置：在眉後陷者中。

(2) 主治：頭痛、目眩、目赤痛、齒痛、癲癇。

(3) 手法：按、揉、抹。

12. 睛明

(1) 位置：在目內眥外1分。

(2) 主治：目赤腫痛、憎寒頭痛、目眩、近視。

(3) 手法：一指禪推、按。

13. 四白

(1) 位置：目正視，瞳孔直下，當眶下孔凹陷中。

(2) 主治：口眼歪斜、目赤痛癢、頭臉疼痛。

(3) 手法：按、揉、一指禪推。

14. 承泣

(1) 位置：在目下七分，直目瞳子。

(2) 主治：眼瞼瞬動，目赤腫痛，夜盲，口眼歪斜，迎風流淚。

(3) 手法：按、揉。

15. 聽宮

(1) 位置：在耳中珠子大，明如赤小豆。

(2) 主治：耳聾、耳鳴、聤耳、失音、癲癇。

(3) 手法：按、揉。

16. 聽會

(1) 位置：在耳前陷者中，張口得之，動脈應手。

(2) 主治：耳鳴、耳聾、齒痛、下頷脫臼、臉痛。

(3) 手法：按、揉。

17. 下關

（1）位置：顴弓下緣，下頜骨髁狀突之前方，切跡之間凹陷中，合口有空，張口即閉。

（2）主治：齒痛、臉痛、耳聾、口眼歪斜，眩暈。

（3）手法：一指禪推、按、揉。

18. 頰車

（1）位置：在耳下面頰端陷者中，開口有孔。

（2）主治：口眼歪斜、頰腫、齒痛、失音。

（3）手法：一指禪推、按、揉。

19. 地倉

（1）位置：口角旁 0.4 寸。

（2）主治：唇緩不收、眼瞼瞤動、口角歪斜，流涎，齒痛頰腫。

（3）手法：一指禪推、按、揉。

20. 人中

（1）位置：人中溝正中線上 1/3 與下 2/3 交界處。

（2）主治：驚風、口眼歪斜、牙關緊閉、鼻塞。

（3）手法：掐。

21. 承漿

（1）位置：頦唇溝的中點。

（2）主治：口眼歪斜、牙痛、口舌生瘡、癲癇。

（3）手法：按、揉、掐。

22. 翳風

（1）位置：在耳後陷者中，按之引耳中。

（2）主治：耳鳴、耳聾、口眼歪斜、牙關緊閉。

（3）手法：揉、按。

23. 腦空

（1）位置：風池穴直上1.5寸。

（2）主治：頭痛、頸項強痛、目眩、鼻痛、耳聾。

（3）手法：按、揉。

24. 風池

（1）位置：在顳顬後髮際陷者中。

（2）主治：頭痛、眩暈、頸項強痛、目赤痛。

（3）手法：按、拿、一指禪推。

25. 風府

（1）位置：後髮際正中直上一寸。

（2）主治：頭痛項強、中風不語、半身不遂。

（3）手法：點、按、揉、一指禪推。

26. 人迎

（1）位置：在頸，大動脈應手俠結喉。

（2）主治：胸滿喘息，咽喉腫痛、頭痛、高血壓。

（3）手法：拿、纏。

27. 天柱

（1）位置：啞門穴旁開1.3寸，當斜方肌外緣凹陷中。

（2）主治：頭痛、項強、鼻塞、肩背痛。

（3）手法：一指禪推、按、拿。

28. 橋弓

（1）位置：耳後翳風到缺盆一直線。

（2）主治：頭痛、頭暈。

（3）手法：推、揉、拿。

29. 迎香

（1）位置：鼻翼旁0.5寸，鼻唇溝中。

（2）主治：鼻炎、鼻塞、口眼歪斜。

（3）手法：掐、按、揉、一指禪推。

(二)胸腹部

1. 膻中

（1）位置：玉堂下一寸六分，直兩乳間陷者是。

（2）主治：咳嗽、氣喘、咯唾膿血、心悸、心煩。

（3）手法：一指禪推、摩、按、揉。

2. 天突

（1）位置：胸骨上窩正中，名曰天突。

（2）主治：咳嗽、哮喘、胸中氣逆、咽喉腫痛。

（3）手法：按、壓、一指禪推。

3. 雲門

（1）位置：在巨骨下，氣戶兩旁各二寸陷者中動脈應手。

（2）主治：咳嗽、氣喘、胸痛、肩背痛、胸中煩熱。

（3）手法：按、揉、一指禪推法。

4. 中府

（1）位置：在雲門下一寸，乳上三肋間陷者中，動脈應手，仰而取之。

（2）主治：咳嗽、胸中煩滿、胸痛、肩背痛、浮腫。

（3）手法：按、揉、一指禪推法、摩。

5. 鳩尾

（1）位置：劍突下，臍上7寸。

（2）主治：心痛、心悸、心煩、癲癇、驚狂、胃痛。
（3）手法：按、揉。

6. 中脘

（1）位置：在上脘下一寸，臍上 4 寸。
（2）主治：胃脘痛、腹脹、嘔吐、翻胃、食不化。
（3）手法：一指禪推、摩、按、揉。

7. 建里

（1）位置：在中脘下一寸。
（2）主治：胃脘疼痛，腹脹、嘔吐、食慾不振。
（3）手法：一指禪推法、按、揉、摩。

8. 神闕

（1）位置：在臍中。
（2）主治：中風虛脫，四肢厥冷，風痛，水腫鼓脹。
（3）手法：摩、揉、按。

9. 天樞

（1）位置：俠臍兩旁各二寸陷者中。
（2）主治：繞臍腹痛，嘔吐、腹脹、腸鳴、痢疾。
（3）手法：揉、摩、一指禪推。

10. 氣海

（1）位置：在臍下一寸五分。
（2）主治：繞臍腹痛，水腫鼓脹，水穀不化，經閉。
（3）手法：一指禪推、摩、揉、按。

11. 關元

（1）位置：在臍下三寸。
（2）主治：中風脫症、虛勞冷憊、少腹疼痛、眩暈。
（3）手法：一指禪推、摩、揉、按。

12.中極

（1）位置：在臍下四寸。

（2）主治：小便不利、陽痿、早洩、遺精，白濁。

（3）手法：按、揉、摩。

13.日月

（1）位置：在期門下一寸五分。

（2）主治：脇肋疼痛、脹滿、嘔吐、吞酸、呃逆。

（3）手法：搓、揉、摩、按。

14.章門

（1）位置：第十一肋端。

（2）主治：腹痛、腹脹、腸鳴、泄瀉、嘔吐。

（3）手法：摩、揉、按。

15.期門

（1）位置：乳頭直下，第六肋間隙。

（2）主治：胸肋滿脹疼痛、嘔吐、呃逆、吞酸。

（3）手法：摩、揉、按。

16.巨闕

（1）位置：臍上6寸。

（2）主治：心痛、失眠、肩背痛、咳嗽、氣喘。

（3）手法：揉、推、一指禪推法。

17.水分

（1）位置：在下脘下一寸，臍上一寸。

（2）主治：腹痛、腹脹、腸鳴、泄瀉、翻胃、水腫。

（3）手法：按、揉、一指禪推法。

18.蘭門

（1）位置：臍上一寸五分。

（2）主治：腹脹、腹痛、腹瀉。
（3）手法：按、揉、掐。

(三)肩背腰臀部

1. 肩井

（1）位置：肩峰與大椎穴連線中點。
（2）主治：肩背痹痛，手臂不舉，頸項強痛。
（3）手法：拿、滾、一指禪推、按、揉。

2. 大椎

（1）位置：第七頸椎棘突下與第一胸椎之間取穴。
（2）主治：熱病、瘧疾、咳嗽、喘逆、項強。
（3）手法：一指禪推、滾、按、揉。

3. 身柱

（1）位置：第三胸椎棘突下。
（2）主治：身熱頭痛、咳嗽、氣喘、驚厥、腰脊強痛。
（3）手法：滾、一指禪推、扳、按。

4. 大杼

（1）位置：在第一胸椎棘突下，兩旁各一寸五分陷者中。
（2）主治：咳嗽、發熱、鼻塞、頭痛、喉痹。
（3）手法：一指禪推、滾、按、揉。

5. 神道

（1）位置：第五胸椎棘突下。
（2）主治：心痛、驚悸、怔忡、失眠健忘、氣喘。
（3）手法：按、揉、一指禪推。

6. 肩中俞

（1）位置：第七頸椎棘突下旁開2寸。

（2）主治：咳嗽、氣喘、肩背疼痛、唾血、寒熱。

（3）手法：一指禪推、滾、按、揉。

7. 肩外俞

（1）位置：第一胸椎棘突下旁開3寸。

（2）主治：肩背疼痛，頸項強急，上肢冷痛。

（3）手法：一指禪推、滾、按、揉。

8. 風門

（1）位置：在第二胸椎棘突下，兩旁各一寸五分。

（2）主治：傷風咳嗽、發熱頭痛、目眩、鼻塞。

（3）手法：一指禪推、滾、按、揉。

9. 肺俞

（1）位置：在第三胸椎棘突下，兩旁各一寸五分。

（2）主治：咳嗽、氣喘、胸滿、腰脊痛、吐血。

（3）手法：一指禪推、滾、按、揉、彈撥。

10. 心俞

（1）位置：在第五胸椎棘突下，兩旁各一寸五分。

（2）主治：癲狂、驚悸、失眠、心悸、健忘、心痛。

（3）手法：一指禪推、滾、按、揉、彈撥。

11. 膈俞

（1）位置：在第七胸椎棘突下，兩旁各一寸五分。

（2）主治：胃脘脹痛、嘔吐、飲食不下、氣喘。

（3）手法：一指禪推、滾、按、揉。

12. 至陽

（1）位置：第七胸椎棘突下。

(2) 主治：胸脇脹痛、腹痛黃疸、咳嗽氣喘。
(3) 手法：按、揉、一指禪推。

13. 肝俞

(1) 位置：在第九胸椎棘突下，兩旁各一寸五分。
(2) 主治：黃疸、脇痛、吐血、衄血、目赤。
(3) 手法：一指禪推、滾、按、揉、彈撥。

14. 膽俞

(1) 位置：在第十胸椎棘突下，兩旁各一寸五分。
(2) 主治：黃疸、口苦、舌乾、咽痛、嘔吐、脇痛。
(3) 手法：一指禪推、點、按、揉。

15. 脾俞

(1) 位置：在第十一胸椎棘突下，兩旁各一寸五分。
(2) 主治：脇痛、腹脹、黃疸、嘔吐、泄瀉。
(3) 手法：一指禪推、點、按、揉、滾、彈撥。

16. 胃俞

(1) 位置：在第十二胸椎棘突下，兩旁各一寸五分。
(2) 主治：胸肋痛、胃脘痛、腹脹、翻胃、嘔吐。
(3) 手法：一指禪推、點、按、揉、彈撥。

17. 三焦俞

(1) 位置：在第一腰椎下，兩旁各一寸五分。
(2) 主治：腹脹、腸鳴、完穀不化、嘔吐、腹瀉。
(3) 手法：一指禪推、按、揉、滾。

18. 腎俞

(1) 位置：在第二腰椎下，兩旁各一寸五分。
(2) 主治：遺精、陽痿、遺尿、月經不調、目昏。
(3) 手法：一指禪推、按、揉、滾。

19. 志室

（1）位置：在第二腰椎下，兩旁各三寸陷者中。

（2）主治：遺精、陽痿、陰痛下腫、小便淋瀝。

（3）手法：按、揉、一指禪推。

20. 命門

（1）位置：第二腰椎棘突下。

（2）主治：虛損腰痛、脊強反折、遺尿、尿頻。

（3）手法：滾、一指禪推、按、揉、擦、扳。

21. 大腸俞

（1）位置：在第四腰椎棘突下，兩旁各一寸五分。

（2）主治：腹痛、腹脹、腸鳴、泄瀉、便秘、痢疾。

（3）手法：一指禪推、按、揉、滾、彈撥。

22. 腰陽關

（1）位置：第四腰椎棘突下。

（2）主治：腰骶疼痛、下肢痿痹、月經不調、便血。

（3）手法：滾、一指禪推、按、揉、擦、扳。

23. 八髎

（1）位置：在第一、二、三、四骶後孔中。

（2）主治：腰腿痛、泌尿生殖系疾患。

（3）手法：點、按、滾、擦。

24. 長強

（1）位置：在脊骶端。

（2）主治：泄瀉、痢疾、便秘、便血、痔疾、癇證。

（3）手法：按、揉、點。

25.居髎

（1）位置：髂前上棘與股骨大轉子最高點連線中點。

（2）主治：腰腿痹痛、癱瘓、足痿、疝氣。

（3）手法：滾、點、壓、按。

26. 環跳

（1）位置：股骨大轉子高點與骶管裂孔連線外 1/3 與內 2/3 交界處。

（2）主治：腰胯疼痛、半身不遂、下肢痿痹。

（3）手法：滾、點、壓、按。

27. 秩邊

（1）位置：第四骶椎棘突下，旁開 3 寸。

（2）主治：腰骶痛、下肢痿痹、大小便不利。

（3）手法：滾、拿、彈撥、按。

(四)四肢部

1. 肩髃

（1）位置：肩峰端下緣，當肩峰與肱骨大結節之間，三角肌上部中央。

（2）主治：肩臂疼痛、手臂攣急、肩中熱、半身不遂。

（3）手法：一指禪推、按、揉。

2. 肩髎

（1）位置：肩峰後下方，上臂外展，肩髃穴後寸許凹陷中。

（2）主治：臂痛、肩垂不能舉。

（3）手法：一指禪推、按、揉、滾、拿。

3. 肩貞

（1）位置：腋後皺襞上 1 寸。

（2）主治：肩胛痛，手臂痛麻，肩臂不舉，缺盆中痛。

（3）手法：拿、按、揉、滾。

4. 臂臑

（1）位置：肘上七寸，曲池穴與肩髃穴連線上。

（2）主治：瘰癧、頸項拘急、肩臂疼痛、目疾。

（3）手法：按、拿、揉。

5. 尺澤

（1）位置：在肘中横紋上動脈。

（2）主治：咳嗽、氣喘、咯血、潮熱、咽喉腫痛。

（3）手法：按、揉、拿。

6. 列缺

（1）位置：去腕上一寸五分。

（2）主治：咳嗽、氣喘、咽喉痛、掌中熱、項強。

（3）手法：一指禪推、按、揉。

7. 太淵

（1）位置：在掌後陷者中。

（2）主治：咳嗽、氣喘、咳血、嘔血、煩滿、腹脹。

（3）手法：按、揉、掐。

8. 魚際

（1）位置：在手大指本節後內側散脈中。

（2）主治：咳嗽、咳血、失音、喉痹、咽乾、身熱。

（3）手法：按、揉、掐。

9. 少商

（1）位置：在手大指端內側，去爪甲角如韭葉。

（2）主治：喉痹、咳嗽、氣喘、垂舌、鼻衄、熱病。

（3）手法：掐。

10. 曲池

（1）位置：屈肘，成直角，當肘橫紋外端與肱骨外上髁連線中點。

（2）主治：熱病、咽喉腫痛、手臂腫痛、上肢不遂。

（3）手法：拿、按、揉。

11. 手三里

（1）位置：在曲池下二寸。

（2）主治：腹脹、吐瀉、齒痛、失音、頰腫、偏癱。

（3）手法：拿、按、揉、一指禪推。

12. 陽谿

（1）位置：在腕中上側兩旁間陷者中。

（2）主治：頭痛、耳聾、耳鳴、咽喉腫痛、目赤。

（3）手法：掐、按、拿、揉。

13. 合谷

（1）位置：手背，第一、二掌骨之間。

（2）主治：頭痛、眩暈、目赤腫痛、鼻衄、齒痛。

（3）手法：拿、按、揉。

14. 極泉

（1）位置：在腋下筋間動脈。

（2）主治：心痛、胸悶、心悸、氣短、乾嘔、目黃。

（3）手法：拿、彈撥。

15. 神門

（1）位置：在掌後兌骨之端陷者中。

（2）主治：心痛、心煩、恍惚、健忘失眠、吐血。

（3）手法：拿、按、揉。

16.內關

（1）位置：在掌後去腕二寸。

（2）主治：心痛、心悸、胸痛、胃痛、嘔吐、失眠。

（3）手法：一指禪推、按、揉、拿。

17.大陵

（1）位置：在掌後兩筋間陷者中。

（2）主治：心痛，心悸、胃痛、嘔吐、驚悸、癲狂。

（3）手法：按、揉、彈撥。

18.曲澤

（1）位置：在肘內廉下陷者中，屈肘得之。

（2）主治：心痛，善驚、心悸、胃痛、嘔吐、轉筋。

（3）手法：拿、按、揉。

19.勞宮

（1）位置：在掌中央動脈中。

（2）主治：中風昏迷、中暑、心痛、癲狂、口瘡。

（3）手法：按、揉、掐。

20.外關

（1）位置：有腕背後二寸陷者中。

（2）主治：熱病、頭痛、頰痛、耳聾、耳鳴、手顫。

（3）手法：一指禪推、滾、按、揉。

21.陽池

（1）位置：腕背橫紋中，指總伸肌腱尺側緣凹陷中。

（2）主治：腕痛、肩臂痛、耳聾瘧疾、消渴。

（3）手法：一指禪推、按、揉。

22.中渚

（1）位置：在手小指次指本節後陷者中。

(2) 主治：頭痛、目眩、目赤、目痛、耳聾、耳鳴。
(3) 手法：點、按、揉、一指禪推。

23. 後谿

(1) 位置：在手小指外側本節後陷者中。
(2) 主治：頭項強痛、耳聾、目赤目翳、熱病。
(3) 手法：掐、按。

24. 養老

(1) 位置：以掌向胸，當尺骨莖突橈側緣凹陷中。
(2) 主治：目視不明、肩背肘臂痛、急性腰疼。
(3) 手法：掐、按、揉。

25. 髀關

(1) 位置：在膝上，伏兔後交分中。
(2) 主治：髀股痿痹、足麻不仁、腰腿疼痛。
(3) 手法：按、拿、彈撥、滾。

26. 伏兔

(1) 位置：在膝上六寸起肉間。
(2) 主治：腰胯疼痛、腿膝寒冷、麻痹、腳氣。
(3) 手法：滾、按、揉。

27. 陰市

(1) 位置：在膝上三寸，伏兔下。
(2) 主治：腿膝麻痹、疼痛、屈伸不利、下肢不遂。
(3) 手法：按、揉。

28. 梁丘

(1) 位置：髕骨外上緣 2 寸。
(2) 主治：胃脘痛、嘔吐、膝脛痛、乳痛。
(3) 手法：按、點、揉。

29. 足三里

（1）位置：在膝下三寸，脛骨前嵴外一橫指處。

（2）主治：胃痛、嘔吐、腹脹、腸鳴、消化不良、便秘。

（3）手法：按、點、一指禪推。

30. 陽陵泉

（1）位置：在膝下一寸，腓骨小頭前下緣陷中。

（2）主治：半身不遂、下肢痿痹、麻木、膝腫疼。

（3）手法：拿、點、按、揉。

31. 血海

（1）位置：在膝髕上內廉白肉際二寸。

（2）主治：月經不調、痛經、經閉、崩漏、丹毒。

（3）手法：拿、按、點。

32. 陰陵泉

（1）位置：脛骨內側髁下緣凹陷中。

（2）主治：膝關節酸痛、小便不利。

（3）手法：點、拿、按、一指禪推。

33. 膝眼

（1）位置：在膝頭骨下，兩旁陷者宛宛中。

（2）主治：膝關節疼痛、鶴膝風、腳氣、腿痛。

（3）手法：按、揉、拿。

34. 三陰交

（1）位置：內踝上三寸，脛骨內側面的中央。

（2）主治：失眠、腹脹納呆、遺尿、小便不利。

（3）手法：按、點、拿。

35. 絕骨（懸鍾）

（1）位置：外踝上三寸，腓骨後緣。

（2）主治：頭痛、項強、下肢酸痛。

（3）手法：拿、按。

36. 豐隆

（1）位置：外膝眼與外踝尖連線之中點。

（2）主治：頭痛、痰咳、肢腫、便秘、狂癲。

（3）手法：一指禪推、按、揉。

37. 解谿

（1）位置：足背踝關節橫紋中央，拇長伸肌腱與趾長伸肌腱之間。

（2）主治：踝關節扭傷、足趾麻木。

（3）手法：按、拿、掐、點。

38. 太衝

（1）位置：足背，第一、二蹠骨底之間凹陷中。

（2）主治：頭痛、眩暈、高血壓、小兒驚風。

（3）手法：拿、按、揉。

39. 委中

（1）位置：膕窩橫紋中央。

（2）主治：腰痛、膝關節屈伸不利、半身不遂。

（3）手法：滾、拿、按、揉、一指禪推。

40. 崑崙

（1）位置：外踝與跟腱之間凹陷中。

（2）主治：頭痛、項強、腰痛、踝關節扭傷。

（3）手法：按、拿、點。

41. 太谿

(1) 位置：內踝與跟腱之間凹陷中。

(2) 主治：喉痛、齒痛、不寐、遺精、陽痿。

(3) 手法：一指禪推、拿、按、揉。

42. 闌尾穴

(1) 位置：足三里穴下約二寸處。

(2) 主治：闌尾炎、腹痛。

(3) 手法：按、拿、揉、點。

43. 膽囊穴

(1) 位置：陽陵泉直下一寸。

(2) 主治：膽絞痛。

(3) 手法：按、揉、點。

44. 湧泉

(1) 位置：足底中、足趾跖屈時呈凹陷處。

(2) 主治：偏頭痛、高血壓、小兒發熱。

(3) 手法：擦、按、拿。

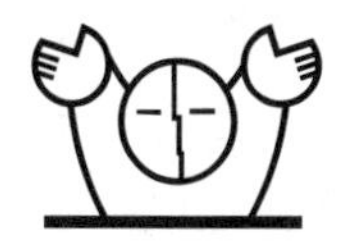

人體各部位養生保健按摩法

一、頭臉部、頸項部養生保健按摩法

(一)雙掌摩臉

術者用雙手掌相對用力搓擦，令掌熱，受術者仰臥位，雙眼微閉，全身放鬆，術者在雙掌心塗少許潤滑劑如面霜、乳液等在受術者臉頰部兩邊中央進行揉摩，時間大約 3～5 分鐘，以臉部紅潤微微發熱為佳。（圖 4-1）

(二)梳理秀髮

術者雙手十指微屈，自然分開，以指腹接觸頭皮，雙手指交替由受術者前髮際向後梳理，順序是由頭頂部向頭兩側梳理，梳理中可輕拉頭髮 20～30 次。（圖 4-2）

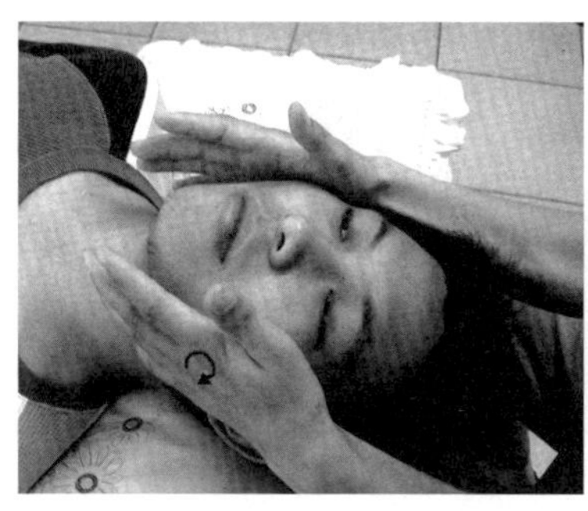

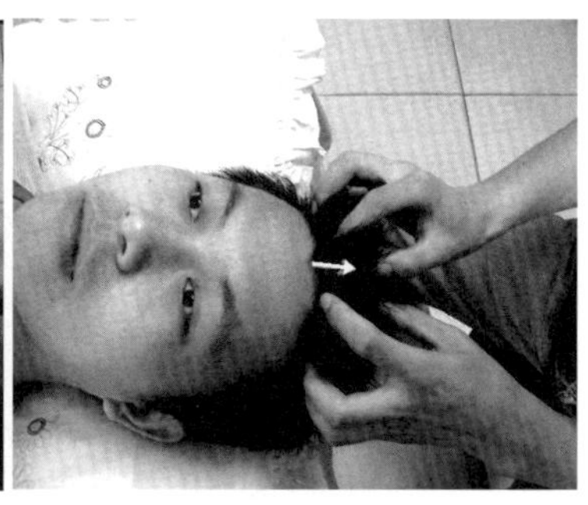

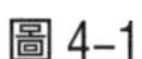

圖 4-1

圖 4-2

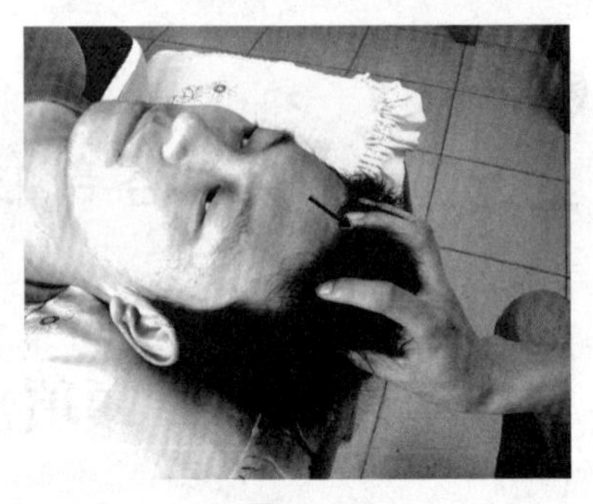

（三）按五經

術者五指分開，指腹著力，自然向後沿督脈，太陽膀胱經，足少陰膽經用按揉法進行操作，雙手交替進行，5～10 次。（圖 4-3）

圖 4-3

(四)按揉上星、神庭、百會、四神聰、太陽、頭維、率谷、角孫等穴

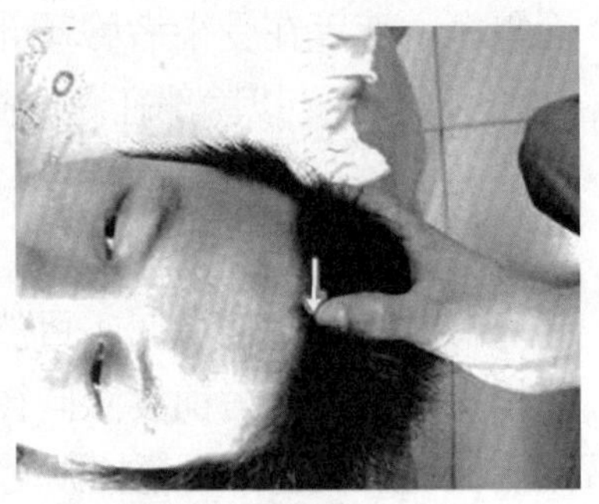

受術者仰臥位，術者用雙手拇指按揉神庭，上星、百會、四神聰等穴，每穴 0.5 分鐘。（圖 4-4）

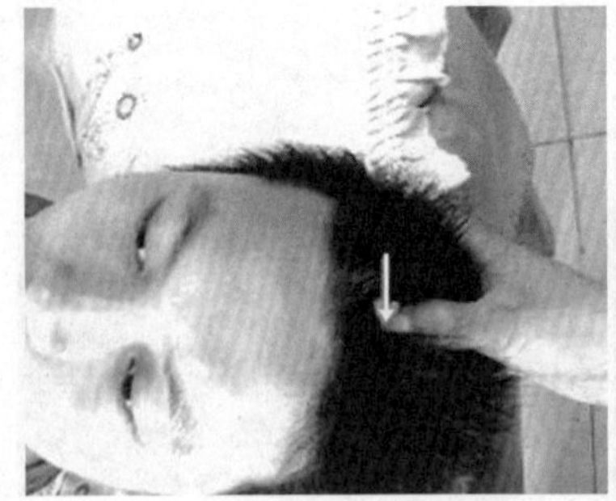

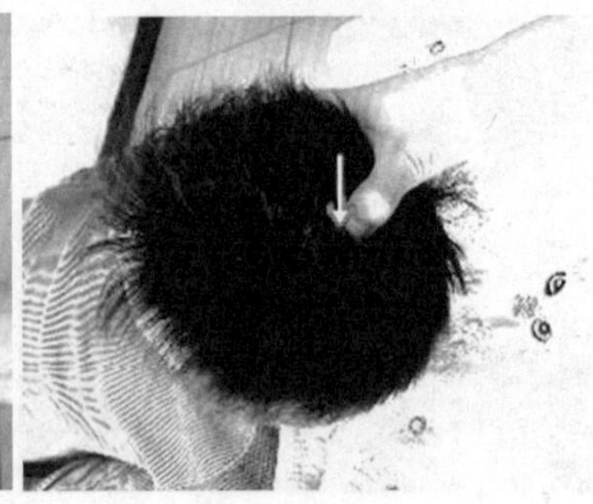

圖 4-4

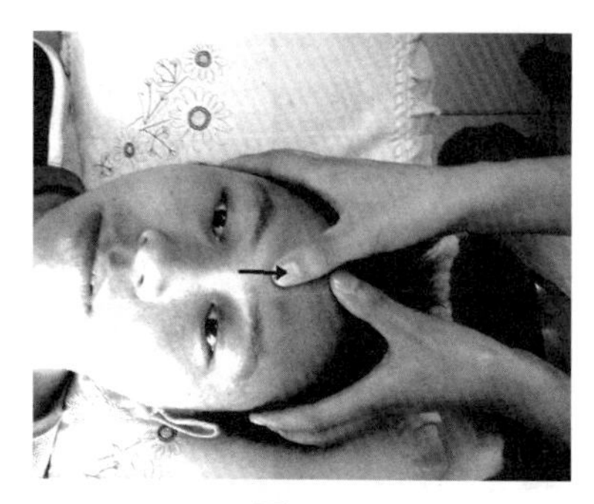

圖 4-5

(五)直推前額

受術者仰臥位，術者用雙手拇指指腹分別從印堂穴到前額直推，然後向左或右直推，再以左或右向額中直推，雙側交替進行 10～20 次。(圖 4-5)

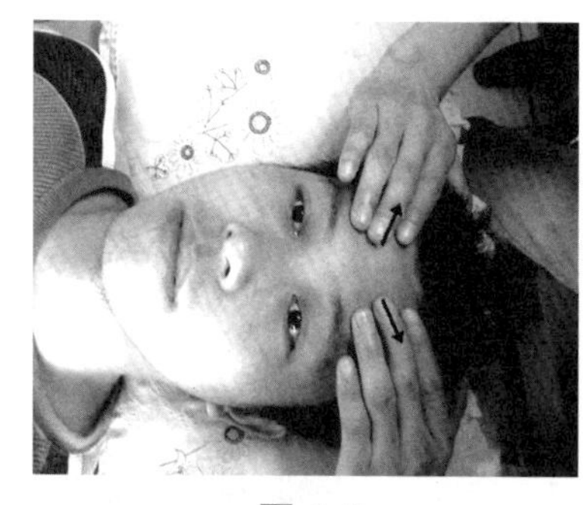

圖 4-6

(六)分推前額

受術者仰臥位，術者用雙手食、中、無名指指腹，分推前額，各 20～30 次。(圖 4-6)

(七)刮眼眶

受術者仰臥位，雙眼須閉目，術者將雙手食指屈成弧狀，以第二指節的橫側面緊貼眼眶，自內向外先上後下刮

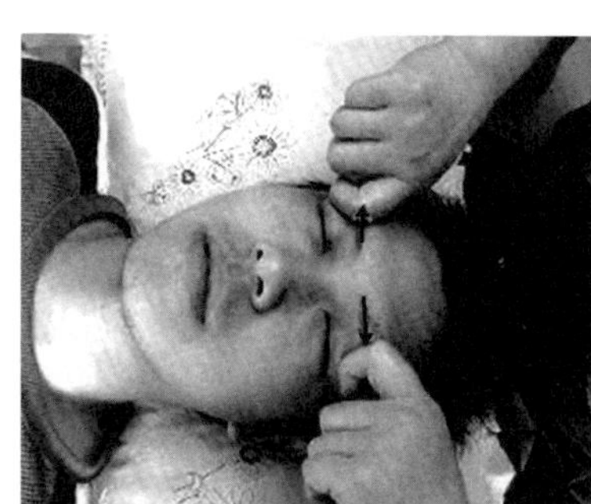

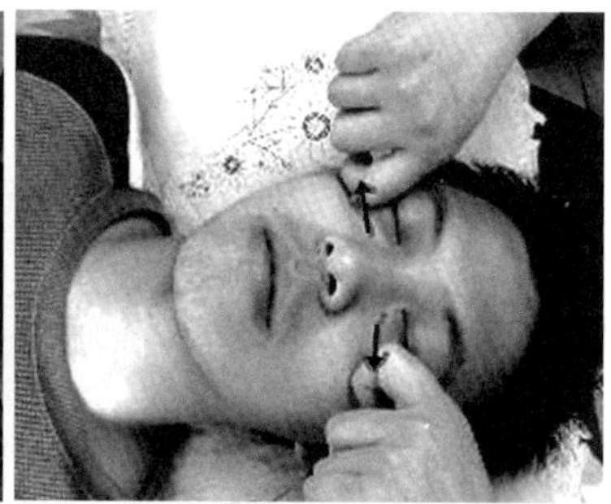

圖 4-7

眼眶，20～30 次。（圖 4-7）

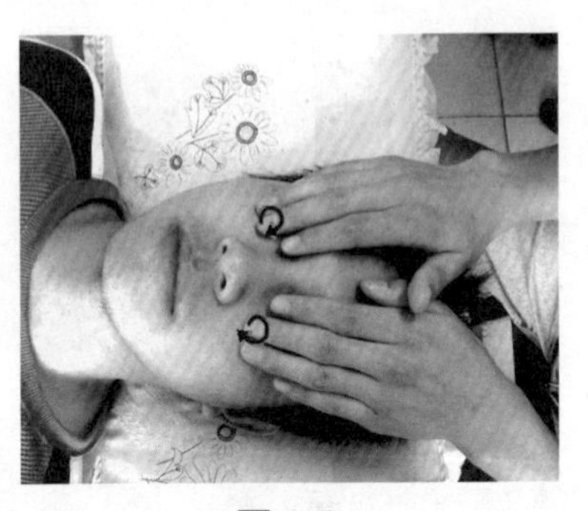

圖 4-8

(八) 揉雙目

受術者仰臥位，雙眼閉合，術者雙手指併攏伸直，以食、中、無名指指腹，輕揉雙目 1～2 分鐘。（圖 4-8）

(九) 按揉攢竹、魚腰、絲竹空

受術者仰臥位，雙眼閉合，術者用雙手拇指指腹按揉攢竹、魚腰、絲竹空等穴，每穴 0.5 分鐘。（圖 4-9）

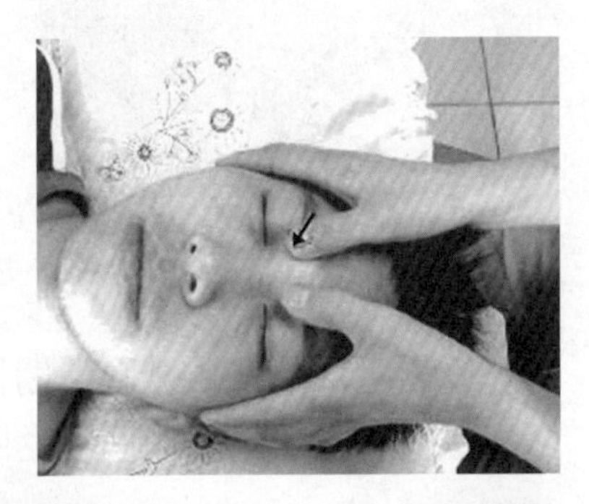

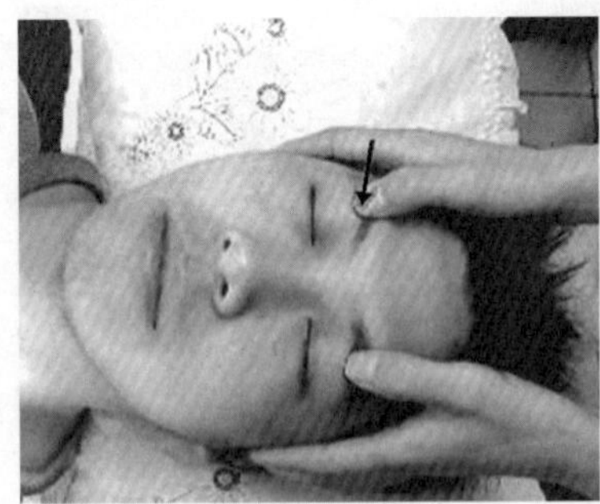

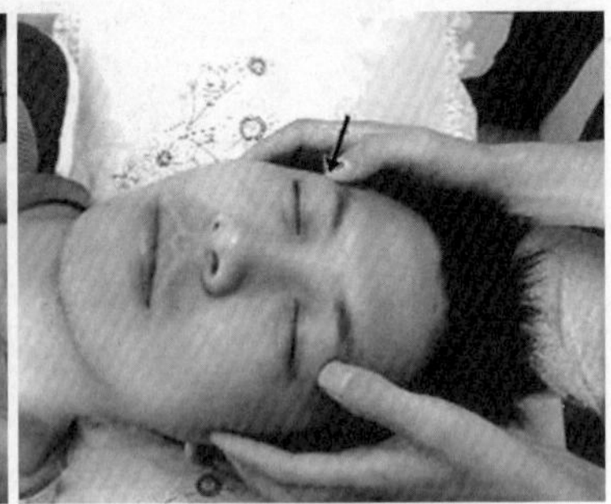

圖 4-9

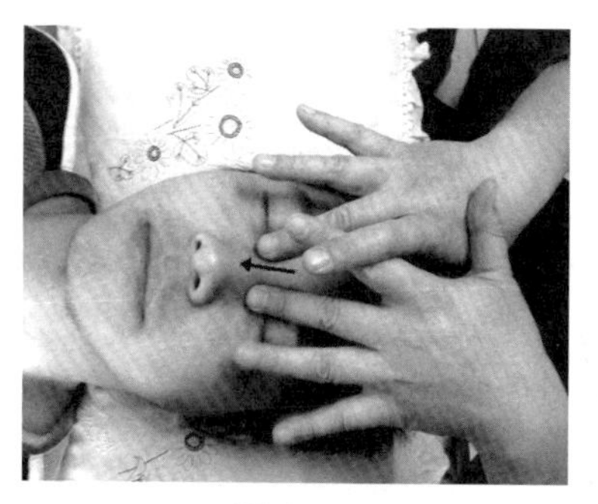

圖 4-10

(十)推鼻梁

受術者仰臥位，術者用雙手中指指腹稍塗潤滑劑，從鼻根兩側向鼻翼方向直推，上下往返操作 20～30 次，以局部有熱感為佳。（圖 4-10）

(十一)按揉鼻根部、迎香穴

受術者仰臥位，術者用雙手拇指指腹分別按揉鼻根部兩側，兩側迎香穴，使局部有酸脹感為度。（圖 4-11）

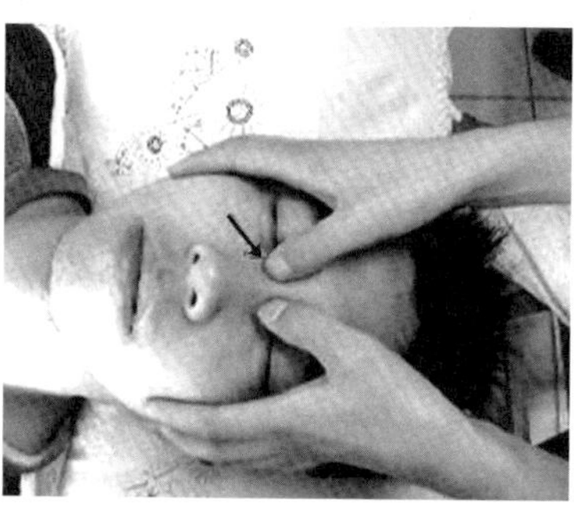

(十二)分抹口唇

受術者仰臥位，術者用雙手拇指先從人中穴沿唇上

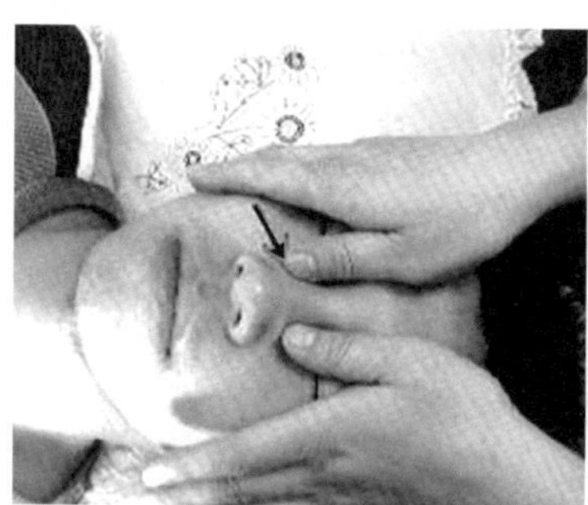

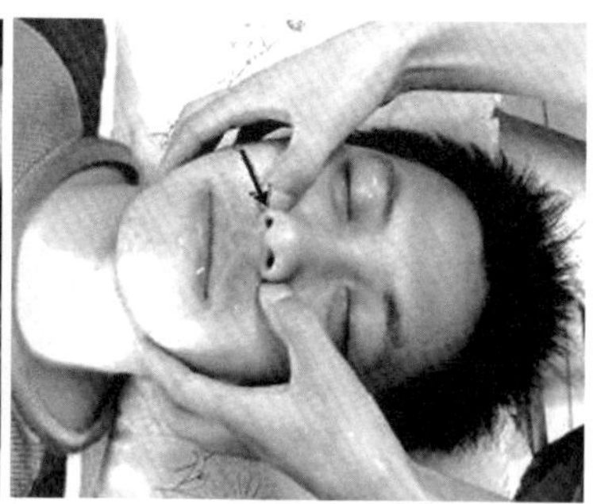

圖 4-11

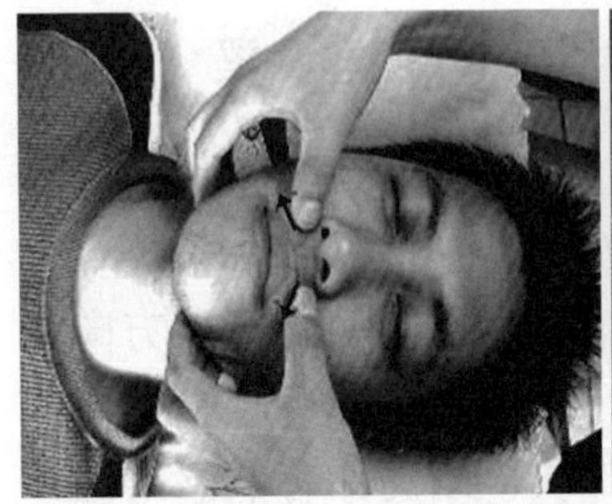
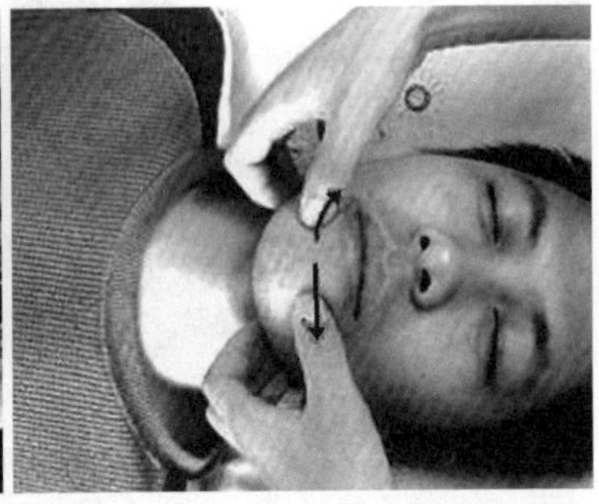

圖 4-12

緣向兩邊分抹，然後雙拇指指腹從承漿沿口唇下緣向兩邊偏上方向分抹 10～20 次。（圖 4-12）

(十三) 按揉人中、地倉、下關等穴

受術者仰臥位，術者用單手拇指指腹按揉人中，再用雙手按揉雙側地倉，下關等穴，每穴 0.5 分鐘。（圖 4-13）

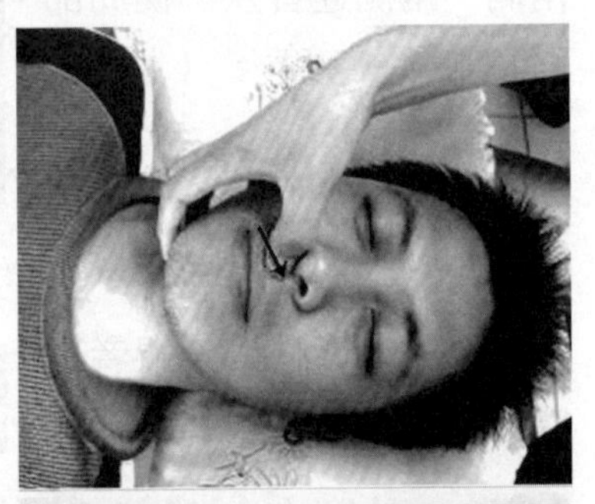

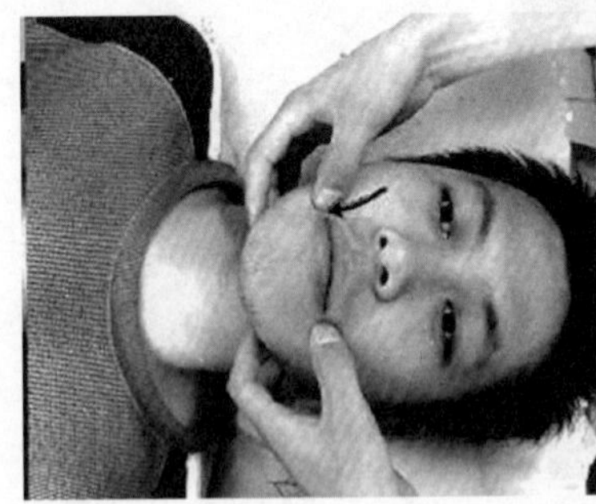
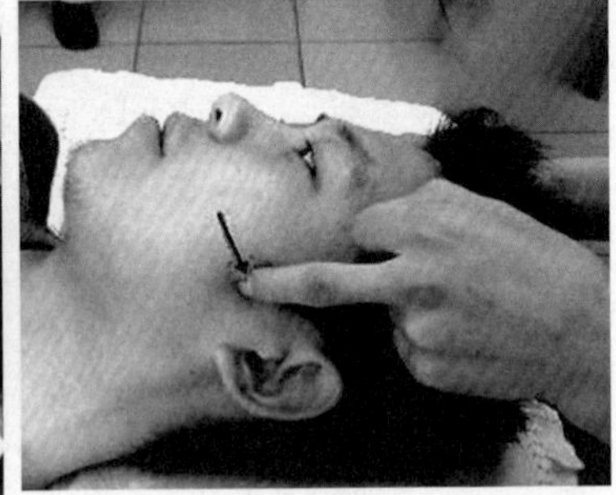

圖 4-13

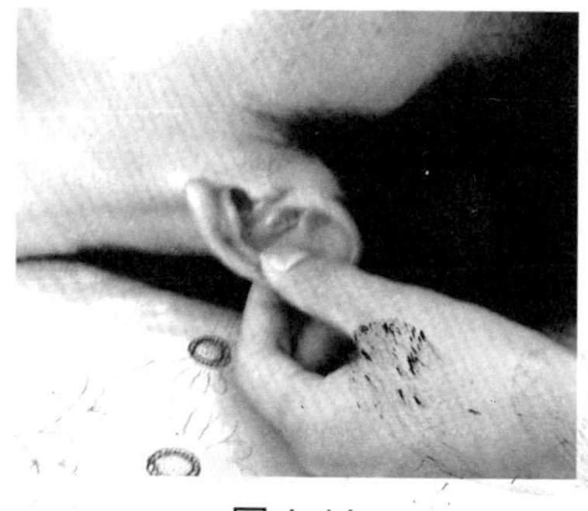
圖 4-14

(十四)捏揉耳廓

受術者仰臥位，術者用雙拇、食指指腹相對用力，捏揉兩側耳廓，從下往上，從上往下，往返操作，以耳廓發熱稍變紅為度。(圖 4-14)

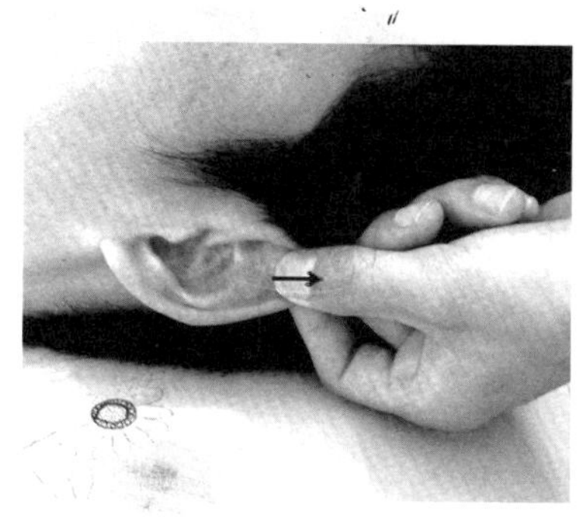
圖 4-15

(十五)牽拉雙耳

受術者仰臥位，術者用雙手拇、食指，相對用力，上提耳廓 5～10 次，下拉雙側耳垂 5～10 次。(圖 4-15)

(十六)鳴天鼓

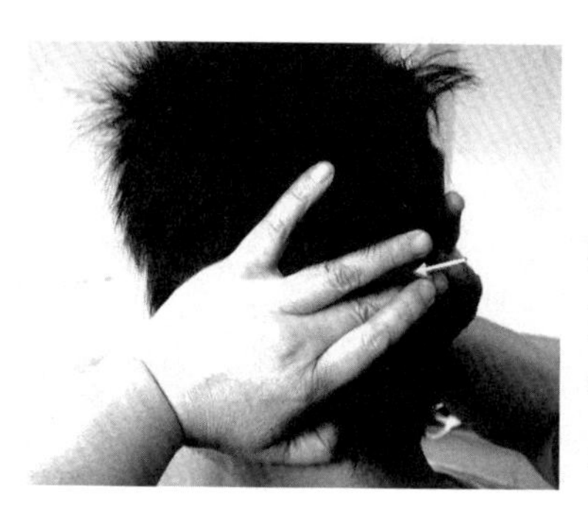
圖 4-16

受術者仰臥位，術者用雙手掌心分別壓於兩耳孔處，雙手指放於腦後，以食指指腹壓於中指指背處，然後彈打兩側腦後，這時受術者兩耳有「咚咚」響聲，稱鳴天鼓。(圖 4-16)

(十七)按揉聽宮、翳風等穴

受術者仰臥位，術者以雙手拇指端按揉聽宮、翳風等穴，每穴 0.5 分鐘。(圖 4-17)

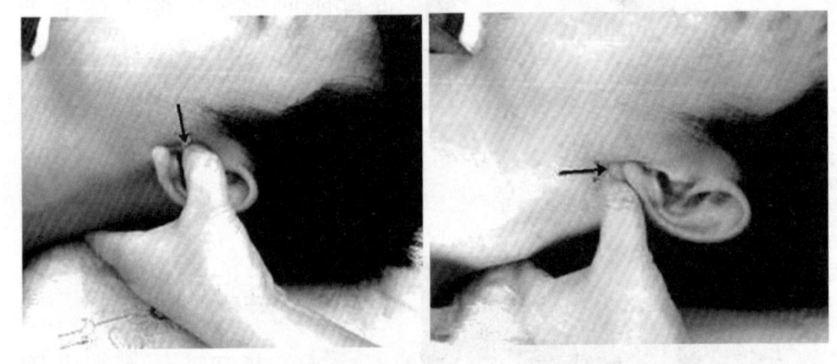

圖 4-17

(十八)推頸肌

受術者仰臥位，術者用雙手食、中、無名指指腹從下頜正中至天突兩側向耳根方向推頸肌 20～30 次。(圖 4-18)

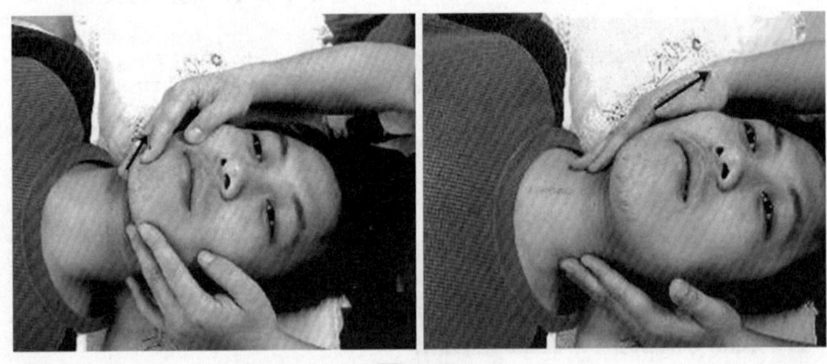

圖 4-18

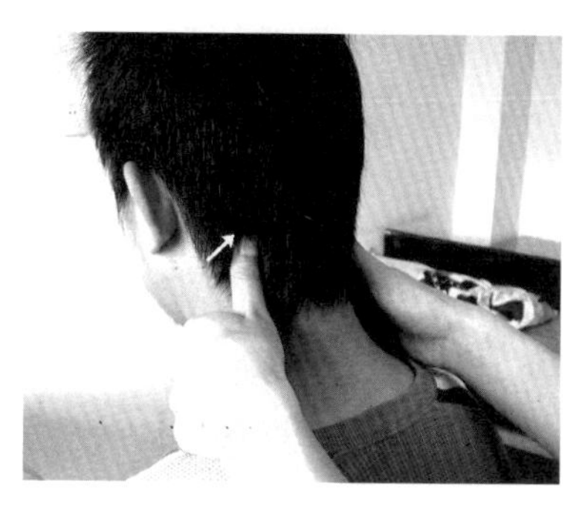
圖 4-19

(十九)按揉風池

受術者坐位，術者用雙手拇指端分別按揉雙側風池穴，以局部酸脹為度。（圖 4-19）

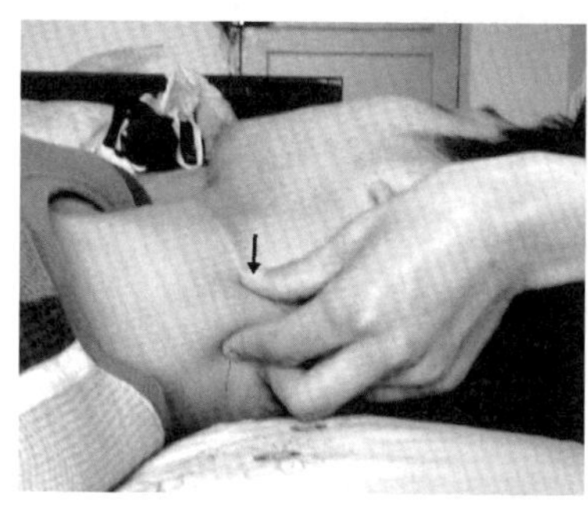
圖 4-20

(二十)捏揉頸項

受術者仰臥位，術者用拇指與食、中指指腹相對用力捏揉頸項兩旁肌肉，操作時要上下移動 2～3 分鐘。（圖 4-20）

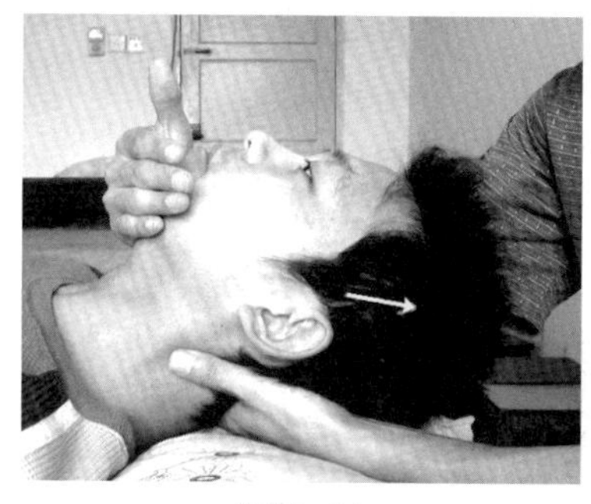
圖 4-21

(二十一)牽伸頸項

受術者仰臥位，術者一手扶下頷，一手扶後枕部，雙手將頭部扶穩，緩緩向上牽伸受術者頸項部，反覆操作 2～3 次。（圖 4-21）

(二十二)拿肩井

受術者坐位，術者用拇指和其餘四指相對用力拿揉肩井穴，以局部酸脹為度。（圖 4-22）

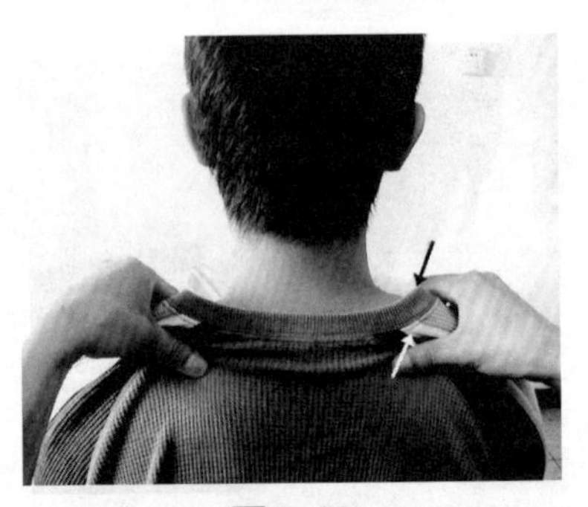

圖 4-22

二、胸腹部養生保健按摩法

(一)捏揉胸肌

受術者坐位，術者用拇指和其餘四指分別捏揉胸大肌，反覆操作 5～10 次。（圖 4-23）

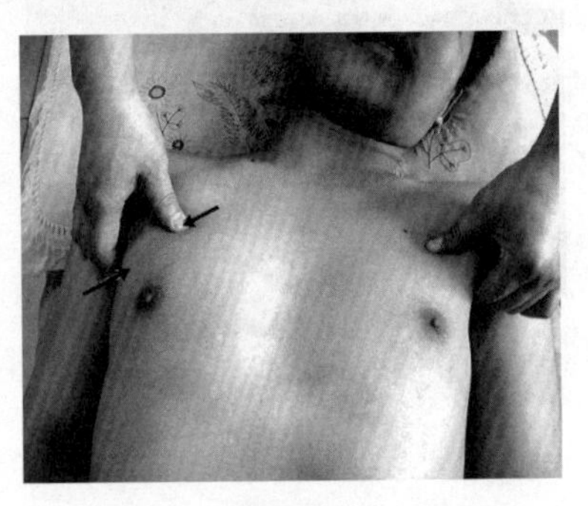

圖 4-23

(二)揉摩胸部

受術者仰臥位，術者用掌及掌根揉摩胸部，並上下移動，給女士操作時，要避開乳房。（圖 4-24）

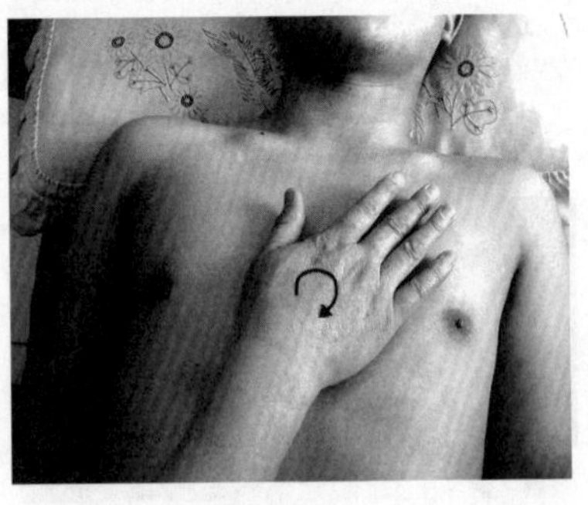

圖 4-24

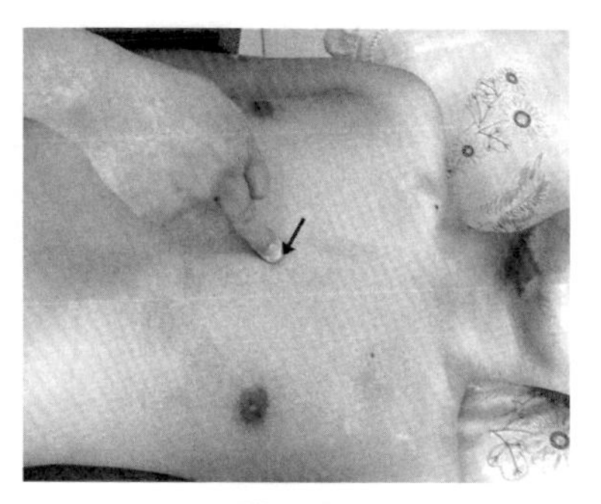

圖 4-25

(三) 按揉膻中

受術者仰臥位，術者用中指指腹按揉膻中穴 1～2 分鐘，以局部酸脹為宜。（圖 4-25）

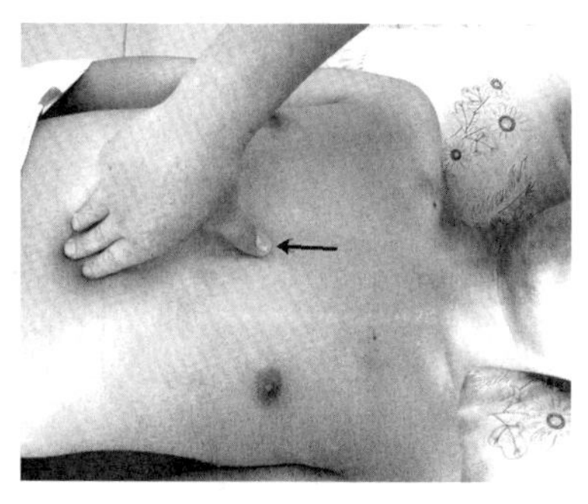

圖 4-26

(四) 推胸部

受術者仰臥位，術者用雙手拇指交替從天突穴向劍突方向直推 10～20 次。（圖 4-26）

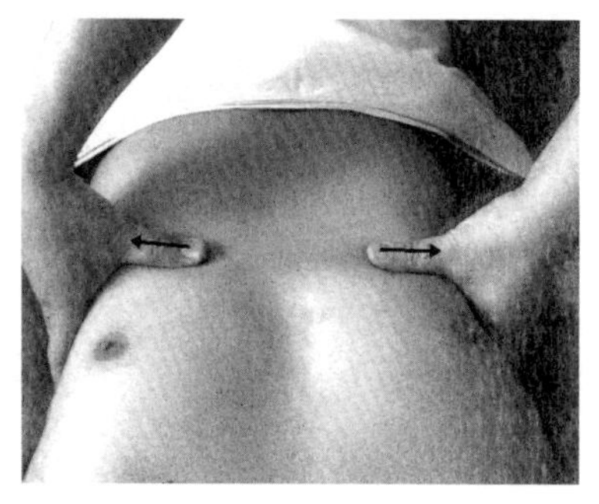

圖 4-27

(五) 分推胸脇

受術者仰臥位，術者用雙手拇指指腹自上而下，分推胸脇部，反覆操作 10～20 次。（圖 4-27）

(六)按揉期門、章門、日月等穴

受術者仰臥位，術者用雙手拇指按揉期門、章門、日月等穴，每穴 0.5 分鐘。（圖 4-28）

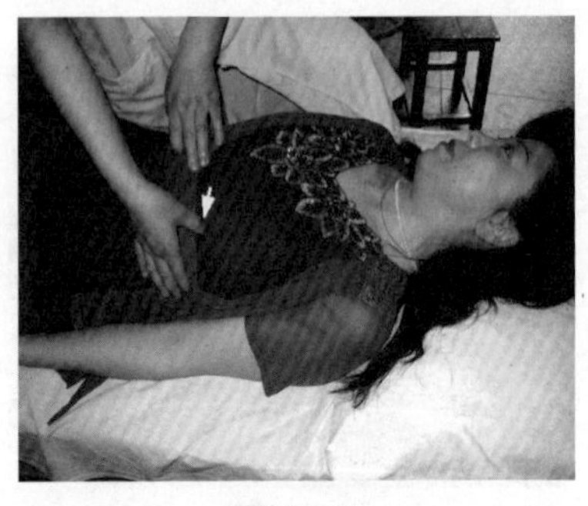

圖 4-28

(七)搓摩脇肋

受術者仰臥位，術者用雙掌緊貼脇肋部，從上向下，或從下往上，反覆搓摩 1 分鐘左右。（圖 4-29）

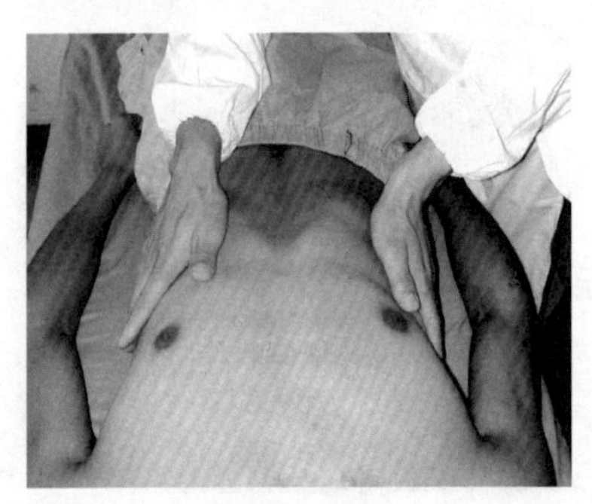

圖 4-29

(八)擦胸部

受術者仰臥位，術者先在掌面塗少許潤滑劑，然後用全掌緊貼胸部體表用擦法橫向往返操作，以局部發熱為宜。（圖 4-30）

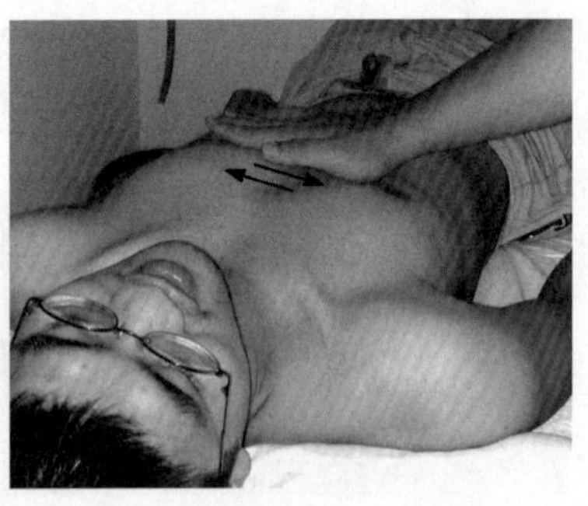

圖 4-30

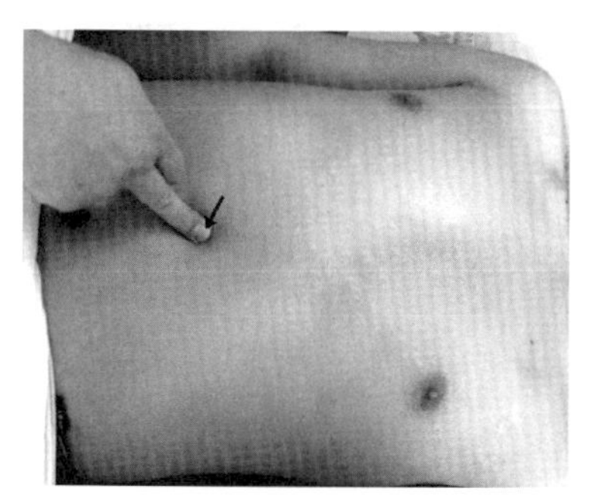
圖 4-31

(九)按揉中脘穴

受術者仰臥位，術者用中指端按揉中脘穴 1～2 分鐘，以局部酸脹為佳。（圖 4-31）

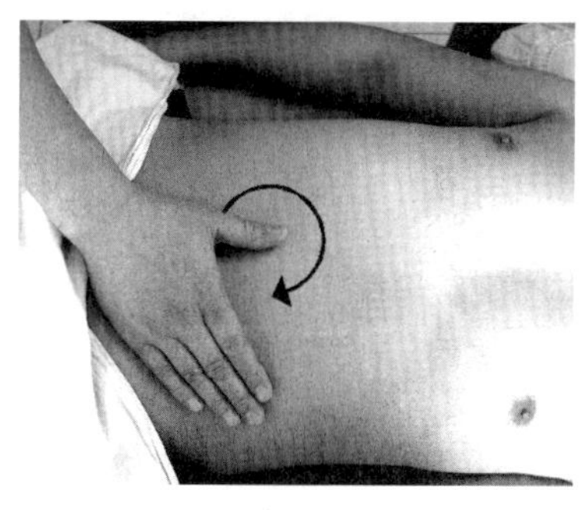
圖 4-32

(十)摩腹

受術者仰臥位，術者以掌在腹部作順時針方向摩動 3～5 分鐘。（圖 4-32）

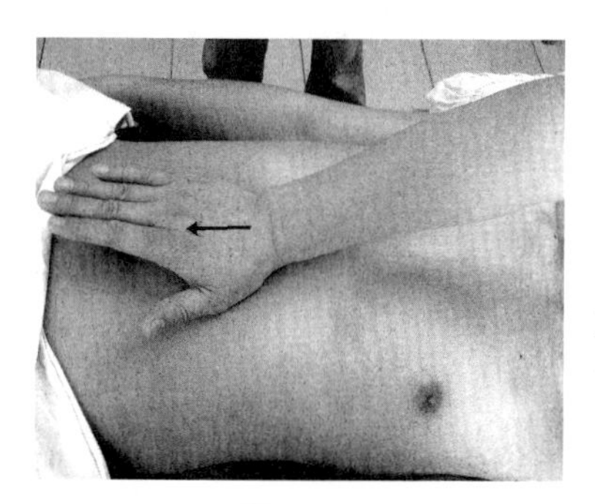
圖 4-33

(十一)推腹

受術者仰臥位，術者以掌指從劍突至臍直推上腹部 10～20 次。（圖 4-33）

(十二)分推腹陰陽

受術者仰臥位，術者以雙手拇指指腹沿肋至臍部呈橫向分推 10～20 次。(圖 4-34)

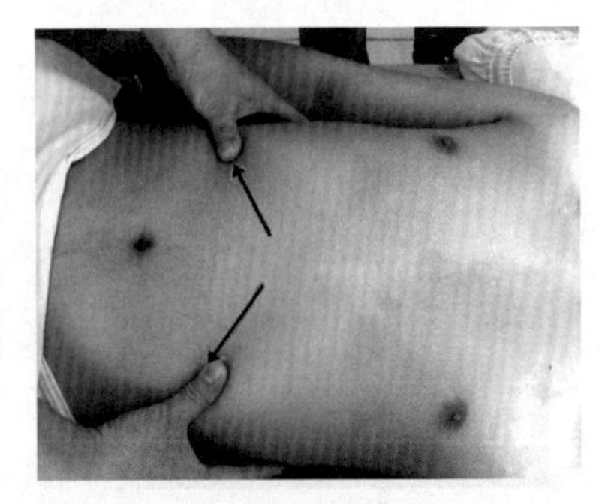

圖 4-34

(十三)揉臍

受術者仰臥位，術者以掌根部緩慢地進行揉臍 1～2 分鐘。(圖 4-35)

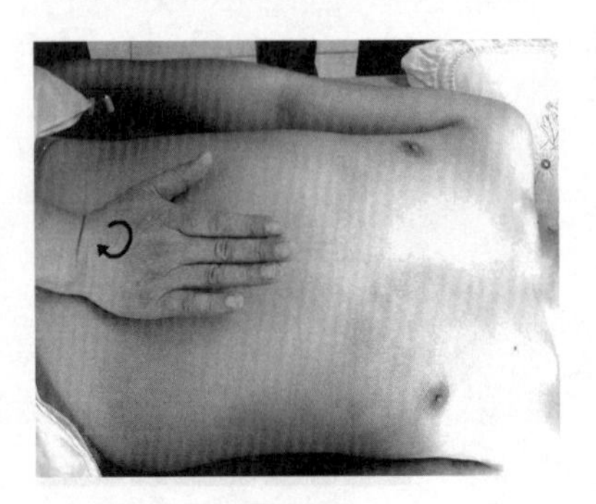

圖 4-35

(十四)按揉氣海穴

受術者仰臥位，術者以中指端按揉氣海穴，以局部麻、脹為宜，1～2 分鐘。(圖 4-36)

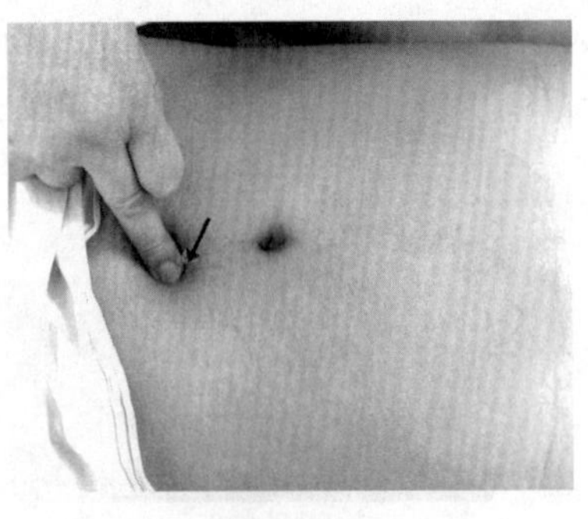

圖 4-36

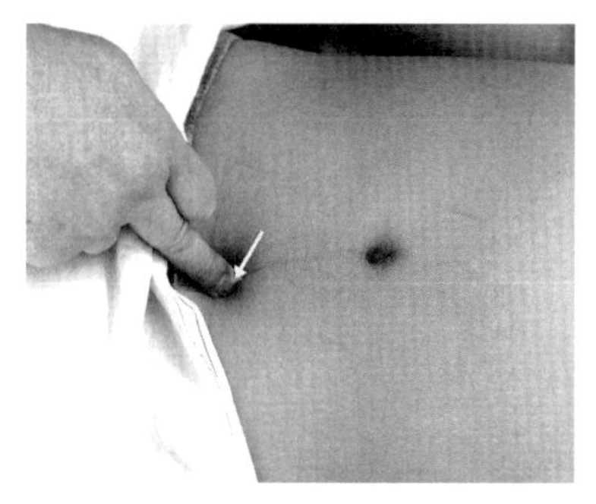

圖 4-37

(十五)按揉關元穴

受術者仰臥位，術者以中指端按揉關元穴 1～2 分鐘，以局部麻脹或陰部出現脹麻感為宜。（圖 4-37）

(十六)按揉天樞、梁門、歸來等穴

受術者仰臥位，術者以食、中二指指腹分別按揉兩側天樞、梁門、歸來等穴，每穴 0.5 分鐘。（圖 4-

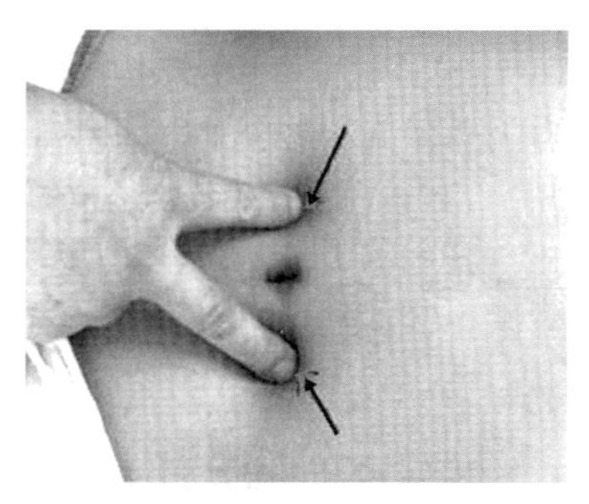

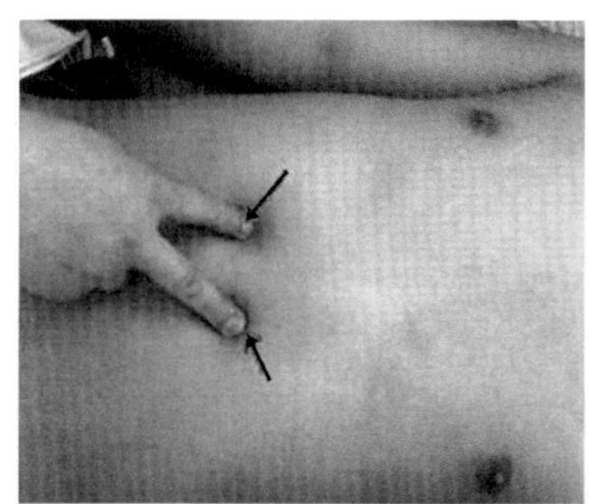

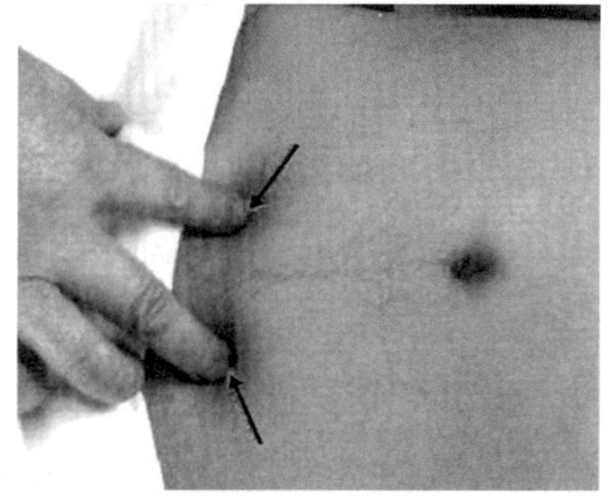

圖 4-38

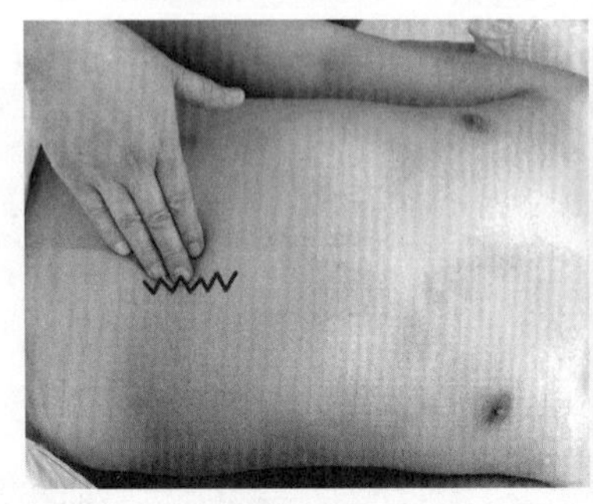

圖 4-39

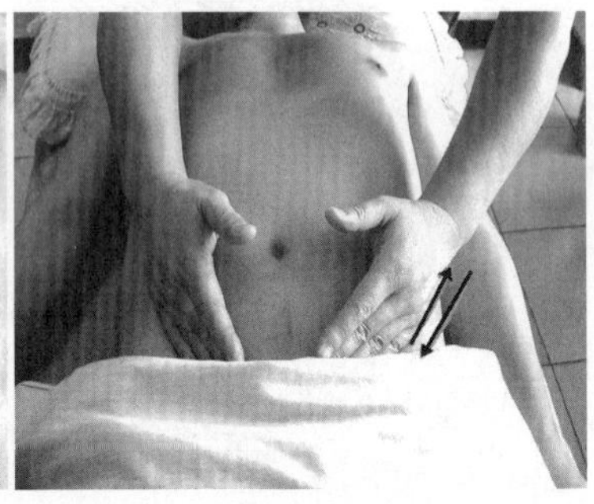

圖 4-40

38）

（十七）振腹

受術者仰臥位，術者以指腹放於下腹部，進行振腹操作，以局部有熱感為佳。（圖 4-39）

（十八）擦少腹

受術者仰臥位，術者以雙手小魚際掌側貼緊臍旁 2～4 寸處，向少腹作上下往返擦動，以透熱為宜。（圖 4-40）

三、腰背部養生保健按摩法

（一）滾腰背部

受術者俯臥位，術者在肩部，腰臀部從上往下或從下向上，用滾法操作 3～5 分鐘。（圖 4-41）

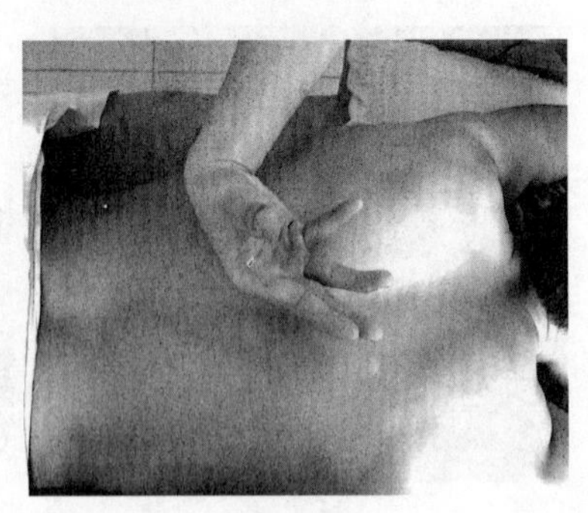

圖 4-41

(二)按揉腰背部

受術者俯臥位，術者雙掌重疊用掌根從上向下，或從下向上往返按揉腰背部肌肉 2～3 次。(圖 4-42)

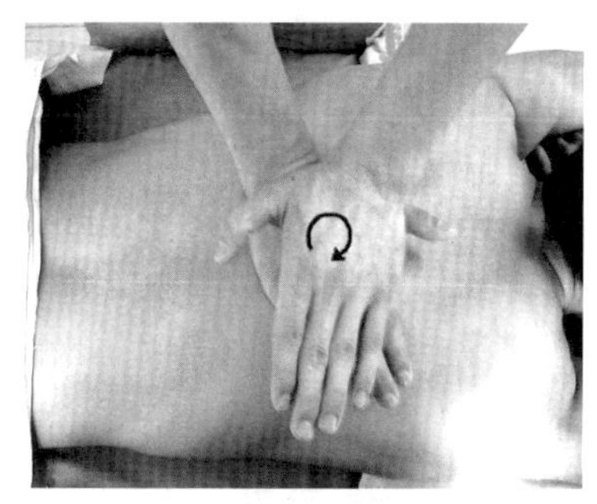

圖 4-42

(三)按揉背部腧穴

受術者俯臥位，術者用雙手拇指指腹，按揉雙側天宗、肩井、脾俞、胃俞穴，每穴 0.5 分鐘。(圖 4-43)

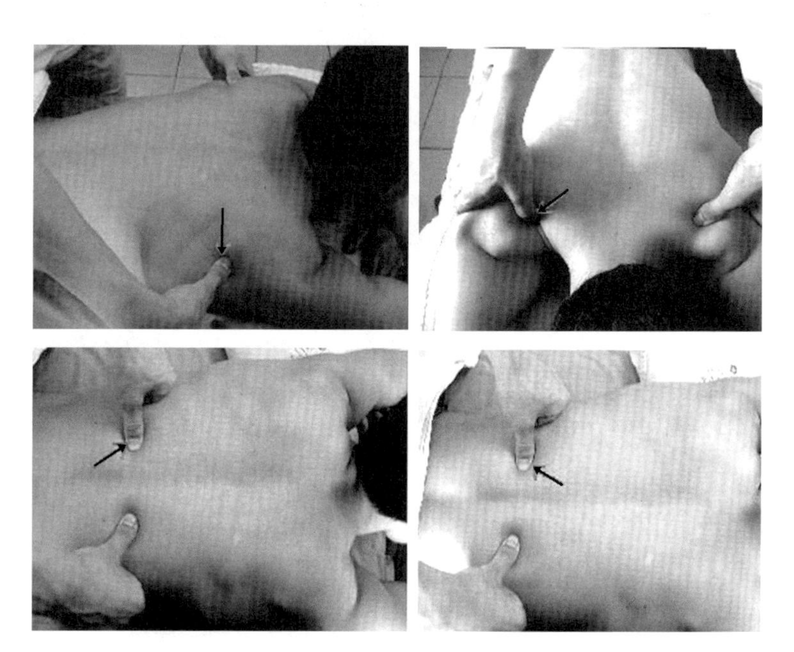

圖 4-43

(四)分推背腰部

受術者俯臥位，術者用雙手大魚際掌側緊貼肩背腰部體表橫向進行分推，往返操作1～2分鐘。（圖4-44）

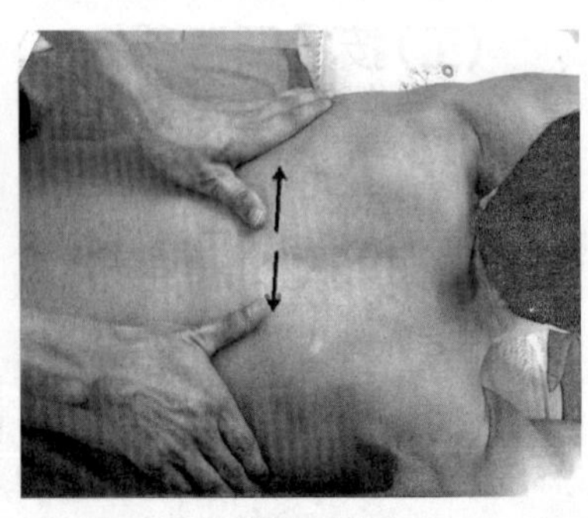

圖4-44

(五)按揉腎俞、命門穴

受術者俯臥位，術者用雙手拇指按揉兩側腎俞穴，再用單拇指按揉命門穴，每穴0.5分鐘，以局部酸脹為度。（圖4-45）

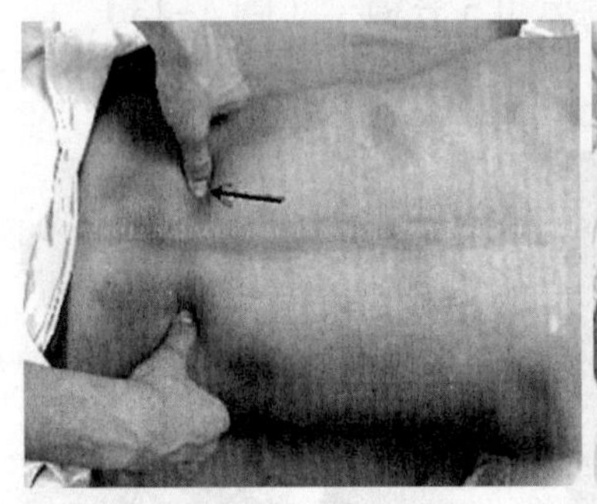

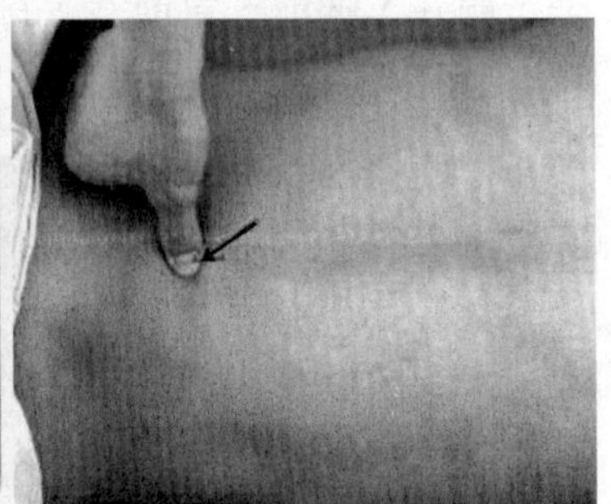

圖4-45

(六)搓摩背腰部

受術者俯臥位，術者用雙掌緊貼背腰部體表作上下往返搓摩腰背部10～20次。（圖4-46）

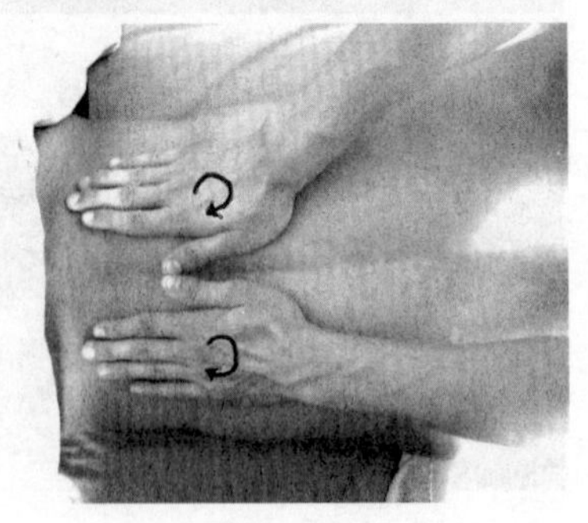

圖4-46

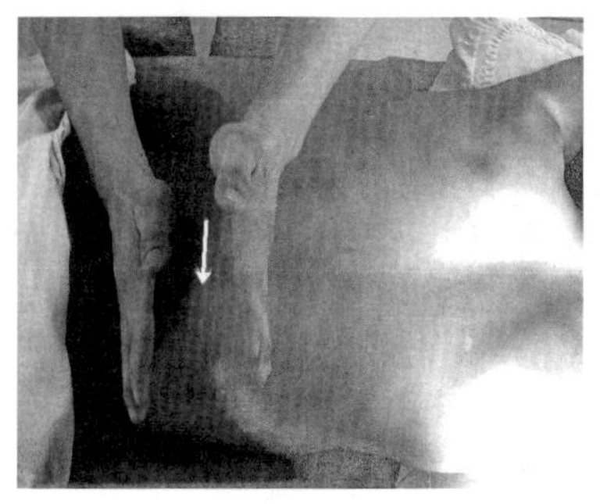
圖 4-47

(七)側擊背腰部

受術者俯臥位，術者用雙手側掌（小魚際尺側面）從背至腰交替擊打 5～10 遍。（圖 4-47）

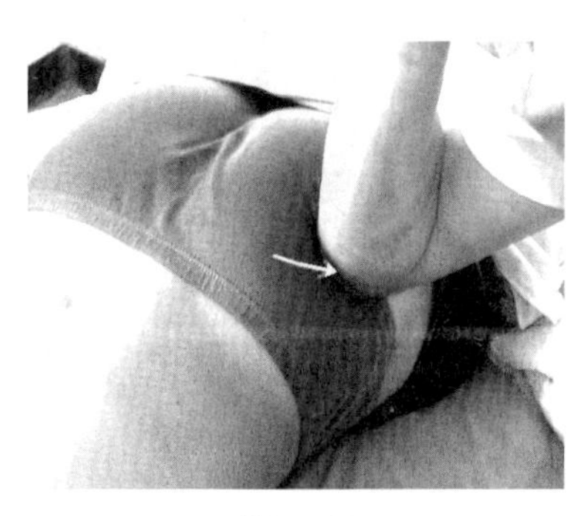
圖 4-48

(八)肘按揉環跳穴

受術者俯臥位，術者屈肘關節，用肘尖部按揉環跳穴，以局部酸脹或酸麻向下肢放射為宜。（圖 4-48）

(九)斜扳腰部

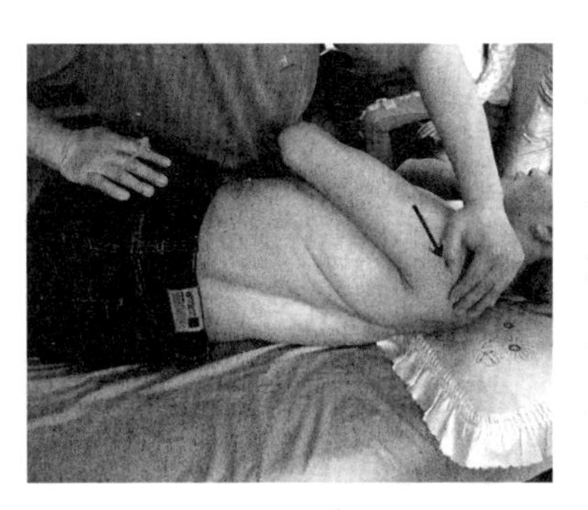
圖 4-49

受術者側臥位，靠近床面下肢伸直，遠離床面下肢屈膝屈髖，術者一手扶肩，另一手扶臀部，雙手相反用力作腰部斜扳法，操作時用力不可過大。往往可聽到「咔嗒」聲響，左右各扳一次。（圖 4-49）

(十)擦腎兪、命門

受術者俯臥位，術者先在局部塗少許潤滑劑然後用小魚際尺側面橫擦腎俞、命門，以發熱為度。(圖 4-50)

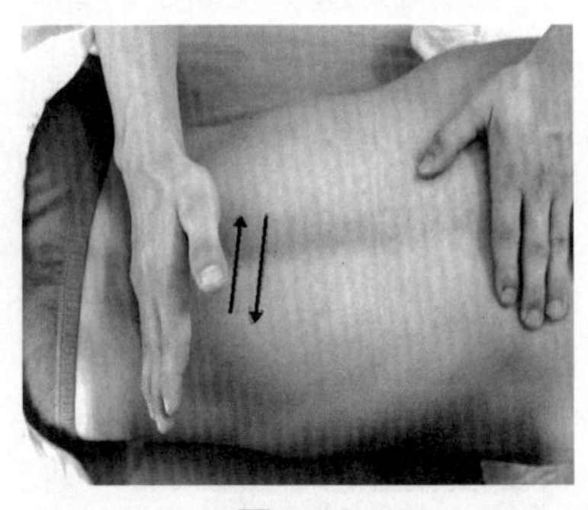

圖 4-50

(十一)叩擊腰骶

受術者俯臥位，術者手握空拳，以拳眼叩擊腰骶部。(圖 4-51)

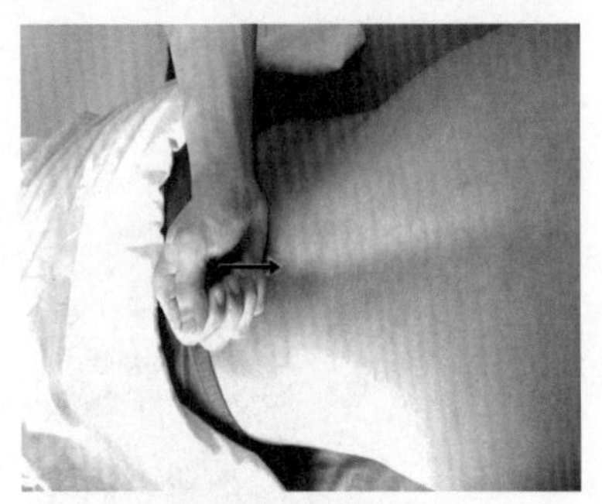

圖 4-51

四、上肢部養生保健按摩法

(一)捏揉上肢

受術者坐位，術者用拇指與其餘四指相對用力捏揉上肢肌肉，從上而下反覆操作，各 1～2 分鐘。(圖 4-52)

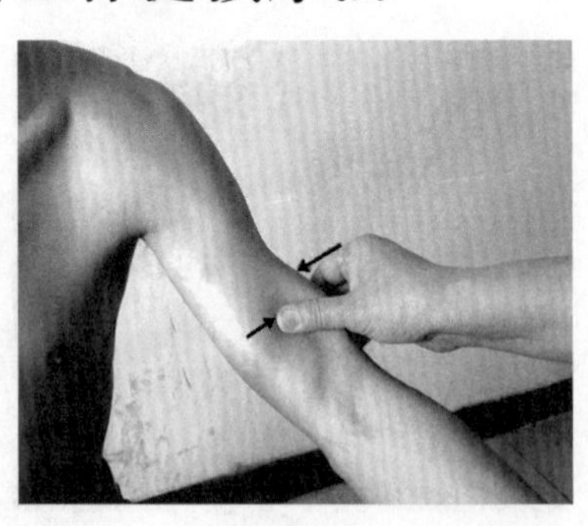

圖 4-52

(二)按揉肩井穴

受術者坐位，術者用拇指指腹按揉肩井穴 0.5 分鐘。(圖 4-53)

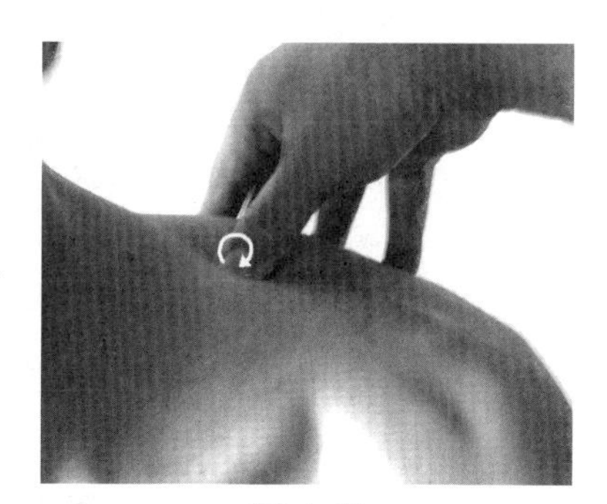

圖 4-53

(三)拿揉肩部

受術者坐位，術者用拇指與其餘四指拿提肩部的三角肌，邊拿邊揉 20～30 次。(圖 4-54)

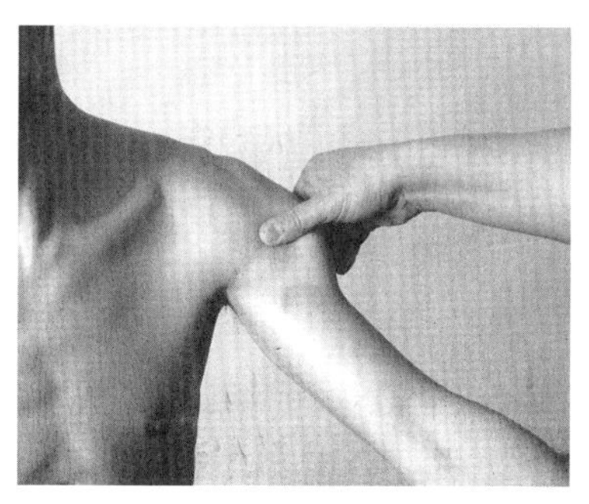

圖 4-54

(四)按揉肩部周圍腧穴

受術者坐位，術者用拇指指腹按揉肩髃、肩髎、肩貞等穴，每穴 0.5 分鐘。(圖 4-55)

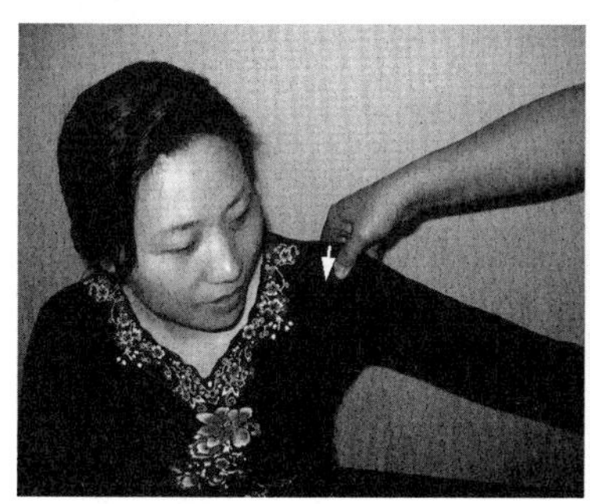

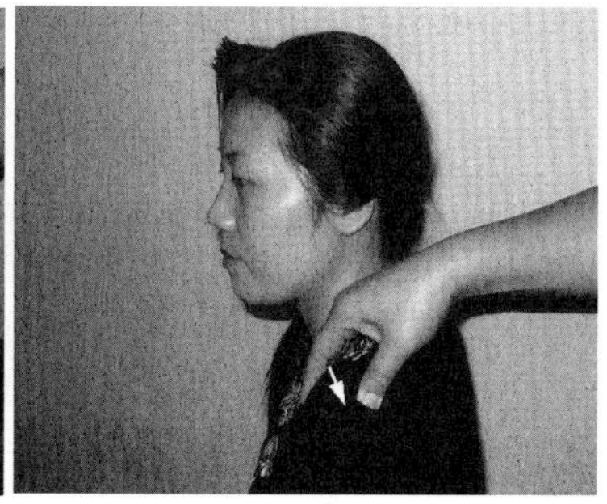

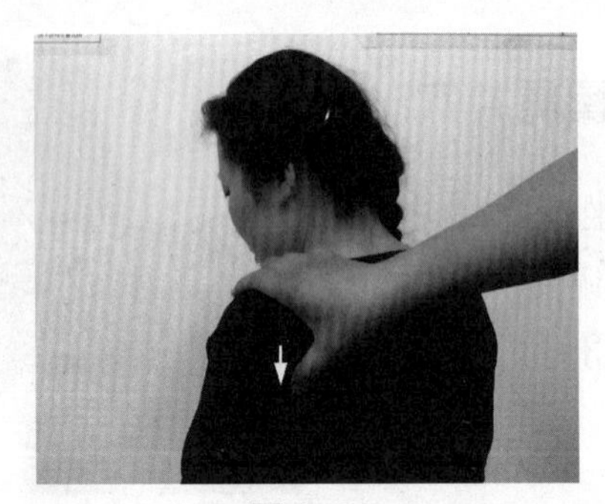

圖 4-55

(五)搖肩關節

受術者坐位，術者一手扶肩關節，一手握肘關節進行順時針或逆時針方向搖動肩關節 10～20 次。(圖 4-56)

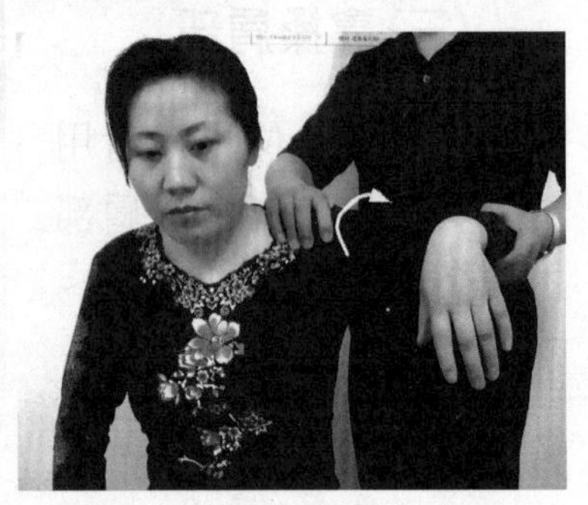

圖 4-56

(六)搓肩關節

受術者坐位，術者用雙手掌相對用力挾住肩關節作快速搓揉動作並緩慢上下移動 2～3 次。(圖 4-57)

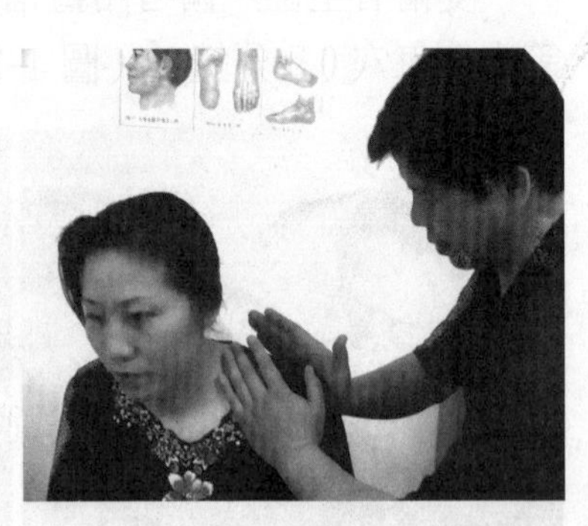

圖 4-57

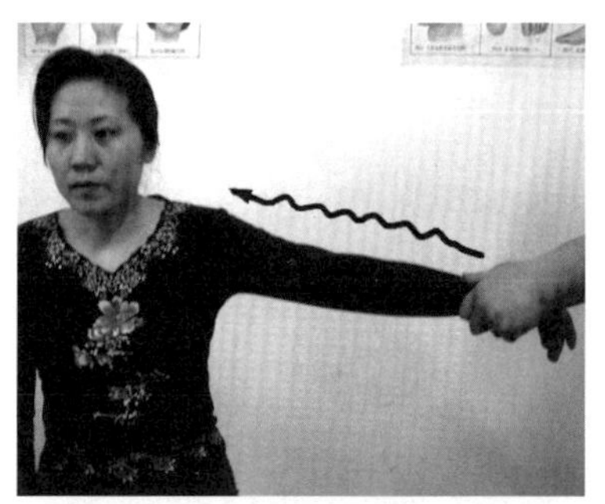

圖 4-58

(七)抖肩關節

受術者坐位，術者雙手握住腕關節，作小幅度快速抖動肩關節 0.5 分鐘。（圖 4-58）

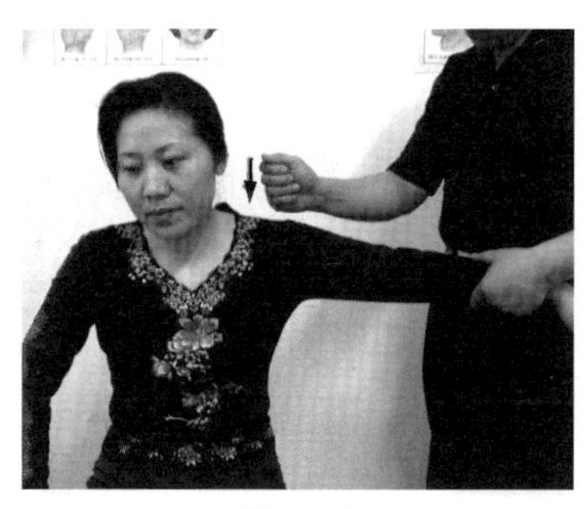

圖 4-59

(八)擊打上肢

受術者坐位，術者手握空拳，以拳心擊打上肢部，自上而下各 3～5 次。（圖 4-59）

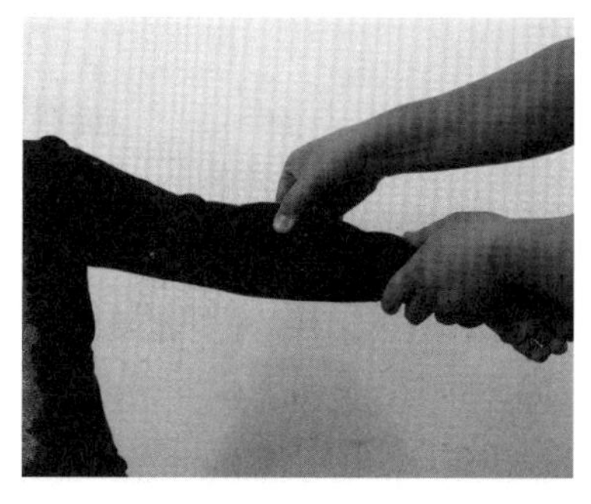

圖 4-60

(九)揉捏前臂

受術者坐位，術者用拇指與其餘四指相對用力揉捏前臂肌肉，上下反覆操作 3～5 遍。（圖 4-60）

(十)按揉曲池

受術者坐位，術者用拇指指腹按揉曲池穴1分鐘左右，使局部有酸脹感為宜。（圖4-61）

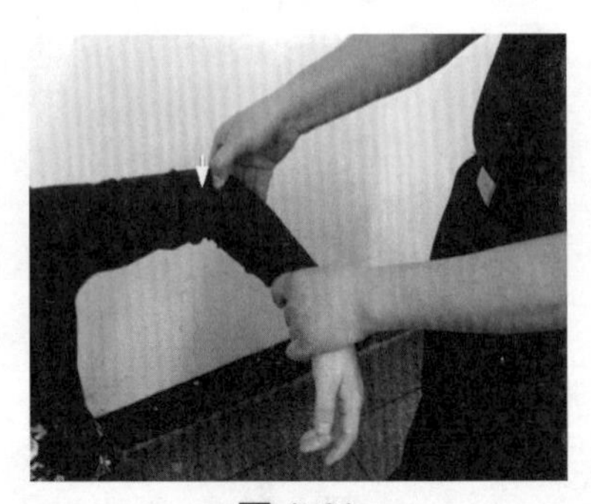

圖4-61

(十一)屈伸肘關節

受術者坐位，術者用一手扶肘關節上部，一手拿腕部，作肘關節屈伸活動5～10次。（圖4-62）

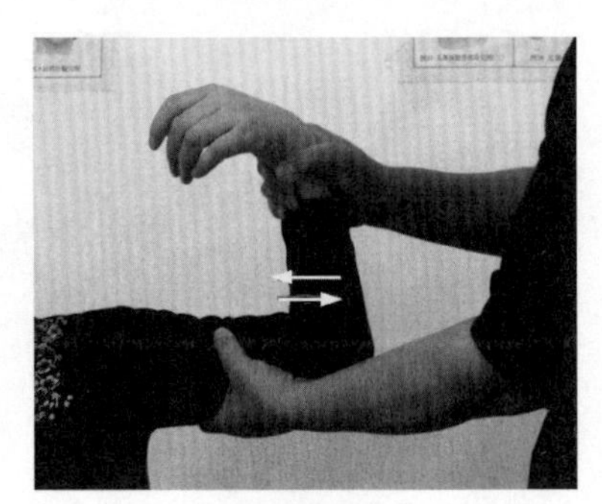

圖4-62

(十二)按揉腕關節

受術者坐位，術者用大拇指指腹按揉腕關節5～10遍使腕周圍有酸脹感。（圖4-63）

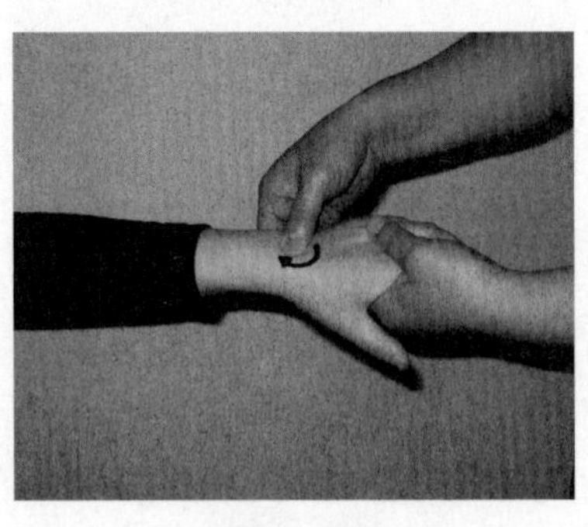

圖4-63

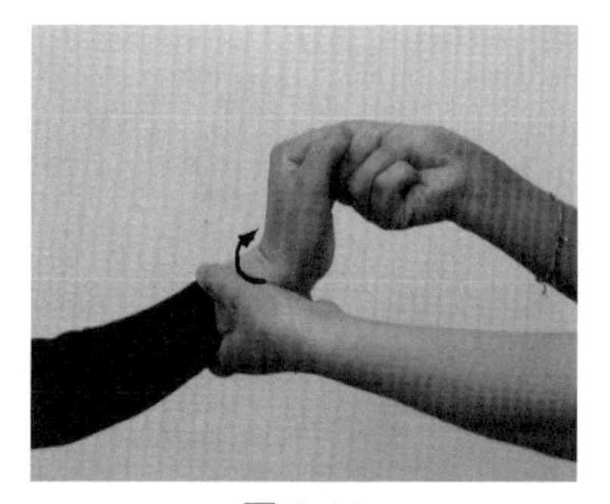

圖 4-64

(十三)搖腕關節

受術者坐位，術者一手握腕關節上端，一手握掌指部，作順時針或逆時針腕關節搖動 3～5 遍。（圖 4-64）

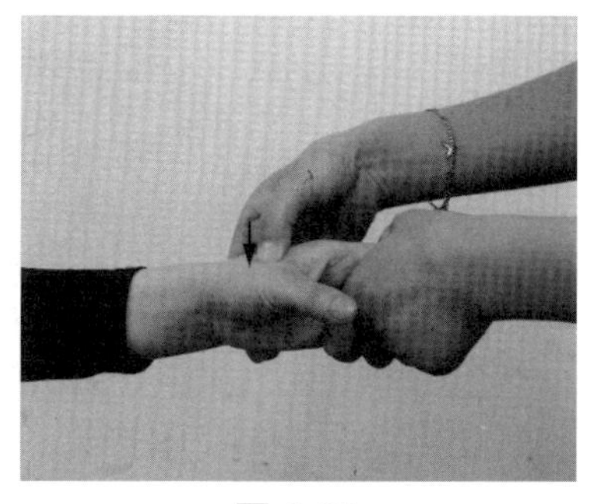

圖 4-65

(十四)按揉合谷

受術者坐位，術者用拇指指腹，按揉合谷穴使局部脹感，大約 0.5 分鐘。（圖 4-65）

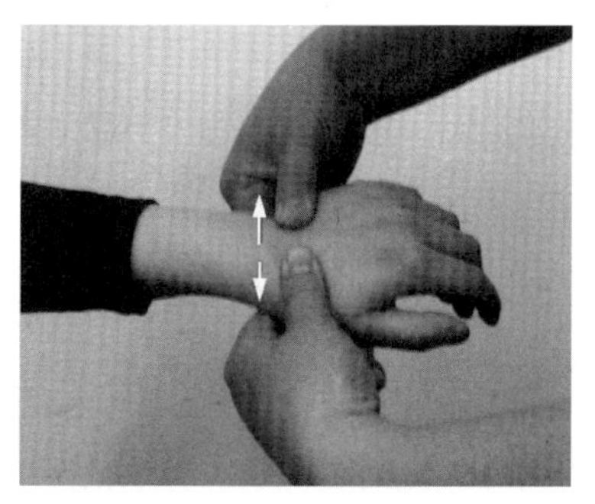

圖 4-66

(十五)分推手背

受術者坐位，術者用雙手拇指從上向下，分推手背，反覆操作 3～5 遍。（圖 4-66）

(十六)捻指

受術者坐位，術者用拇指與食指螺紋面，夾住手指，然後逐一捻動手指，每指約 0.5 分鐘。（圖 4-67）

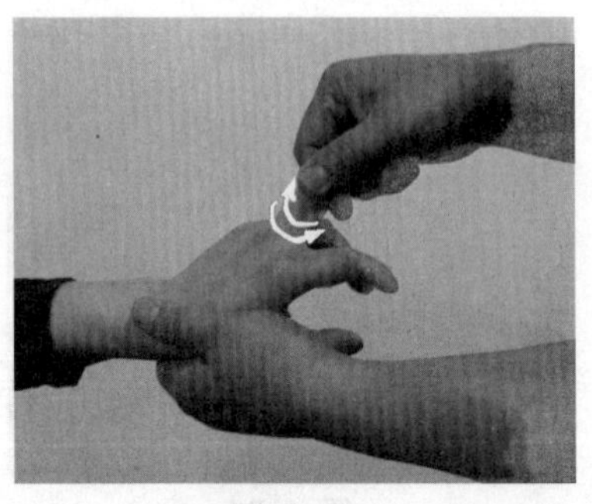

圖 4-67

(十七)拔伸手指

受術者坐位，術者用中指與食指夾住手指，從拇指依次食、中、無名、小指進行拔伸，每指約 2～3 遍。（圖 4-68）

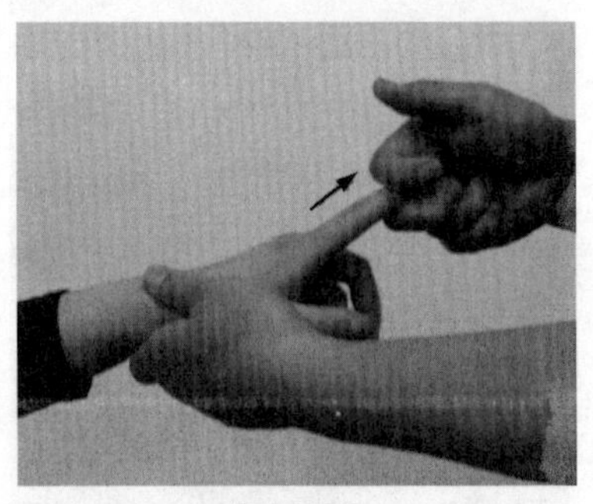

圖 4-68

五、下肢養生保健按摩法

(一)滾下肢

受術者俯臥位，術者用滾法在下肢後側反覆操作，1～2 分鐘。（圖 4-69）

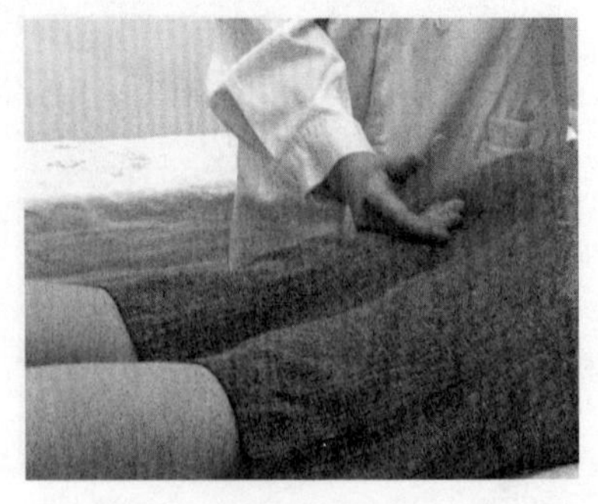

圖 4-69

(二)拿捏下肢

受術者俯臥位，術者用雙手拇指與其餘四指相對用力拿捏大腿後部和小腿後部肌肉，用力不可太大，以局部脹為宜。(圖 4-70)

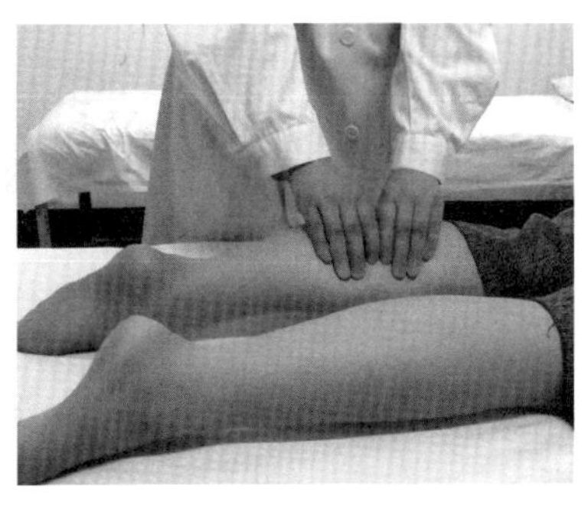

圖 4-70

(三)點按下肢腧穴

受術者俯臥位，術者以拇指指腹點按委中、風市、承山、絕骨、崑崙等穴，每穴 0.5 分鐘。(圖 4-71)

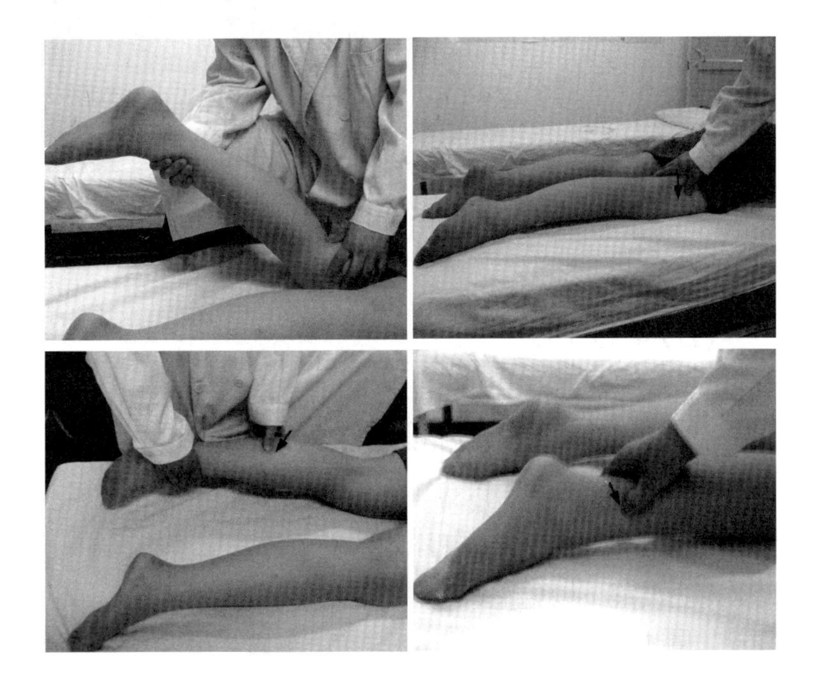

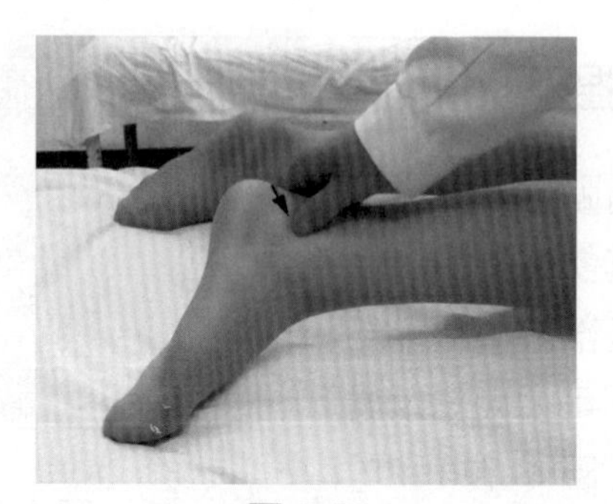
圖 4-71

(四)直推下肢

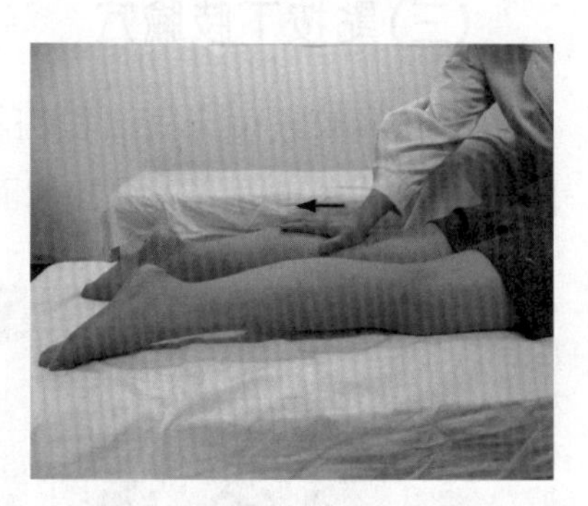
圖 4-72

受術者俯臥位，術者用全掌緊貼下肢後側從臀至小腿後側直推 5～10 遍。（圖 4-72）

(五)擊打下肢

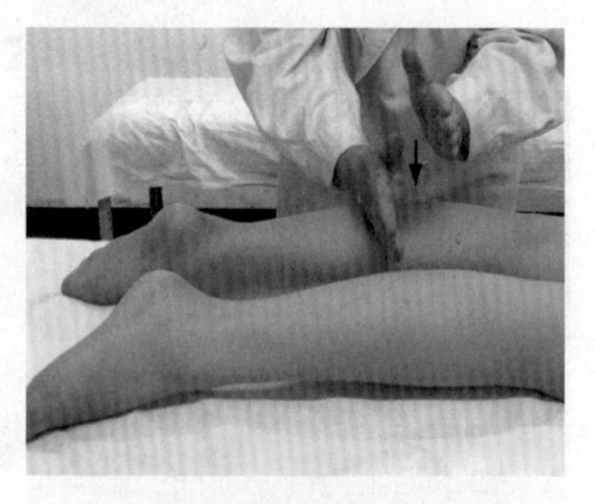
圖 4-73

受術者俯臥位，術者用雙手小魚際尺側面，交替擊打下肢從臀至小腿部，反覆操作 5～10 遍，擊打小腿時，用力要輕，以免產生疼痛。（圖 4-73）

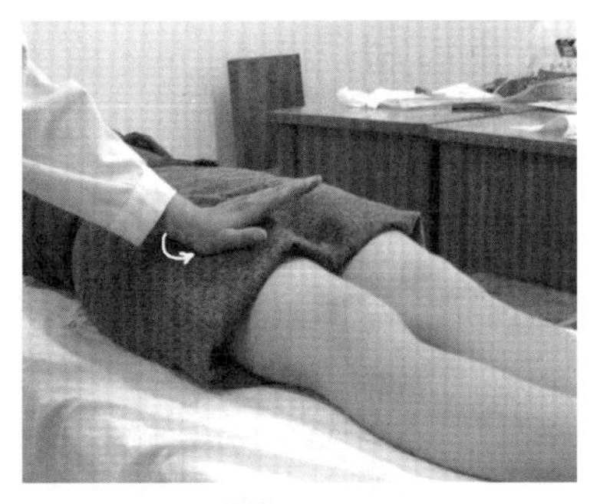

圖 4-74

(六) 按揉大腿前

受術者仰臥位，術者用一手掌根部按揉大腿前側肌肉，自上而下反覆操作 3～5 遍。（圖 4-74）

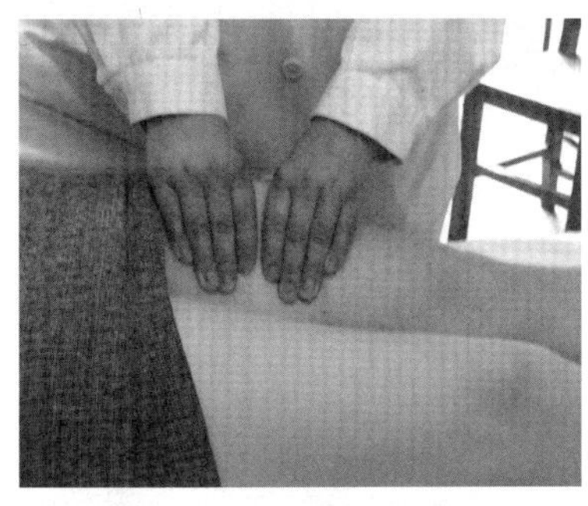

圖 4-75

(七) 拿捏大腿前

受術者仰臥位，術者用雙手拇指與其餘四指相對用力，拿捏大腿前側肌肉，從上向下，反覆操作 5～10 遍。（圖 4-75）

(八) 點按下肢前側腧穴

受術者仰臥位，術者用拇指指腹點按髀關、伏兔、血

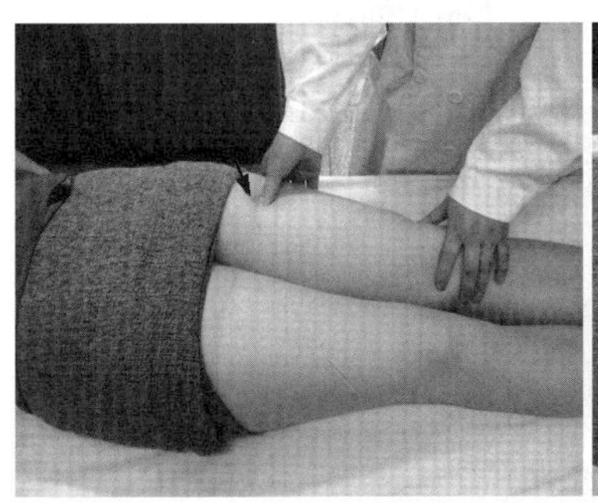

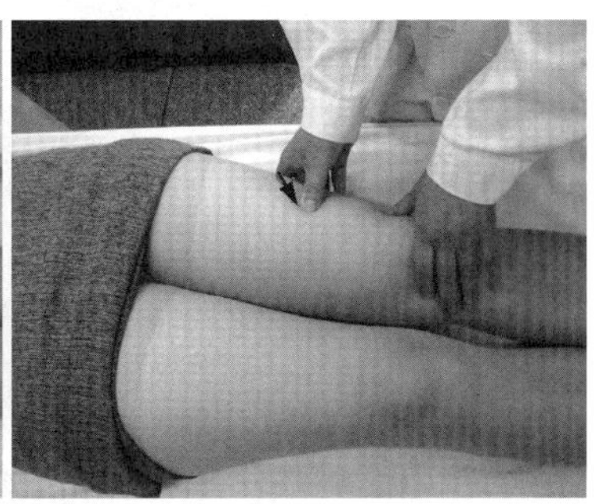

海、陽陵泉、足三里、解谿、太衝等穴。每穴 0.5 分鐘。（圖 4-76）

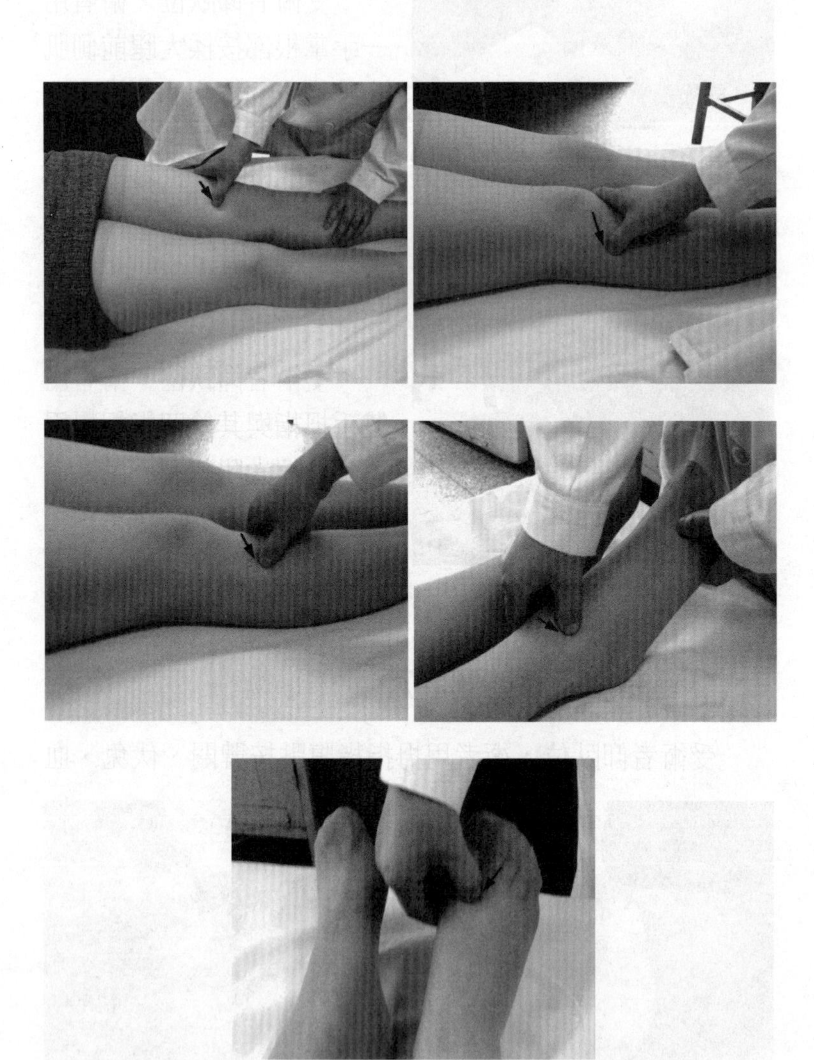

圖 4-76

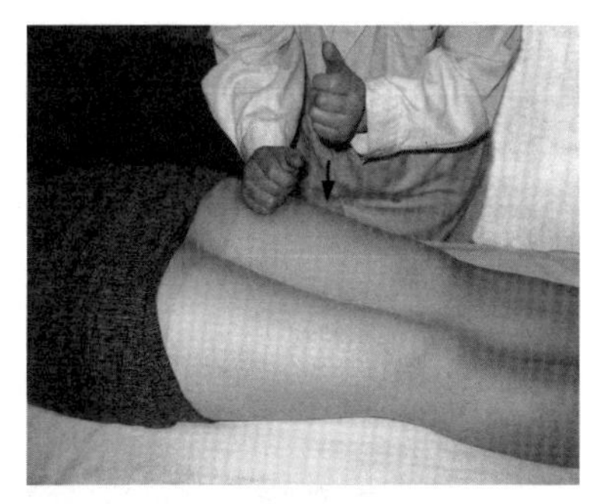
圖 4-77

(九)擊打大腿前

受術者仰臥位，術者雙手握空拳，以拳眼擊打大腿前側，自大腿根至膝，反覆操作 3～5 遍。（圖 4-77）

(十)搓揉大腿前

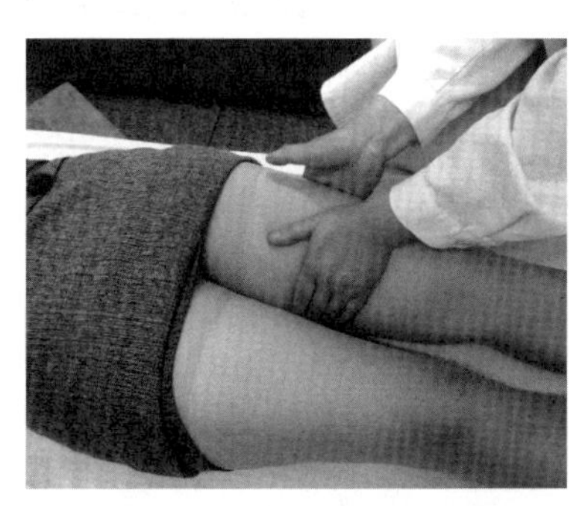
圖 4-78

受術者仰臥位，術者用雙手掌相對用力搓揉大腿前側肌肉，從上至膝反覆操作 3～5 遍。（圖 4-78）

(十一)拿捏髕骨

受術者仰臥位，術者用五指指腹拿捏髕骨周圍肌肉韌帶 1 分鐘，然後以手掌心揉髕骨 1 分鐘。（圖 4-79）

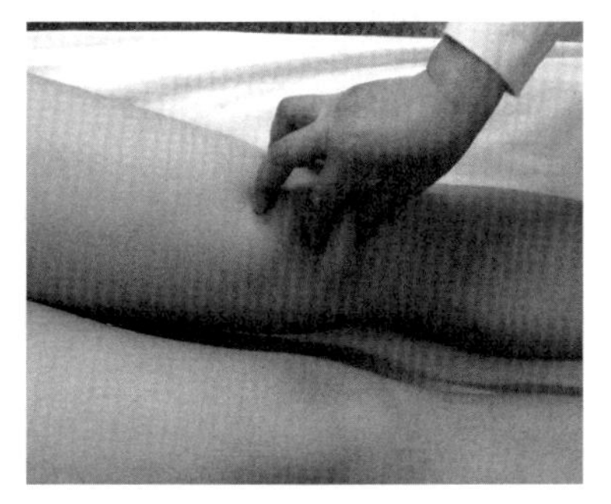
圖 4-79

(十二)按揉膝周腧穴

受術者仰臥，術者用拇指、食、中、無名指指端分

別按揉血海、鶴頂、膝陽關、犢鼻、膝眼等穴，每穴 0.5 分鐘。（圖 4-80）

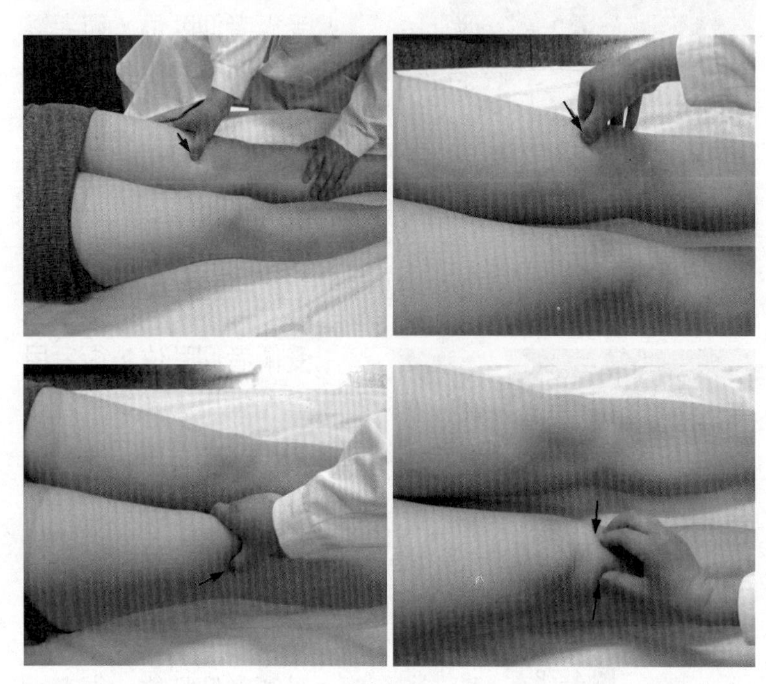

圖 4-80

（十三）掌根擊小腿

受術者俯臥位，術者用雙手掌根同時以兩側擊打小腿腓腸肌，從膝到踝，反覆操作 3～5 遍。（圖 4-81）

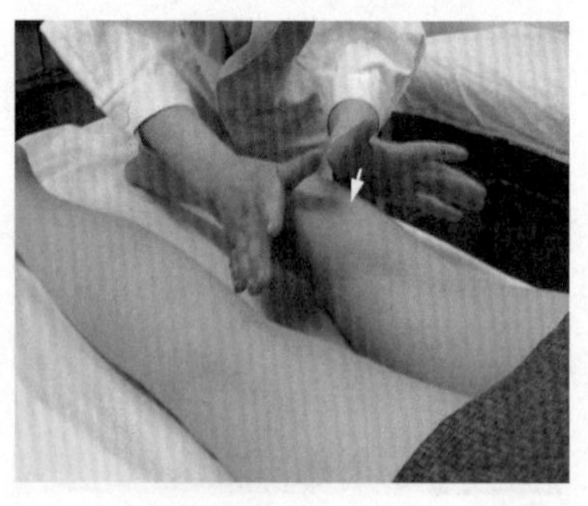

圖 4-81

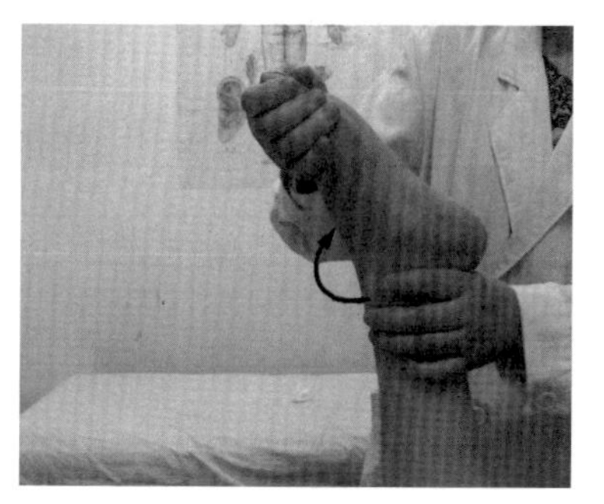
圖 4-82

(十四)搖踝關節

受術者俯臥位，術者一手握住足跟部，一手拿住足前部，做順時針或逆時針方向搖動，20～30 次。（圖 4-82）

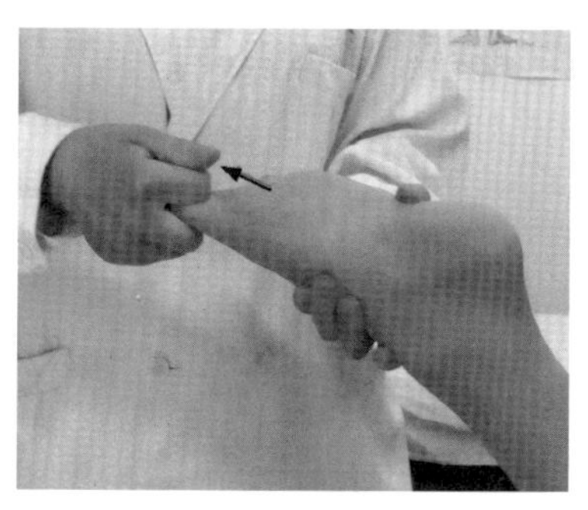
圖 4-83

(十五)牽拉足趾

受術者俯臥位，術者一手握足掌，另一手用拇、食、二指捏住足趾的遠端逐漸牽拉，從大趾開始，依次進行，反覆操作 3～5 遍。（圖 4-83）

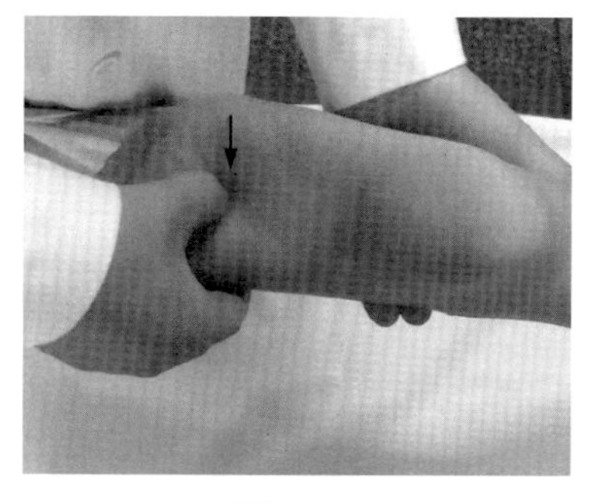
圖 4-84

(十六)按揉湧泉

受術者俯臥位，術者用拇指指腹按揉湧泉穴 1 分鐘。（圖 4-84）

(十七)抖下肢

受術者俯臥位，術者用雙手握踝關節抖下肢0.5分鐘。（圖4-85）

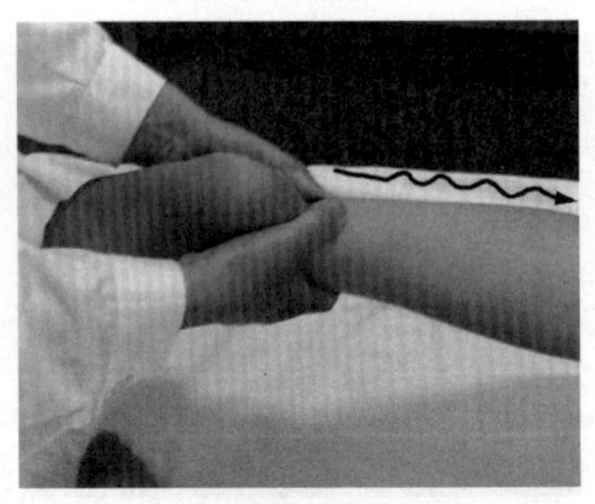

圖4-85

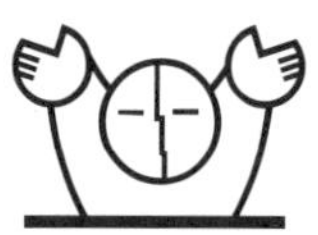

男、女、兒童、老年人養生保健按摩法

一、男子養生保健按摩法及常見病按摩治療

●男子養生保健按摩法

(一)揉中脘

受術者仰臥位，術者用掌根揉中脘穴，順時針或逆時針各揉30～50次。(圖5-1)

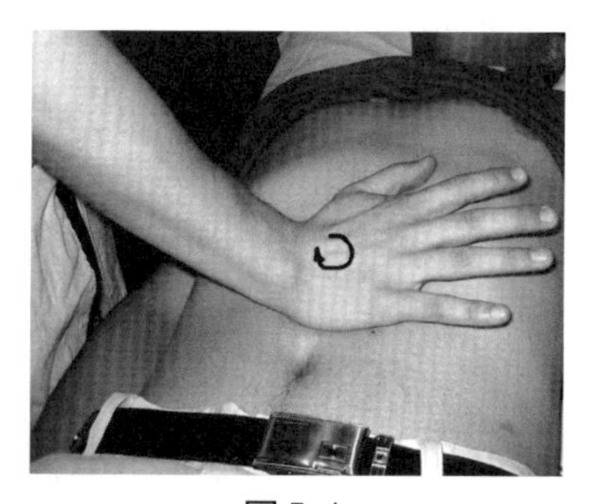

圖5-1

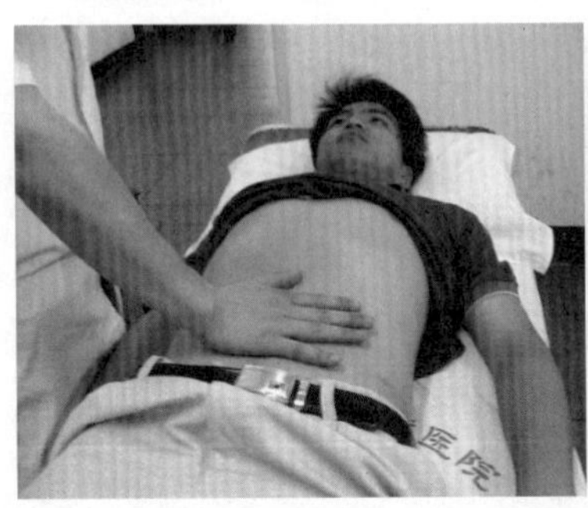
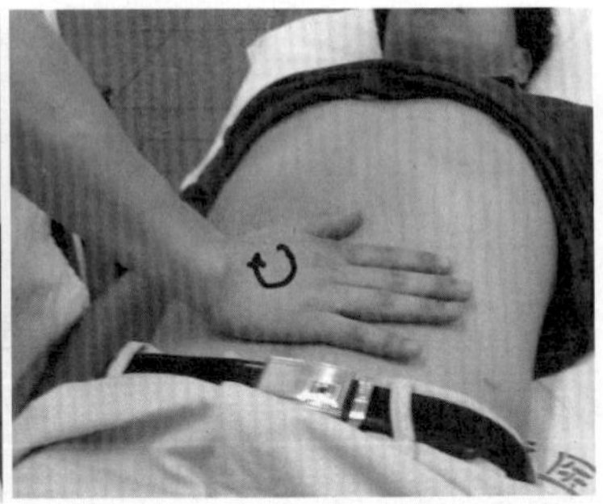

圖 5-2

(二)揉臍

受術者仰臥位，術者用掌心揉臍 30～50 次。（圖 5-2）

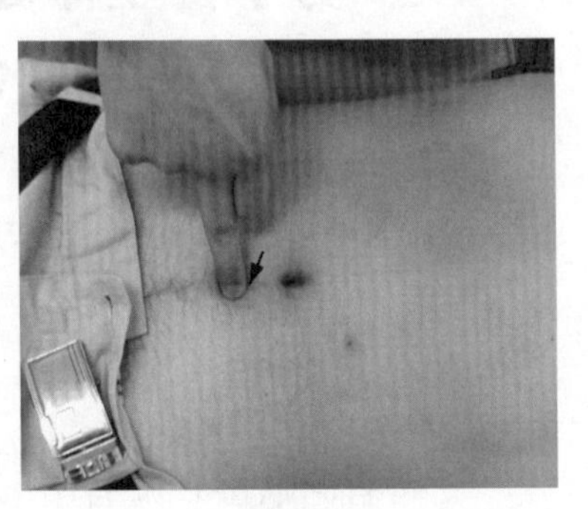

圖 5-3

(三)按揉氣海穴

受術者仰臥位，術者用中指指腹按揉氣海穴，順時針，逆時針各按揉 30～50 次。（圖 5-3）

(四)按揉關元穴

受術者仰臥位，術者用中指按揉關元穴，順時針及逆時針各操作 30～50 次。（圖 5-4）

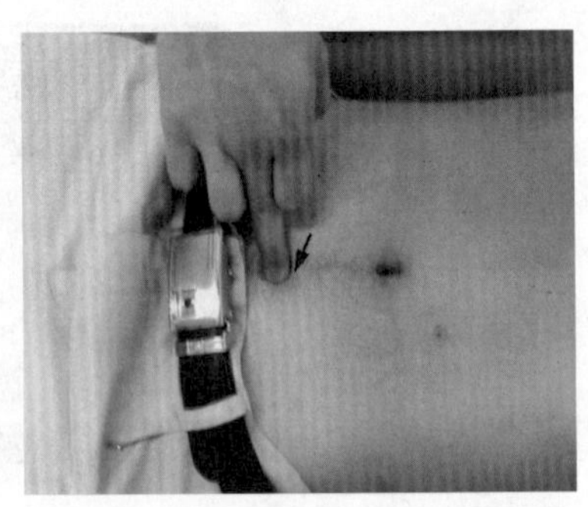

圖 5-4

(五)推腹

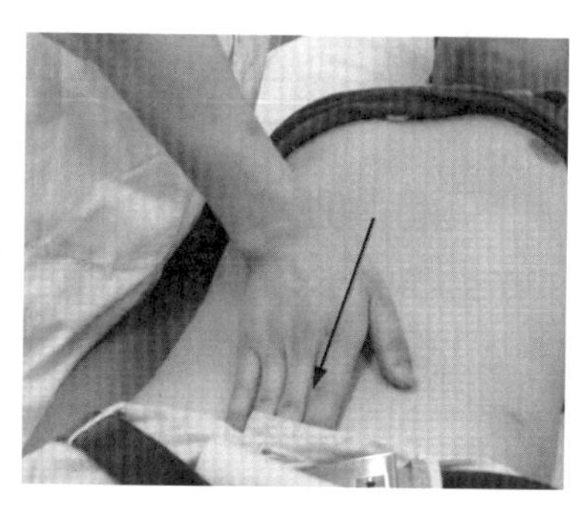
圖 5-5

受術者仰臥位，術者用掌附於腹部，從鳩尾穴直推至曲骨穴，反覆操作 20～30 次。(圖 5-5)

(六)揉捏陰囊

受術者仰臥位，術者將雙手搓熱，先揉捏腎囊 1～2 分鐘，然後雙手交替向上兜陰囊 50～100 次。(圖 5-6)

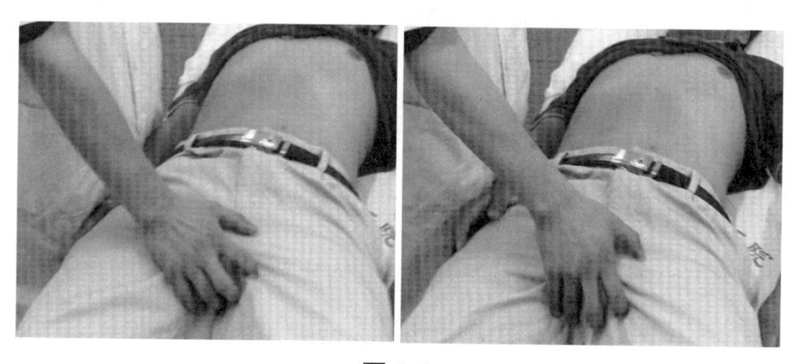
圖 5-6

(七)擦睪丸

受術者仰臥位，術者將兩手搓熱，一手拿住陰莖與睪丸，另一手擦睪丸 30～50 次，兩側交替操作。(圖 5-7 圖略)

(八)按揉下肢腧穴

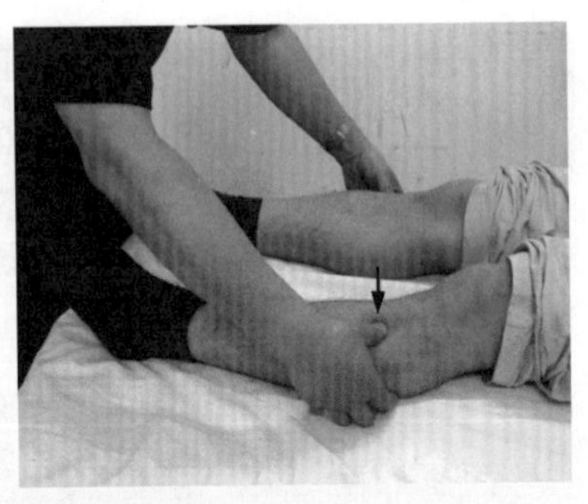

受術者仰臥位，術者用雙手拇指端按揉足三里、三陰交、絕骨等穴，每穴 0.5 分鐘。(圖 5-8)

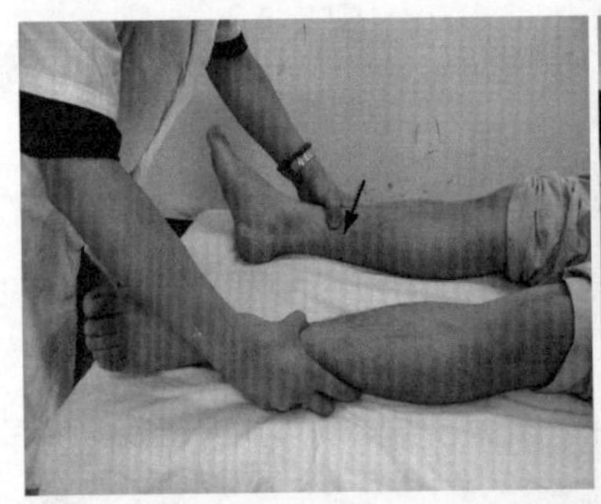

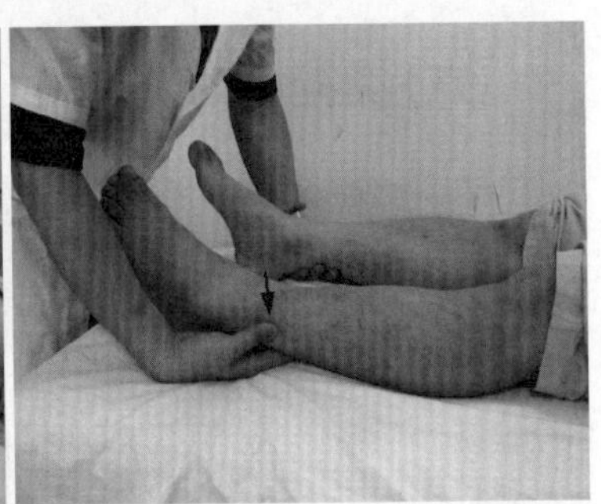

圖 5-8

(九)按揉腰部腧穴

受術者俯臥位，術者用雙手拇指端按揉腎俞、志室、命門等穴，每穴 0.5 分鐘。(圖 5-9)

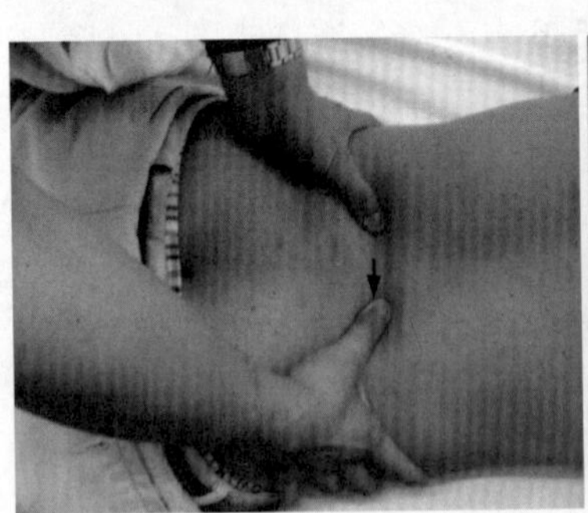

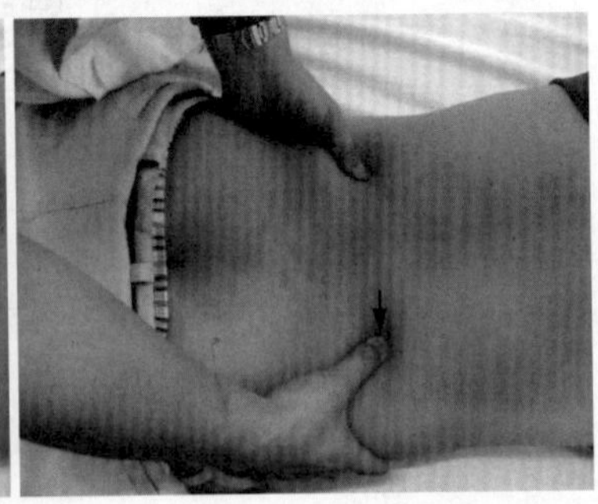

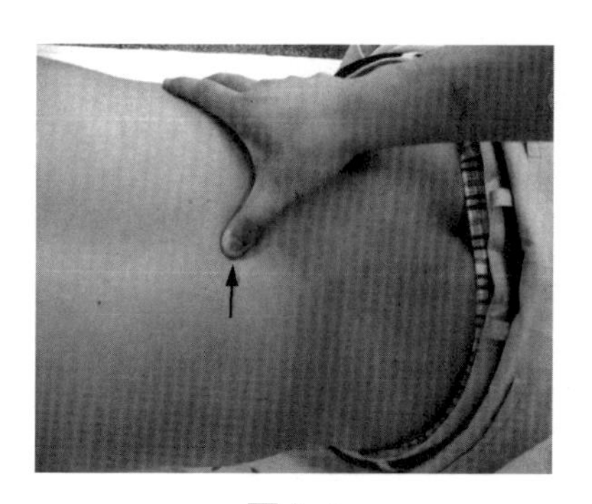

圖 5-9

(十)擦腎俞、命門

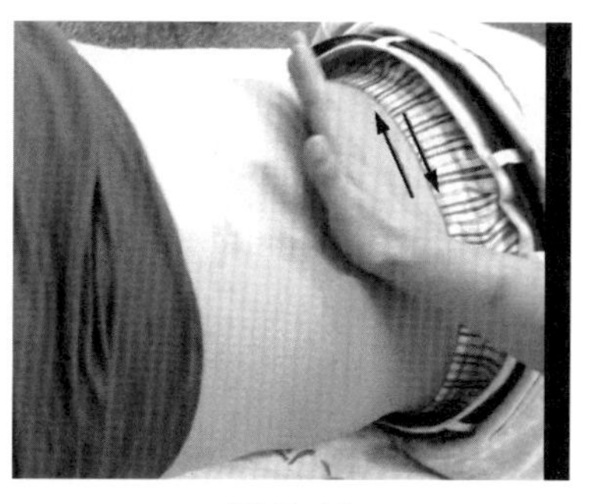

圖 5-10

受術者俯臥位，術者在腎俞，命門處塗少許潤滑劑，用小魚際尺側橫向擦腎俞、命門，以局部發熱為度。(圖 5-10)

●男子常見病症的按摩療法

(一)陽痿

陽痿是指陽事不舉，或臨房舉而不堅之病症。多因房事不節、命門火衰、或七情過極、心脾兩虛、或嗜酒肥甘濕熱下注、或遭驚恐傷腎等原因所致陰莖不能勃起、或舉而不堅，或行房早洩，隨之萎軟無力，或雖能性交，但經泄精而自行萎軟，並伴頭暈目眩，精神不振，臉色少華，食少納呆，腰膝酸軟，膽怯多疑，心驚失眠等症。

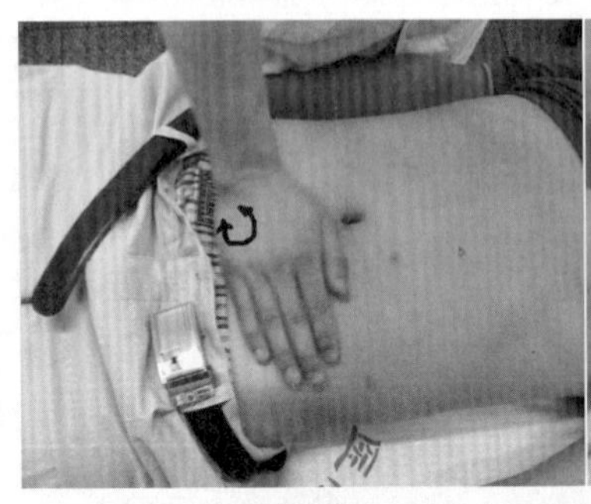

圖 5-11

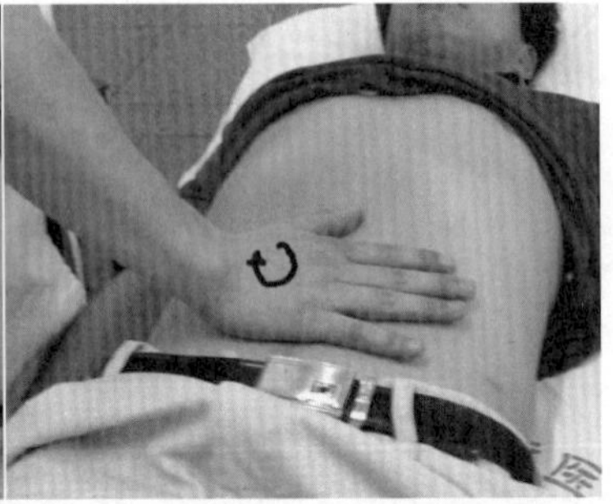

圖 5-12

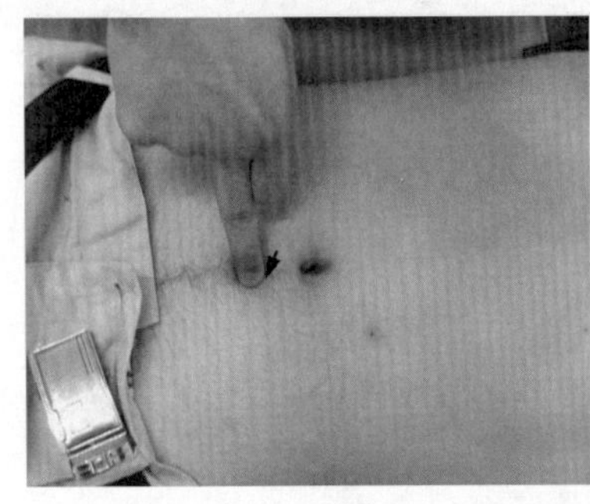

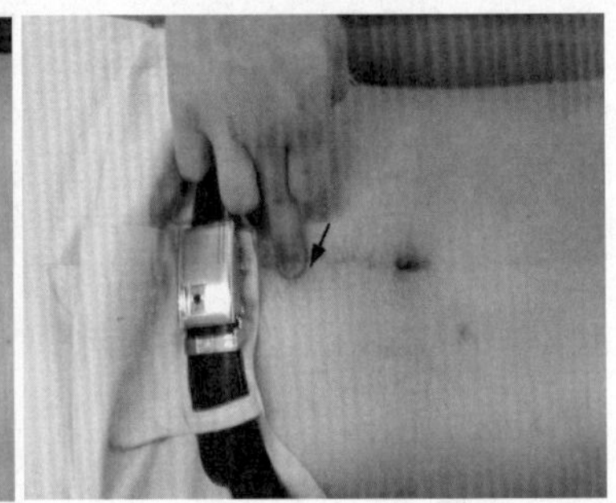

圖 5-13

【按摩療法】

1.按揉小腹部

受術者仰臥位，術者用手掌按摩小腹部，順時針和逆時針各 50～100 次。（圖 5-11）

2. 揉臍

受術者仰臥位，術者先將手掌搓熱，然後用手掌根揉臍 2～3 分鐘、以臍部發熱為佳。（圖 5-12）

3. 按揉氣海、關元穴

受術者仰臥位，術者用中指腹按揉氣海、關元穴，每穴 1 分鐘，若脹、麻傳至陰部為佳。（圖 5-13）

4. 推小腹

受術者仰臥位，術者用全掌從臍推至中極穴。反覆操作 0.5～1 分鐘。（圖 5-14）

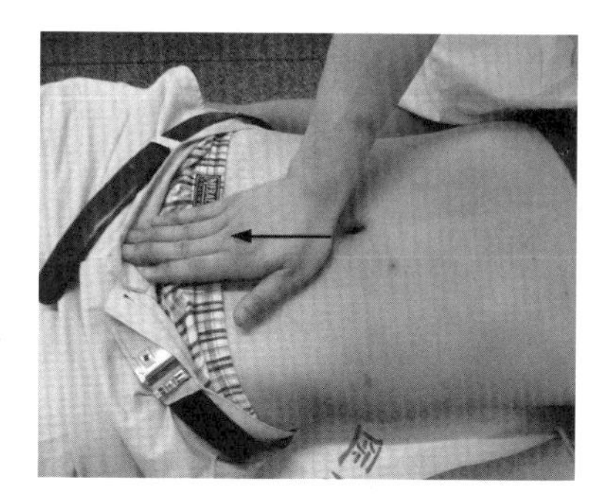

圖 5-14

5. 擦小腹

受術者仰臥位，術者用雙手掌從臍部兩側斜擦小腹以發熱為度。（圖 5-15）

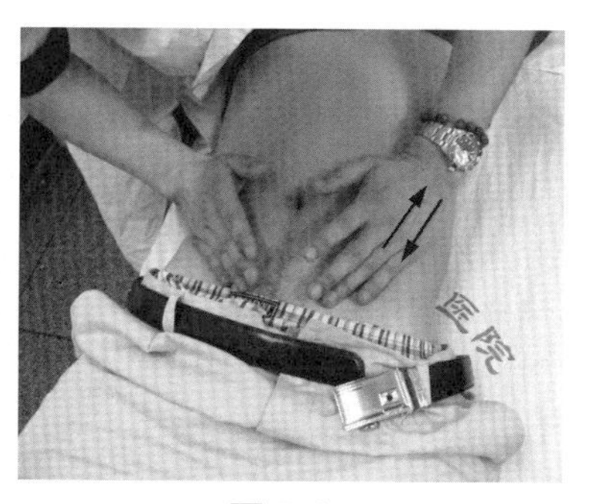

圖 5-15

6. 兜陰囊

受術者仰臥位，術者先將雙手搓熱。然後用手兜陰囊，邊搓揉邊向上兜提 1 分鐘。（圖 5-16）

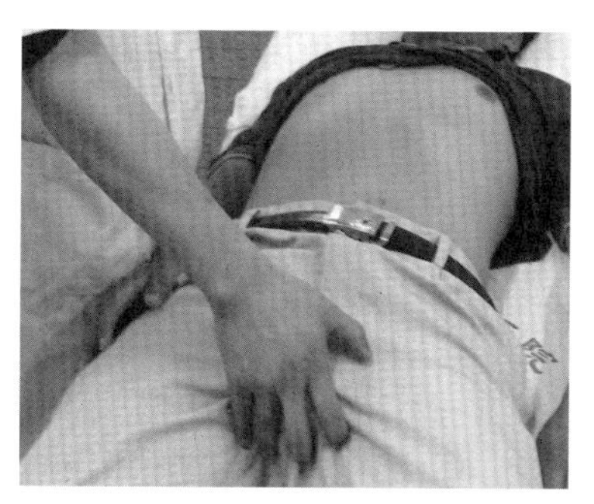

圖 5-16

7. 按揉三陰交、絕骨穴

受術者仰臥位，術者用拇指按揉三陰交、絕骨穴，每次 0.5～1 分鐘。（圖 5-17）

8. 按揉腰骶部

受術者俯臥位，術者用手掌按揉腰骶部 2～3 分鐘。（圖 5-18）

9. 點按腎兪、命門

受術者俯臥位，術者用食、中、無名指指腹按腎俞，命門穴 1 分鐘。（圖 5-19）

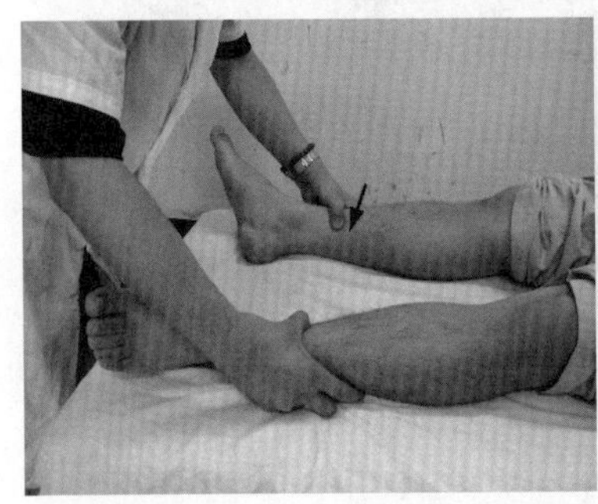

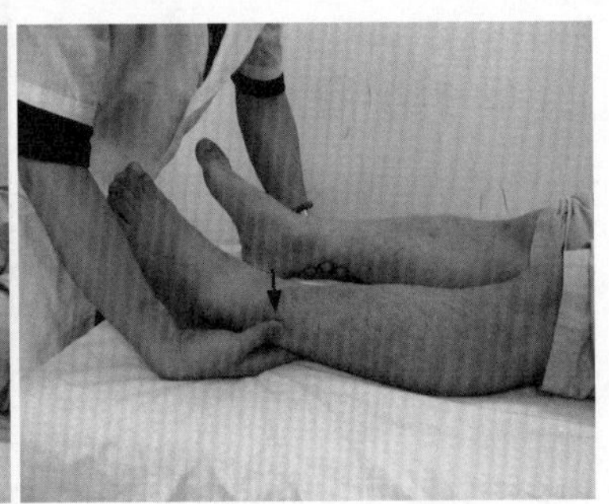

圖 5-17

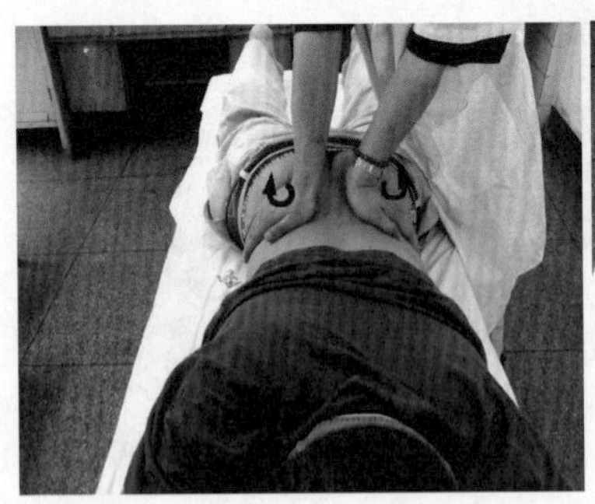

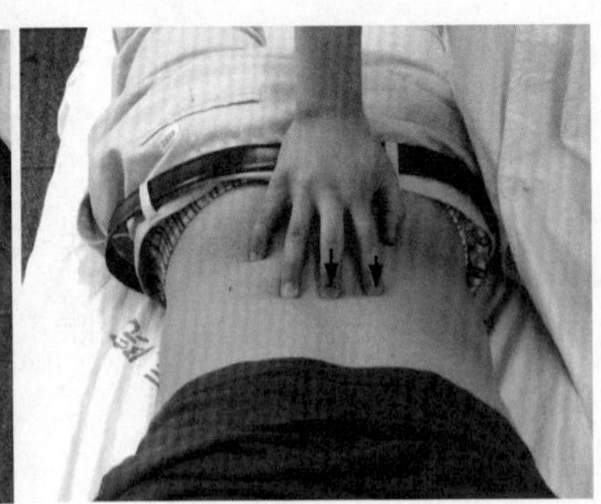

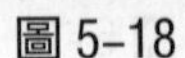

圖 5-18

圖 5-19

10. 擦腰骶部

受術者俯臥位，術者在腰骶塗少許潤滑劑，然後用小魚際尺側擦腰骶部，以局部發熱為度。（圖 5-20）

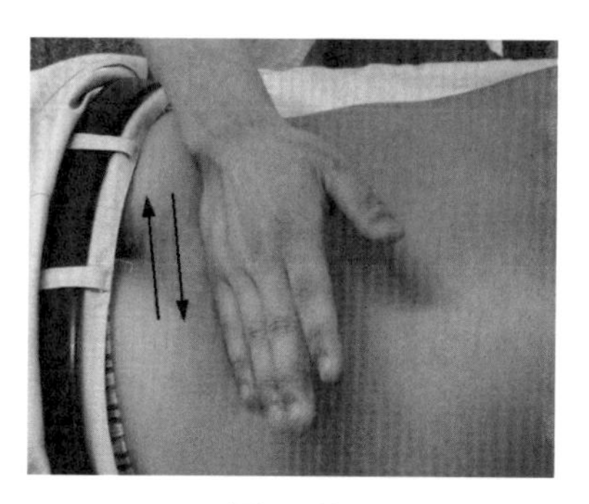

圖 5-20

註：此法可進行自我按摩，自己在充分放鬆情況下進行操作，療效會更好。

(二) 早洩

在夫妻性生活中，性交時間極短即過早射精或性交前精液即泄出，稱為早洩。多因腎陰虛，相火偏旺，多表現為陰莖入陰道時間很短就射精，雙方均未獲得性滿足，甚至陰莖尚未進入陰道，精液即泄。

【按摩療法】

1. 摩揉小腹部

受術者仰臥位，術者以手掌在小腹部做順時針和逆時針方向上揉摩，時間 5～8 分鐘，以小腹有熱感為佳。（圖 5-21）

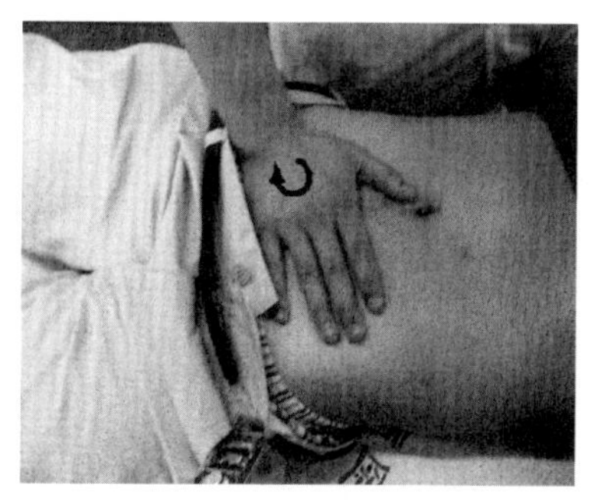

圖 5-21

2. 按揉關元穴

受術者仰臥位，術者用中指指腹按揉關元穴 1 分鐘，以酸脹麻感向陰部放射為佳。（圖 5-22）

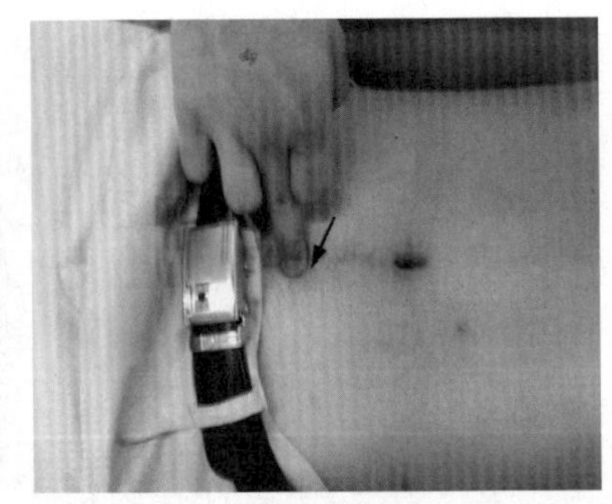

圖 5-22

3. 按揉足三里、三陰交穴

受術者仰臥位，術者用拇指指腹按揉足三里、三陰交等，每穴 1 分鐘。（圖 5-23）

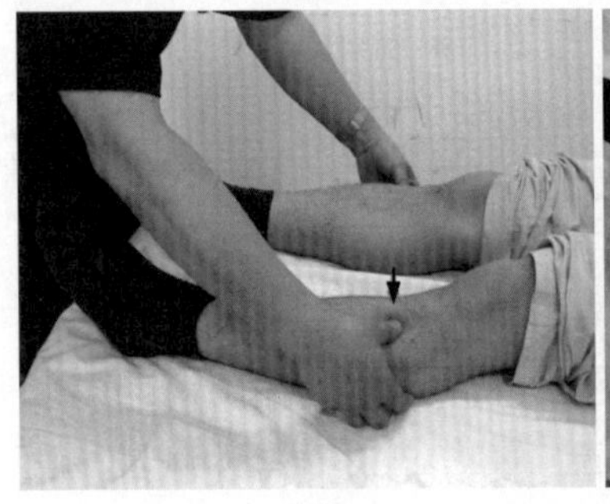

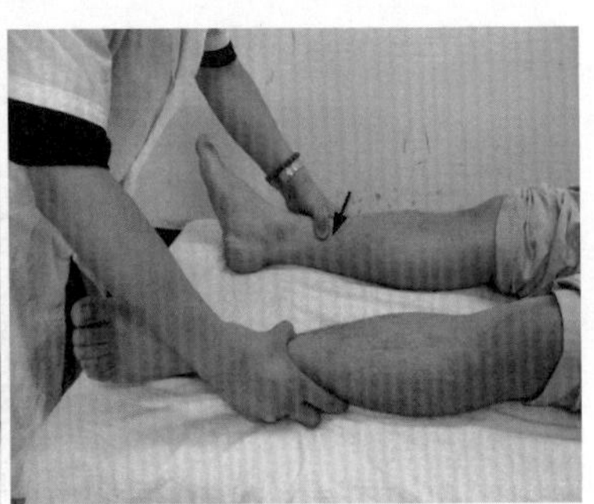

圖 5-23

4. 掌揉腰骶部

受術者仰臥位，術者用雙掌重疊揉腰骶部 5～8 分鐘，以腰骶部有熱感為宜。（圖 5-24）

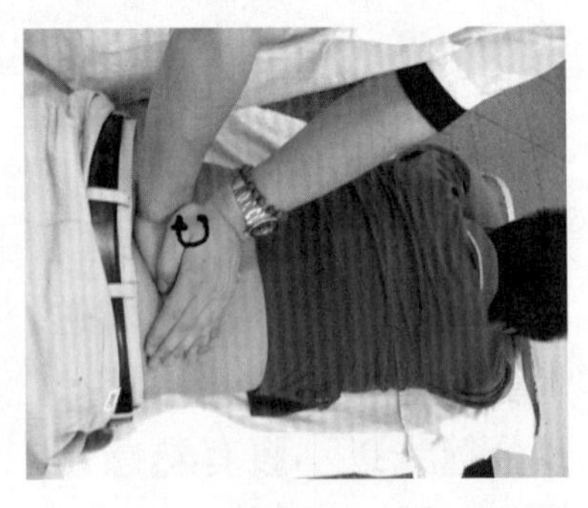

圖 5-24

5. 按揉腎俞、志室穴

受術者俯臥位，術者用拇指指腹按揉腎俞、志室穴，每穴1分鐘。（圖5-25）

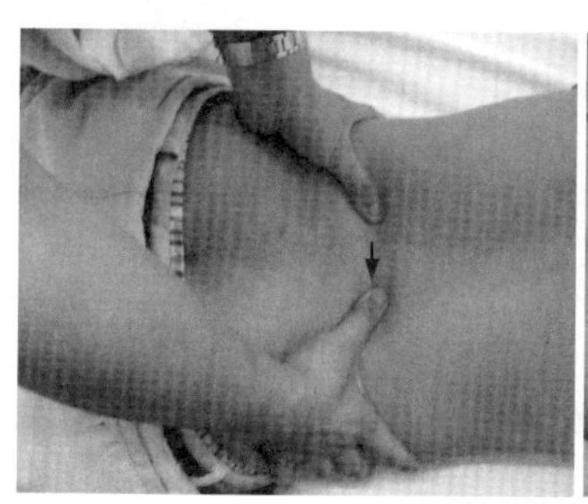
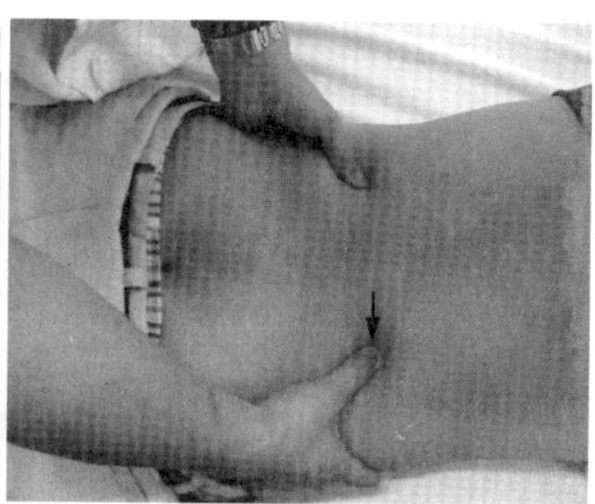

圖5-25

6. 點按陽陵泉、俠谿穴

受術者仰臥位，術者用拇指點按陽陵泉、俠谿穴，每穴0.5分鐘。（圖5-26）

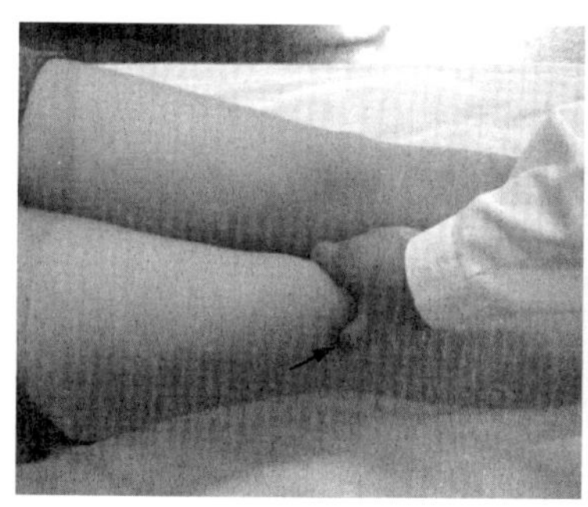
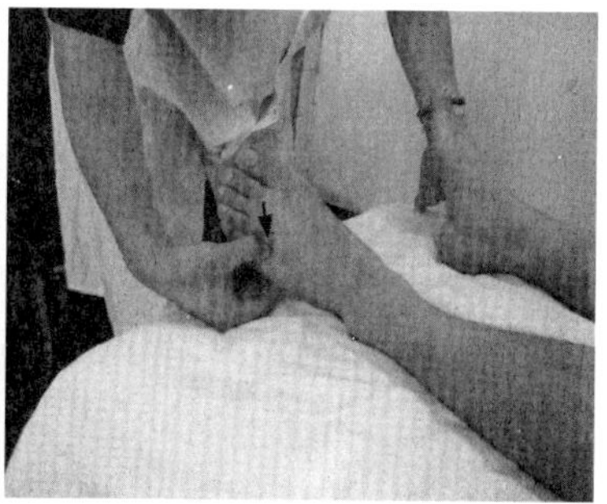

圖5-26

7. 擦湧泉穴

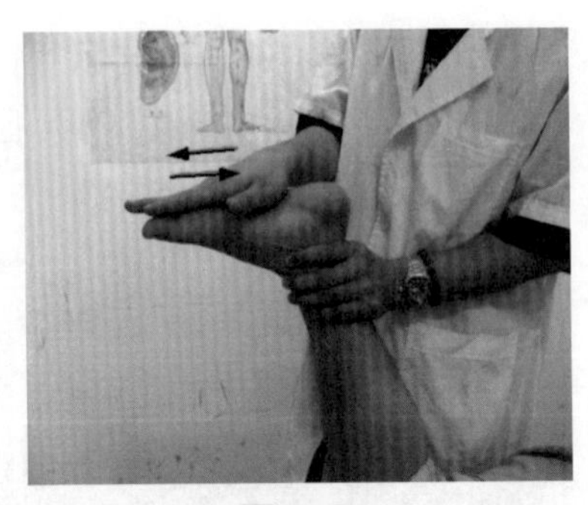
圖 5-27

受術者俯臥位，術者一手扶踝關節讓受術者膝關節屈曲、另一手用小魚際尺側擦湧泉穴，以透熱為宜。（圖 5-27）

註：此法患者也可作自我按摩，要樹立治病的信心，堅持治療必有效果。另一方面，注意養性，疲勞時不宜性交，注意鍛鍊身體，要有充分休息，注意加強食物調攝。

(三)遺　精

遺精是指男子未行性生活而精液自行泄出的病症，有夢而遺泄者稱為夢遺，無夢或白天清醒時精自動流出者為「滑精」，多因腎氣不固所致，表現為頻繁遺精或夢遺，或滑精，每週 3 次以上，伴頭暈目眩、神疲乏力、精神不振、腰膝酸軟等症。

【推拿療法】

1. 掌揉臍

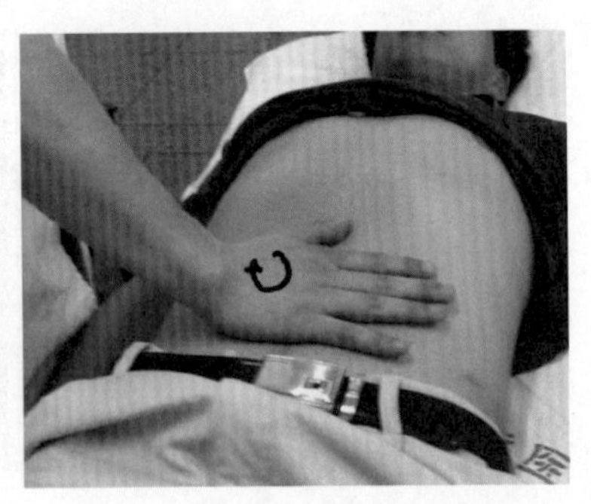
圖 5-28

受術者仰臥位，術者以掌根在臍部施揉法 2～3 分鐘，以臍下有溫熱感為宜。（圖 5-28）

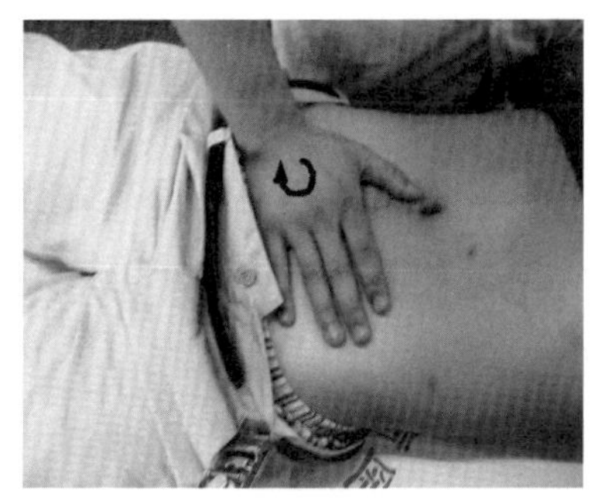

圖 5-29

2. 摩揉小腹部

受術者仰臥位，術者雙手搓熱用掌摩揉小腹部 5～8 分鐘。（圖 5-29）

3. 按揉腹部腧穴

受術者仰臥位，術者用中指指腹按揉氣海、關元、中極穴，每次 1 分鐘，使酸脹感向陰部放射為佳。（圖 5-30）

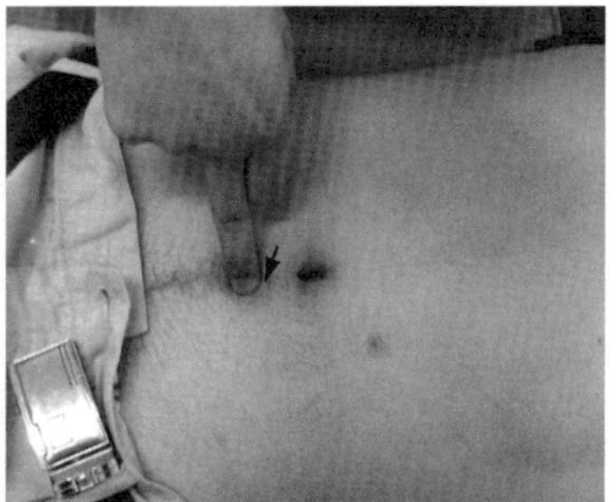

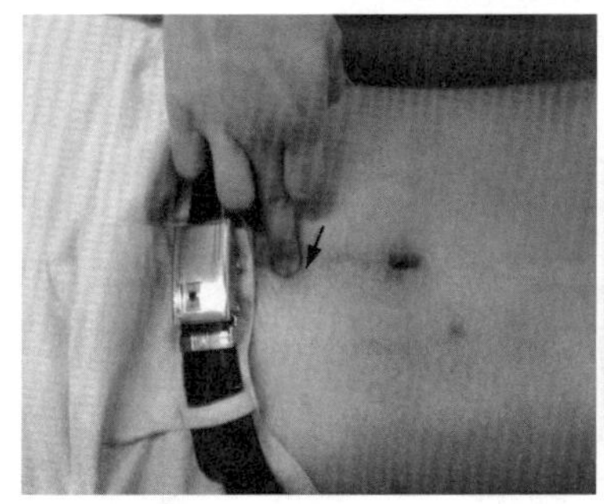

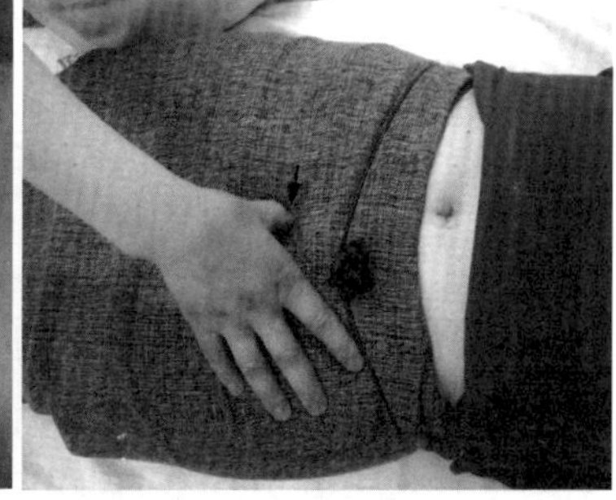

圖 5-30

4. 捏揉大腿

受術者仰臥位，術者用拇指與其餘四指在大腿內側捏揉 3～5 遍，然後從腹股溝上向陰部捏揉反覆操作 5～10 遍。（圖 5-31）

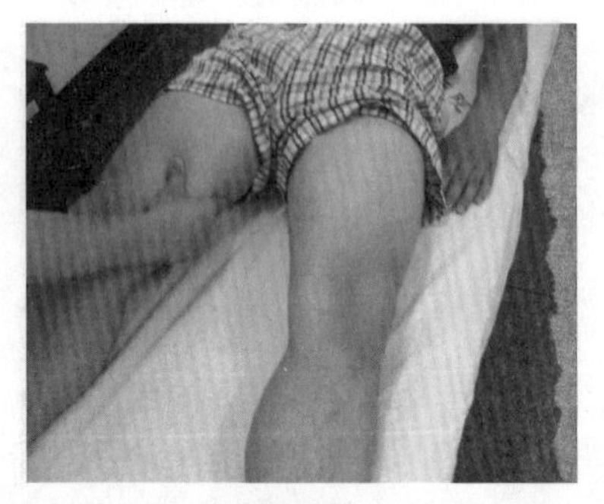

圖 5-31

5. 滾腰骶部

受術者俯臥位，術者用滾法在腰骶部操作 3～5 分鐘。（圖 5-32）

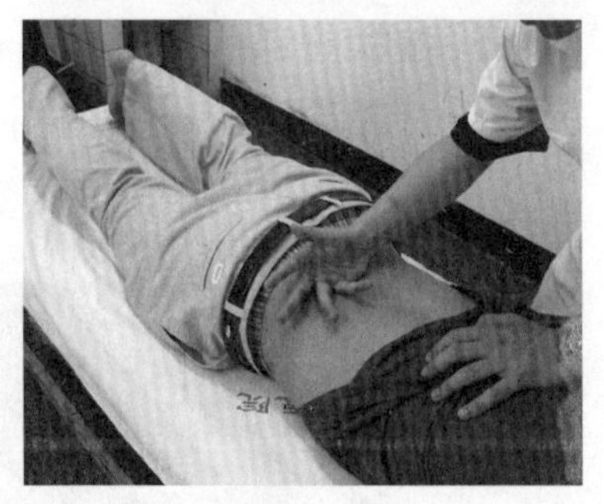

圖 5-32

6. 按背腰部腧穴

受術者俯臥位，術者以雙拇指按揉心俞、脾俞、腎俞，每穴 1 分鐘。（圖 5-33）

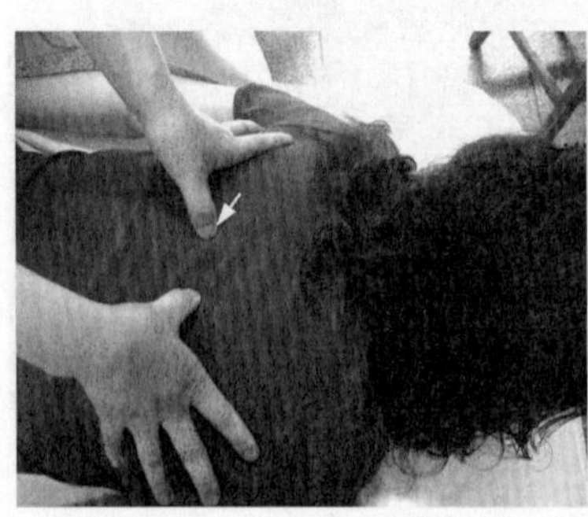

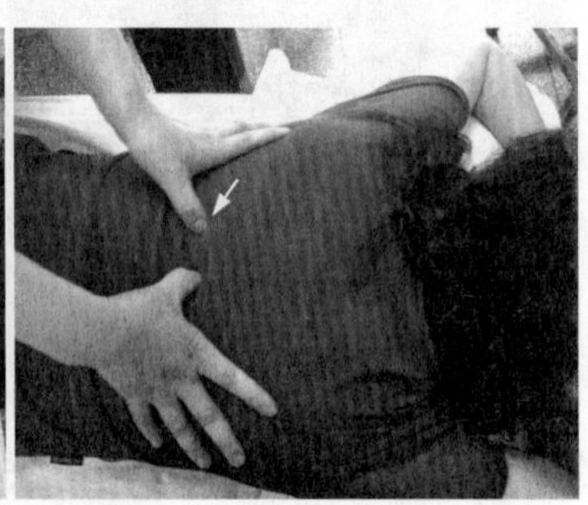

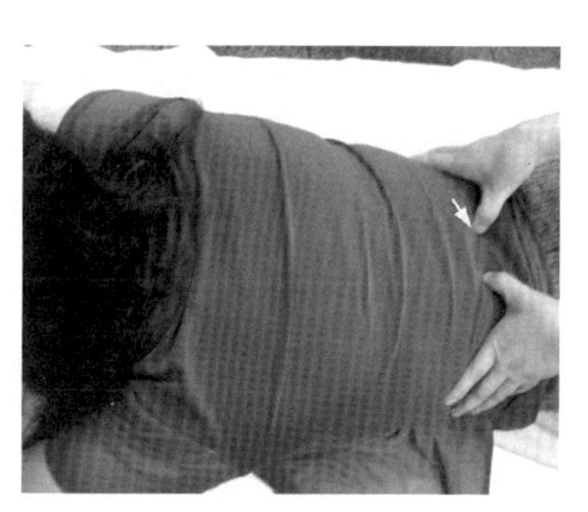

圖 5-33

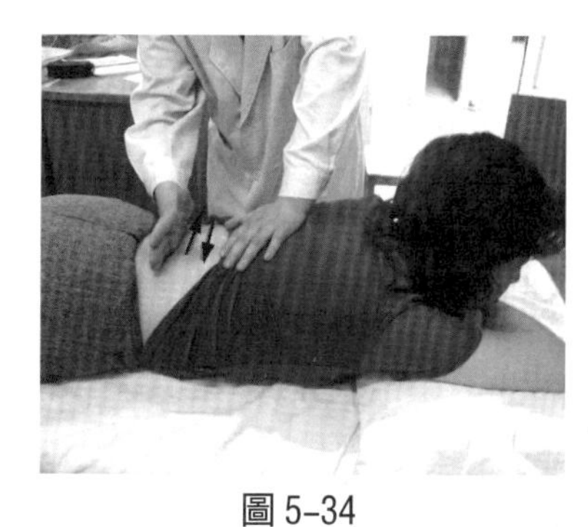

圖 5-34

7. 擦腰骶部

受術者俯臥位，術者用擦法橫向在腎俞命門及八髎穴部位操作，以透熱為度。（圖 5-34）

8. 點按上、下肢腧穴

受術者坐位，術者用拇指端點按內關，神門、足三里、三陰交，每穴 1 分鐘。（圖 5-35）

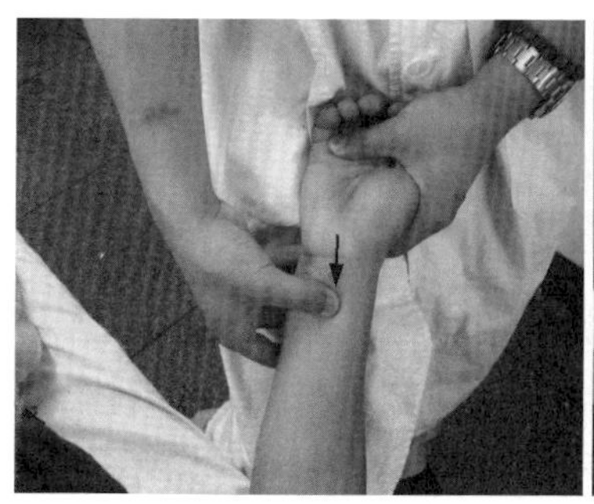

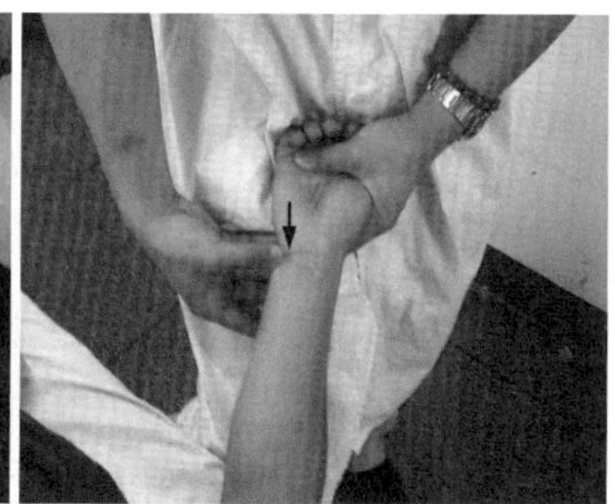

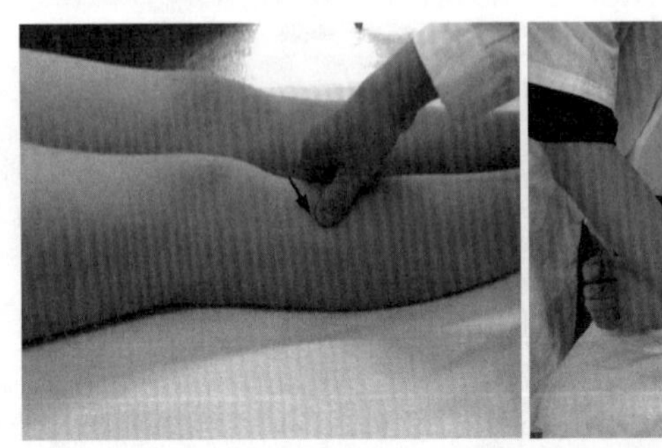
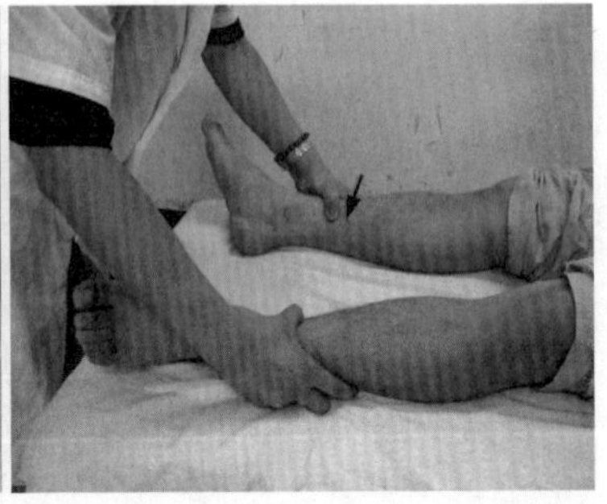

圖 5-35

9. 擦湧泉

受術者仰臥位，術者用小魚際尺側，擦湧泉穴，以透熱為度。（圖 5-36）

註：囑患者在治療期間要積極配合，清心寡欲，節制房事，戒除手淫，寧心調神，否則效果不理想。

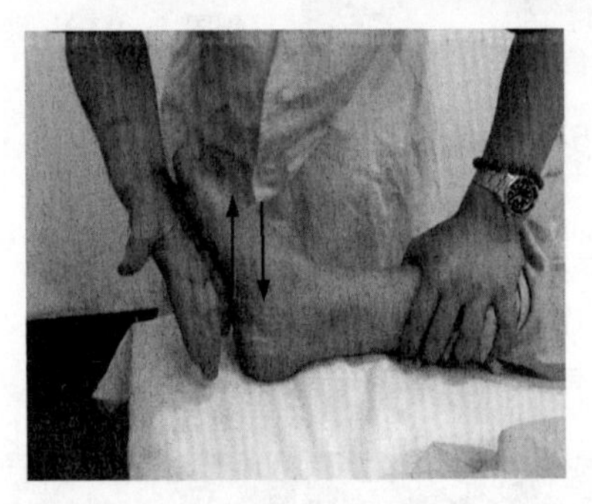

圖 5-36

(四) 性機能減退

人到中年以後，精力逐漸減退，性慾衰減，對性生活逐漸淡漠，甚至出現厭惡情緒，對性交失去信心，或有性慾要求，但少有性高潮，缺乏性快感。

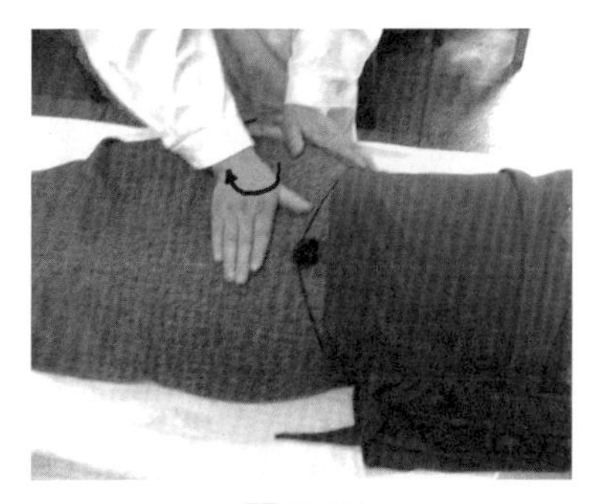
圖 5-37

【按摩療法】

1. 按摩小腹部

受術者仰臥位，術者用手掌按揉小腹部，時間 3～5 分鐘。（圖 5-37）

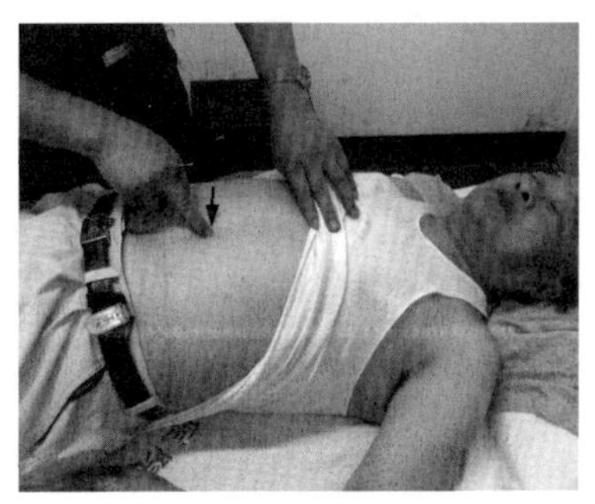
圖 5-38

2. 揉中脘穴

受術者仰臥位，術者用中指指腹按揉中脘穴 1 分鐘。（圖 5-38）

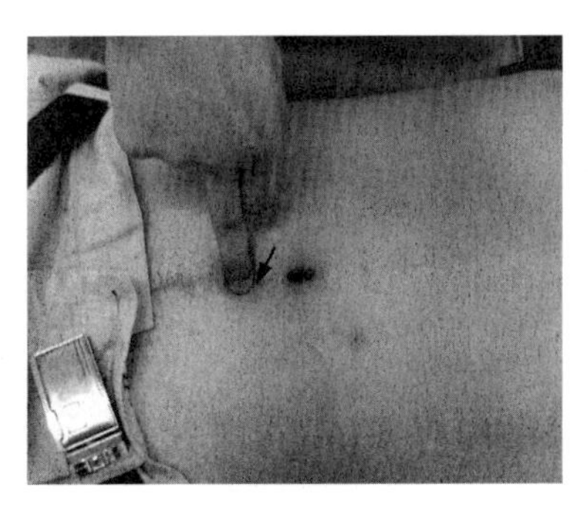
圖 5-39

3. 按揉氣海穴

受術者仰臥位，術者用中指指腹按揉氣海穴 1～2 分鐘。（圖 5-39）

4. 按揉關元穴

受術者仰臥位，術者用中指指腹按揉關元穴1～2分鐘，以酸脹向陰莖方向傳導為佳。（圖5-40）

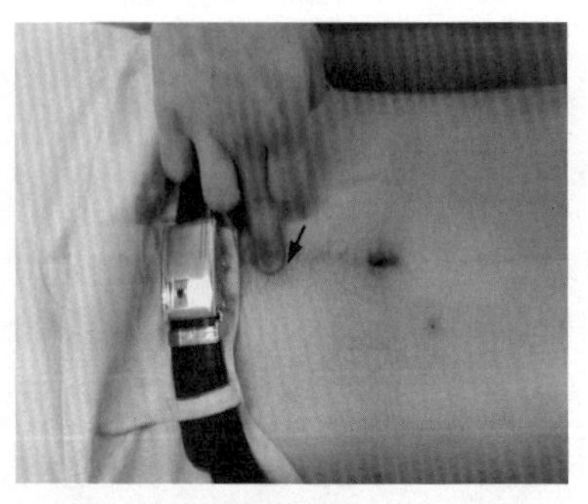

圖5-40

5. 按揉太谿穴

受術者坐位，術者用雙拇指按揉太谿穴1～2分鐘。（圖略）

6. 按揉復溜穴

受術者坐位，術者用雙手拇指按揉復溜穴3～5分鐘。（圖5-41）

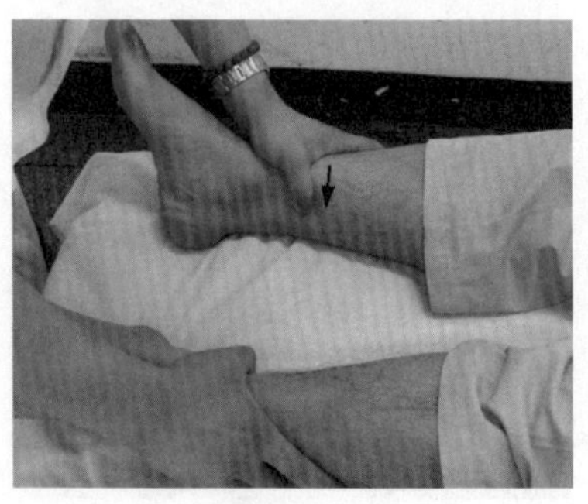

圖5-41

7. 點按腎俞穴

受術者俯臥位，術者用雙拇指點按腎俞穴1～2分鐘。（圖5-42）

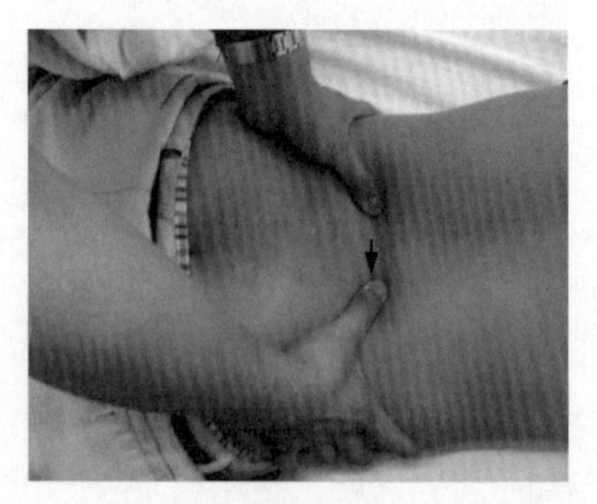

圖5-42

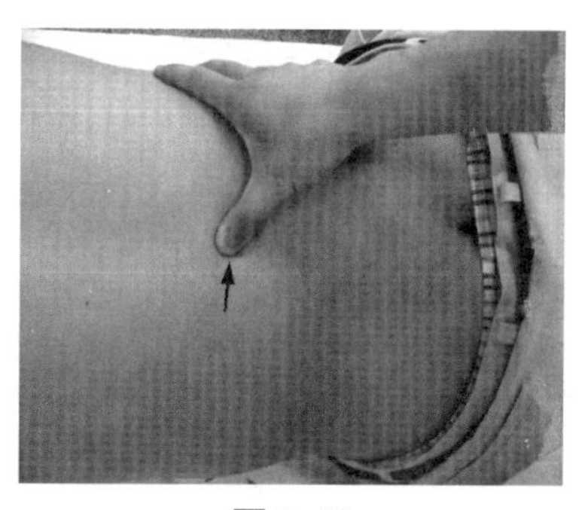
圖 5-43

8. 點按命門穴

受術者俯臥位，術者用拇指點按命門穴 1～2 分鐘。（圖 5-43）

9. 擦腰骶部

受術者俯臥位，術者用側掌塗少許潤滑劑擦腰骶部，以透熱為度。（圖 5-44）

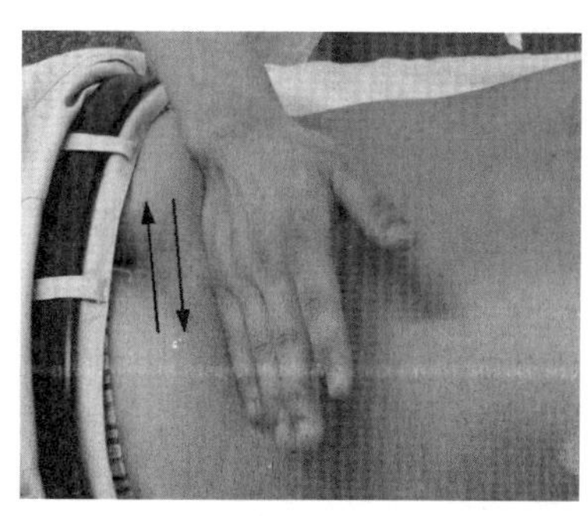
圖 5-44

（五）不射精症

男子在性交時陰莖勃起尚正常，陰莖的硬度也能夠維持，但在性交過程中，一般難以達到興奮高潮，不能排泄精液，或不能在陰道內射精，伴有小腹部和睾丸部的墜脹感，頭昏目眩、多夢、失眠等症。

【按摩療法】

1. 摩擦小腹

受術者仰臥位，術者先用掌根摩擦小腹部 2～3 分鐘，然後用拇指指腹按揉小腹與陰莖根之部位 5～8 分鐘。（圖 5-45）

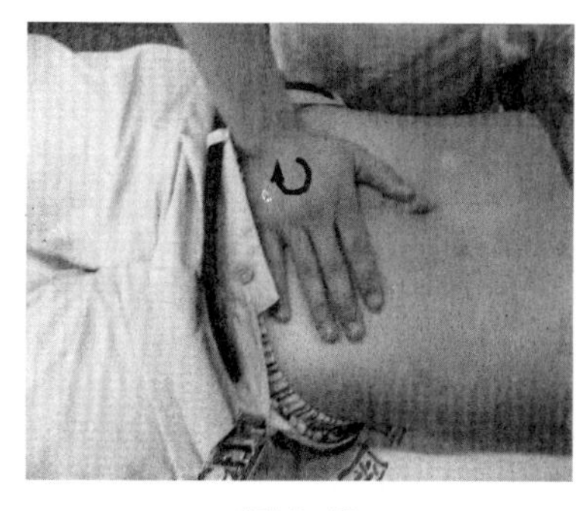
圖 5-45

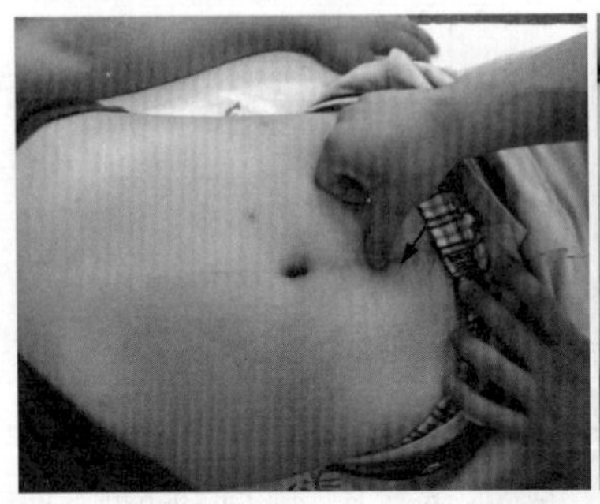
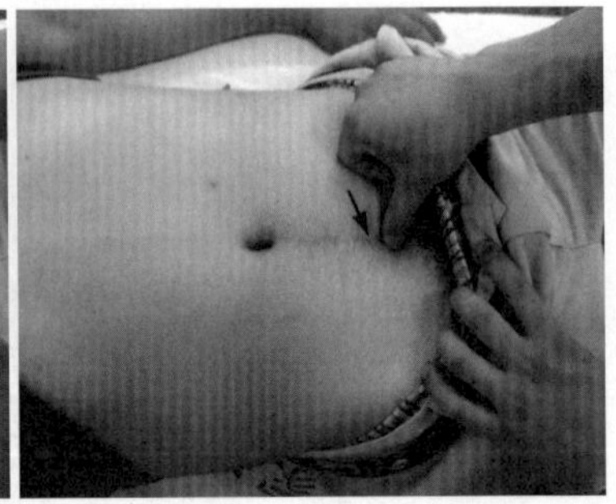

圖 5-46

2. 按揉關元，中極穴

受術者仰臥位，術者用拇指按壓關元、中極穴，向下壓力稍重，使酸脹感至陰部為佳，反覆操作 30～50 次。（圖 5-46）

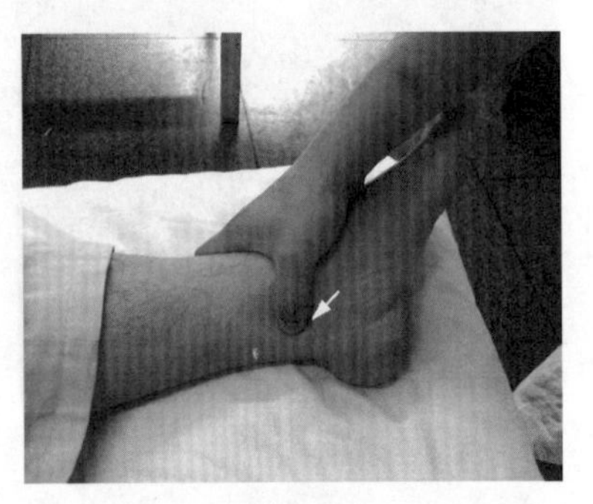

圖 5-47

3. 按揉太谿穴

受術者仰臥位，術者用拇指指腹按揉太谿穴 1～2 分鐘，以局部酸脹為度。（圖 5-47）

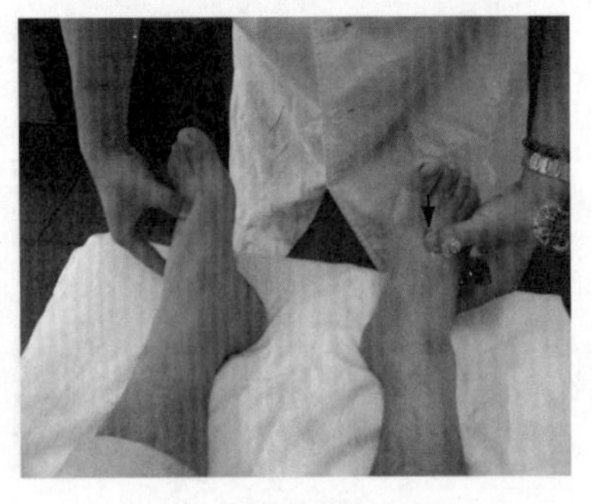

圖 5-48

4. 按揉太衝穴

受術者仰臥位，術者用拇指指腹按揉太衝穴 30～50 次。（圖 5-48）

5. 擦湧泉穴

受術者仰臥位，術者先用拇指按揉湧泉穴 1～2 分鐘，以酸脹為度，然後用小魚際尺側擦湧泉穴，以發熱為度。（圖 5-49）

6. 按揉背部腧穴

受術者俯臥位，術者以雙拇或中指指腹分別按揉肝俞、腎俞，每穴 1 分鐘。（圖 5-50）

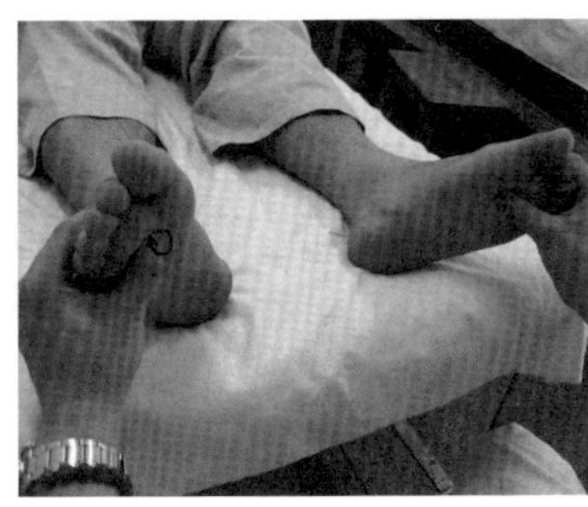
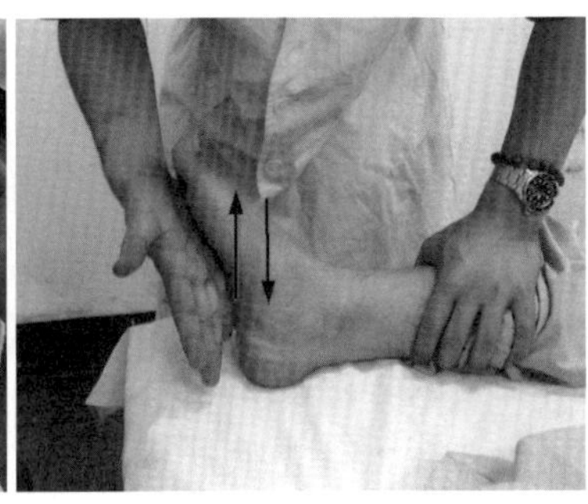

圖 5-49

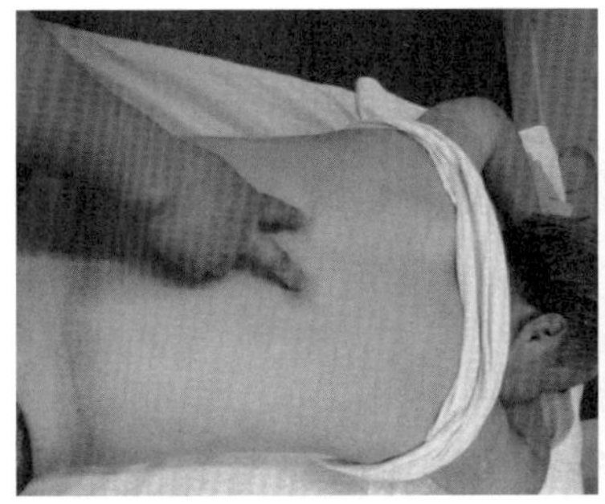
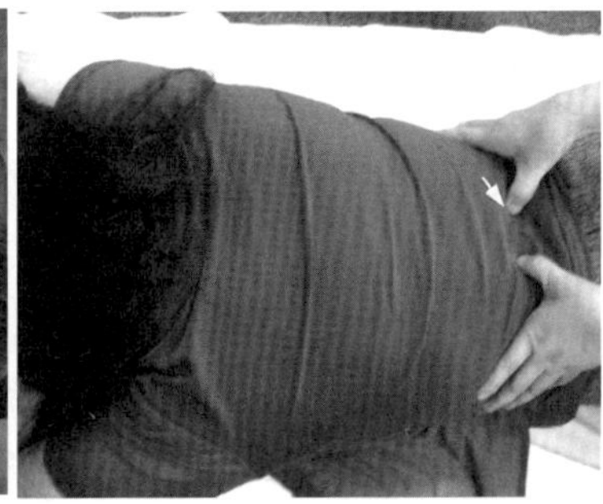

圖 5-50

7. 擦腰骶

受術者俯臥位，術者在腰骶部塗少許潤滑劑，用側掌橫擦腰骶部，以透熱為度。（圖 5-51）

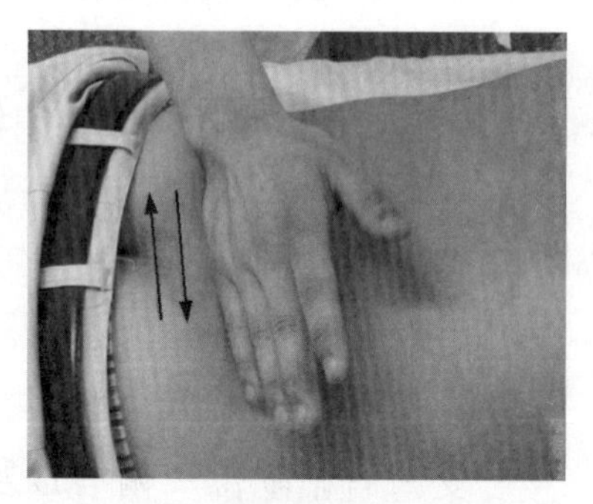

圖 5-51

(六)精子缺乏症

精子缺乏症是指精液內精子缺乏或精子形狀異常，活動度較差，甚至精液中死亡精子佔比例較大，以至於影響生育。導致本病的原因可由先天性遺傳缺乏、發育畸形、後天罹患疾病等因素所致。

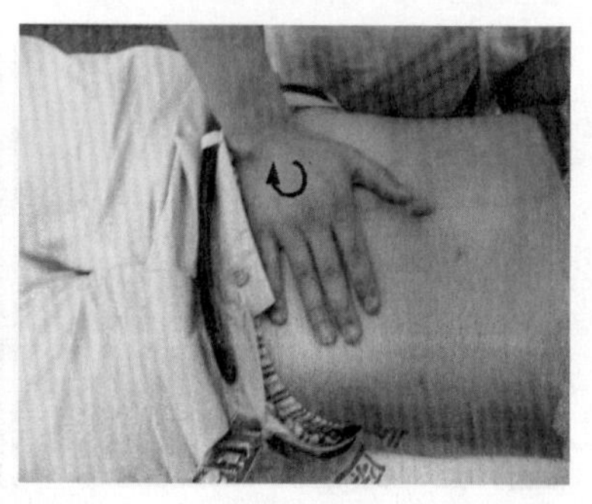

圖 5-52

【按摩療法】

1. 摩擦小腹部

受術者仰臥位，術者用手掌在小腹部作順時針方向摩揉 3～5 分鐘，速度宜緩，以小腹部有發熱感為宜。（圖 5-52）

2. 按揉關元，中極穴

受術者仰臥位，術者用拇指指腹按揉關元、中極穴，每穴 1～2 分鐘，以酸脹麻感向陰部放射為佳。（圖 5-53）

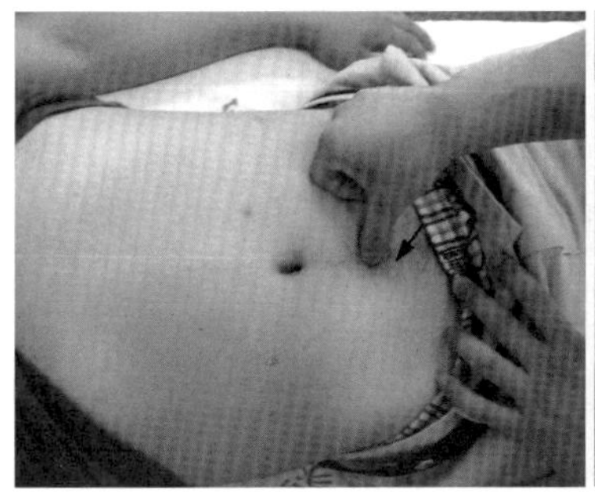
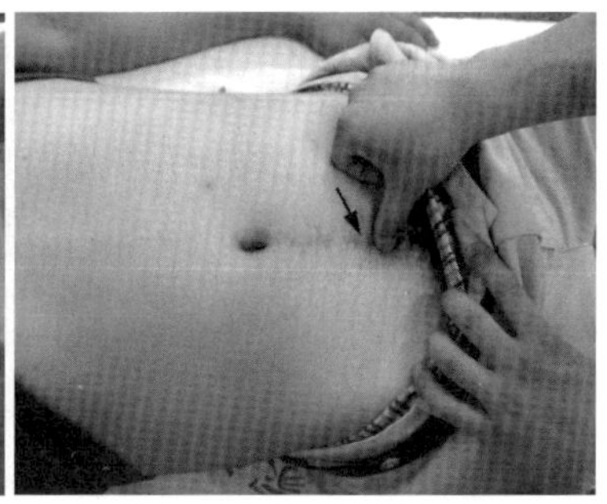

圖 5-53

3. 掌推小腹

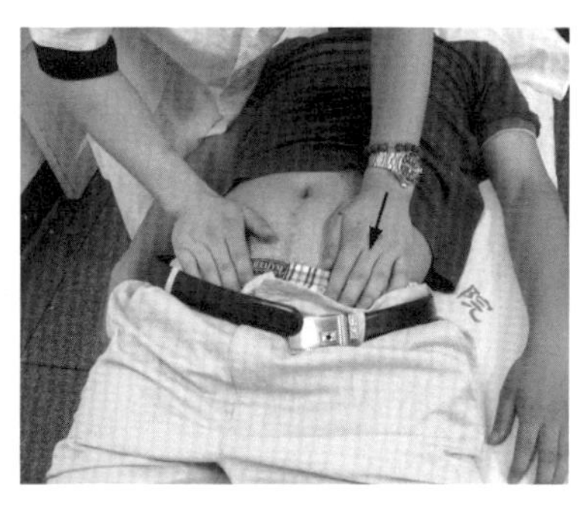

圖 5-54

受術者仰臥位，術者用雙手掌根緊貼兩側小腹部從上往下順小腹推至陰部，力量由小到大，逐漸增強，以陰部發脹為宜。反覆操作30～50 次。（圖 5-54）

4. 按揉下肢腧穴

受術者仰臥位，術者用拇指指腹按揉足三里，絕骨、湧泉，每穴 0.5 分鐘。（圖 5-55）

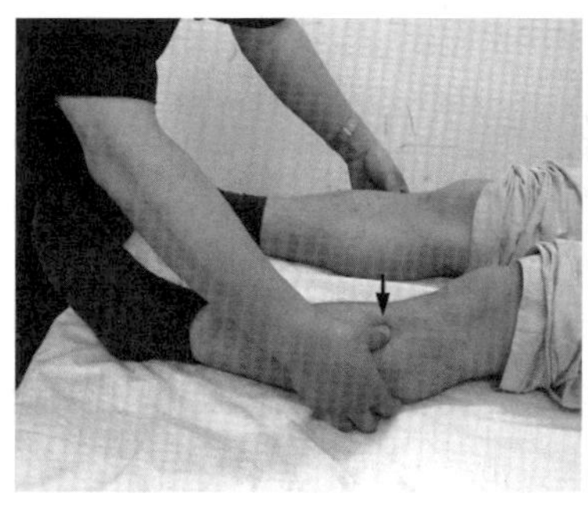
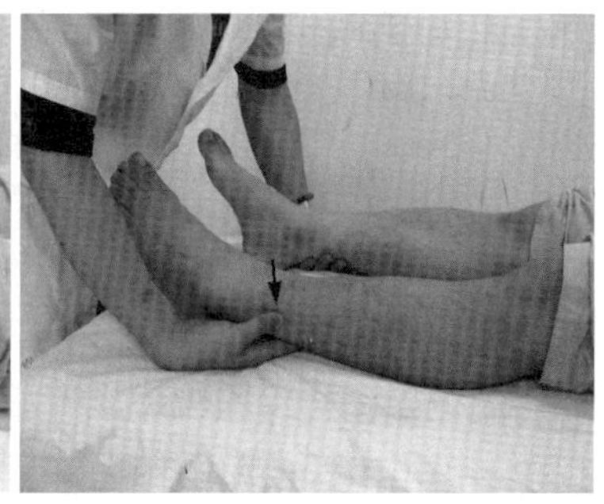

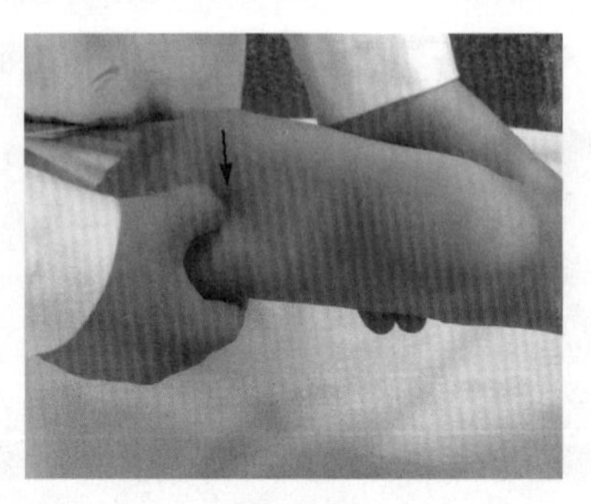

圖 5-55

5. 搓揉陰囊

受術者仰臥位，術者用雙手相對夾住陰囊，進行搓揉2～3 分鐘。力量由輕到重，以受術者能忍耐為度。（圖 5-56 略）

6. 擦大腿內側

受術者仰臥位，術者用側掌擦大腿內側以局部發熱為度。（圖 5-57）

7. 按揉腰骶部

受術者俯臥位，術者用掌根靠大魚際側，按揉腰骶部3～5 分鐘。（圖 5-58）

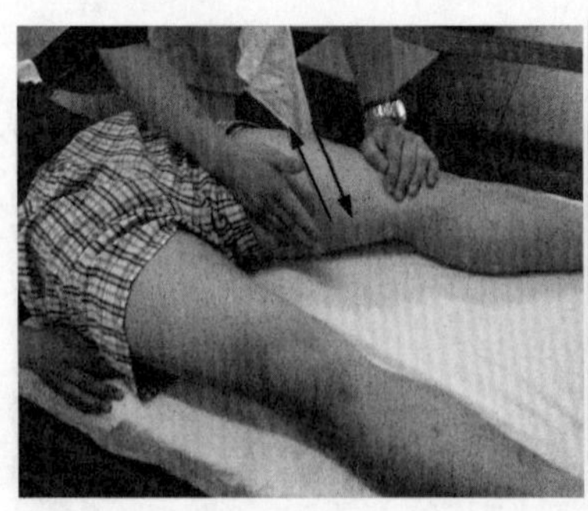

圖 5-57

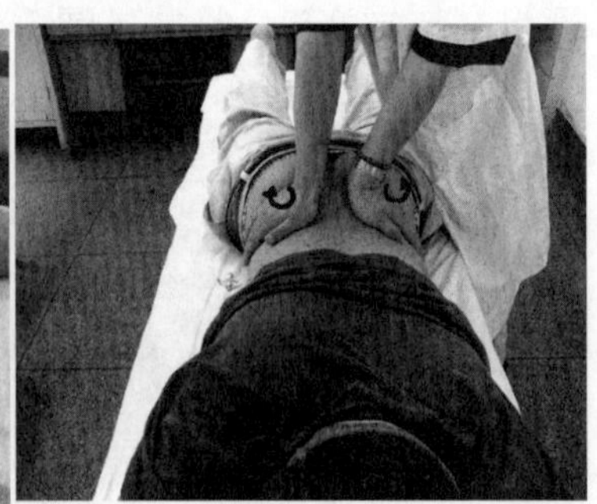

圖 5-58

8. 點按、腎兪、志室

受術者俯臥位，術者用雙拇指指腹點按腎俞、志室穴各 1 分鐘。（圖 5-59）

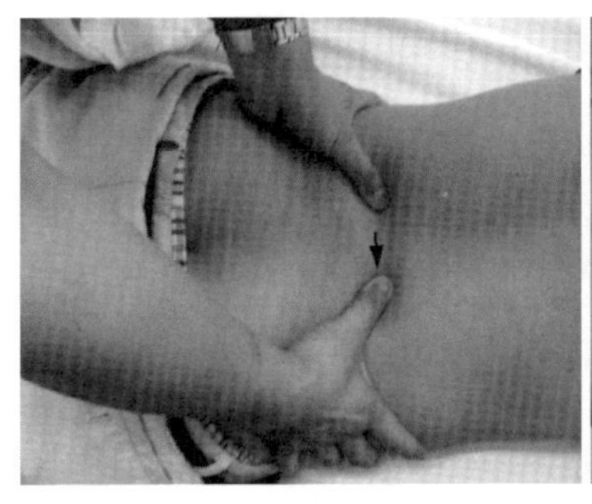
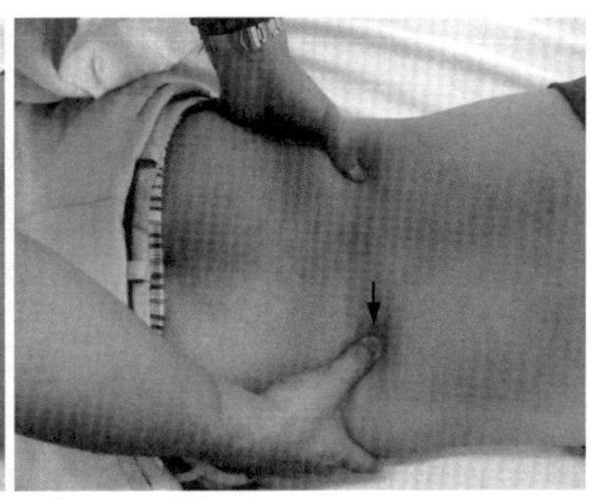

圖 5-59

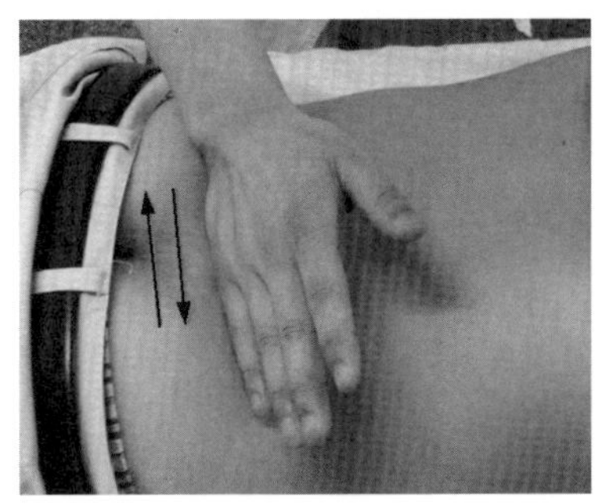

圖 5-60

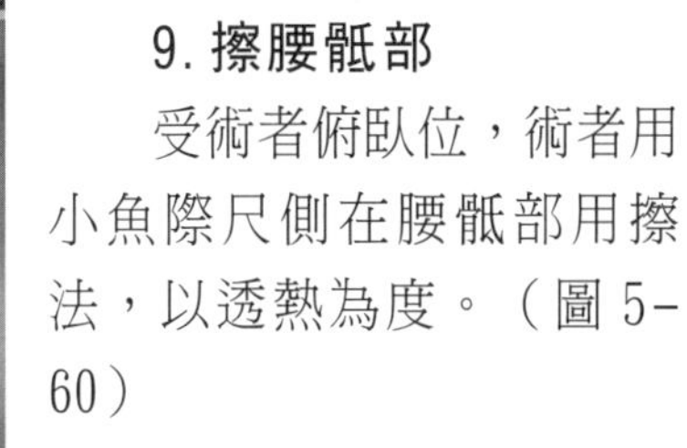

9. 擦腰骶部

受術者俯臥位，術者用小魚際尺側在腰骶部用擦法，以透熱為度。（圖 5-60）

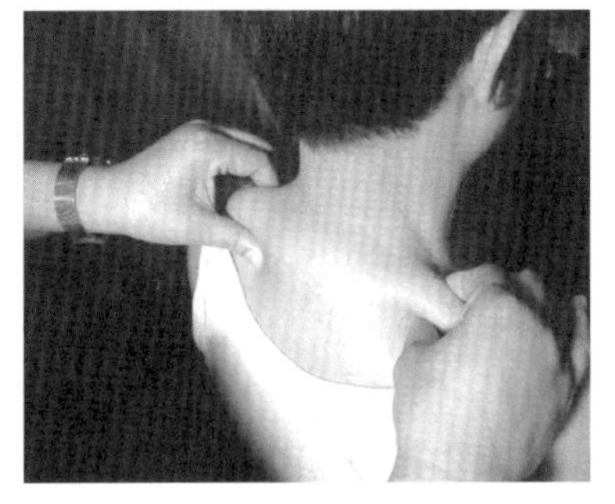

圖 5-61

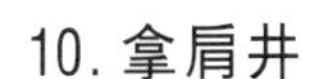

10. 拿肩井

受術者坐位，術者以拇指與其餘四指拿肩井穴 0.5～1 分鐘。（圖 5-61）

二、女子養生保健按摩法及常見病症按摩療法

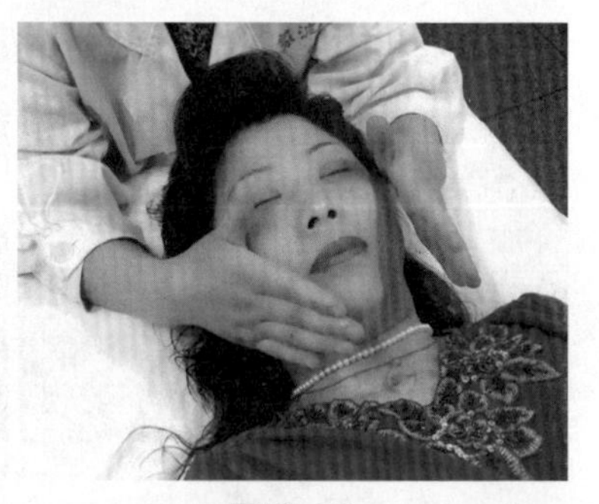
圖 5-62

●女子養生保健按摩法

(一)雙掌浴臉

受術者仰臥位，術者雙手塗面霜少許，然後用雙掌在受術者臉部從下往上似洗臉狀浴臉，反覆操作，以臉部微微發熱為佳。（圖 5-62）

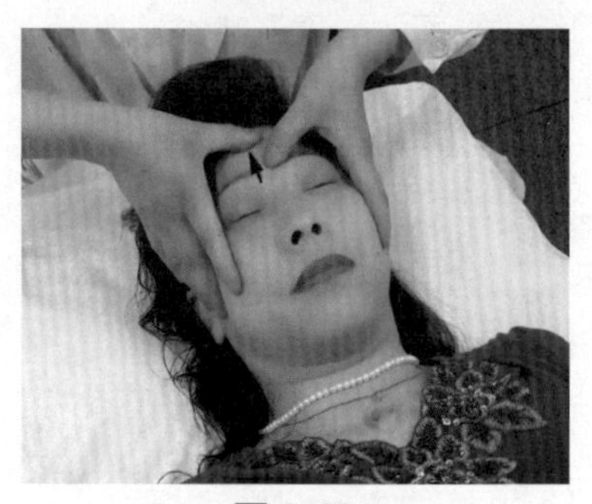
圖 5-63

(二)推印堂

受術者仰臥位，術者用雙手拇指交替自印堂至前髮際用推法操作 30～50 次。（圖 5-63）

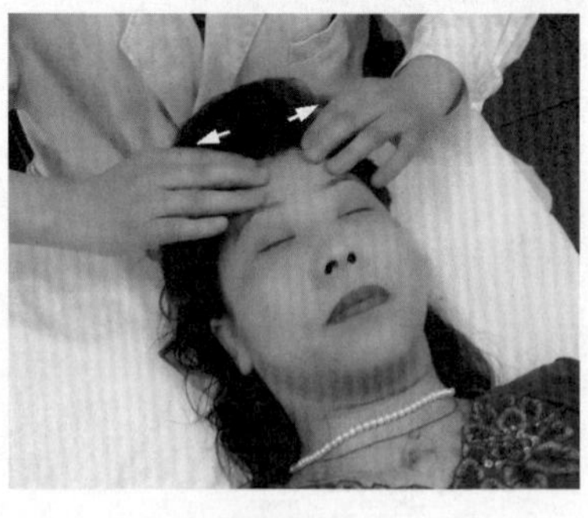
圖 5-64

(三)分推前額

受術者仰臥位，術者用食、中、無名指從額正中向兩邊分推 30～50 次。（圖 5-64）

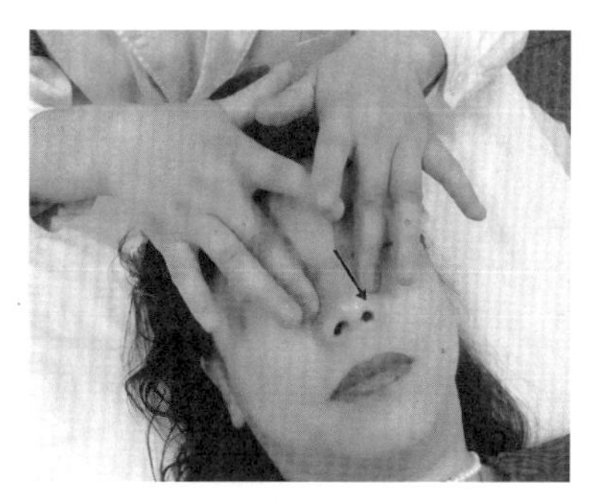

圖 5-65

(四)推鼻部

受術者仰臥位，術者用雙手中指指腹，塗少許潤滑劑從鼻根部向鼻翼方向直推10～20 次。（圖 5-65）

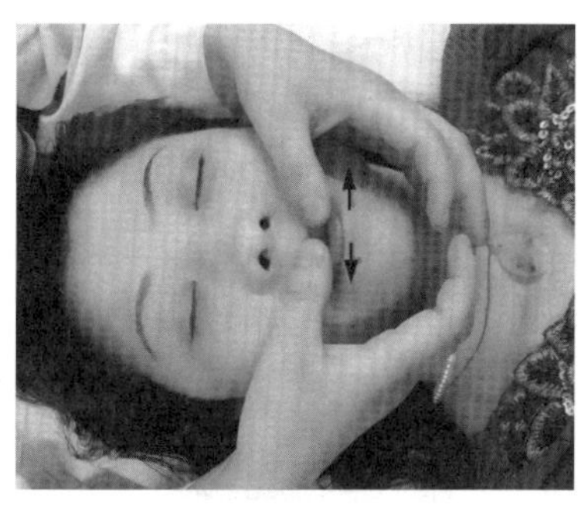

圖 5-66

(五)抹口唇

受術者仰臥位，術者用雙手拇指分別從上下口唇正中向兩邊分抹 10～20 次。（圖 5-66）

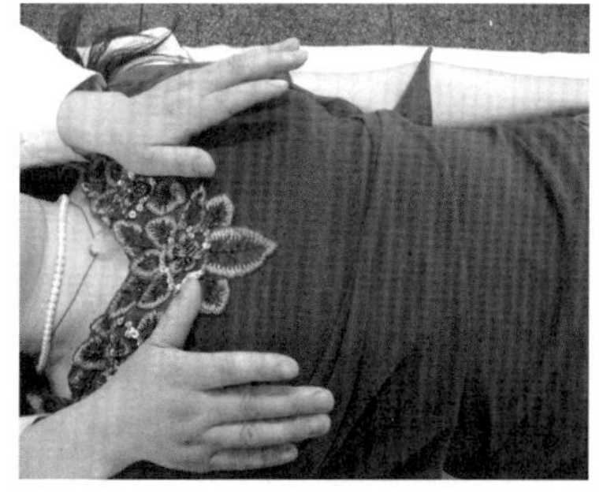

圖 5-67

(六)輕揉乳周

受術者仰臥位，術者先將雙手溫暖後在雙側乳房周圍輕輕揉摩 10～20 次。（術者為男士，則應有第三者在場，下同）（圖 5-67）

(七)按捏乳頭

受術者姿式同上，術者用雙手拇、食指指腹輕輕揉捏雙側乳頭5～10次。(圖5-68)

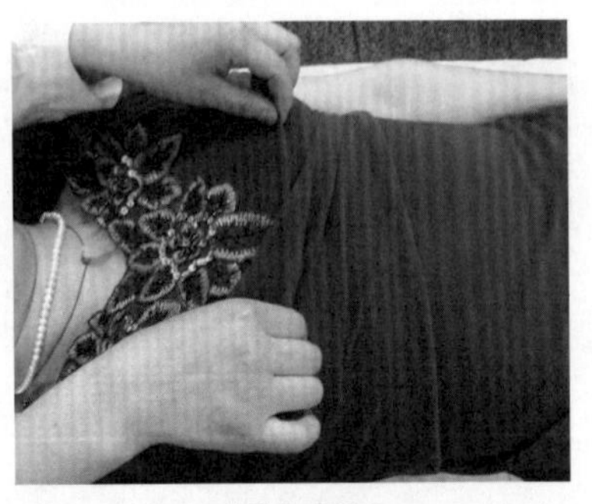

圖5-68

(八)掌托乳房

受術者仰臥位，術者以雙手托住乳房，有節奏振動，並向各個方向輕輕推移乳房。(圖5-69)

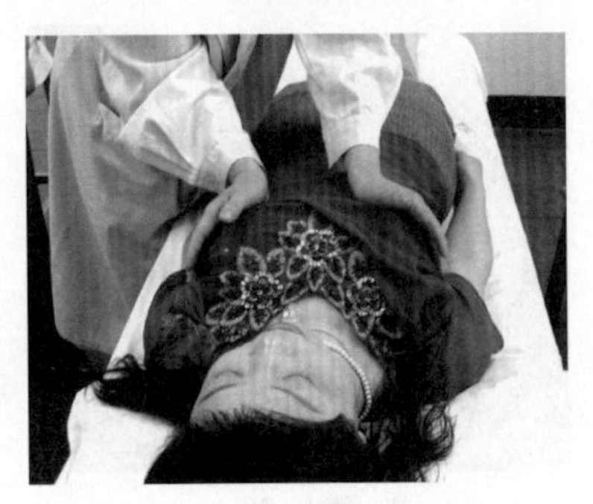

圖5-69

(九)揉小腹部

受術者仰臥位，術者用掌揉小腹部3～5分鐘。(圖5-70)

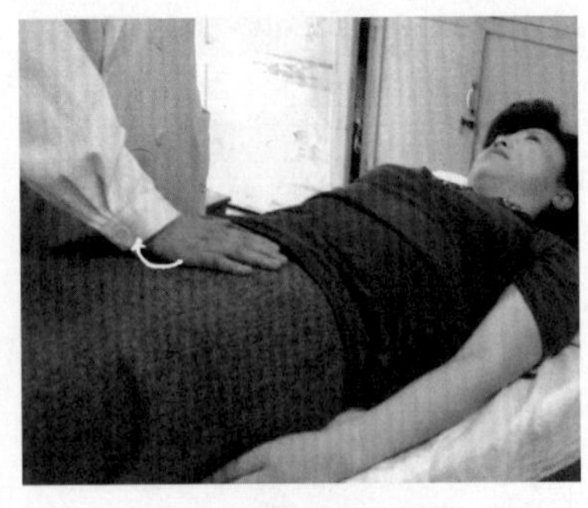

圖5-70

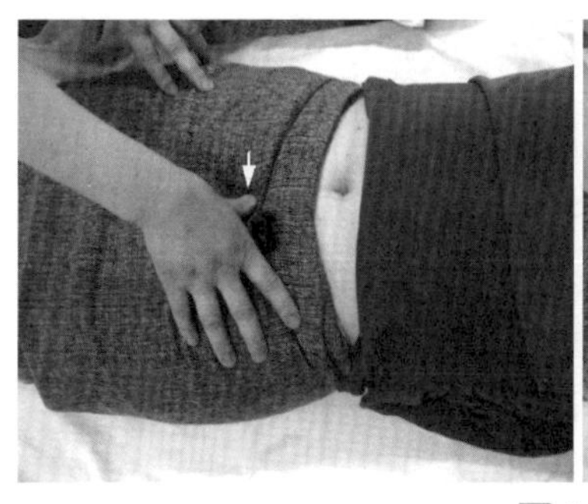
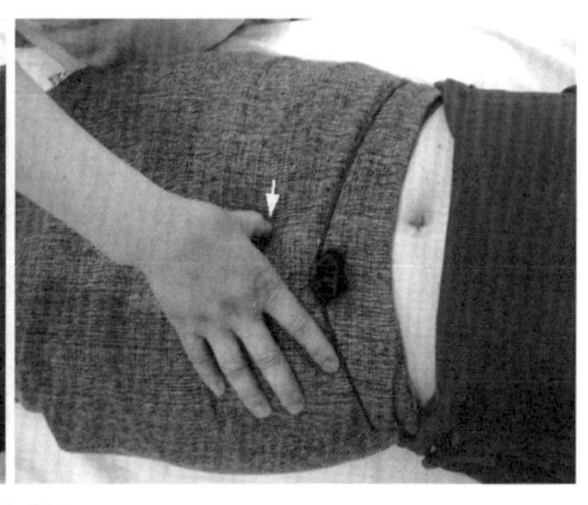

圖 5-71

(十)點揉關元、中極穴

受術者仰臥位，術者用拇指點揉關元，中極穴各1～5分鐘。（圖 5-71）

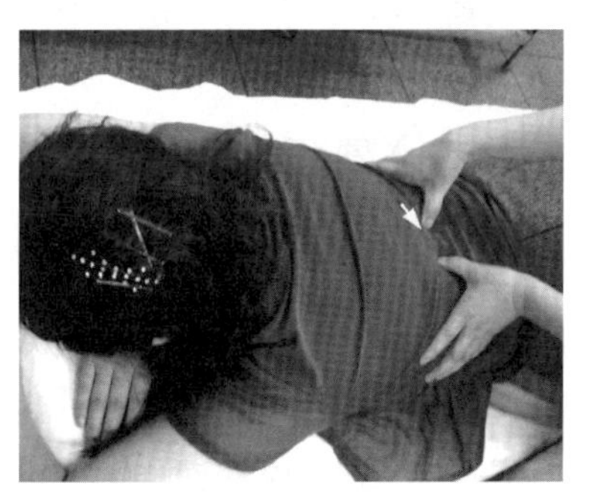

圖 5-72

(十一)按揉脾兪穴

受術者俯臥位，術者用雙手拇指指腹按揉脾俞穴 1 分鐘。（圖 5-72）

(十二)按揉腎兪

受術者俯臥位，術者用雙拇指指腹按揉腎俞穴 1 分鐘。（圖 5-73）

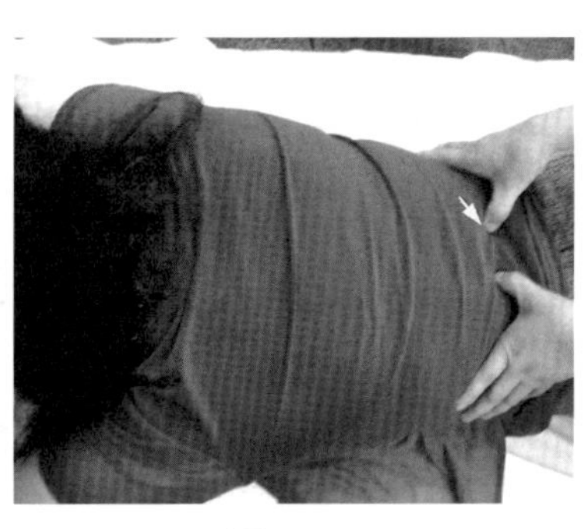

圖 5-73

(十三)擦腰骶部

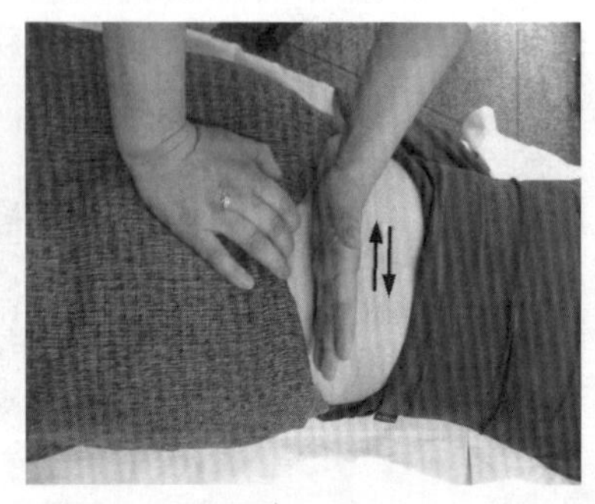

受術者俯臥位，術者用側掌塗少許潤滑劑，擦腰骶部，特別是八髎穴處，以透熱為度。（圖 5-74）

圖 5-74

●女子常見病症的按摩療法

(一)痛經

婦女正值經期或行經前後，出現週期性小腹疼痛及腰部疼痛，甚至劇痛難忍，伴有臉色蒼白、噁心嘔吐、出冷汗、足手厥冷者稱為痛經，多因肝氣不舒氣滯血瘀，寒濕凝滯，肝腎氣虛，氣血虛弱所致。

【按摩療法】

1. 揉小腹部

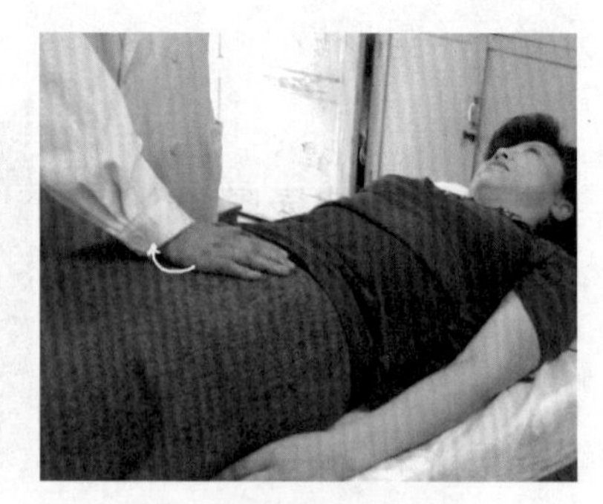

受術者仰臥位，術者用掌揉小腹部 3～5 分鐘。（圖 5-75）

圖 5-75

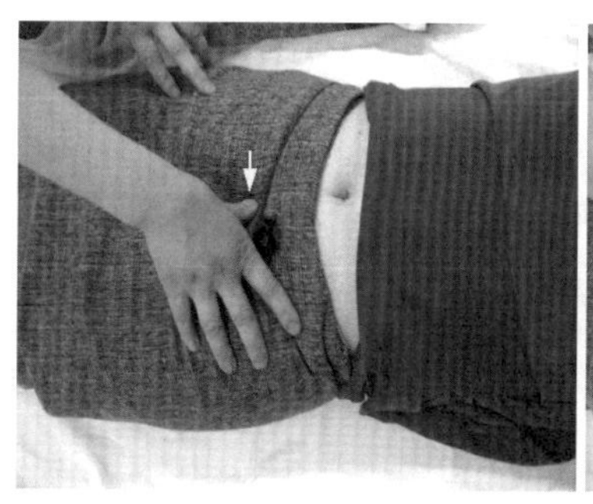
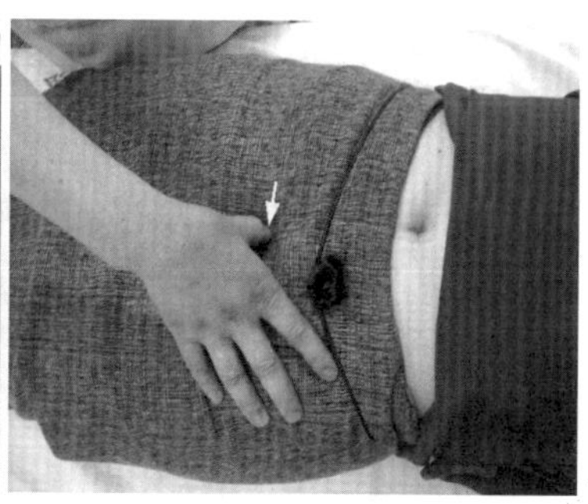

圖 5-76

2. 點揉腹部腧穴

受術者仰臥位，術者用拇指指腹點揉關元、中極等穴 1～2 分鐘，以局部酸脹為度，或向陰部放射。（圖 5-76）

3. 提拿小腹部

受術者仰臥位，雙下肢屈膝屈髖，術者用雙手拇指及其餘四指在小腹部做提拿法 3～5 次。（圖 5-77）

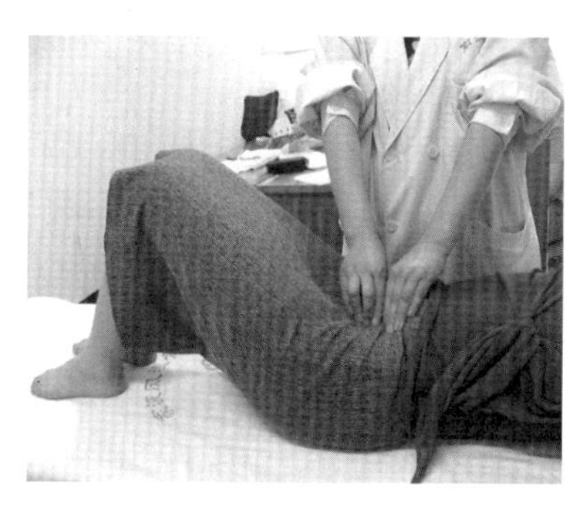

圖 5-77

4. 點按腧穴

受術者仰臥位，術者用拇指分別點按期門、章門、血海、三陰交、勞宮，每穴 0.5 分鐘。（圖 5-78）

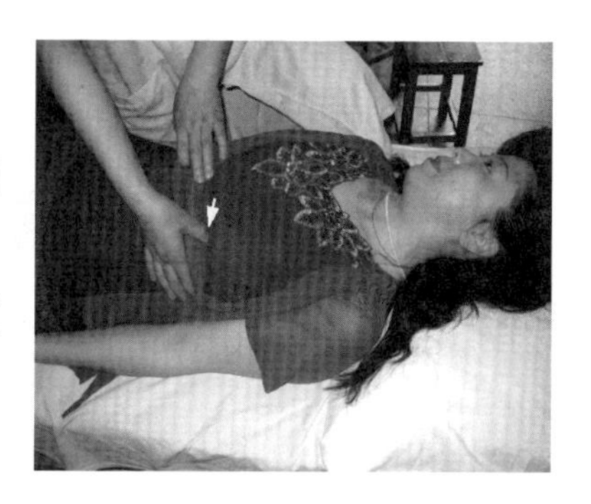

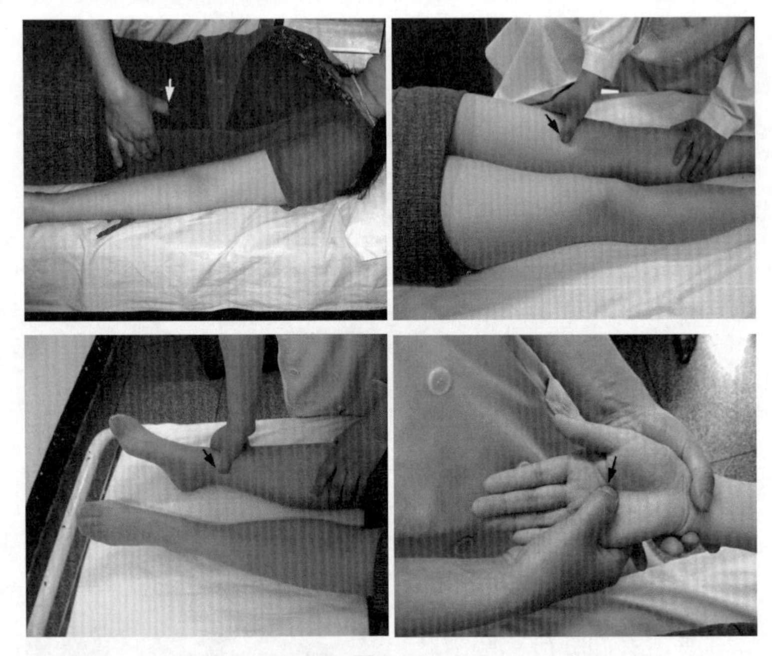

圖 5-78

5. 滾腰骶部

受術者俯臥位，術者用滾法於腰骶部，反覆操作 3～5 分鐘。（圖 5-79）

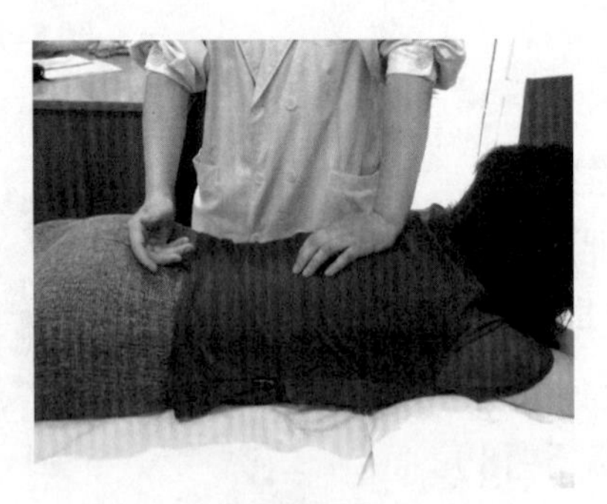

圖 5-79

6. 按揉腰背部腧穴

受術者俯臥位，術者用拇指按揉膈俞、肝俞、脾俞、胃俞、腎俞等穴，每穴 0.5 分鐘。（圖 5-80）

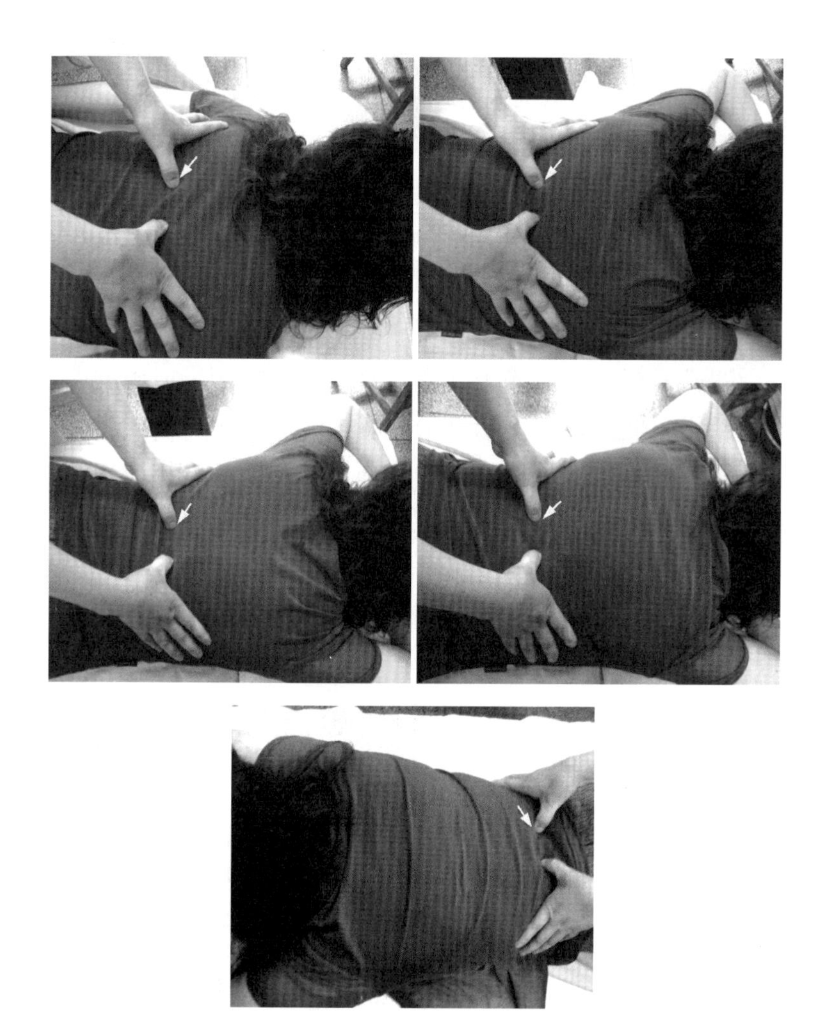

圖 5-80

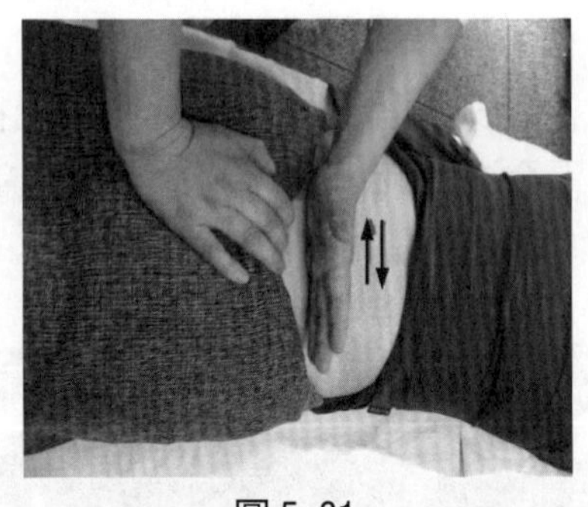
圖 5-81

7. 擦腰骶部

受術者俯臥位，術者用側掌擦腰骶部，以透熱為度。（圖 5-81）

註：痛經的按摩治療效果比較顯著，最好在月經期前一週進行按摩爲好。經期應注意衛生、保暖，預防寒冷的刺激，保持心情愉快，不要生氣、適當休息。

(二)閉經

閉經是指女子年逾十八歲，月經尚未來潮，或曾來而又中斷達三個月以上。前者稱原發性閉經，後者稱繼發性閉經。妊娠期，哺乳期暫時的停經，絕經期的停經或個別少女初潮後，一段時間內有停經現象均屬生理現象，不作閉經論。

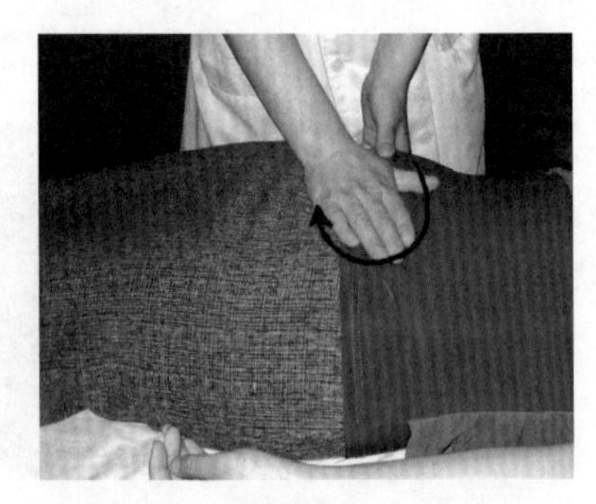
圖 5-82

【推拿療法】

1. 摩小腹

受術者仰臥位，術者用摩法施於小腹部，運動方向為順時針。（圖 5-82）

2. 按揉胸脇腧穴

受術者仰臥位，術者用中指按揉期門，章門穴，每穴5分鐘。（圖 5-83）

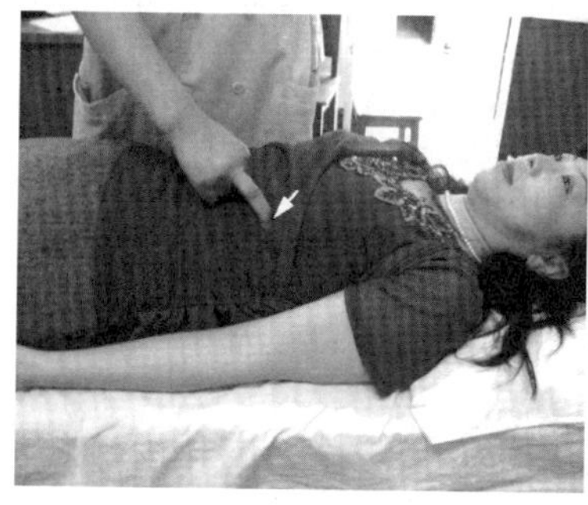
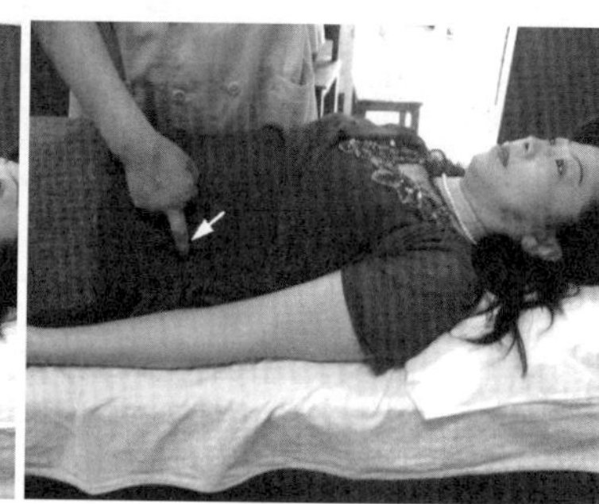

圖 5-83

3. 按揉腹部腧穴

受術者仰臥位，術者用中指按揉關元、氣海穴、歸來穴，每穴1分鐘。（圖 5-84）

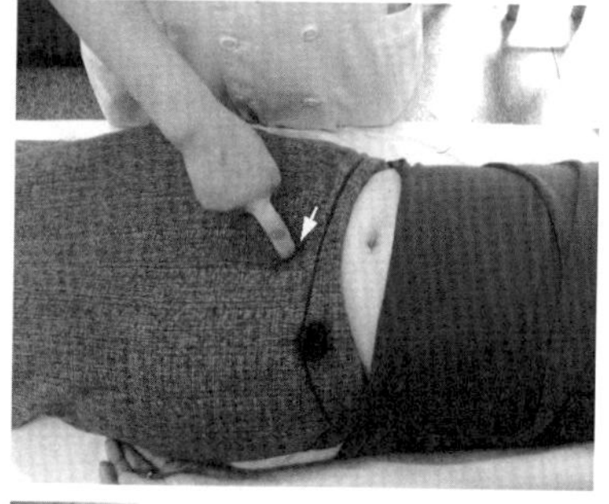
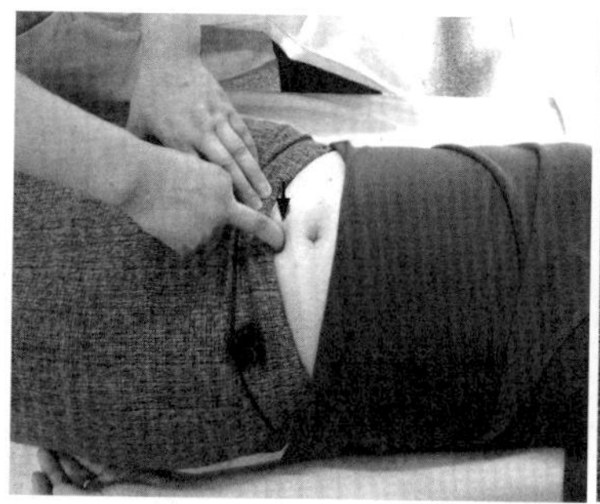
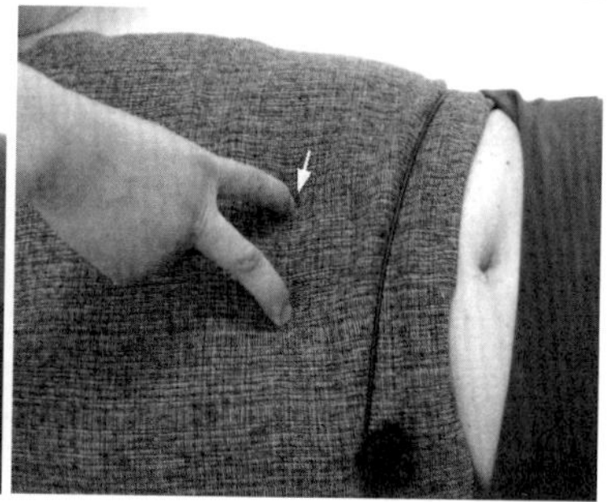

圖 5-84

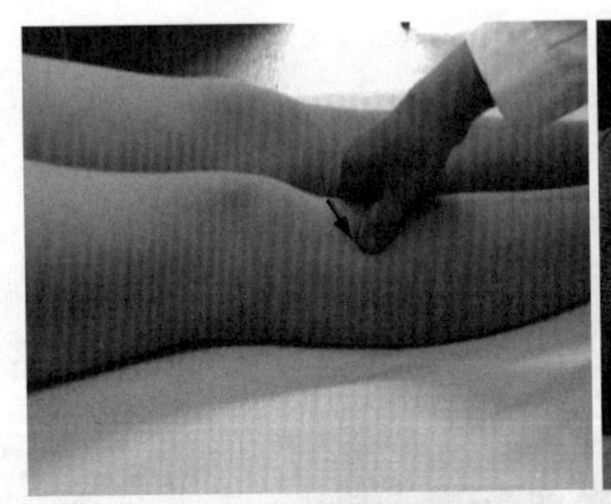

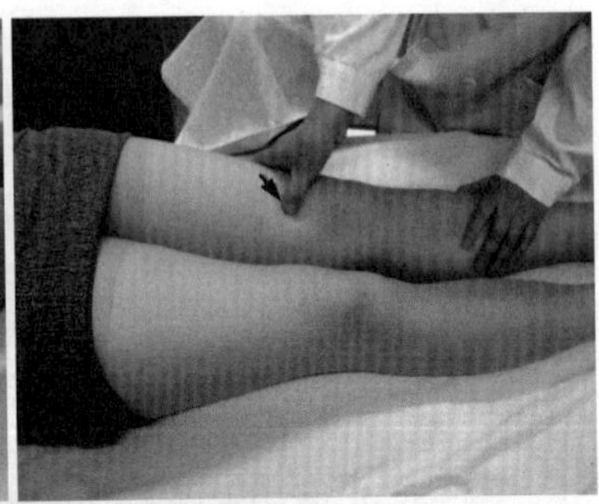

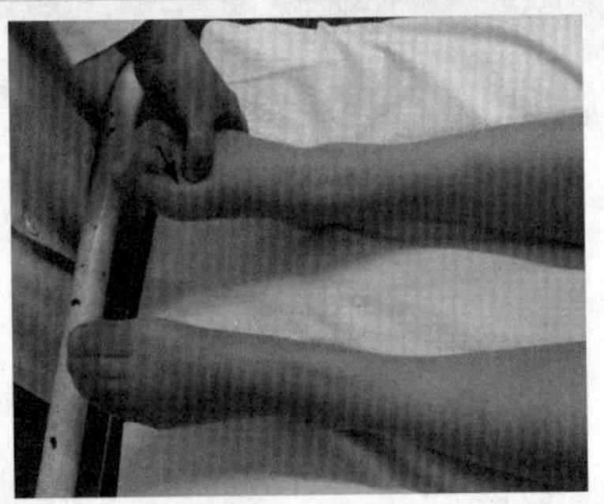

圖 5-85

4. 點按下肢腧穴

受術者姿式同上，術者用雙拇指指腹點按足三里、血海、太衝等穴，每穴半分鐘。（圖 5-85）

5. 擦兩脇部

受術者坐位，術者用雙掌擦兩脇部以微熱為度。（圖 5-86）

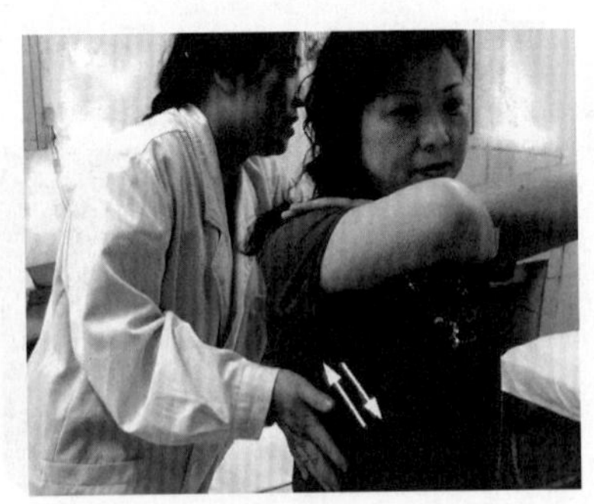

圖 5-86

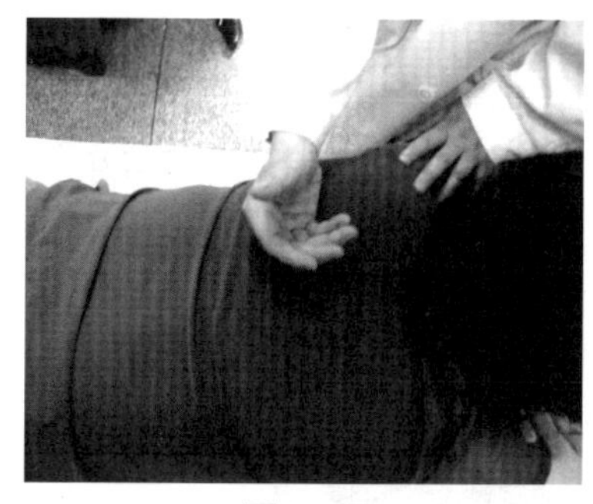

圖 5-87

6. 滾腰背部

受術者俯臥位，術者用滾法在腰背脊柱旁操作 2～3 分鐘。（圖 5-87）

7. 按揉腰背部腧穴

受術者姿式同上，術者用拇指或食、中指按揉肝俞、脾俞、腎俞、八髎等穴，每穴半分鐘。（圖 5-88）

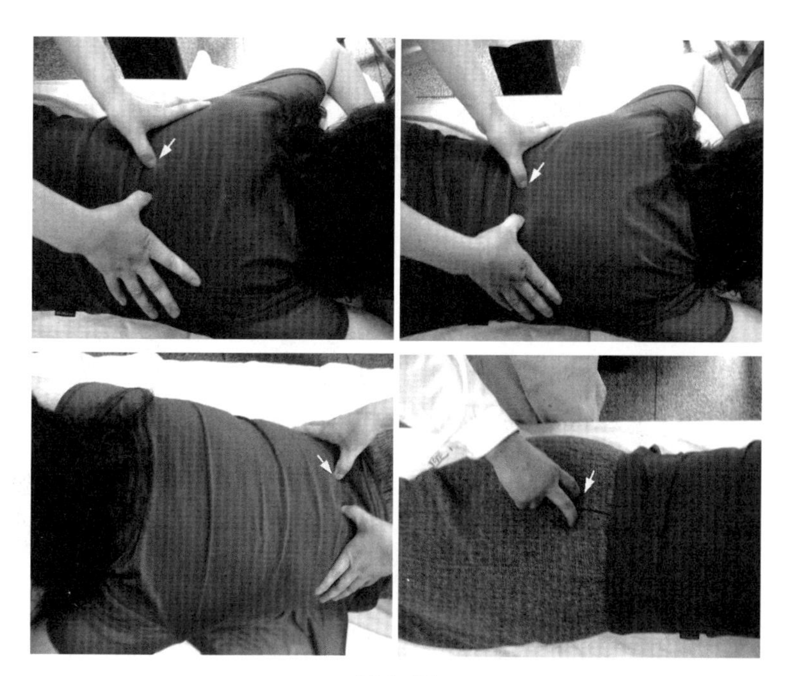

圖 5-88

8. 擦腰骶部

受術者俯臥位，術者用側掌稍塗潤滑劑在腰部腎俞、命門處橫擦，再擦八髎穴處，以透熱為度。（圖 5-89）

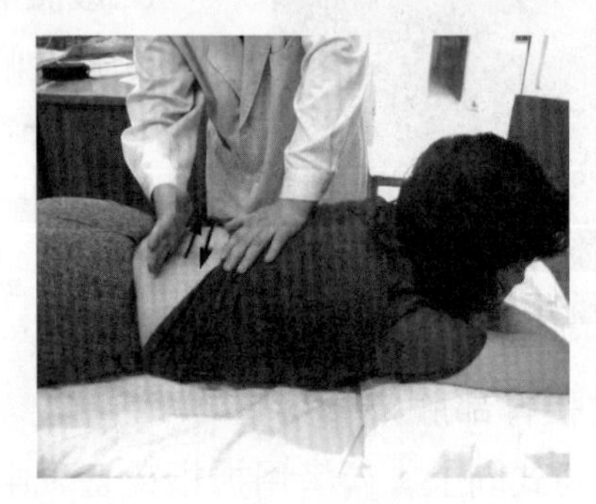

圖 5-89

(三) 經血過多

經血過多是指婦女月經週期紊亂，出血時間延長，排經量超過正常，甚至大量出血，可伴隨口乾舌燥，面赤心煩小便短黃，或面色㿠白、氣短懶言、小腹空墜、精神欠佳、頭暈目眩，多由氣虛和血熱所致。

【按摩療法】

1. 掌揉下腹部

受術者仰臥位，術者用手掌在下腹部行揉法用力稍重，以局部逐漸有熱感為宜。（圖 5-90）

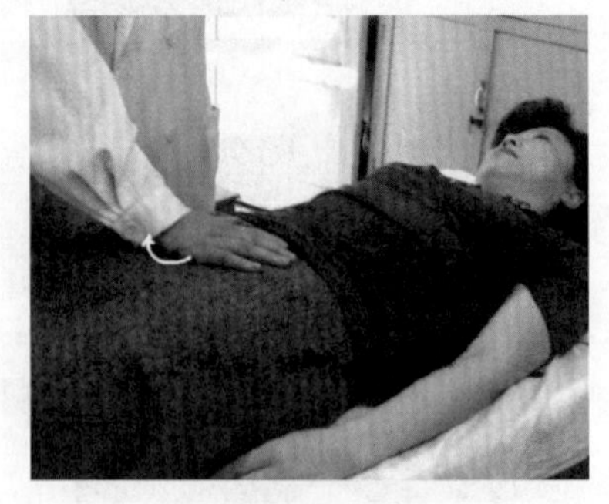

圖 5-90

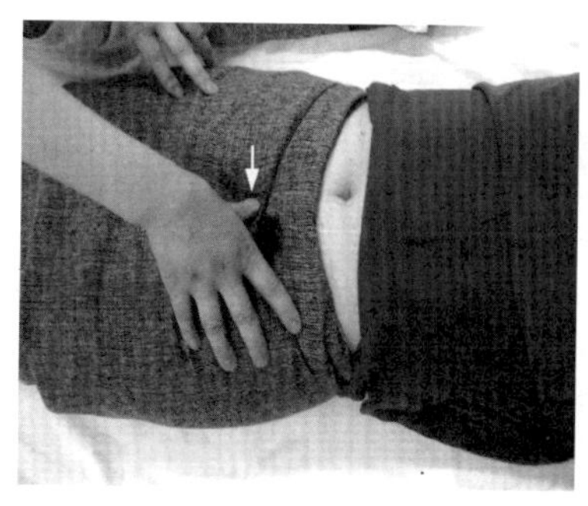
圖 5-91

2. 按揉關元穴

受術者仰臥位，術者用拇指按揉關元穴 1 分鐘。（圖 5-91）

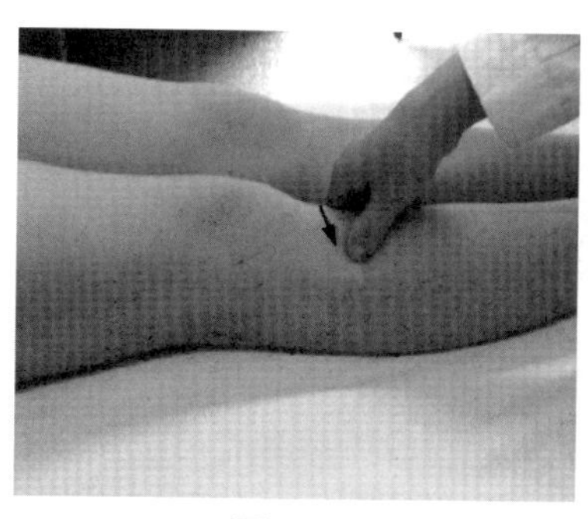
圖 5-92

3. 按揉足三里穴

受術者仰臥位，術者用以拇指按揉足三里 1 分鐘。（圖 5-92）

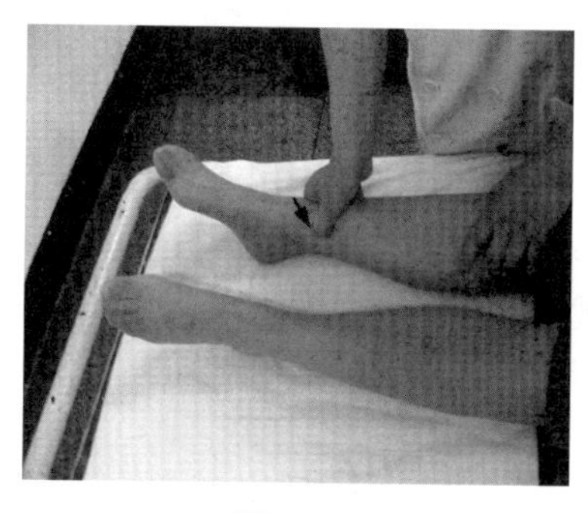
圖 5-93

4. 按揉三陰交穴

受術者仰臥位，術者用雙手拇指按揉三陰交穴 1 分鐘。（圖 5-93）

5. 按揉脾俞穴

受術者俯臥位，術者用雙手拇指按揉脾俞穴 2～3 分鐘。（圖 5-94）

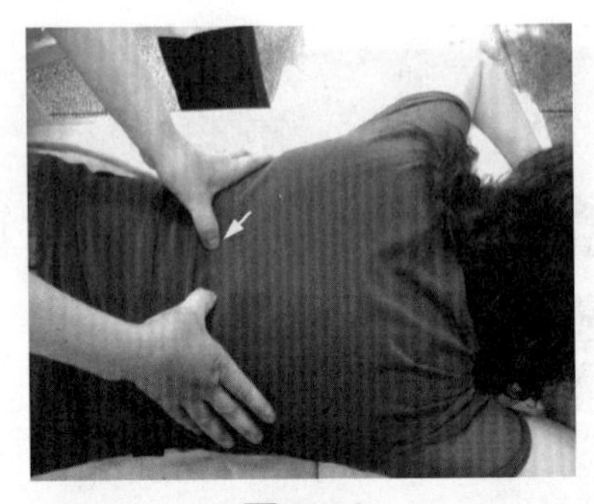

圖 5-94

6. 按揉腎俞穴

受術者俯臥位，術者用雙手拇指指腹按揉腎俞穴 2～3 分鐘。（圖 5-95）

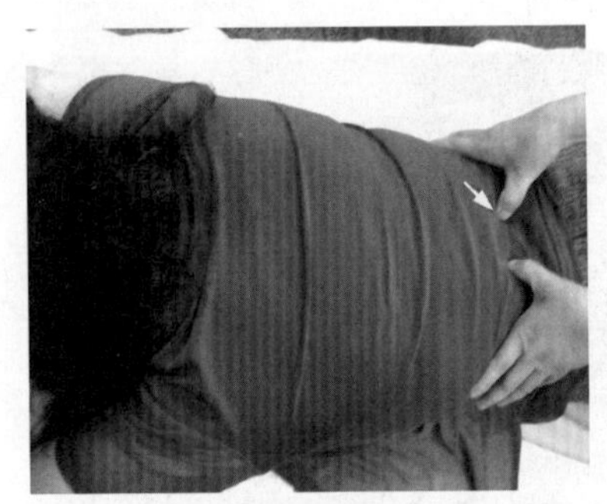

圖 5-95

7. 按揉八髎穴

受術者俯臥位，術者用雙手食、中指按揉八髎穴 2～3 分鐘。（圖 5-96）

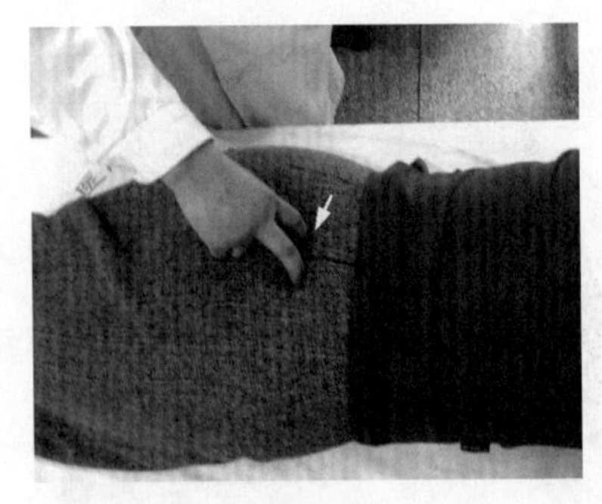

圖 5-96

8. 按揉百會穴

受術者坐位，術者用中指指腹按揉百會穴。（圖 5-97）

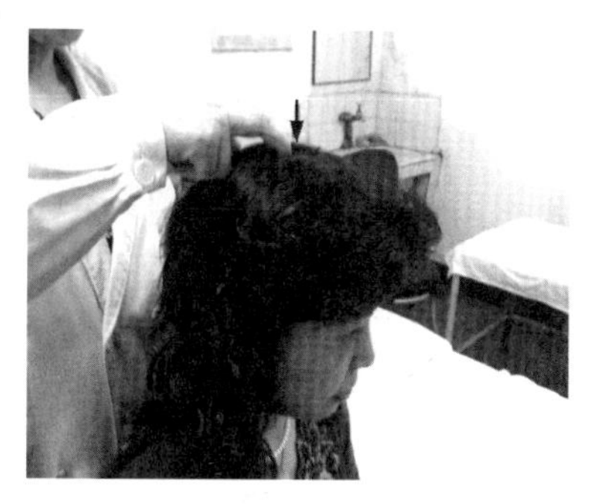

圖 5-97

(四) 性冷淡

性冷淡又稱性感異常，是指夫妻一方對性生活逐漸淡漠，甚至出現厭惡情緒，或雖有性慾要求，但少有性高潮，缺乏性快感。女性出現性冷漠，多由於對性以外的事物過多的關心，夫妻性生活不和諧，或男方有疾病如陽痿、早洩等不能滿足女方性要求，或女方對性存有偏見或過於神經質都容易造成性冷淡。

【按摩療法】

1. 揉小腹部

受術者仰臥位，術者用食、中、無名、小指指腹揉小腹部，用力要輕，時間 3～5 分鐘。（圖 5-98）

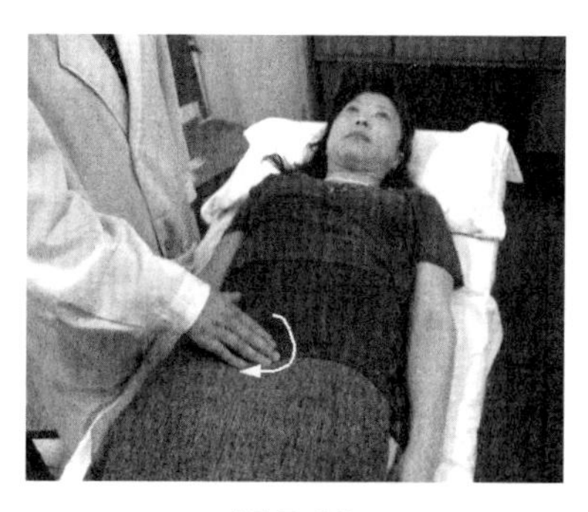

圖 5-98

2. 按揉腹部腧穴

受術者仰臥位，術者用拇指按揉關元，每穴 1 分鐘，以酸脹向陰部放射為宜。（圖 5-99）

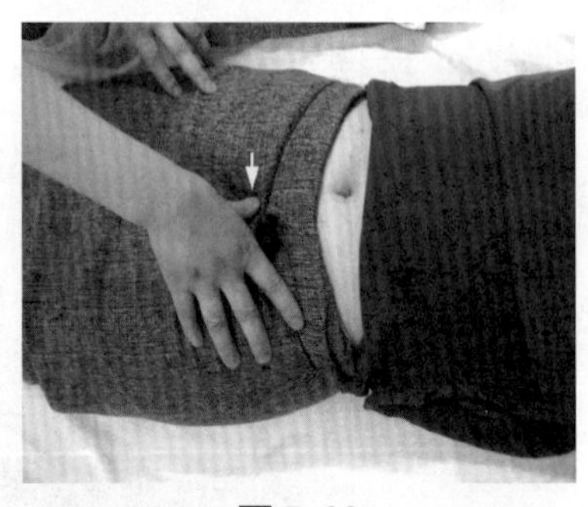
圖 5-99

3. 按揉會陰穴

受術者仰臥位，術者用拇指按揉會陰穴，以局部酸脹為度，操作 2～3 分鐘。（若術者為男性，必須有第三者在場）（圖 5-100 略）

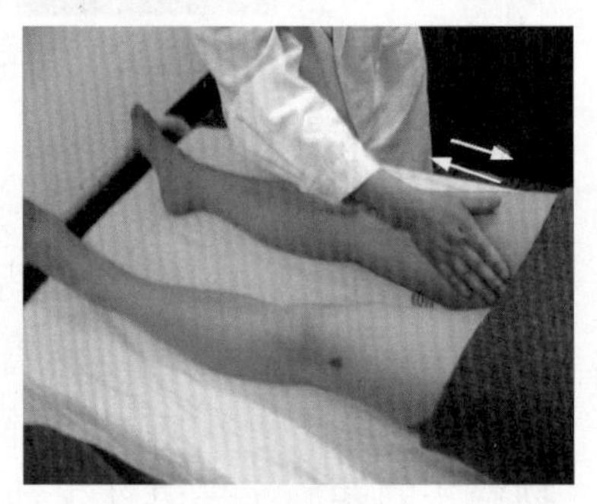
圖 5-101

4. 擦大腿內側

受術者仰臥位，術者用手掌擦大腿內側，以局部發熱為宜。（圖 5-101）

5. 擦湧泉穴

受術者仰臥位，術者用側掌擦湧泉穴，以透熱為度。（圖 5-102）

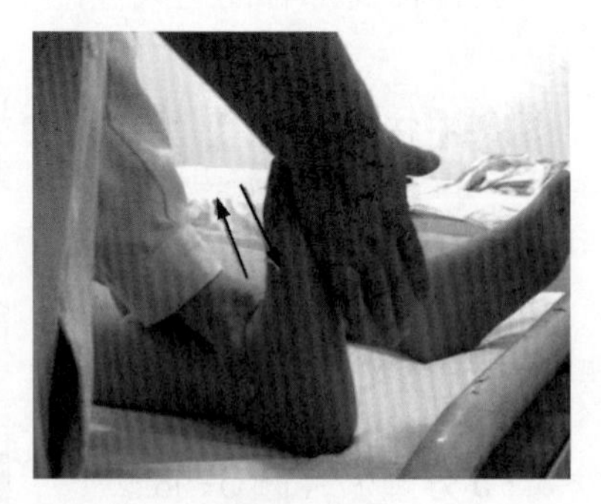
圖 5-102

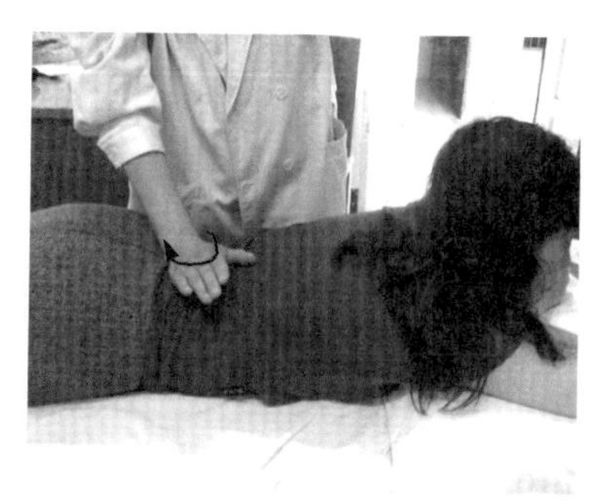

圖 5-103

6. 按揉腰背部

受術者俯臥位，術者用掌根按揉腰背部以腰部為重點，操作 3～5 分鐘。（圖 5-103）

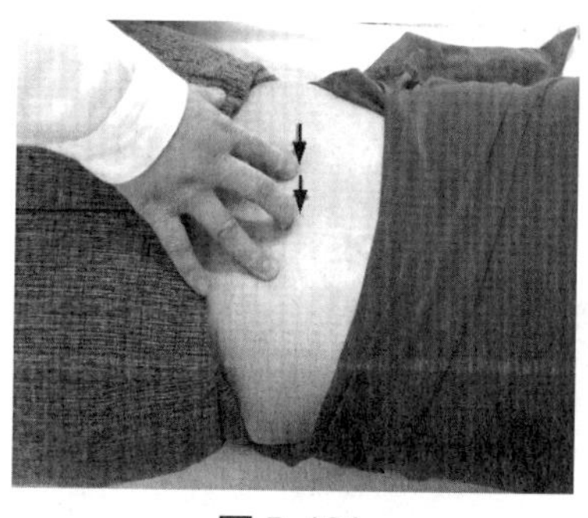

圖 5-104

7. 點按腎兪、命門穴

受術者俯臥位，術者用食、中、無名指點按腎俞及命門穴 1 分鐘。（圖 5-104）

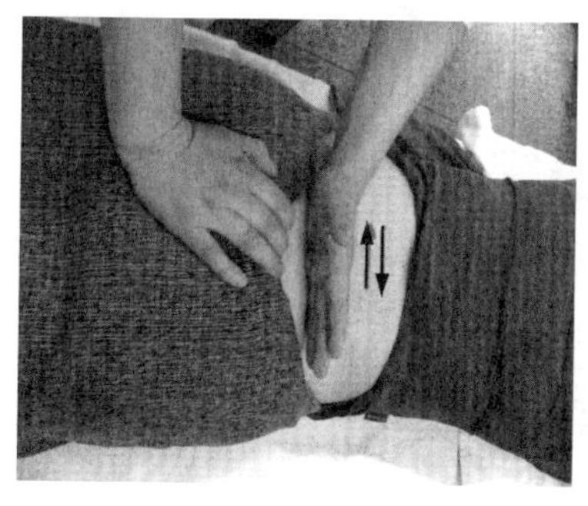

圖 5-105

8.擦腰骶部

受術者俯臥位，術者用側掌擦腰骶部，腎俞、命門穴處及八髎穴處，以透熱為度。（圖 5-105）

註：性冷淡是一個原因很複雜的病症，除按摩治療外，應針對具體情況採取相應的可行辦法配合，如夫婦雙方性知識欠缺，應多讀一些性的生理、心理方面的書籍，若是男方有疾病而引起，則女方應給予安慰，鼓勵男方去治療等。

(五)胎位不正

胎位不正是指婦女妊娠30週後，胎兒在子宮體內的位置不正，孕婦多無自覺症狀，經婦產科核查後才能明確診斷，正常胎位是枕前位，如檢查發現是臀位、枕後位或橫位等，均為胎位不正。

【按摩療法】

1. 摩揉背部

讓孕婦作胸膝臥位，術者用手掌作摩揉法於背部5～10分鐘。（圖5-106）

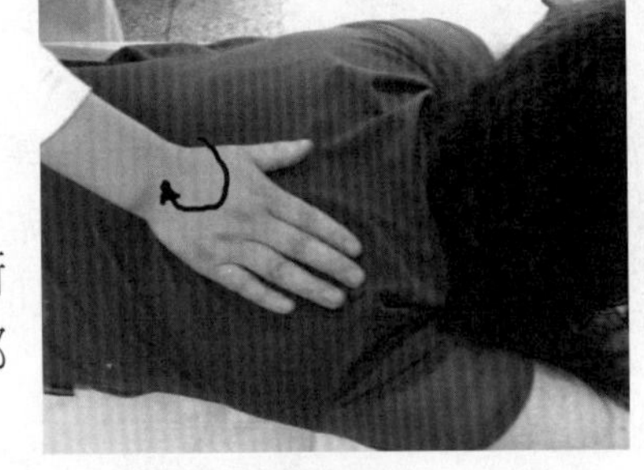

圖5-106

2. 輕擊腰背中部

讓孕婦作胸膝臥位，術者半握拳在孕婦腰背部作輕輕擊法，每分鐘10～20次，時間3～5分鐘。（圖5-107）

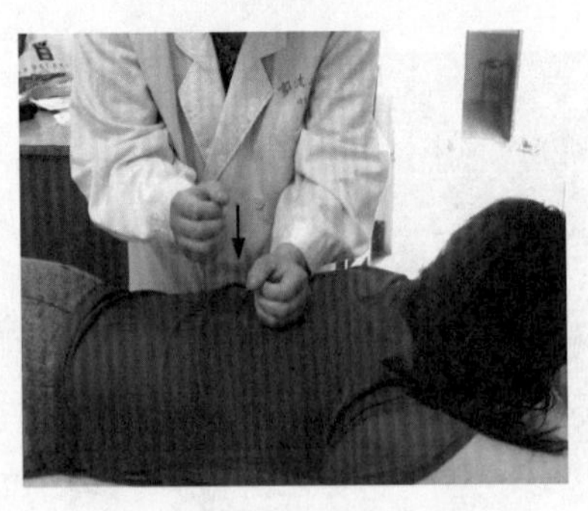

圖5-107

3. 艾灸至陰穴

術者可配合上述按摩法，用艾條灸孕婦至陰穴，每次15～20 分鐘。

注意：上法若不能糾正胎位，可去醫院作進一步核查診治，以免引起意外。

(六)白帶過多

白帶量增多，色、質、氣味異常，伴有面色皖白、精神疲倦、四肢不溫或腰膝無力、小腹冷痛、或胸悶納食欠佳、陰部瘙癢、小便短赤等稱白帶過多，或帶下病，多由脾虛，腎氣不足，或濕熱下注所致。

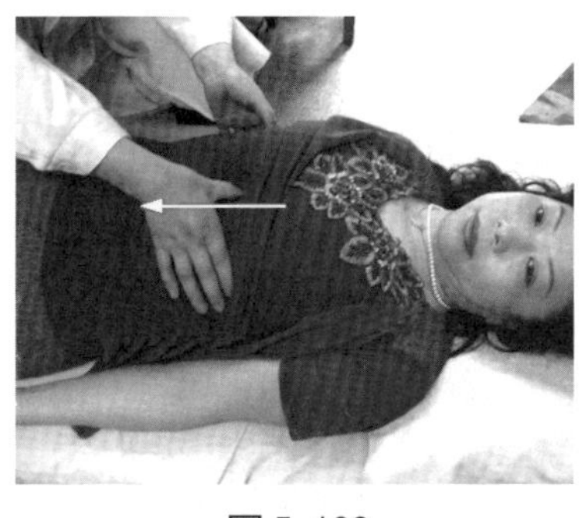

圖 5-108

【按摩療法】

1. 按揉任脈

受術者仰臥位，術者用拇指按揉腹正中任脈，反覆操作 3～5 分鐘。（圖 5-108）

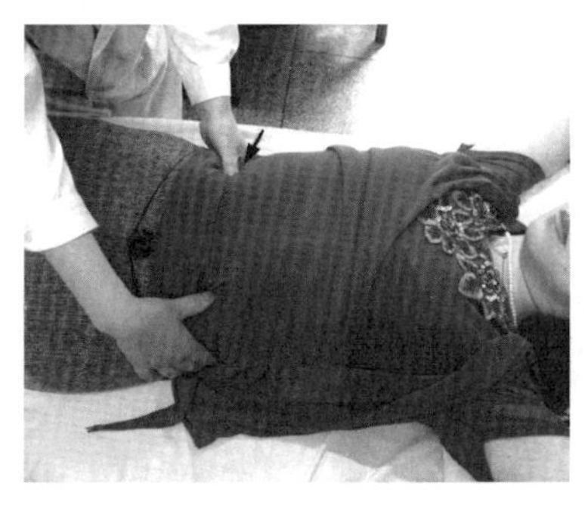

圖 5-109

2. 按壓帶脈穴

受術者姿式同上，術者用雙拇指分別按壓兩側帶脈穴 1 分鐘。（圖 5-109）

3. 摩擦小腹

受術者姿式同上，術者用全掌順時針方向摩擦小腹部時間約 5～8 分鐘。（圖 5-110）

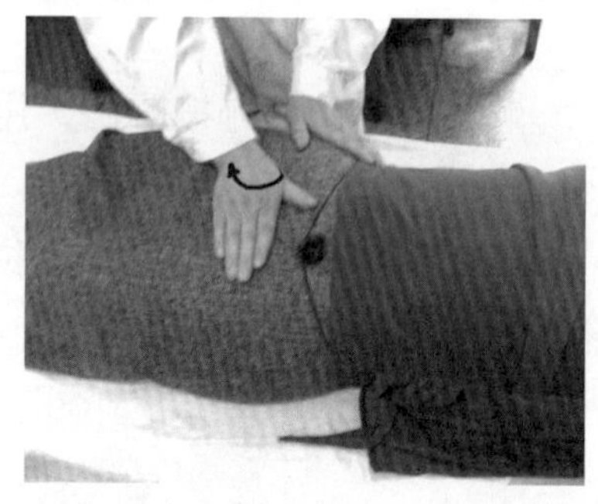

圖 5-110

4. 按揉腹部腧穴

受術者仰臥位，術者用拇指按揉中脘、氣海、關元穴等穴，每穴半分鐘。（圖 5-111）

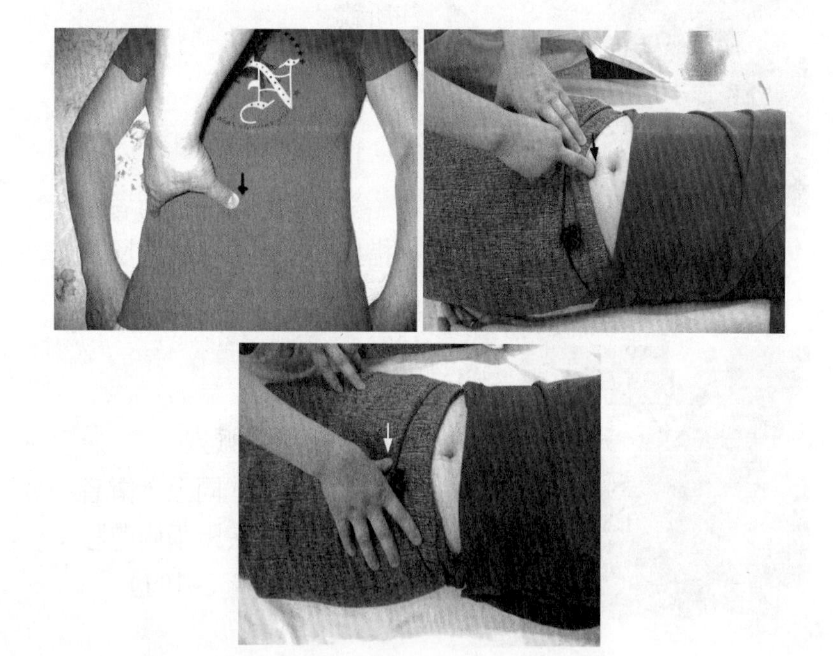

圖 5-111

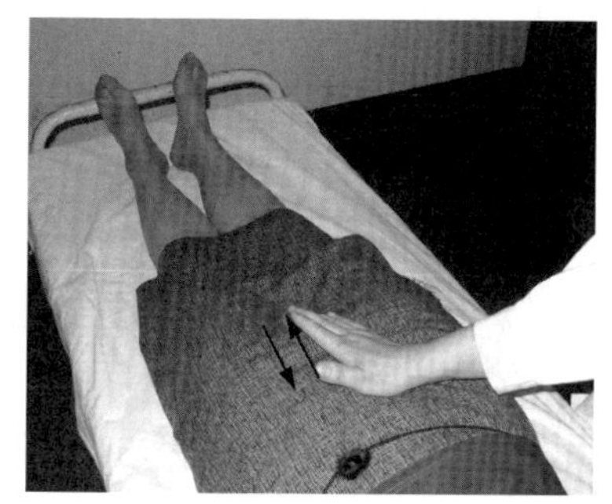

圖 5-112

5. 擦小腹部

受術者姿式同上，術者用掌擦小腹部，以透熱為度。（圖 5-112）

6. 按揉下肢腧穴

受術者姿式同上，術者用拇指按揉足三里，豐隆、太衝、行間等穴，每穴半分鐘。（圖 5-113）

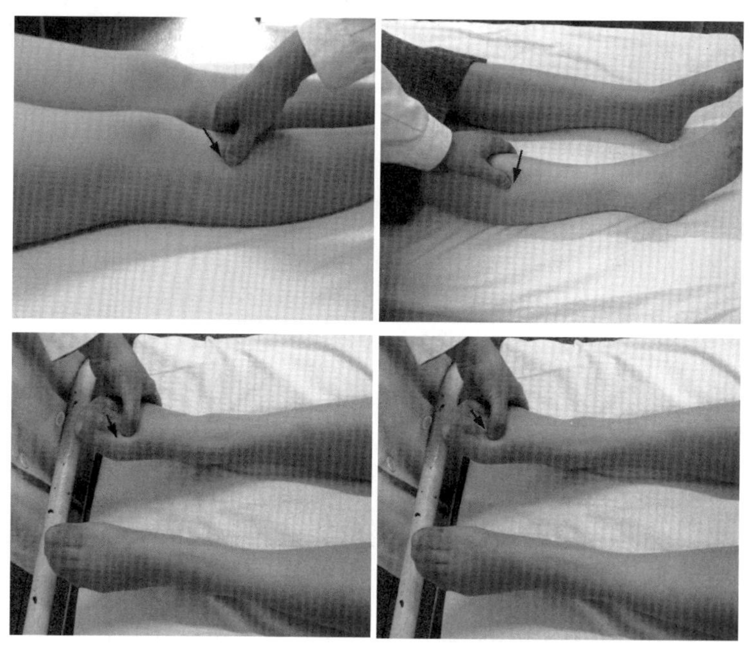

圖 5-113

7. 捏脊

受術者俯臥位，術者用雙手拇、食、中指從骶部向大椎穴進行捏脊，反覆操作10～15遍。（圖5-114）

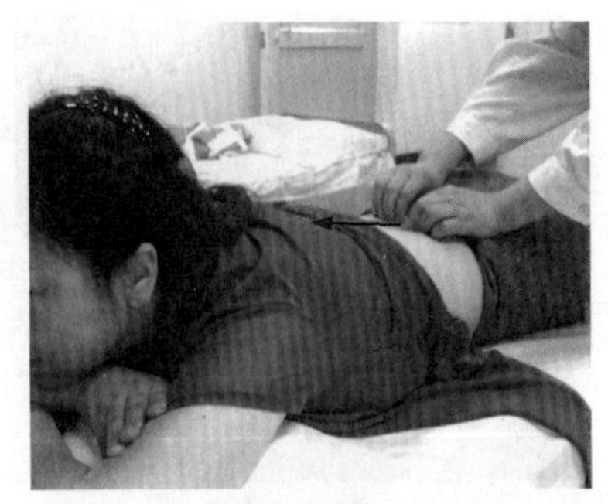

圖5-114

8. 擦腰骶部

受術者俯臥位，術者用側掌擦腎俞、命門及骶部八髎之處，以透熱為度。（圖5-115）

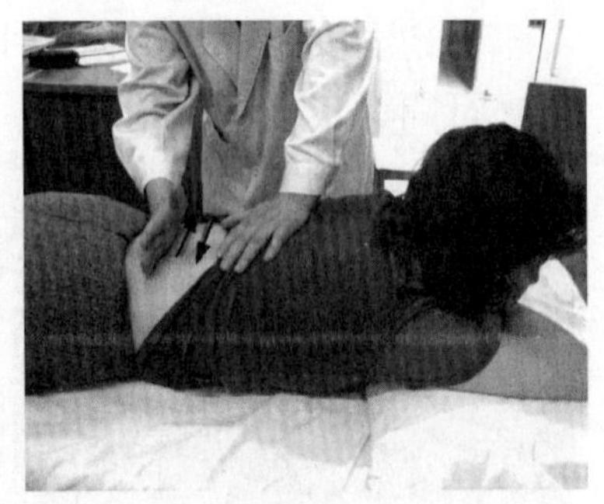

圖5-115

(七)更年期綜合徵

一部分婦女在絕經前後，更年期開始，由於卵巢功能及機體其他功能普遍衰退，造成內分泌失調及代謝障礙，出現不同程度的以植物神經功能失調為主的一系列症候群。其表現為：臉部潮紅、出汗、陣發性寒熱交替、頭暈、頭痛、失眠、全身不適、情緒易激動、容易動怒、心悸、便秘等症狀，稱之為更年期綜合徵。

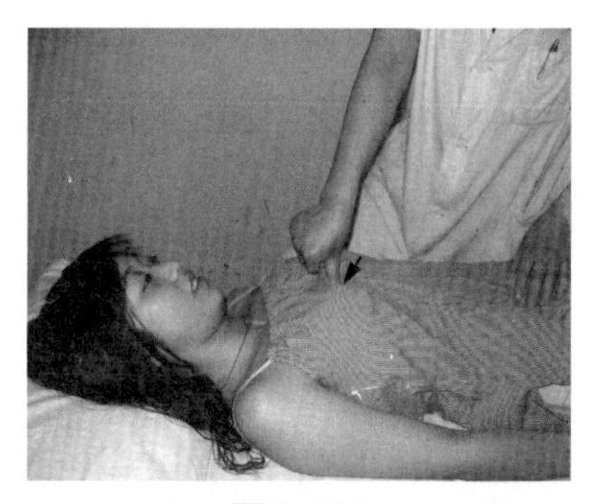
圖 5-116

【按摩療法】

1. 按揉膻中穴

受術者仰臥位，術者以拇指腹按揉膻中穴 2～3 分鐘。（圖 5-116）

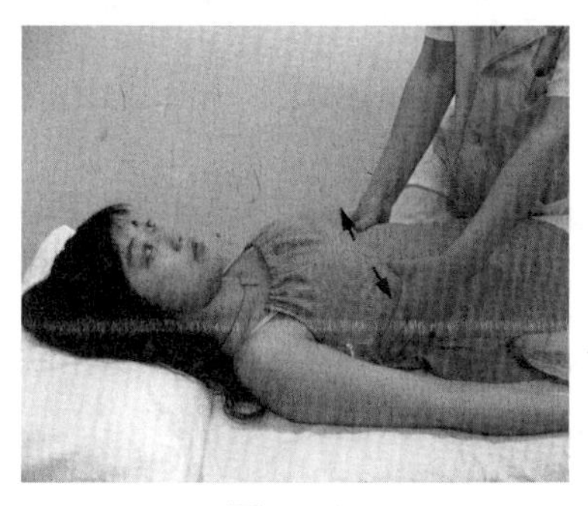
圖 5-117

2. 分推胸脇

受術者仰臥位，術者用雙手拇指從胸部正中從上向下分推胸脇 20～30 遍。（圖 5-117）

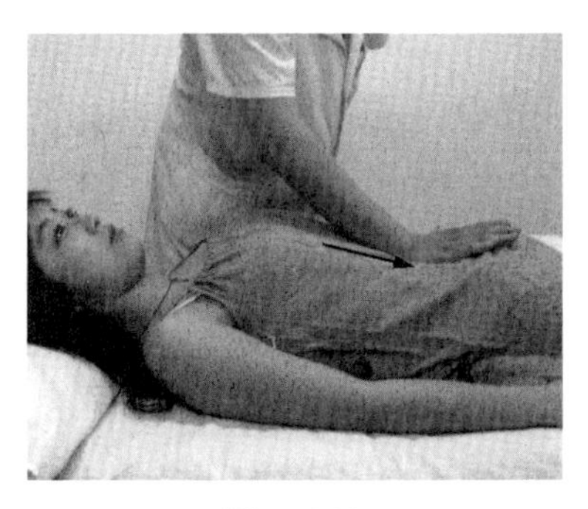
圖 5-118

3. 推腹部

受術者仰臥位，術者用掌從上向下推腹 10～20 次。（圖 5-118）

4. 按揉腹部腧穴

受術者仰臥位，術者用拇或中指點揉中脘、氣海、關元、中極等穴，每穴 0.5 分鐘。（圖 5-119）

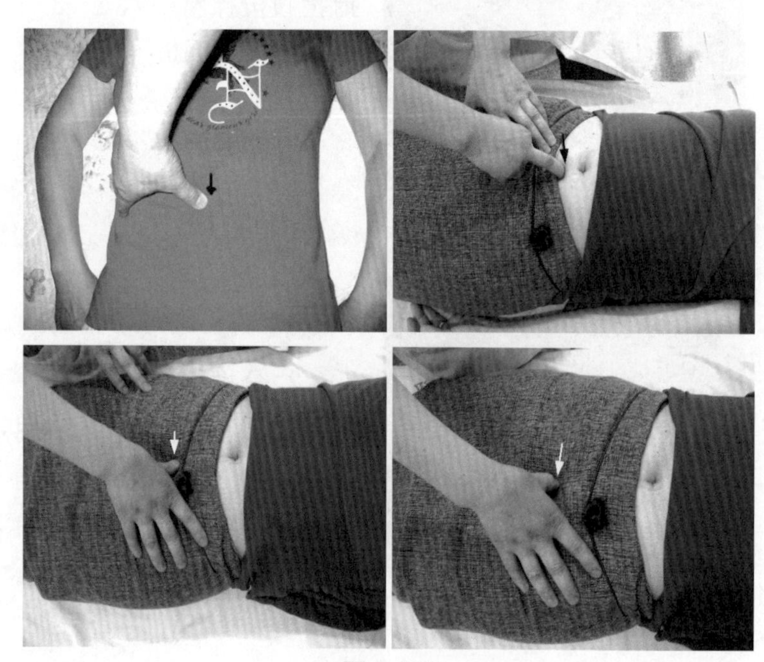

圖 5-119

5. 點按下肢腧穴

體位同上，術者用拇指指腹點按足三里、陽陵泉、太衝等穴。每穴 0.5 分鐘。（圖 5-120）

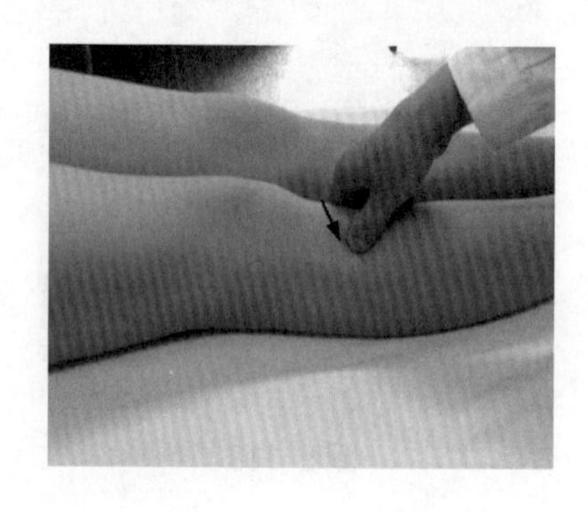

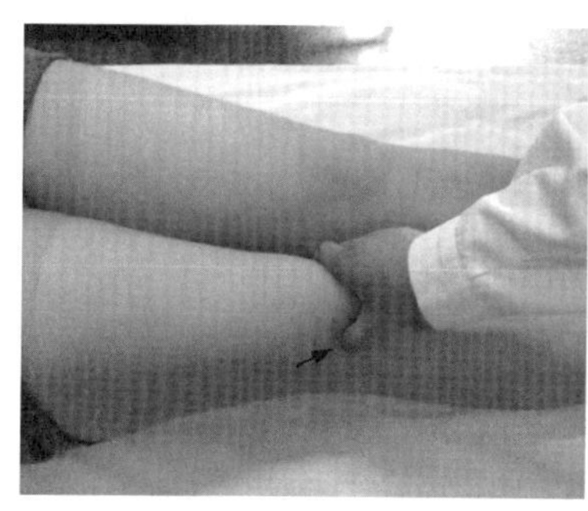

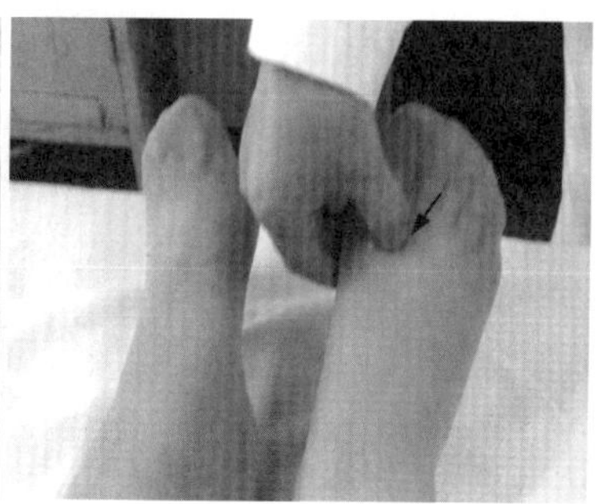

圖 5-120

6. 滾腰背部

受術者俯臥位，術者用滾法在腰背部操作 3～5 分鐘。（圖 5-121）

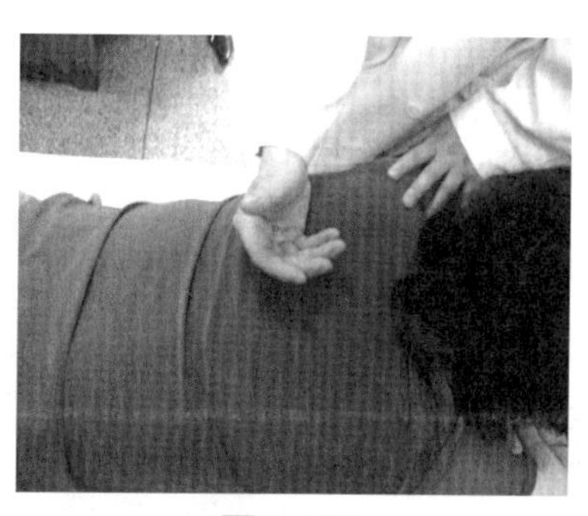

圖 5-121

7. 按揉背部腧穴

受術者俯臥位，術者用拇或食、中指或拇指按揉肺俞、肝俞、脾俞、腎俞、命門等穴，每穴 0.5 分鐘。（圖 5-122）

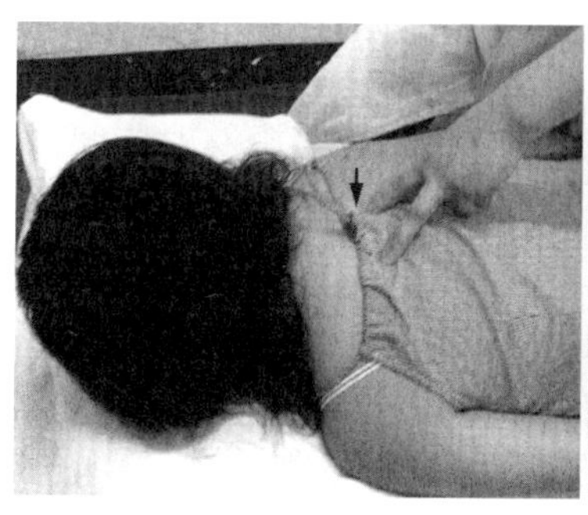

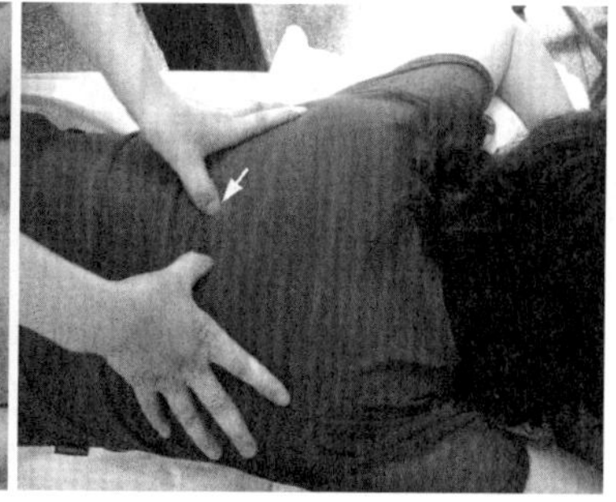

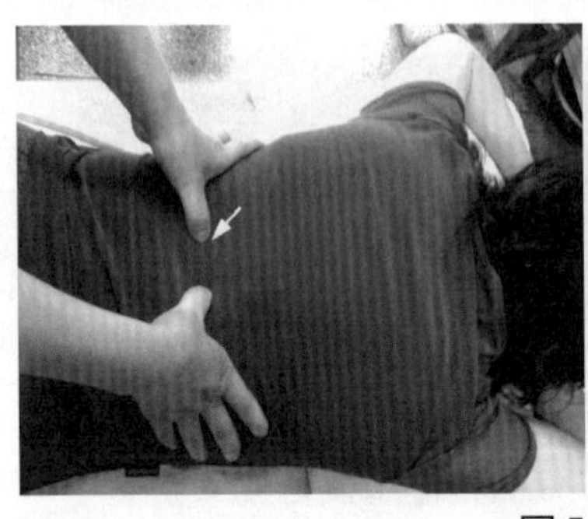
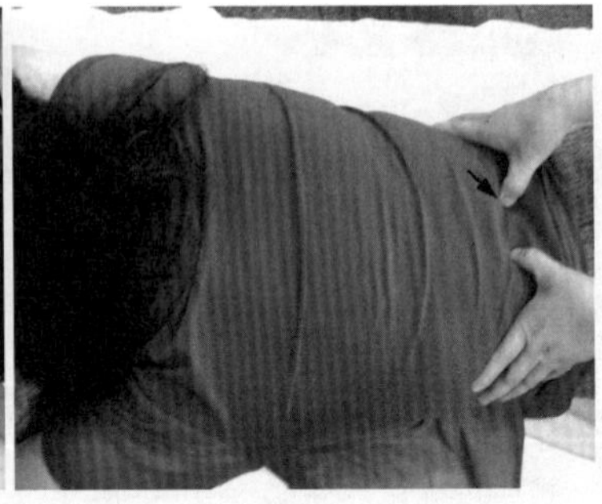

圖 5-122

8. 點按頭臉部腧穴

受術者仰臥位，術者用拇指點按印堂，神庭、百會、太陽、率谷等穴，每穴 0.5 分鐘。（圖 5-123）

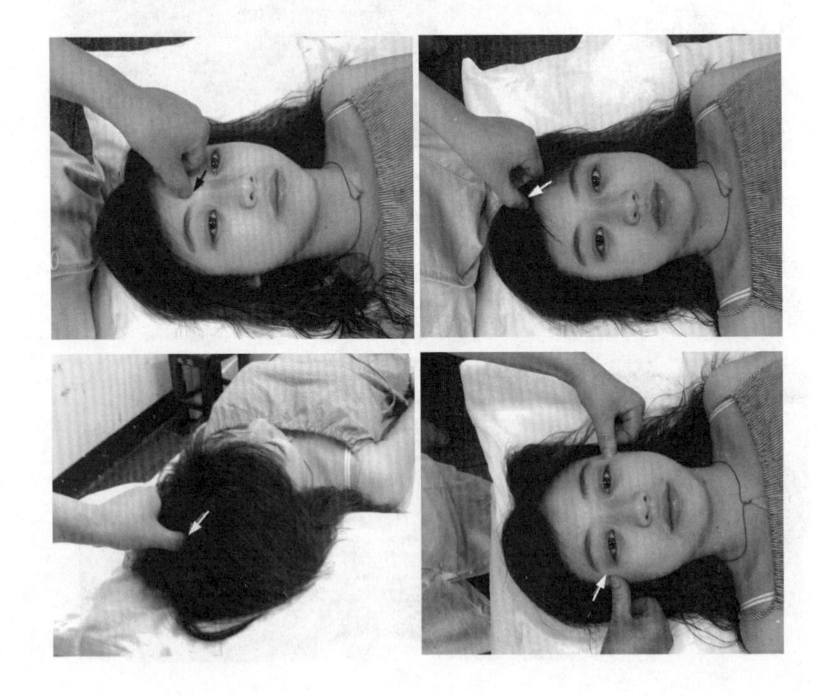

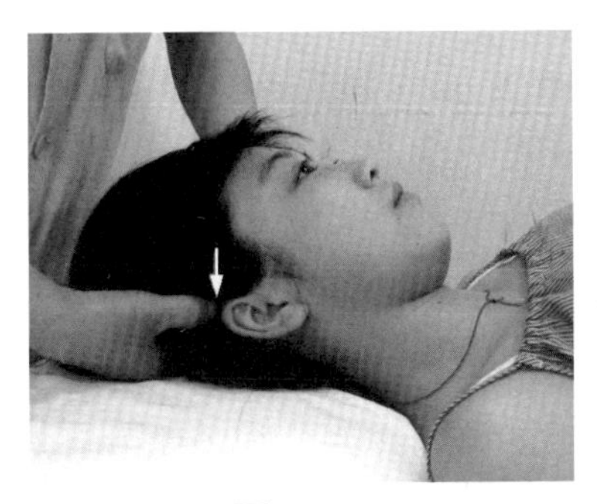

圖 5-123

9. 按揉上肢腧穴

受術者姿式同上，術者用拇指按揉內關、神門等穴，每穴 0.5 分鐘。（圖 5-124）

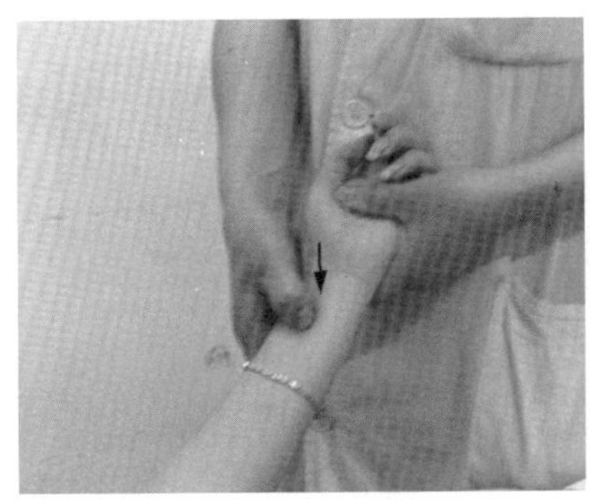

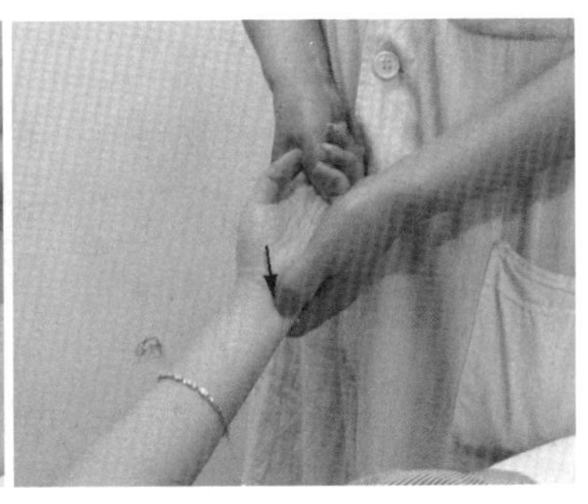

圖 5-124

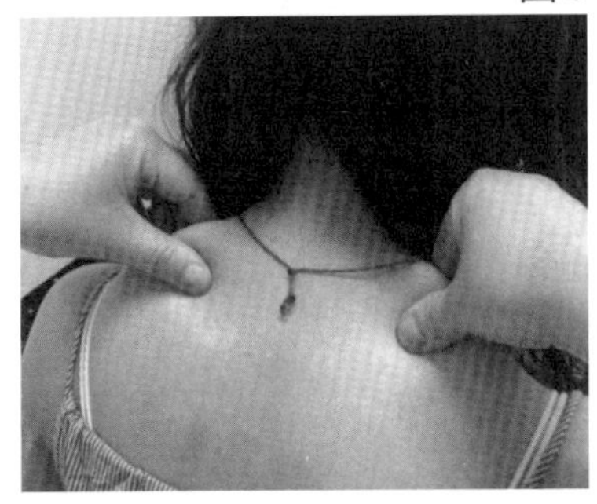

圖 5-125

10. 拿肩井

受術者坐位，術者用雙手拇指與食中指相對用力拿肩井 5～10 次。（圖 5-125）

註：更年期綜合徵在按摩治療期間，要保持精神愉快，情緒要穩定，飲食起居有規律，要多參加一些老年集體活動。注意不要疲勞。

(八)乳腺增生症

乳腺增生症多見於中、老年婦女，是一種非炎症性疾病，其主要臨床表現為一側或雙側乳房內有腫塊，可能觸摸圓形大小不一的易於推動的結節腫物，局部常感隱痛或刺痛，月經前腫痛加重，月經後症狀減輕。

【保健療法】

1. 按揉乳根

受術者仰臥位，術者用掌根按揉乳根部 2～3 分鐘。（若術者為男性，應有第三者在場）。（圖 5-126）

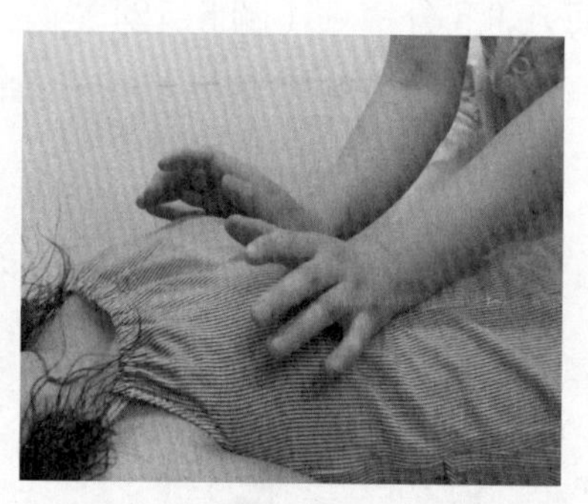

圖 5-126

2. 分推胸脇部

受術者仰臥位，術者用雙手拇指從胸部正中從上往下分推胸脇部，往返操作 20～30 次。（圖 5-127）

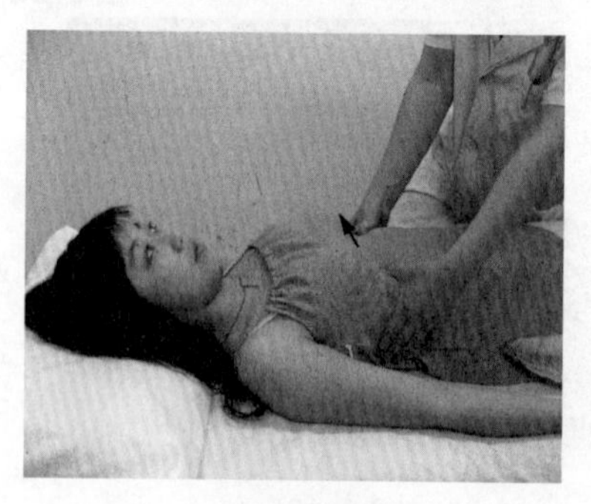

圖 5-127

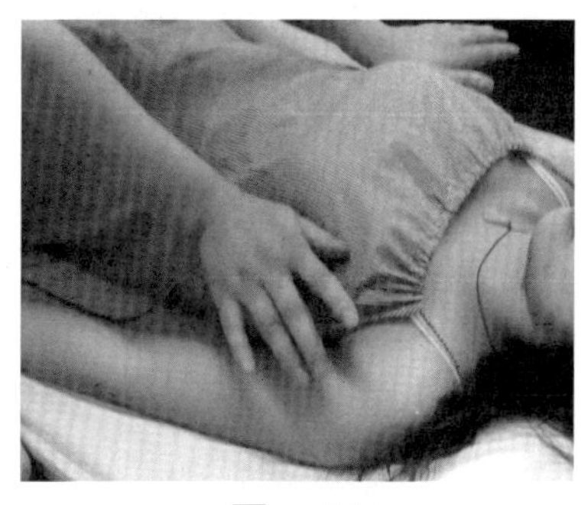

圖 5-128

3. 按揉乳腺增生處

受術者仰臥位，術者用手掌大魚際貼於乳腺增生處進行按揉，動作要輕柔和緩，以不使患者痛苦為原則3～5分鐘，以局部有熱感為佳（若術者為男性，應有第三者在場）。（圖5-128）

4. 點按期門、章門穴

受術者仰臥位，術者用中指指腹點按期門、章門穴，每穴半分鐘。（圖5-129）

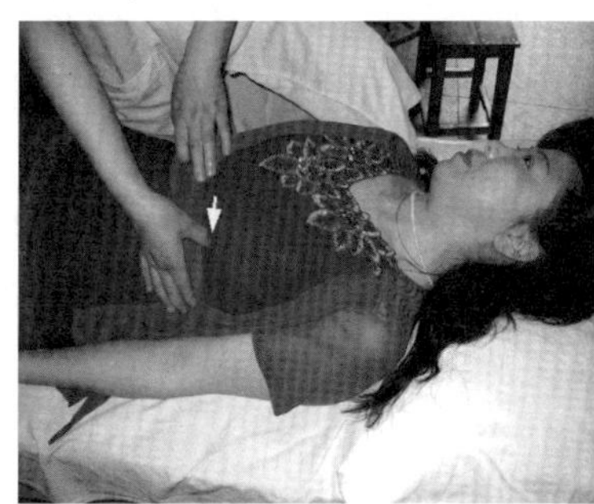

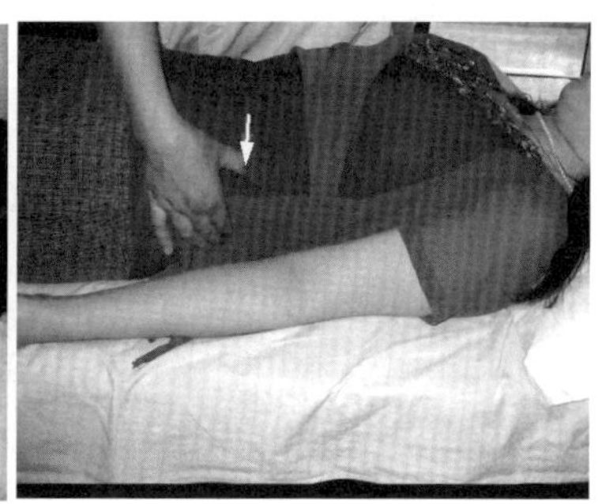

圖 5-129

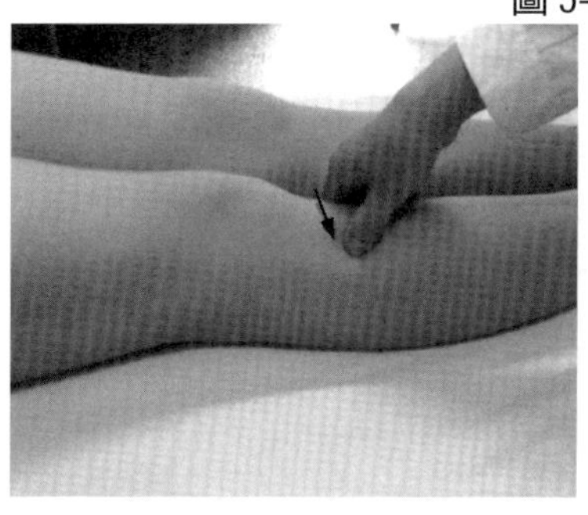

5. 按揉下肢腧穴

受術者仰臥位，術者以拇指按揉足三里、陽陵泉、太衝等穴，每穴半分鐘。（圖5-130）

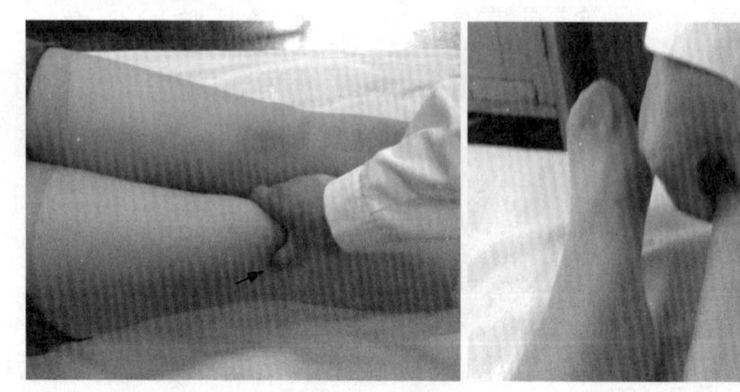

圖 5-130

6. 點按背部腧穴

受術者俯臥位，術者用雙手拇指點按肝俞、脾俞、腎俞，每穴半分鐘。（圖 5-131）

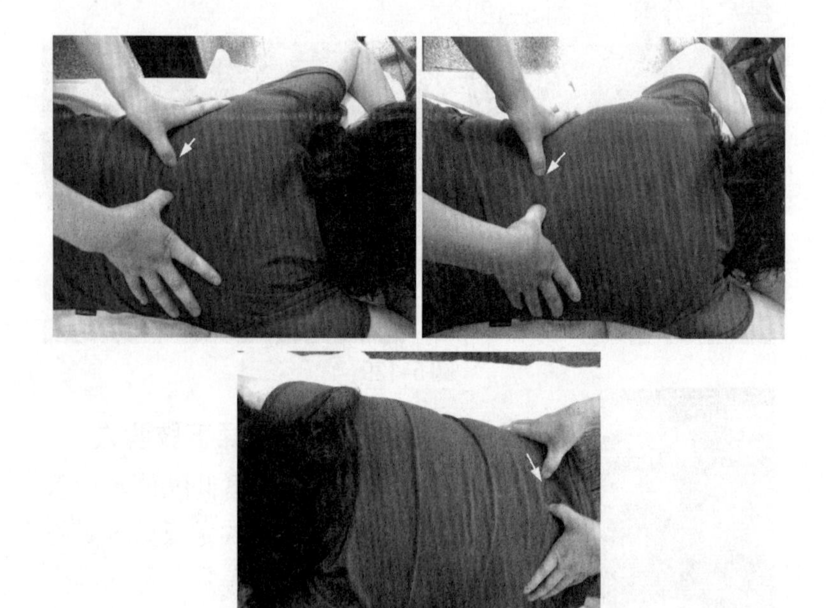

圖 5-131

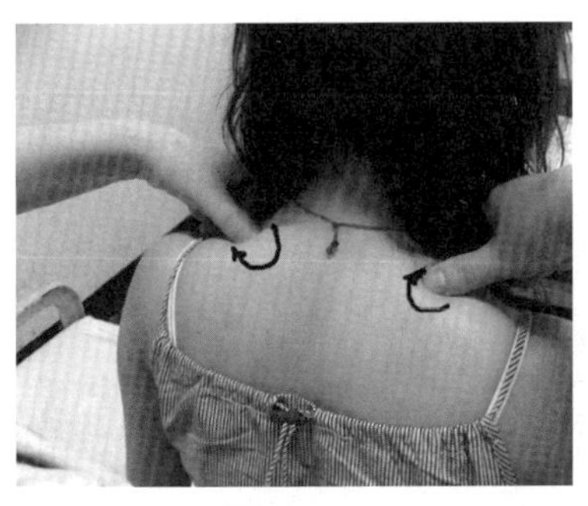

圖 5-132

7. 按揉肩井穴

受術者坐位，術者以雙手拇指指腹按揉肩井穴 2～3 分鐘。（圖 5-132）

(九) 產後恥骨聯合分離症

一般正常情況下，孕婦分娩後骶髂關節、恥骨聯合面即逐漸恢複到正常位置，若產婦黃體素分泌過多，使韌帶過度鬆弛，分娩時兩側骶髂關節及恥骨聯合發生過度分離或產程過長，胎兒頭過大，產時用力不當，骶髂部受寒等原因，造成產後恥骨聯合面及骶髂關節不能恢復到原有的正常位置而產生恥骨聯合處疼痛，患側下肢不能負重，屈膝屈髖困難或下肢髖關節後伸困難等一系列症狀，稱產後恥骨聯合分離症。

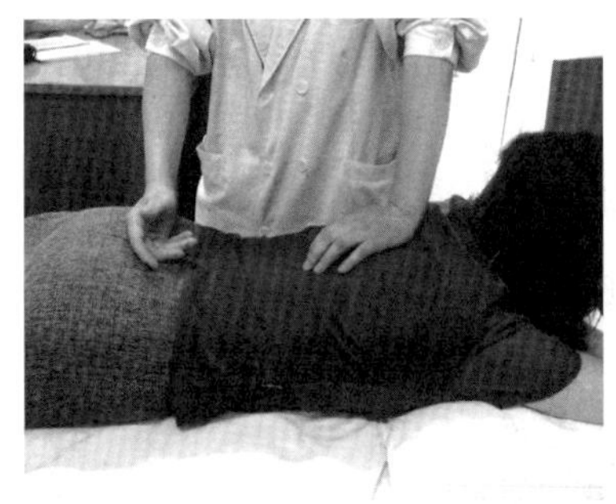

圖 5-133

【按摩手法】

1. 滾腰骶部

受術者俯臥位，術者用滾法在腰骶部施術 2～3 分鐘。（圖 5-133）

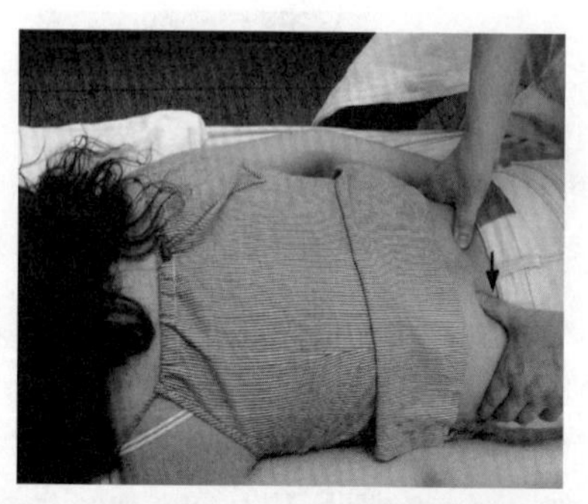

2. 按揉腰臀部腧穴

受術者姿式同上，術者用拇指按揉大腸俞，關元俞、八髎等穴，每穴 1 分鐘。（圖 5-134）

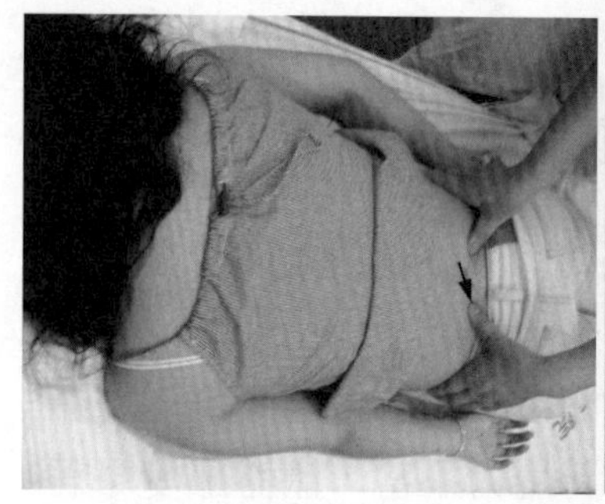

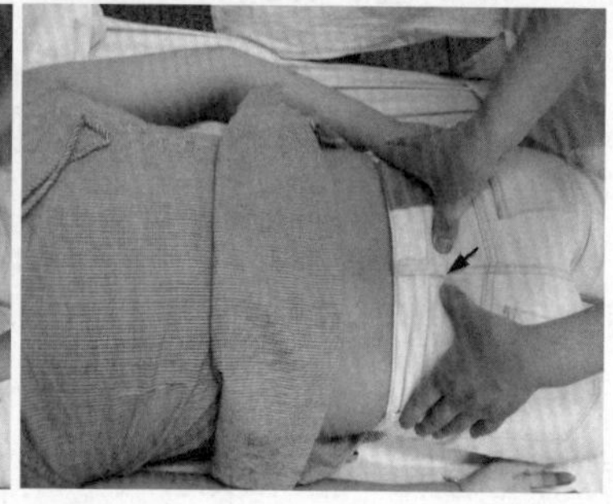

圖 5-134

3. 牽引下肢

受術者仰臥位（以右側為例），雙手拉住床頭，術者用右腋夾住受術者右足踝部，右肘屈曲位，以前臂背側托住患者小腿後面，左手搭於患肢膝關節的前側，以右手搭於左側前臂中 1/3 處，此時用力夾持患肢，向下牽引 1～2 分鐘。（圖 5-135）

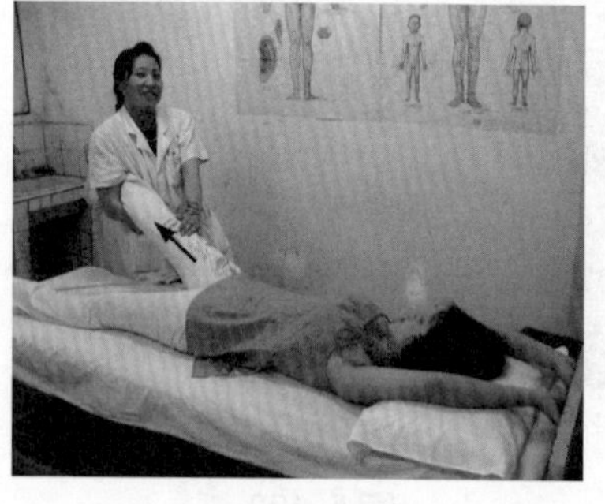

圖 5-135

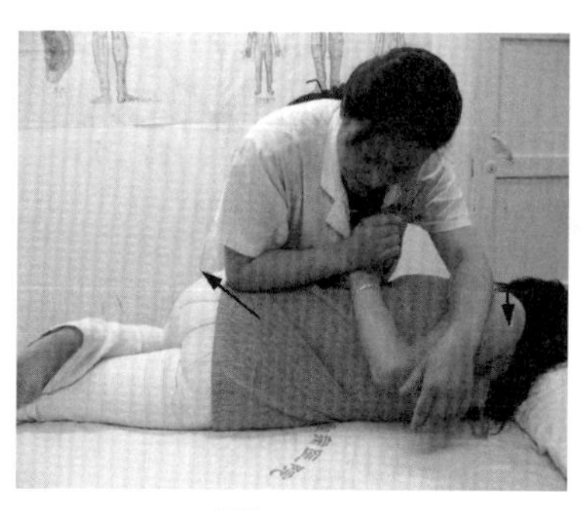

圖 5-136

4. 整復骶髂關節前錯位

受術者側臥位，健肢在下，患肢在上，下肢屈膝屈髖，術者一手扶患肩，一手扶患臀，兩手相反用力，將作用力集中在骶髂部進行斜扳。（圖 5-136）

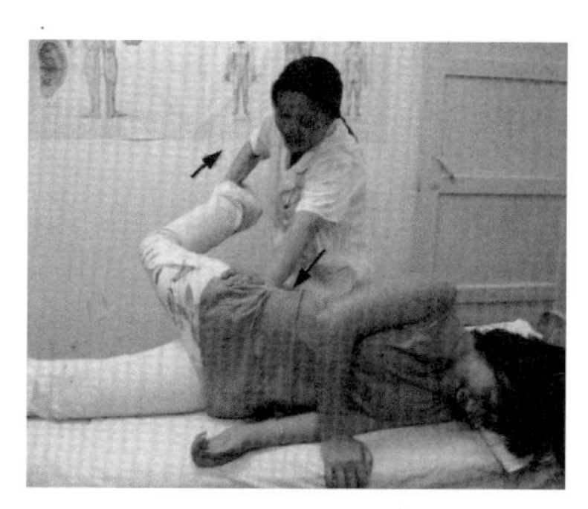

圖 5-137

5. 整復骶髂關節後錯位

受術者側臥位，健肢在下，患肢在上，屈膝屈髖，術者站於受術者身後，一手抵住患側骶髂關節，另一手握住患肢踝上部，向後拉至最大限度，兩手同時作相反方向的扳動，常可聞及復位響聲。（圖 5-137）

三、兒童養生保健按摩手法及常見病症治療

●兒童常用特定穴

(一)頭臉部、頸項部

1. 攢竹（天門）

（1）位置：兩眉中間至前髮際成一直線。

（2）主治：發熱、頭痛、感冒、精神萎縮。

（3）操作：兩拇指自下而上交替直推，稱推攢竹。

2. 坎宮

（1）位置：自眉頭起沿眉向眉梢成一橫線。

（2）主治：外感發熱、驚風、頭痛、目赤痛。

（3）操作：兩拇指自眉心向眉梢作分推，稱推坎宮。

3. 太陽

（1）位置：眉後凹陷處。

（2）主治：發熱、頭痛、驚風、目赤痛。

（3）操作：兩拇指橈側自前向後直推，稱推太陽。用中指端揉該穴，稱揉太陽或運太陽，向眼方向揉為補，向耳方向揉為瀉。

4. 風池

（1）位置：胸鎖乳突肌之間，平風府穴。

（2）主治：感冒、頭痛、發熱、目眩、頸項強痛。

（3）操作：用拿法，稱拿風池。

(二)胸腹部

1. 乳根

(1) 位置：乳下2分。

(2) 主治：喘咳、胸悶。

(3) 操作：中指端揉，稱揉乳根。

2. 乳旁

(1) 位置：乳外旁開2分。

(2) 主治：胸悶、咳嗽、痰鳴、嘔吐。

(3) 操作：中指端揉，稱揉乳旁。

3. 脇肋

(1) 位置：從腋下兩脇至天樞處。

(2) 主治：胸悶、脇痛、痰喘氣急、肝脾腫大。

(3) 操作：以兩手掌從兩脇腋下搓摩至天樞處，稱搓摩脇肋，又稱按弦走搓摩。

4. 腹

(1) 位置：腹部。

(2) 主治：腹痛、腹脹、消化不良、嘔吐噁心。

(3) 操作：沿肋弓角邊緣或自中脘至臍，向兩旁分推，稱分推腹陰陽，掌或四指摩稱摩腹。

5. 丹田

(1) 位置：小腹部（臍下2寸與3寸之間）。

(2) 主治：腹瀉、腹痛、遺尿、脫肛、尿瀦留。

(3) 操作：或揉或摩，稱揉丹田或摩丹田。

(三)腰背部

1. 脊柱

（1）位置：大椎至長強成一直線。

（2）主治：發熱、驚風、夜啼、疳積、腹瀉。

（3）操作：用食、中二指面至上面下作直推，稱推脊；用捏法自下而上稱為捏脊。捏脊一般捏 3～5 遍，每捏三下再將脊皮提一下，稱為捏三提一法，在捏脊前先在背部輕輕按摩幾遍，使肌肉放鬆。

2. 七節骨

（1）位置：第四腰椎至尾椎骨端（長強）成一直線。

（2）主治：泄瀉、便秘、脫肛。

（3）操作：用拇指橈側面或食中二指面自下向上或自上向下作直推，分別稱為推上七節和推下七節。

3. 龜尾

（1）位置：尾椎骨端。

（2）主治：泄瀉、便秘、脫肛、遺尿。

（3）操作：拇指端或中指端揉，稱揉龜尾。

(四)上肢部

1. 脾經

（1）位置：拇指末節螺紋面。

（2）主治：腹瀉、便秘、痢疾、食慾不振、黃疸。

（3）操作：旋推或將患兒拇指屈曲，循拇指橈側邊緣向掌根方向直推為補，稱補脾經，由指端向指根方向直推為清，稱清脾經，補脾經和清脾經統稱推脾經。

2. 肝經

(1) 位置：食指末節螺紋面。

(2) 主治：煩躁不安、驚風、目赤、五心煩熱。

(3) 操作：旋推為補，稱補肝經，向指根方向直推為清，稱清肝經，補肝經和清肝經統稱推肝經。

3. 心經

(1) 位置：中指末節螺紋面。

(2) 主治：高熱神昏、五心煩熱、口舌生瘡。

(3) 操作：旋推為補，稱補心經；向指根方向直推為清，稱清心經，補心經和清心經統稱推心經。

4. 肺經

(1) 位置：無名指末節螺紋面。

(2) 主治：感冒、發熱、咳嗽、胸悶、氣喘。

(3) 操作：旋推為補，稱為肺經，向指根方向直推為清，稱清肺經，補肺經和清肺經統稱推肺經。

5. 大腸

(1) 位置：食指橈側緣，自食指尖至虎口成一直線。

(2) 主治：腹瀉、脫肛、痢疾、便秘。

(3) 操作：從食指尖直推向虎口為補，稱補大腸；反之為清，稱清大腸。補大腸和清大腸統稱推大腸。

6. 小腸

(1) 位置：小指尺側邊緣，自指尖到指根成一直線。

(2) 主治：小便赤澀、小瀉、遺尿、尿閉。

(3) 操作：從指尖直推向指根為補，稱補小腸；反之為清小腸。

7. 腎頂

（1）位置：小指頂端。

（2）主治：自汗、盜汗、解顱等。

（3）操作：以中指或拇指端按揉，稱揉腎頂。

8. 四橫紋

（1）位置：掌面食、中、無名、小指第一指間關節橫紋處。

（2）主治：疳積、腹脹疼痛，氣血不和、消化不良。

（3）操作：拇指甲掐揉，稱掐四橫紋，四指併攏從食指橫紋處推向小指橫紋處，稱推四橫紋處。

9. 胃經

（1）位置：拇指掌面近掌端第一節。

（2）主治：嘔噁噯氣、煩渴善饑、食慾不振、吐血衄血。

（3）操作：旋推為補，稱補胃經，向指根方向直推為清，稱清胃經，補胃經和清胃經統稱推胃經。

10. 板門

（1）位置：手掌大魚際平面。

（2）主治：食積、腹脹、食慾不振、嘔吐、腹瀉。

（3）操作：指端揉，稱揉板門或運板門，用推法自指根推向腕橫紋稱板門推向橫紋，反之稱橫紋推向扳門。

11. 內勞宮

（1）位置：掌心中，屈指時中指、無名指之間中點。

（2）主治：發熱、煩渴、口瘡、齒齦糜爛、虛煩內熱。

（3）操作：中指端揉，稱揉內勞宮，自小指根掐運起，經掌小橫紋，小天心至內勞宮，稱運內勞宮（小底撈明月）。

12. 內八卦

（1）位置：手掌面，以掌心為圓心，從圓心至中指根橫紋約 2/3 處為半徑所作圓。

（2）主治：咳嗽痰喘，胸悶納呆、腹脹嘔吐。

（3）操作：用運法，順時針方向掐運，稱運內八卦或運八卦。

13. 小天心

（1）位置：大小魚際交接處凹陷中。

（2）主治：驚風、抽搐、煩躁不安、夜啼、目赤痛。

（3）操作：中指端揉，稱揉小天心，拇指甲掐，稱掐小天心，以中指尖或屈曲的指間關節搗，稱搗小天心。

14. 總筋

（1）位置：掌後腕橫紋中點。

（2）主治：驚風、抽搐、夜啼、口舌生瘡、潮熱。

（3）操作：按揉本穴稱揉總筋，用拇指甲掐稱掐總筋。

15. 大橫紋

（1）位置：仰掌，掌後橫紋，近拇指端稱陽池，近小指端稱陰池。

（2）主治：寒熱往來，腹瀉、腹脹、痢疾、嘔吐。

（3）操作：兩拇指自掌後橫紋中（總筋）向兩旁分推，稱分推大橫紋，又稱分陰陽，自兩旁（陰池、陽池）向總筋合推，稱合陰陽。

16. 五指節

（1）位置：掌背五指第一指間關節。

（2）主治：驚風、吐涎、驚惕不安、咳嗽風痰。

（3）操作：拇指甲掐，稱掐五指節，用拇、食指揉搓稱揉五指節。

17. 二扇門

（1）位置：掌背中指根本節兩側凹陷處。

（2）主治：驚風抽搐、身熱無汗。

（3）操作：拇指甲掐、稱掐二扇門，拇指偏峰按揉，稱揉二扇門。

18. 上馬

（1）位置：手背無名及小指掌指關節後陷中。

（2）主治：虛熱喘咳，小便赤澀淋瀝，腹痛，牙痛。

（3）操作：拇指端揉或拇指甲掐稱揉上馬或掐上馬。

19. 膊陽池

（1）位置：在手背一窩風後 3 寸處。

（2）主治：便秘、溲赤、頭痛。

（3）操作：拇指甲掐或指端揉，稱掐膊陽池或揉膊陽池。

20. 三關

（1）位置：前臂橈側，陽池至曲池成一直線。

（2）主治：氣血虛弱，病後體弱，陽虛肢冷，腹痛。

（3）操作：用拇指橈側面或食、中指面自腕推向肘，稱推三關；屈患兒拇指，自拇指外側端推向肘稱為大推三關。

21. 天河水

（1）位置：前臂正中，總筋至洪池（曲澤）成一直線。

（2）主治：外感發熱、潮熱、內熱、煩躁不安。

（3）操作：用食、中二指面自腕推向肘，稱清（推）天河水；用食、中二指沾水自總筋處，一起一落彈打如彈琴狀，直至洪池，同時一面用上吹氣隨之，稱打馬過天河。

22. 六腑

（1）位置：前臂尺側，陰池至肘成一直線。

（2）主治：一切實熱病證。高熱、煩渴、驚風。

（3）操作：用拇指面或食、中指面自肘推向腕，稱退六腑或推六腑。

(五)下肢部

1. 箕門

（1）位置：大腿內側，膝蓋上緣至腹股溝成一直線。

（2）主治：小便赤澀不利、尿閉、水瀉等。

（3）操作：用食、中二指自膝蓋內上緣至腹股溝部作直推法，稱推箕門。

●兒童養生保健按摩法

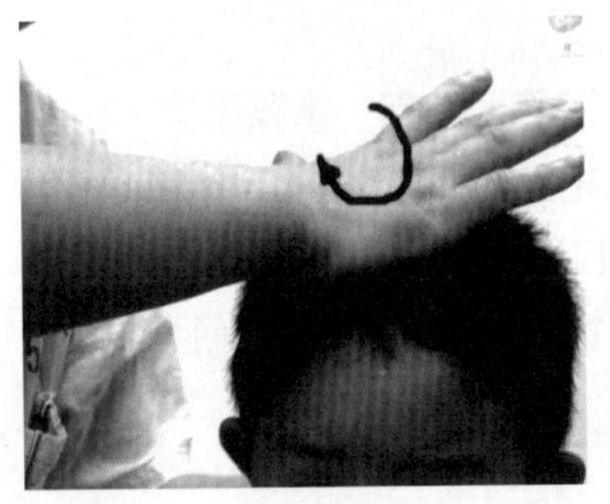
圖 5-138

(一)摩囟門

兒童坐位，術者在掌心塗少許潤滑劑將自己雙手搓熱，然後摩揉兒童囟門 2～3 分鐘。（圖 5-138）

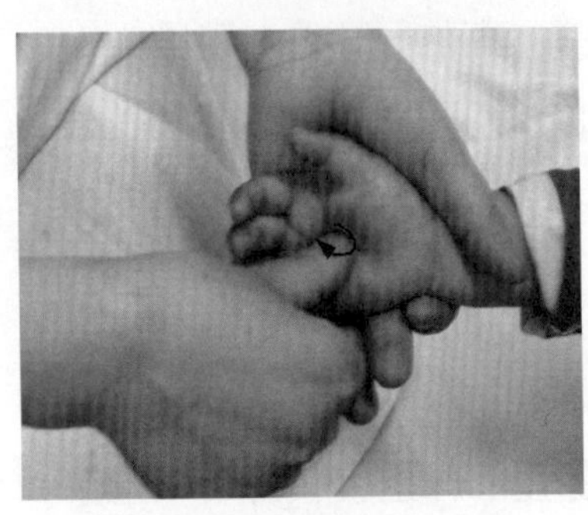
圖 5-139

(二)揉摩手心(勞宮穴周圍)

兒童坐位，術者在兒童手掌心塗少許潤滑劑然後揉摩掌心 2～3 分鐘。（圖 5-139）

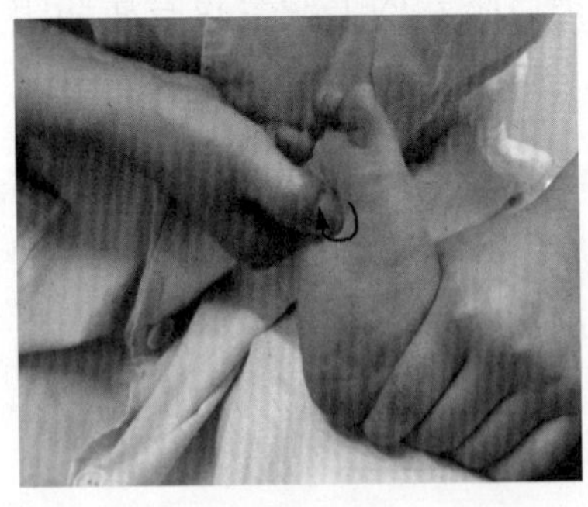
圖 5-140

(三)摩足心(湧泉穴周圍)

兒童姿式同上，術者在兒童足心塗少許潤滑劑，然後摩按兒童足心 2～3 分鐘。（圖 5-140）

(四)揉風池

兒童坐位，術者用食、中指指腹按揉風池穴半分鐘。（圖 5-141）

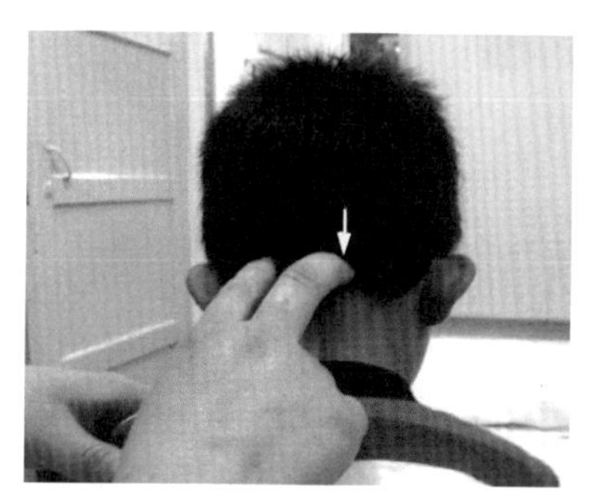

圖 5-141

(五)補脾經穴

兒童坐位，術者一手握兒童拇指，一手用拇指螺紋面順時針方向揉脾經穴 2～3 分鐘。（圖 5-142）

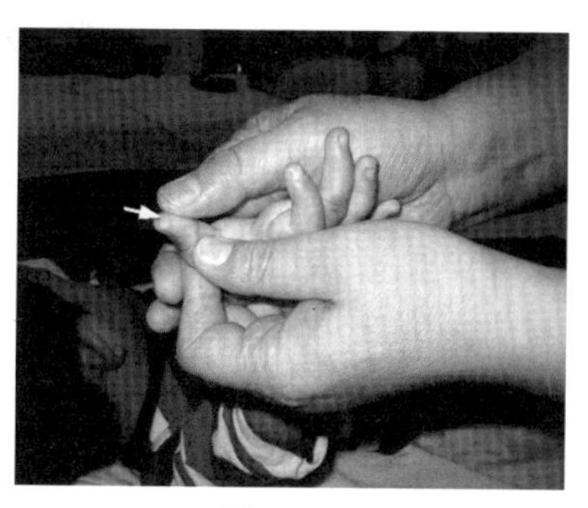

圖 5-142

(六)摩腹

兒童仰臥位，術者用掌根順時針方向摩兒童腹部 5 分鐘。（圖 5-143）

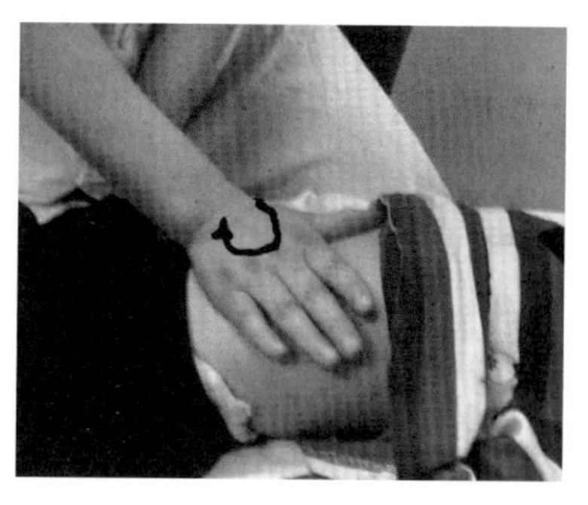

圖 5-143

(七)按揉足三里

兒童仰臥位，術者用拇指指腹按揉足三里穴 2 分鐘。（圖 5-144）

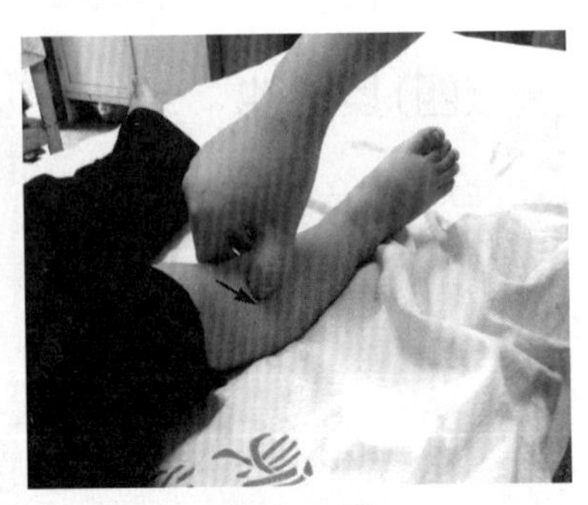

圖 5-144

(八)捏脊

兒童俯臥位，術者用拇、食、中三指相對用力將兒童脊背正中皮膚從尾骶部捏起，食中指下按拇指前推，從尾椎捏至大椎穴為一遍，操作 3～5 遍。（圖 5-145）

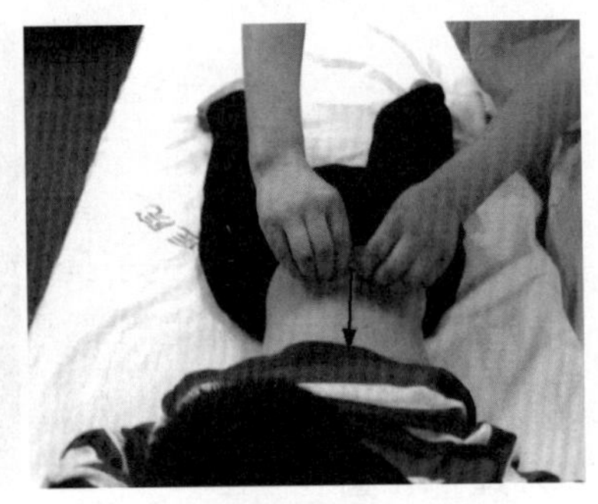

圖 5-145

●兒童常見病症按摩療法

(一)遺尿

遺尿又稱尿床，是指 3 周歲以上兒童在睡眠中將小便尿在床上，反覆發作，為遺尿病症。本病多因兒童先天稟賦不足，下元虛冷，或病後體虛，肺脾氣虛不攝所致。

遺尿症必須及早治療，如病延日久，會妨礙兒童的身心健康，影響發育。

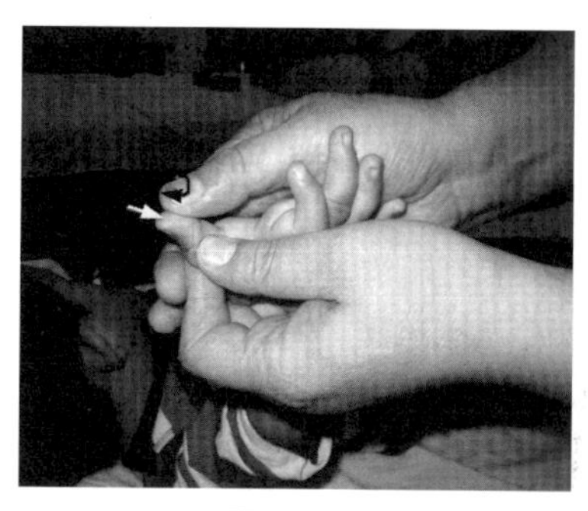
圖 5-146

【按摩療法】

1. 補脾經

患兒坐位，術者用拇指螺紋面在患兒拇指螺紋面上順時針方向揉動 2～3 分鐘。（圖 5-146）

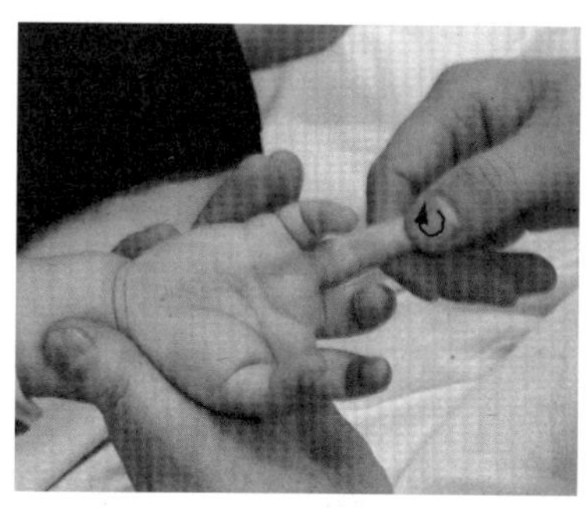
圖 5-147

2. 補肺經

患兒姿式同上，術者用拇指螺紋面在患兒無名指螺紋面上順時針方向揉動 2～3 分鐘。（圖 5-147）

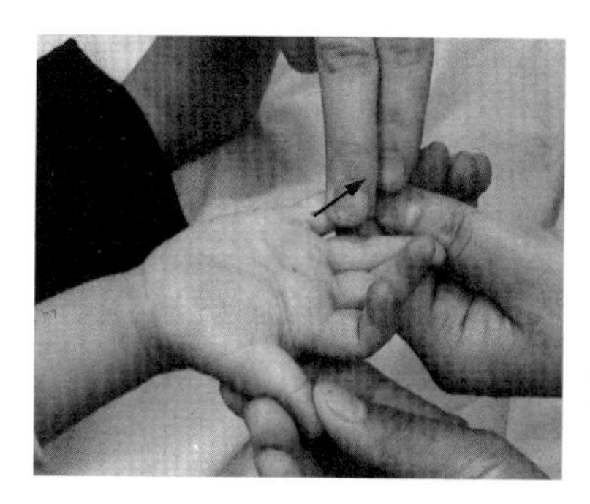
圖 5-148

3. 補腎經

患兒坐位，術者一手拿患兒小指，一手用食中指指腹從患兒小指根直推指尖部 2～3 分鐘。（圖 5-148）

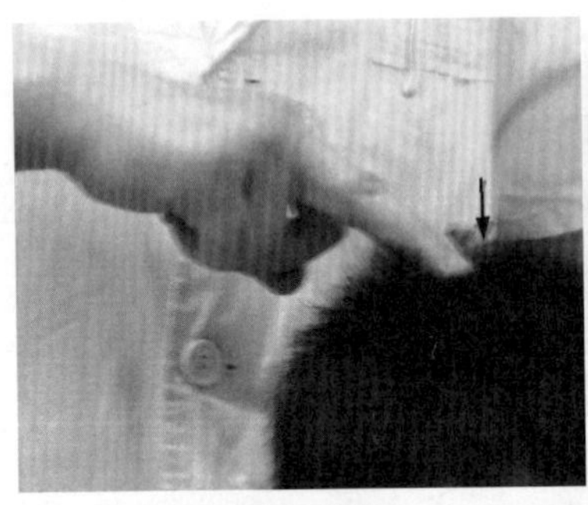

圖 5-149

4. 按揉百會穴

患兒坐位，術者中指指腹按揉百會穴半分鐘。（圖 5-149）

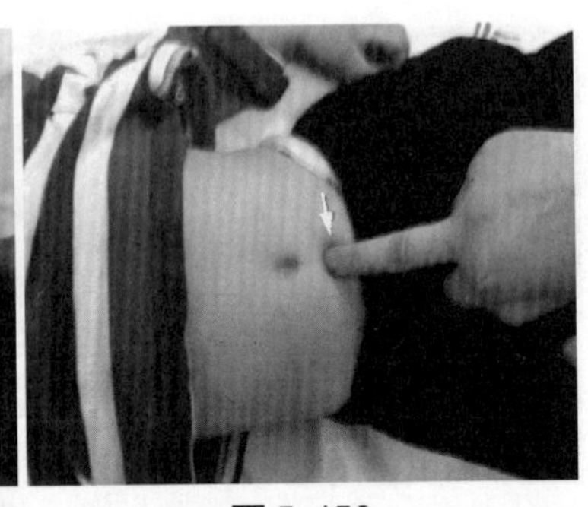

圖 5-150

5. 揉丹田

患兒仰臥位，術者用中指揉丹田穴 2～3 分鐘。（圖 5-150）

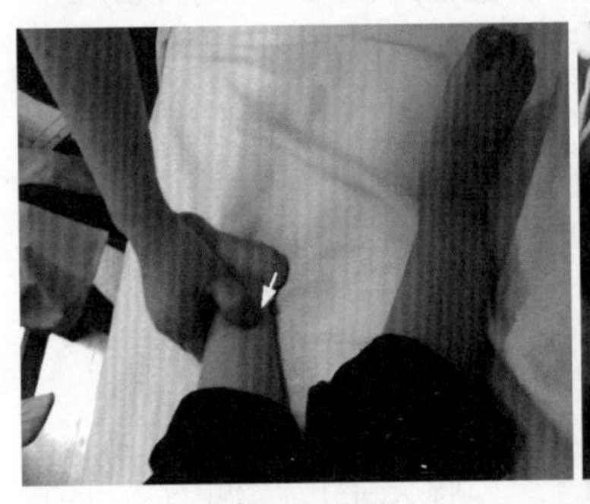

圖 5-151

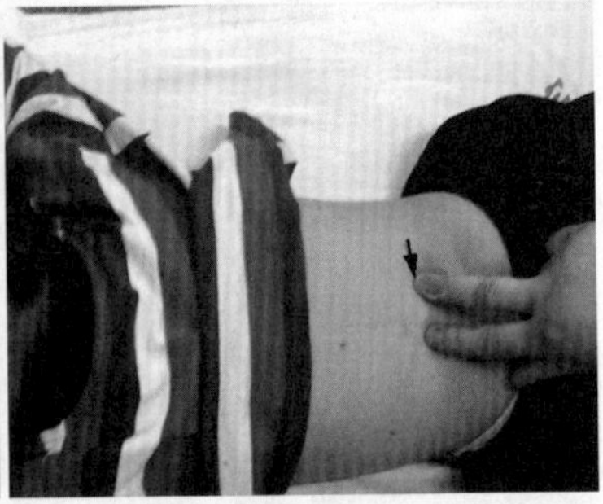

6. 揉三陰交穴

患兒仰臥位，術者用拇指指腹，按揉三陰交穴 1 分鐘。（圖 5-151）

圖 5-152

7. 按揉腎兪穴

患兒俯臥位，術者用食中指按揉腎俞穴 2～3 分鐘。（圖 5-152）

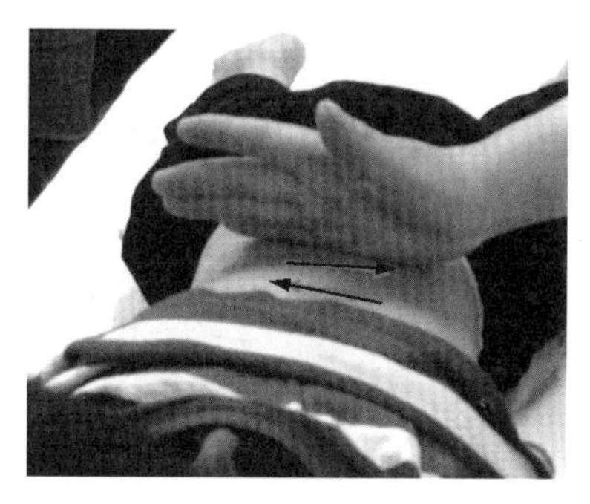

圖 5-153

8. 擦腎俞、命門穴

患兒俯臥位，術者用側掌擦患兒腎俞、命門處，以透熱為度。（圖 5-153）

(二)嬰兒腹瀉

嬰兒腹瀉是指嬰兒大便次數增多，糞便稀薄或呈水樣，每日排便達數次以上。本病四季皆可發生，尤以夏秋季為多，若不及時治療，日久可影響小兒的營養、生長和發育。嚴重者甚至可發生脫水、酸中毒等一系列嚴重症狀，危及生命，故該病應早期治療，嬰兒腹瀉多因外感六淫之邪，內傷乳食或嬰兒脾胃虛所致。

【按摩療法】

1. 補脾經

患兒坐位，術者一手握患兒大拇指、另一手用拇指螺紋面順時針摩患兒大拇指螺紋面 2～3 分鐘。（圖 5-154）

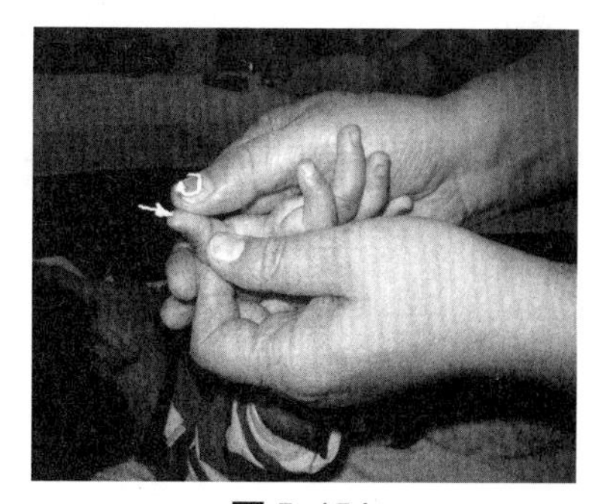

圖 5-154

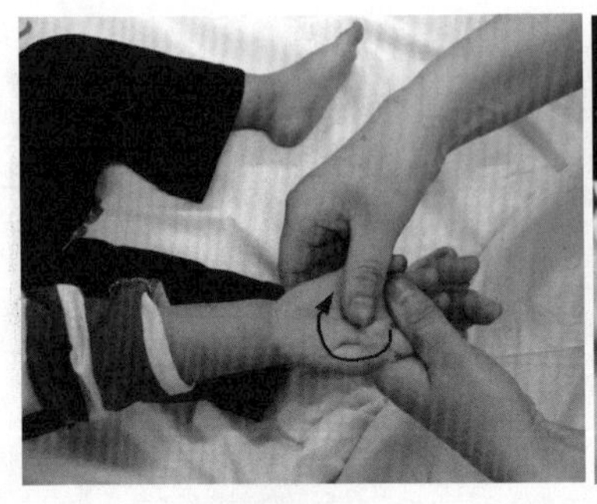

圖 5-155

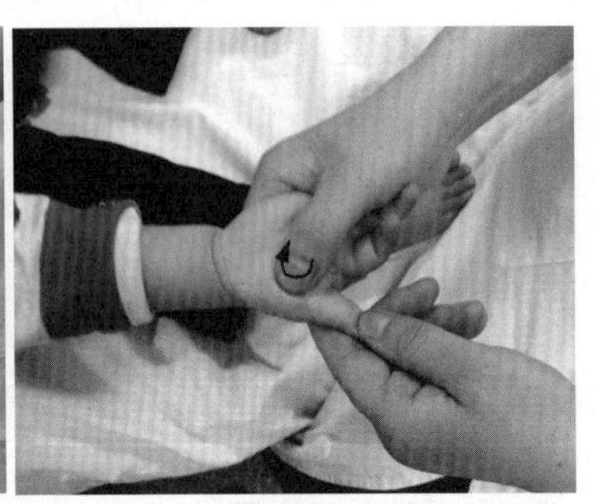

圖 5-156

2. 運內八卦

患兒坐位，術者一手握患兒五指將掌心朝上，另一手在小兒內八卦穴上作順時針方向運法操作，時間 5～8 分鐘。（圖 5-155）

3. 揉板門

患兒坐位，術者一手拇食指拿位患兒大拇指，另一手用拇指揉小兒板門穴 2～3 分鐘。（圖 5-156）

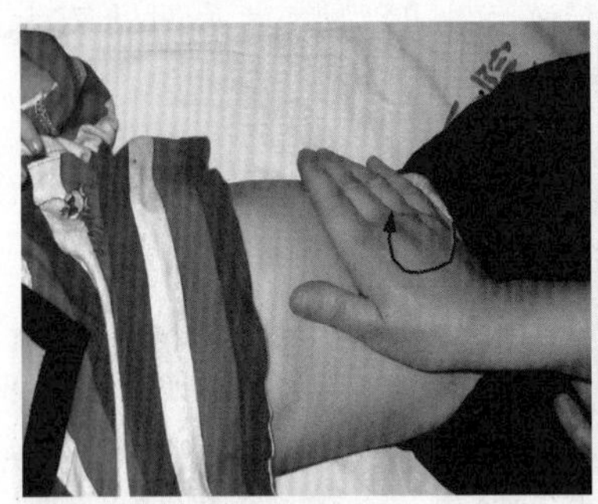

圖 5-157

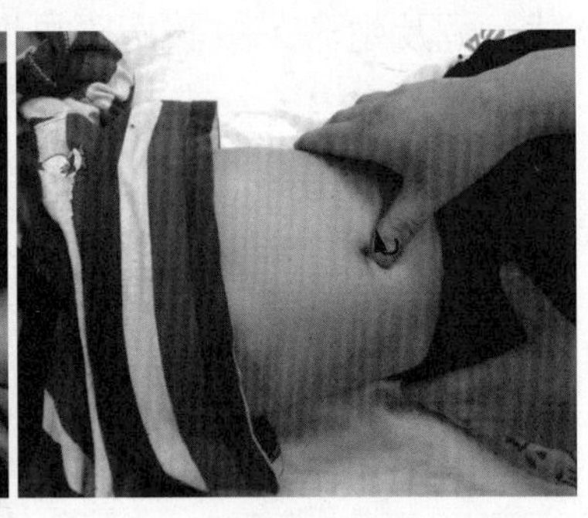

圖 5-158

4. 摩腹

患兒仰臥位，術者用掌摩兒童腹部順時針操作 3～5 分鐘。（圖 5-157）

5. 揉臍

患兒仰臥位，術者用拇指揉臍 1～2 分鐘。（圖 5-158）

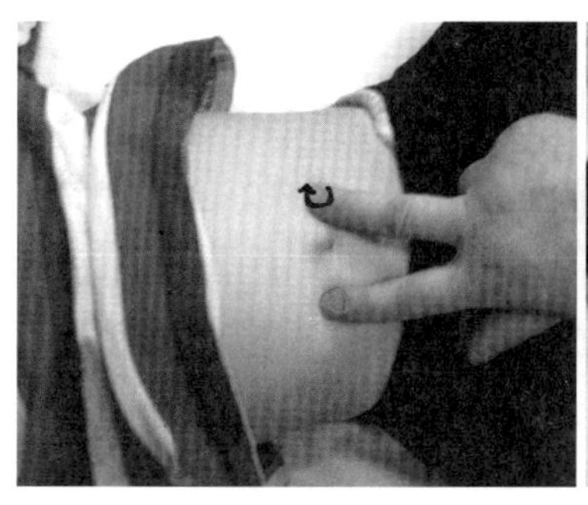

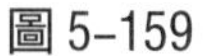
圖 5-159

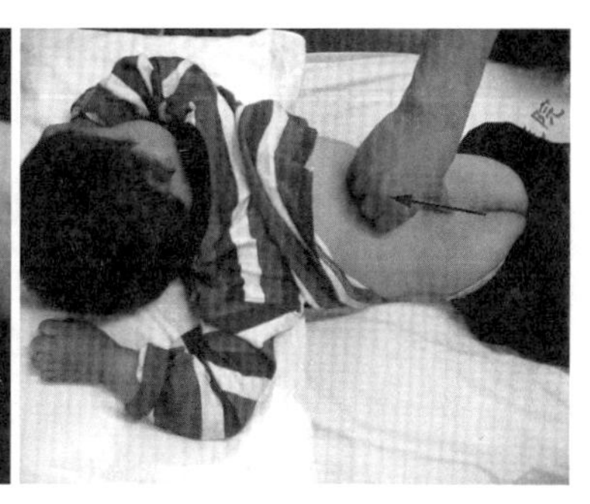

圖 5-160

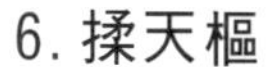
6. 揉天樞

患兒仰臥位，術者用食、中指按揉兒童天樞穴 1 分鐘。（圖 5-159）

7. 推上七節骨

患兒俯臥位，術者用拇指指腹從尾骨向上推七節骨 1 分鐘。（圖 5-160）

8. 揉龜尾

患兒俯臥位，術者用拇指揉龜尾穴 0.5 分鐘。（圖 5-161）

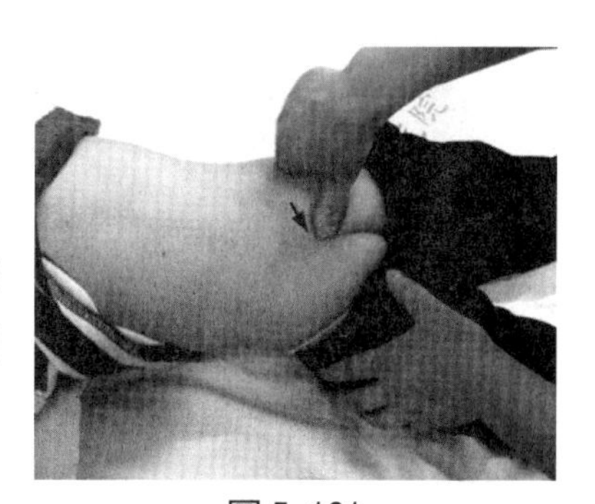

圖 5-161

9. 捏背

患兒俯臥位，術者用拇、食、中三指從腰骶部將患兒皮膚捏起，然後拇指向上推，食、中指向下按從尾向上捏起大椎穴為一遍，可操作 3～5 遍。（見圖 5-145）

(三)咳嗽

咳嗽是肺臟疾病的一種常見症狀，是呼吸道的一種保護性反射動作。一年四季均可發生，而尤以冬春季節為多見，咳嗽可見於多種呼吸道和肺臟病症中如感冒、急性支氣管炎、慢性支氣管炎、肺炎等均可引起咳嗽，兒童咳嗽多因外感六淫之邪，內傷乳食所致。

【按摩療法】

1. 外感咳嗽

(1) 開天門

患兒坐位，術者面對患兒，用雙手拇指螺紋面從印堂推向前發髮，兩手交替進行操作 1 分鐘。（圖 5-162）

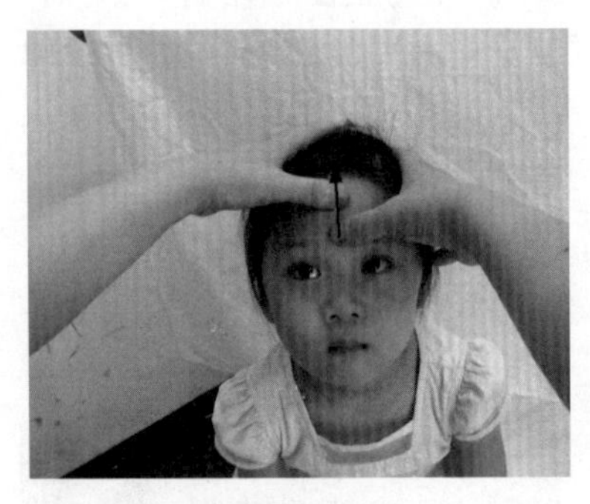

圖 5-162

(2) 推坎宮

患兒姿式同上，術者面對患兒，雙手拇指指腹對患兒眉頭向眉梢分推 1 分鐘。（圖 5-163）

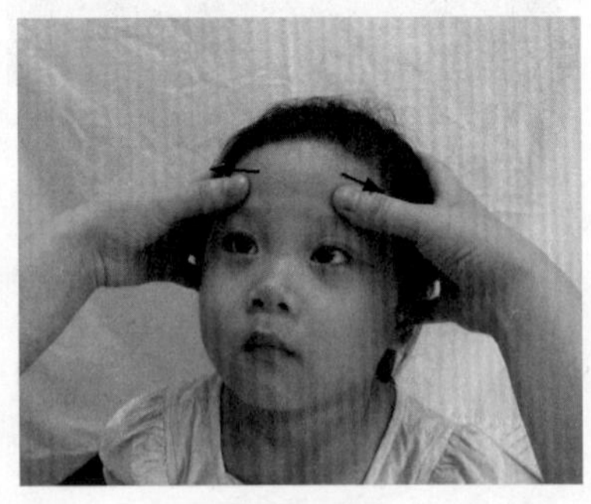

圖 5-163

(3)揉太陽

患兒坐位，術者面對患兒，用雙手中指指腹按揉兒童太陽穴 1 分鐘。（圖 5-164）

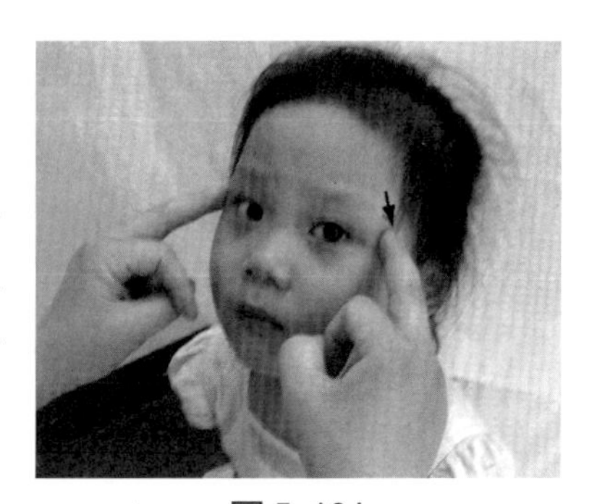

圖 5-164

(4)揉膻中

患兒坐位，術者面對患兒，用中指按揉膻中穴 1 分鐘。（圖 5-165）

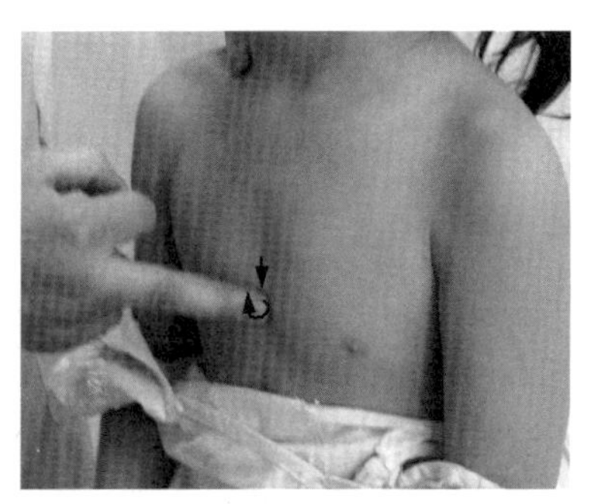

圖 5-165

(5)運內八卦

患兒坐位，術者面對患兒，一手握患兒五指使患兒掌心向上，另一手用拇指塗少許潤滑劑作運八卦操作 2～3 分鐘。（圖 5-166）

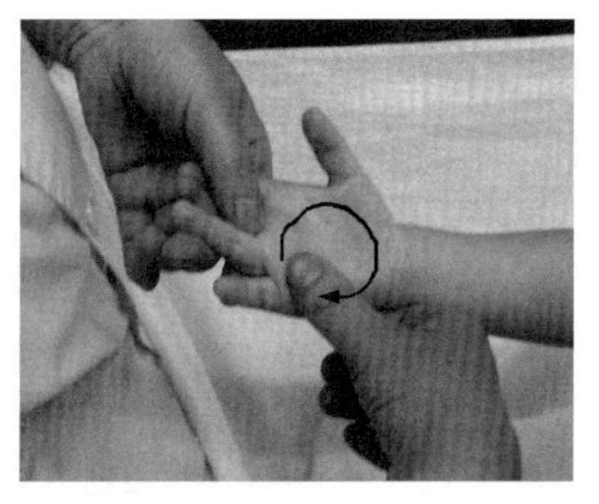

圖 5-166

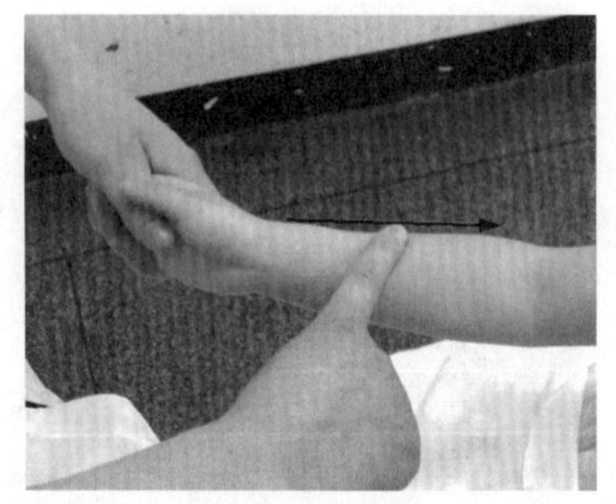

圖 5-167

(6) 推上三關

患兒坐位，術者一手握患兒手腕部，另一手食指塗少許潤滑劑從陽谿穴推向曲池 1 分鐘。（圖 5-167）

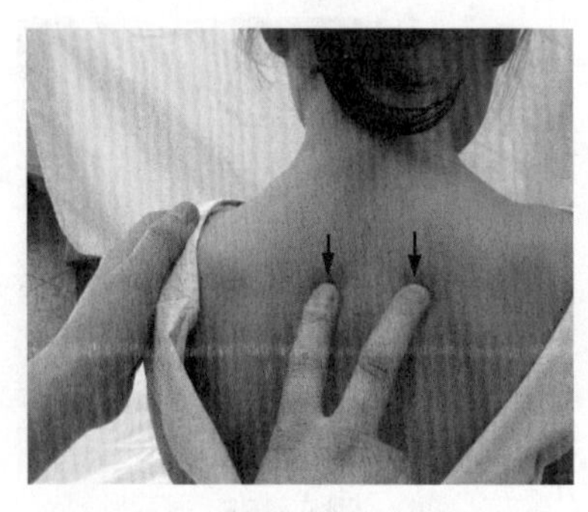

圖 5-168

(7) 揉肺俞

患兒坐位，術者用食、中指按揉肺俞穴 1 分鐘。（圖 5-168）

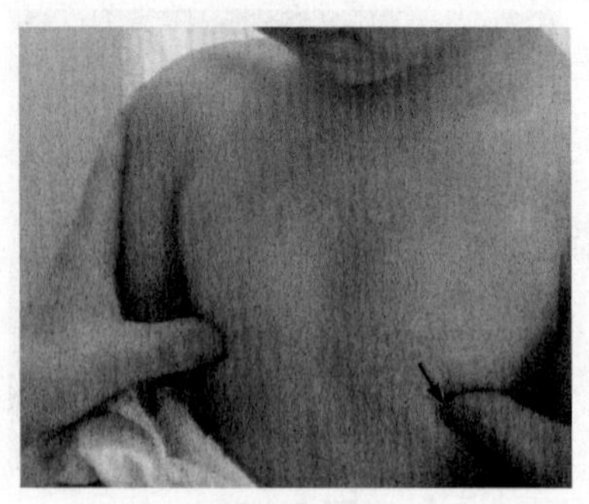

圖 5-169

(8) 揉乳根、乳旁

患兒坐位，術者用拇指指腹按揉患兒乳根、乳旁 1～2 分鐘。（圖 5-169）

2. 內傷咳嗽

(1) 補脾經

患兒坐位，術者一手拿患兒拇指，另一手用拇指指腹按順時針方向揉患兒拇指脾經穴面 1～2 分鐘。（圖 5-170）

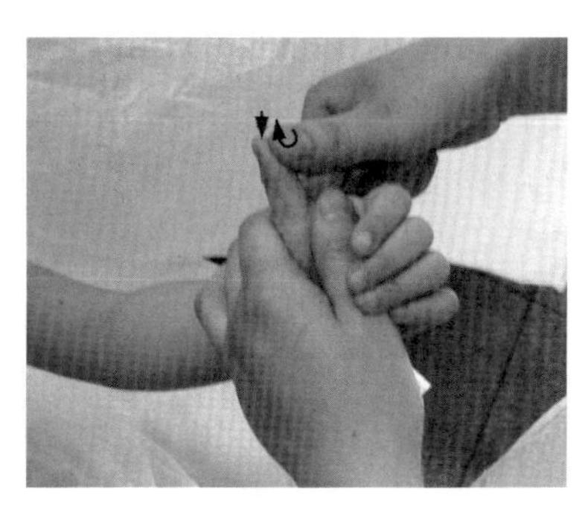

圖 5-170

(2) 補肺經

患兒坐位，術者用一手握住小兒無名指，另一手用拇指指腹順時針方向揉肺經穴 1～2 分鐘。（圖 5-171）

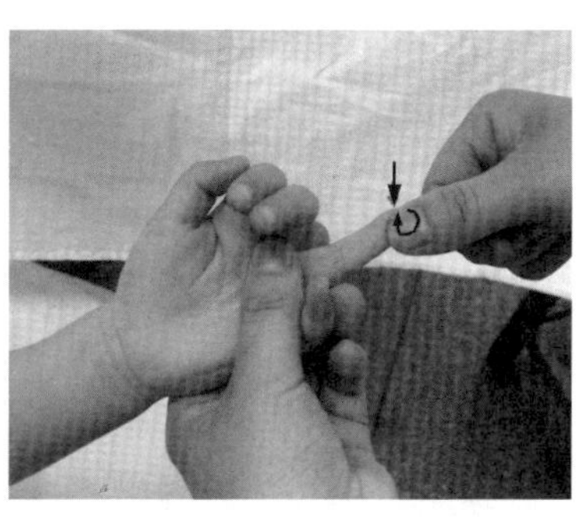

圖 5-171

(3) 運內八卦

患兒坐位，術者用一手握患兒五指掌心向上，另一手用拇指順時針方向運小兒內八卦 2～3 分鐘。（圖 5-172）

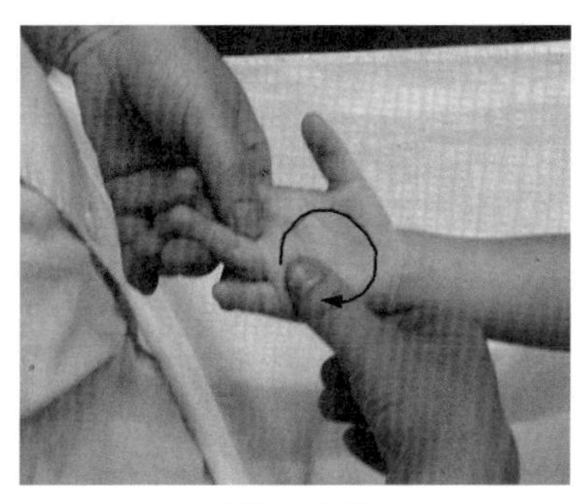

圖 5-172

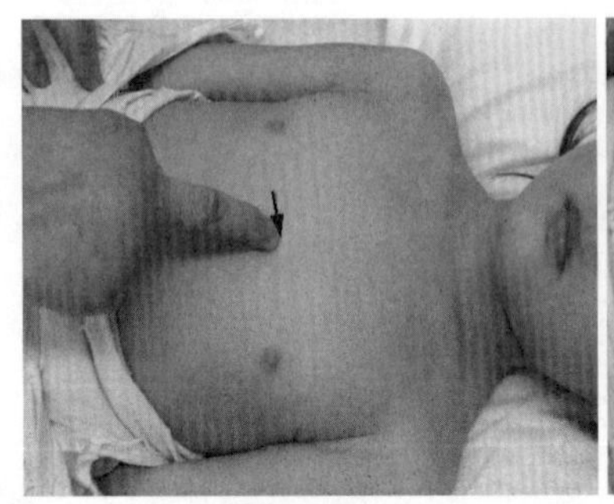

圖 5-173

(4)揉膻中

患兒仰臥位，術者用中指按揉膻中穴1分鐘。（圖5-173）

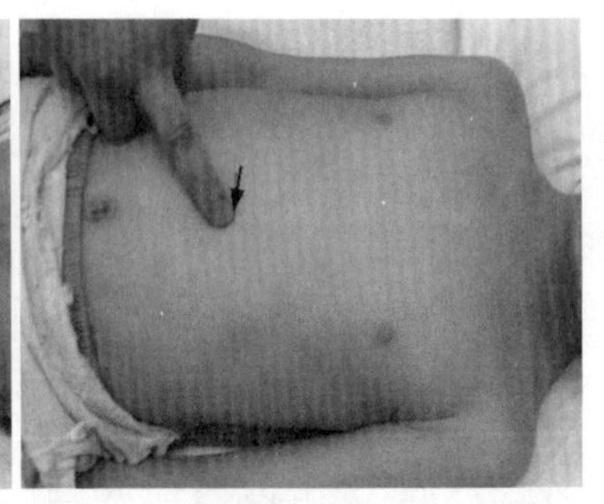

圖 5-174

(5)揉中脘

患兒姿式同上，術者用中指按揉中脘穴1～2分鐘。（圖5-174）

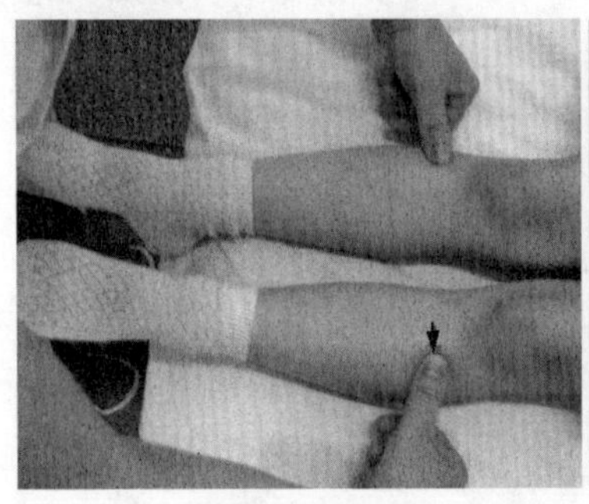

圖 5-175

(6)揉足三里

患兒坐位，術者用拇指按揉兒童足三里穴1～2分鐘。（圖5-175）

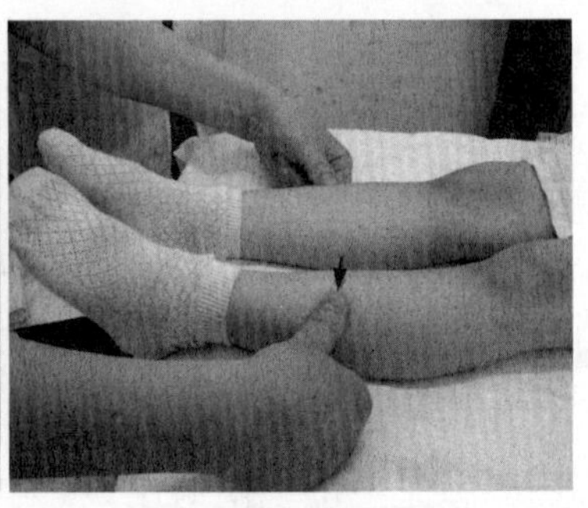

圖 5-176

(7)揉豐隆

患兒坐位，術者用拇指按揉兒童豐隆穴1～2分鐘。（圖5-176）

(8)按揉肺俞

患兒俯臥位，術者用食、中指按揉患兒肺俞穴1分鐘。（圖5-177）

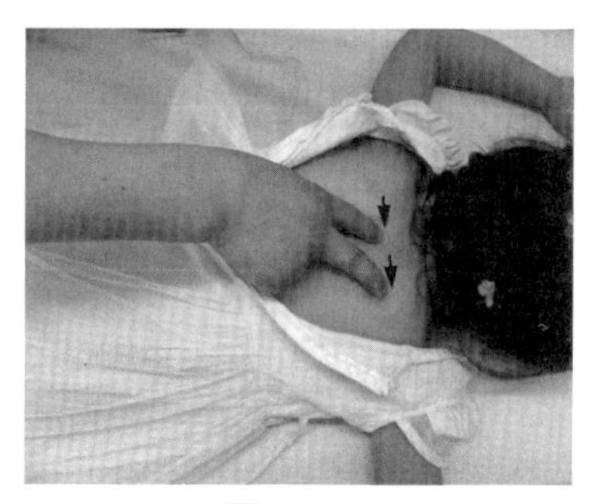
圖5-177

(四)發熱

發熱即體溫異常升高，是兒童常見的一種臨床病症，引起兒童發熱的原因很多，主要是外感和食積為多見。外感發熱，多指兒童感冒而言，但有些急性傳染病初引也可出現發熱，兒童臟腑嬌嫩，形氣未充，抵抗力較低，發熱後容易出現兼症，臨症時應多加注意。

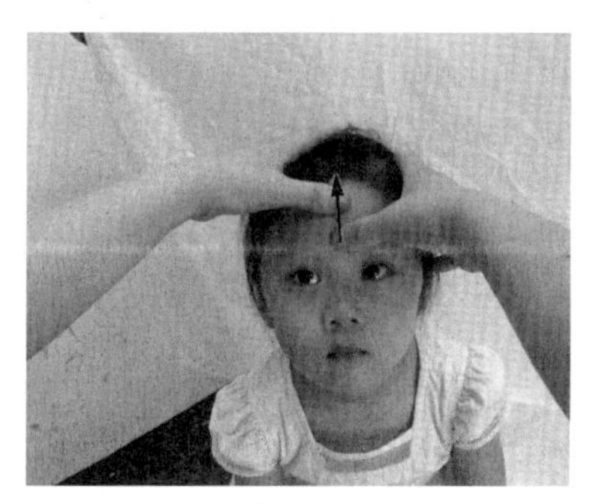
圖5-178

【按摩療法】

1.外感發熱

(1)開天門

患兒坐位，術者面對患兒，用雙手拇指塗少許潤滑劑從印堂穴向上推至前髮際1分鐘。（圖5-178）

(2)推坎宮

患兒坐位，術者面對患兒，用雙手拇指分推兒童坎宮穴1分鐘。（圖5-179）

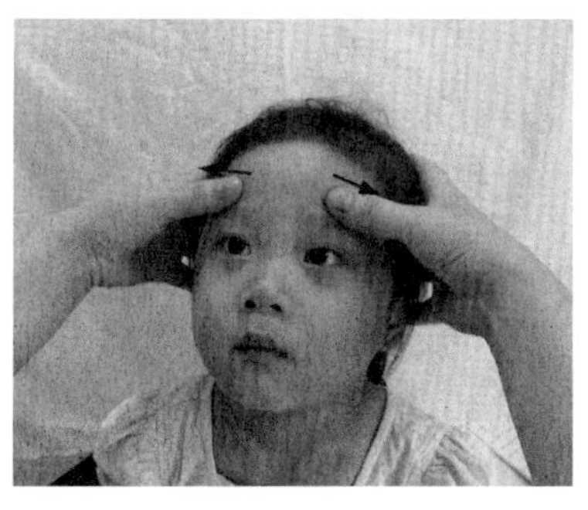
圖5-179

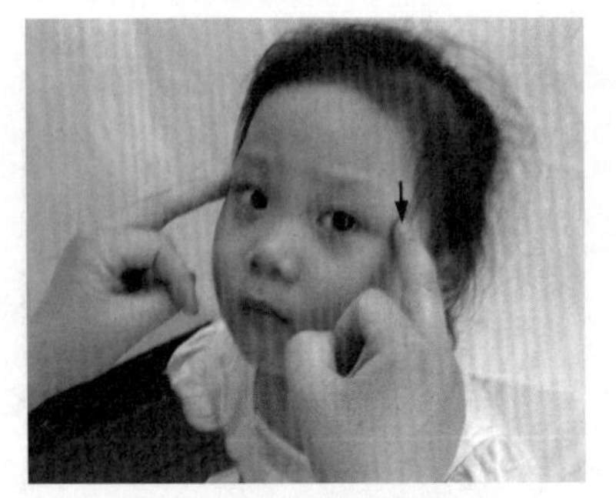

圖 5-180

(3)揉太陽

患兒坐位，術者面對患兒，用中指揉兒童太陽穴1分鐘。（圖 5-180）

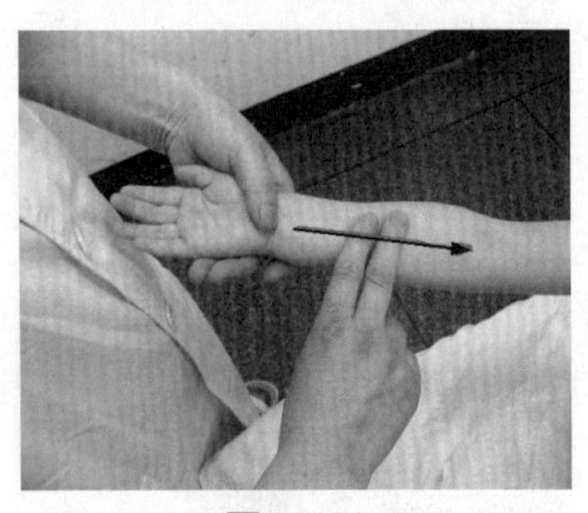

圖 5-181

(4)清天河水

患兒坐位，術者面對患兒，一手握兒童腕部，一手塗少許潤滑劑從兒童總筋穴推向曲澤穴 1～2 分鐘。（圖 5-181）

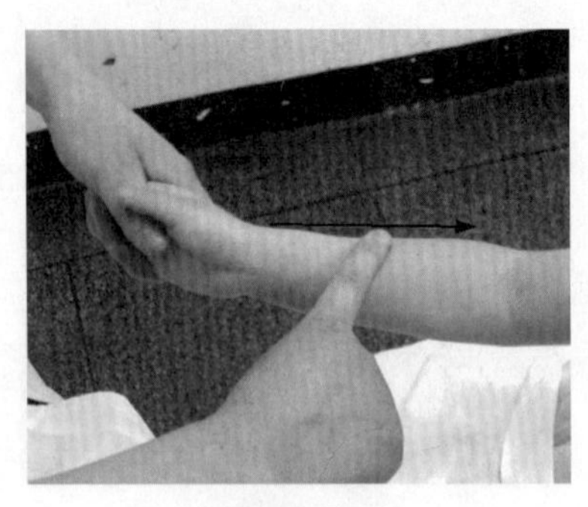

圖 5-182

(5)推上三關

患兒坐位，術者一手握兒童腕部，另一手塗少許潤滑劑從兒童陽谿穴推至曲池穴 1～2 分鐘。（圖 5-182）

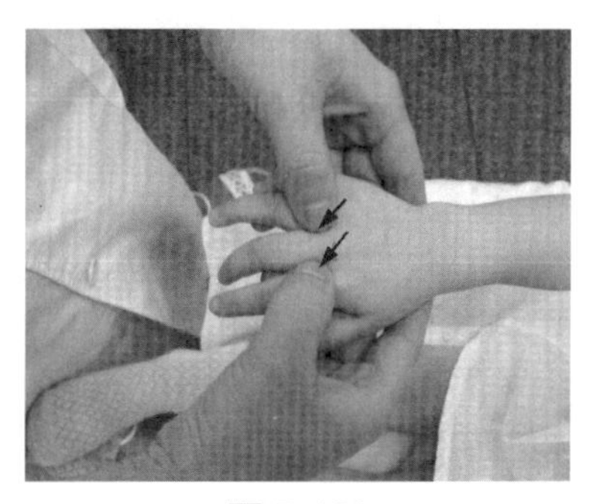
圖 5-183

(6) 掐揉二扇門

患兒坐位，術者用雙手拇指指腹在兒童二扇門穴上進行按揉 1～2 分鐘。（圖 5-183）

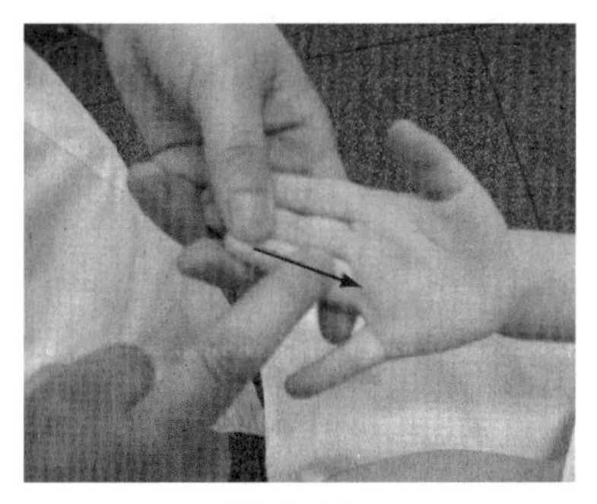
圖 5-184

(7) 清肺經

患兒坐位，術者一手握兒無名指，一手中指塗少許潤滑劑從無名指尖掌面推向指根 1～2 分鐘。（圖 5-184）

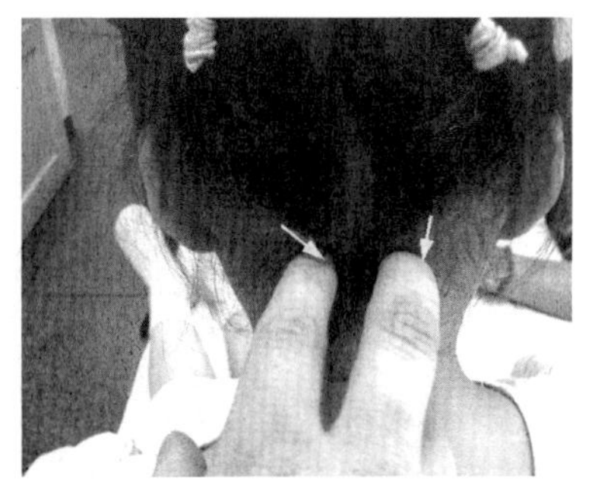
圖 5-185

(8) 拿風池

患兒坐位，術者坐於患兒一側，一手扶患兒前額部，一手食、中指拿患兒風池穴 0.5 分鐘。（圖 5-185）

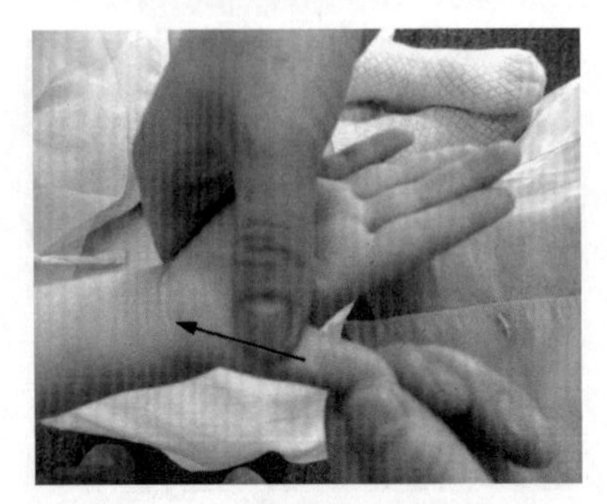
圖 5-186

2. 食積發熱

(1) 清胃經

患兒坐位，術者一手拿兒大拇指，一手拇指塗少許潤滑劑，推胃經從指尖向指根方向操作 1～2 分鐘。（圖 5-186）

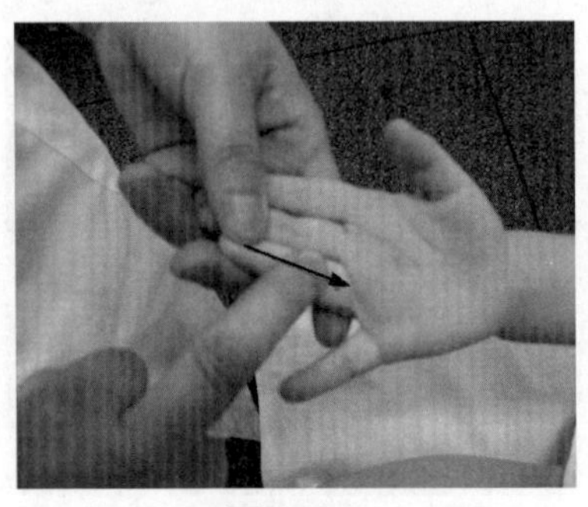
圖 5-187

(2) 清肺經

患兒坐位，術者一手拿兒童無名指，一手塗少許潤滑劑從無名指尖掌面推向指根 1 分鐘。（圖 5-187）

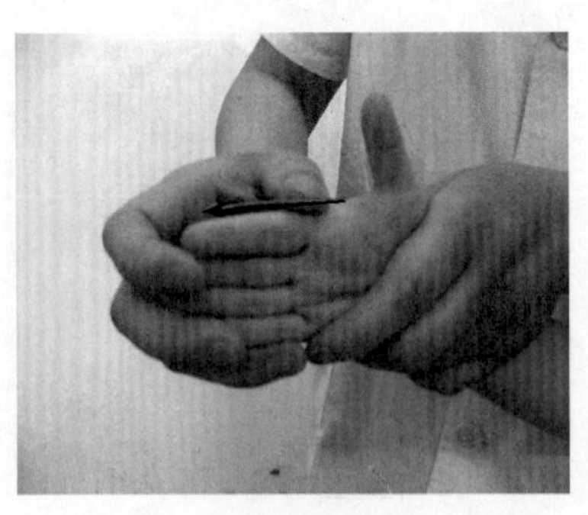
圖 5-188

(3) 清大腸

患兒坐位，術者一手握兒童腕部，一手拇指塗少許潤滑劑，從患兒食指橈側指根推向指尖 1～2 分鐘。（圖 5-188）

(4) 清天河水

患兒坐位，術者一手握兒童腕部，一手食、中指塗少許潤滑劑從患兒總筋穴向曲澤穴 1～2 分鐘。（圖 5-189）

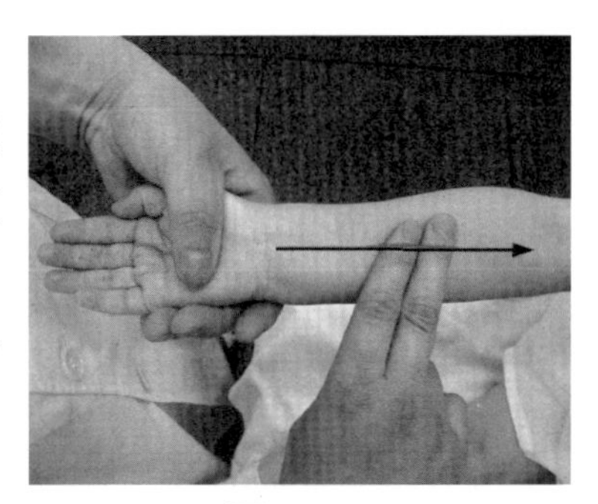

圖 5-189

(5) 退六腑

患兒坐位，術者一手握兒童腕部，一手食、中指塗少許潤滑劑直推患兒六腑穴 1～2 分鐘。（圖 5-190）

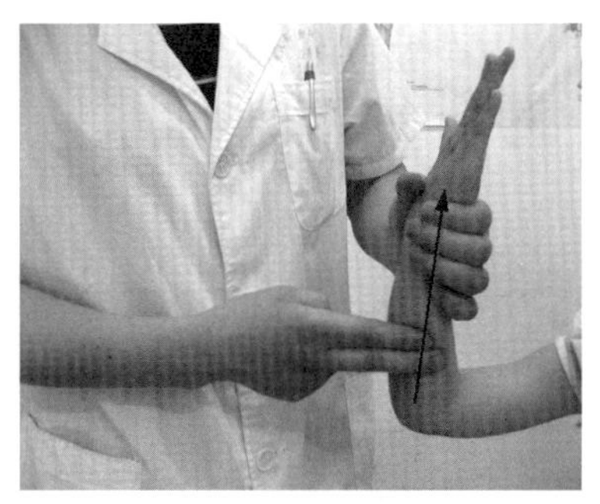

圖 5-190

(6) 揉板門

患兒坐位，術者一手捏兒童拇指，一手拇指揉兒童板門穴 2～3 分鐘。（圖 5-191）

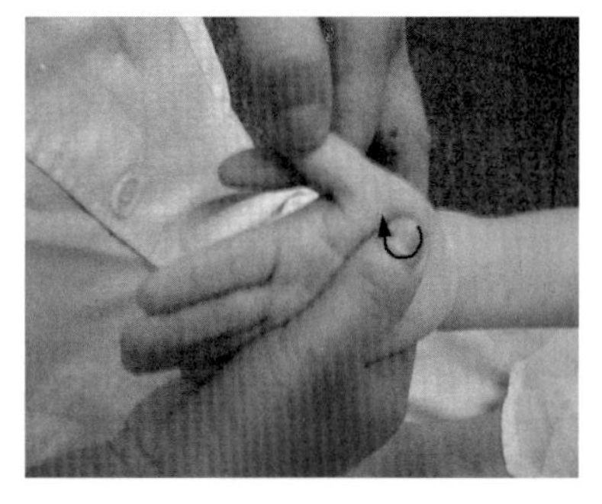

圖 5-191

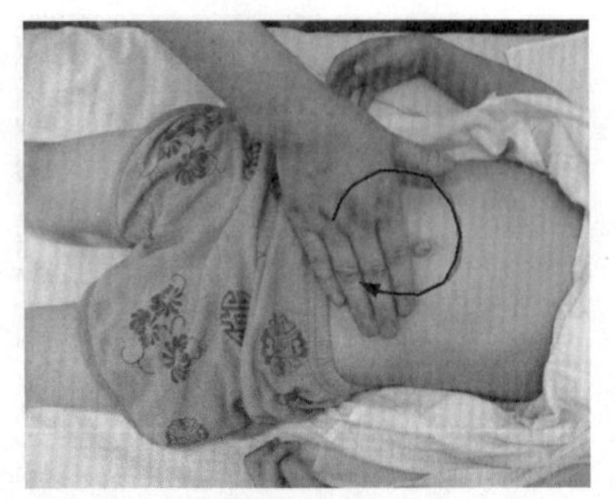

圖 5-192

(7) 摩腹

患兒仰臥位，術者用掌順時針摩患兒腹 5～8 分鐘。（圖 5-192）

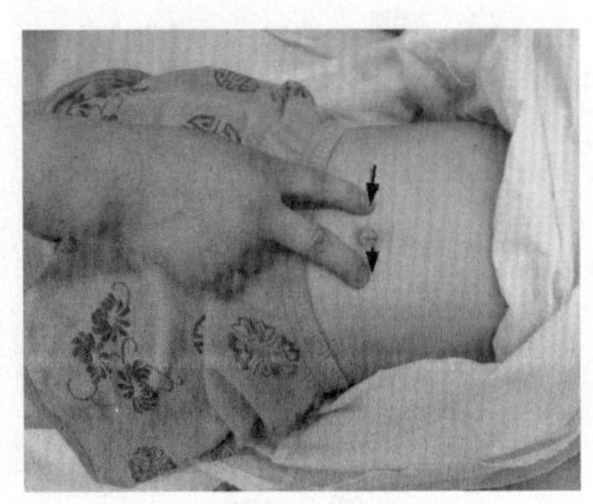

圖 5-193

(8) 揉天樞

患兒仰臥位，術者用食、中指揉患兒天樞穴 0.5 分鐘。（圖 5-193）

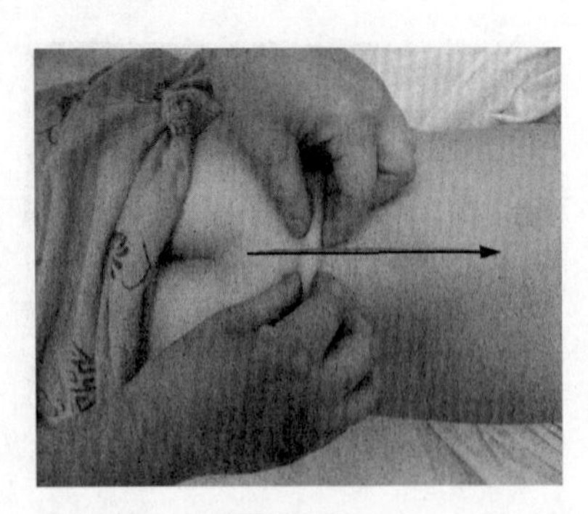

圖 5-194

(9) 捏脊

患兒俯臥位，術者用雙手拇、食指相對用力捏背 3～5 遍。（圖 5-194）

(五)厭食證

厭食證即不思飲食或食慾減退，是指兒童在較長時間食慾缺乏，見食厭煩，食慾不振，甚則拒絕飲食的一種病證，多由餵養不當，乳食不節，濕困脾上，脾胃虛弱，臨床多見，終日不思飲食，四肢倦怠，體重逐漸減輕，抗病能力減，本病為兒童常見病。

【按摩療法】

1. 清脾經

患兒坐位，術者一手拿兒童拇指，另一手拇指塗少許潤滑劑從兒童拇指橈側，從指尖向指根方向直推 1～2 分鐘。（圖 5-195）

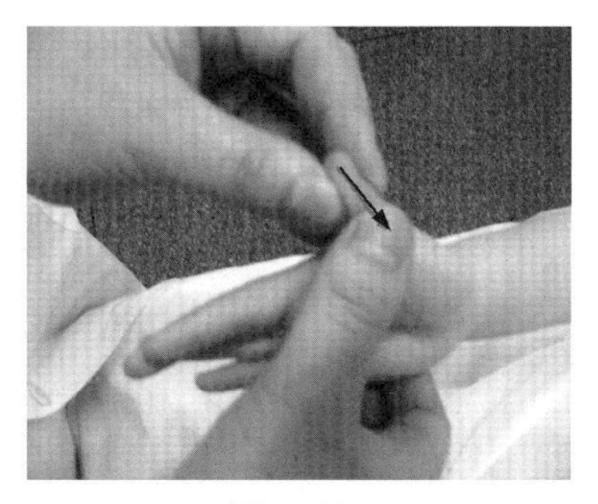

圖 5-195

2. 推四橫紋

患兒坐位，術者一手握兒童四指尖部，另一手拇指塗少許潤滑劑推患兒四橫紋穴 1～2 分鐘。（圖 5-196）

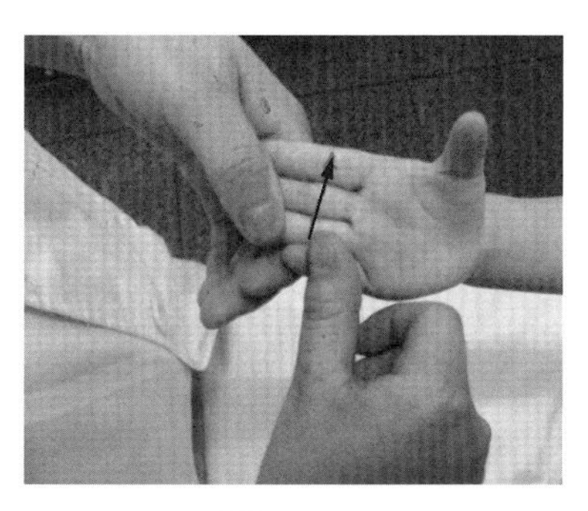

圖 5-196

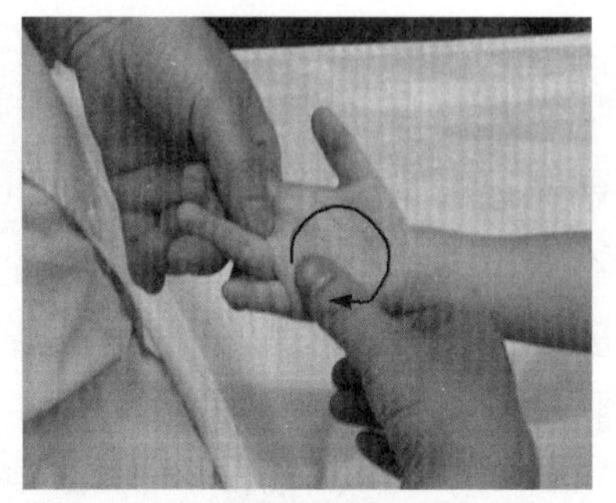
圖 5-197

3. 運內八卦

患兒坐位，術者一手握兒童四指掌心向上，另一手拇指塗少許潤滑劑運內八卦穴 2～3 分鐘。（圖 5-197）

4. 摩腹

患兒俯臥位，術者用掌順時針方向摩腹 3～5 分鐘。（圖略）

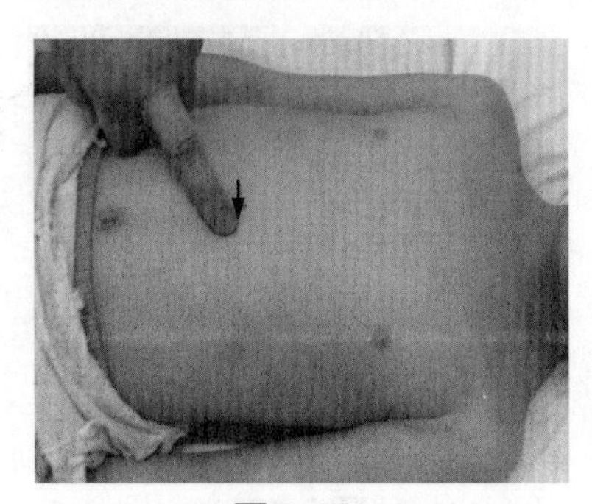
圖 5-198

5. 揉中脘

患者仰臥位，術者用中指按揉患兒中脘穴 1 分鐘。（圖 5-198）

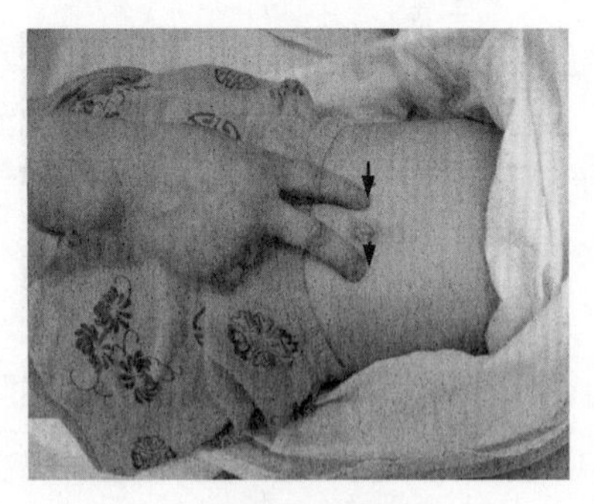
圖 5-199

6. 揉天樞

患兒仰臥位，術者用食、中指按揉患兒天樞穴 1 分鐘。（圖 5-199）

7. 按揉足三里

患兒坐位，術者用拇指按揉患兒足三里穴 1 分鐘。（圖 5-200）

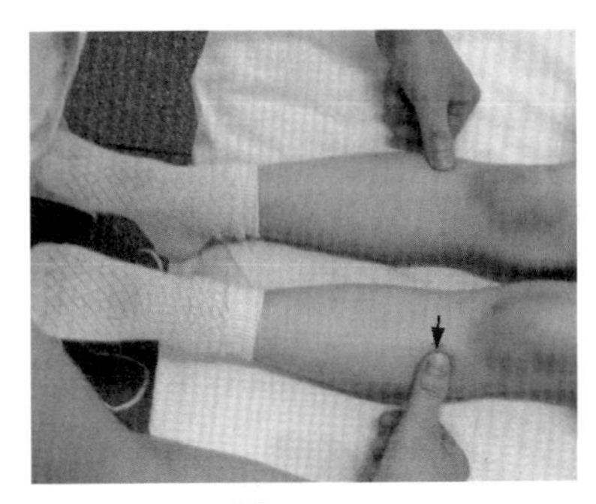

圖 5-200

8. 捏脊

患兒俯臥位，術者用雙手拇指與其餘四指相對用力，從患兒尾骶部向上捏背至大椎穴為一遍每次捏 3～5 遍。（圖 5-201）

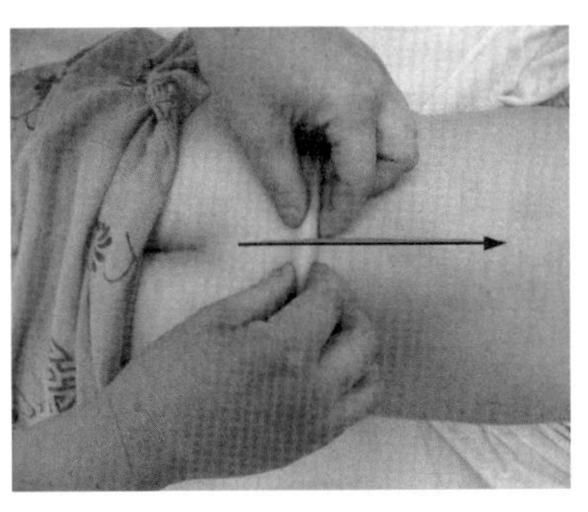

圖 5-201

(六)夜啼

兒童夜啼是指兒童白天如常，入夜則經常啼哭不眠，多因兒童心經有熱、乳食積滯、暴受驚恐及脾寒所致，其臨床表現不一，有的患兒陣陣啼哭，哭後仍能入睡，有的徹夜啼哭通宵達旦，本病多見半歲以內的嬰幼兒。

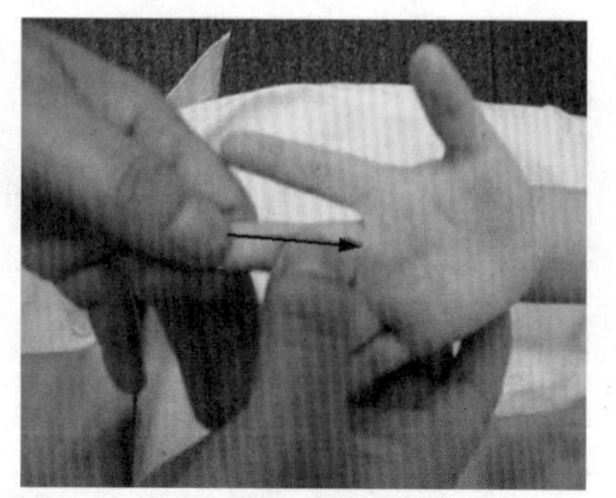

圖 5-202

【按摩療法】

1. 心經積熱

(1) 清心經

患兒坐位，術者一手握兒童中指，一手拇指塗少許潤滑劑從患兒中指掌面從指尖推向指根 1～2 分鐘。（圖 5-202）

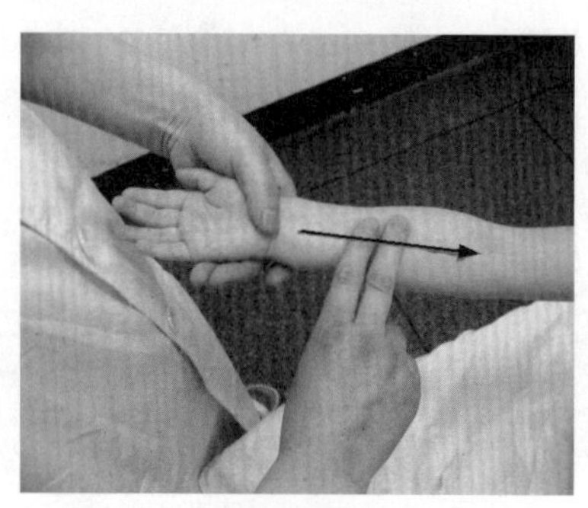

圖 5-203

(2) 清天河水

患兒坐位，術者一手握兒童腕部，掌心朝上，另一手用食、中指塗少許潤滑劑從總筋穴推曲澤穴 2～3 分鐘。（圖 5-203）

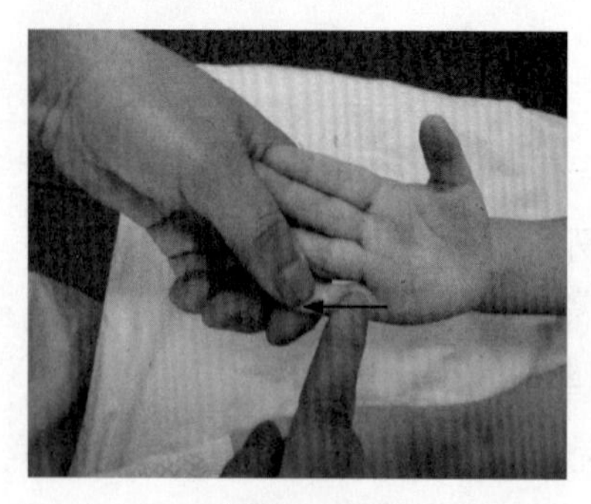

圖 5-204

(3) 清小腸

患兒坐位，術者一手握兒童小指，一手食指塗少許潤滑劑從小指尺側根部推向指尖 1 分鐘。（圖 5-204）

(4) 揉總筋

患兒坐位，術者一手握兒童五指，掌心向上，另一手用拇指按揉總筋穴 1～2 分鐘。（圖 5-205）

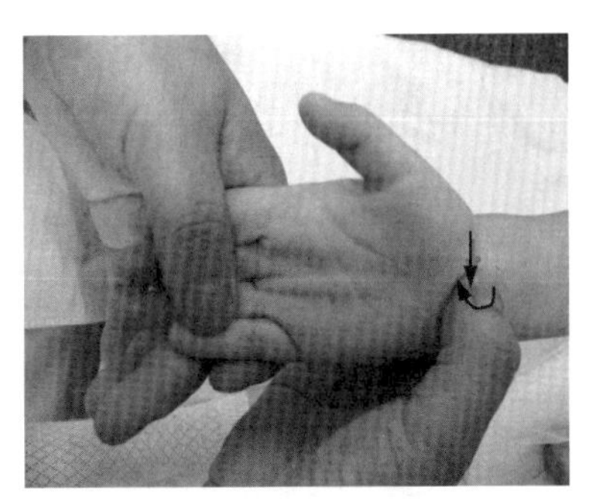

圖 5-205

2. 乳食積滯

(1) 清脾經

患兒坐位，術者一手握兒童拇指尖，一手用拇指從兒童拇指尖橈側推向拇指根 1～2 分鐘。（圖 5-206）

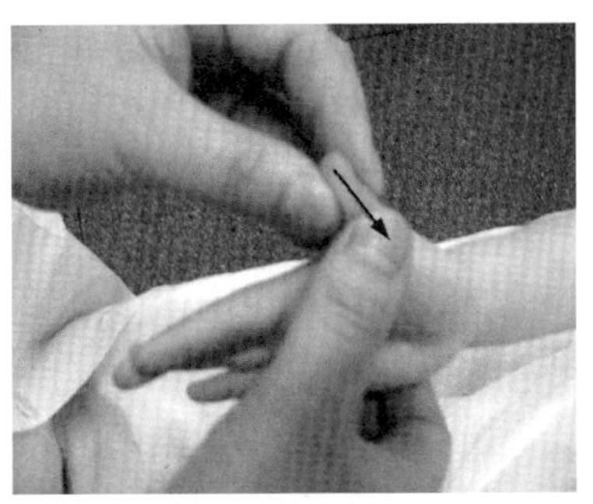

圖 5-206

(2) 清大腸

患兒坐位，術者一手握兒童腕部，另一手用拇指從患兒食指橈側從指根推向指尖 1～2 分鐘。（圖 5-207）

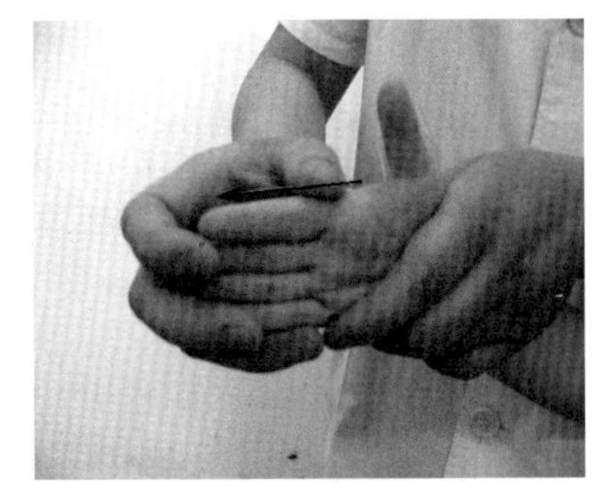

圖 5-207

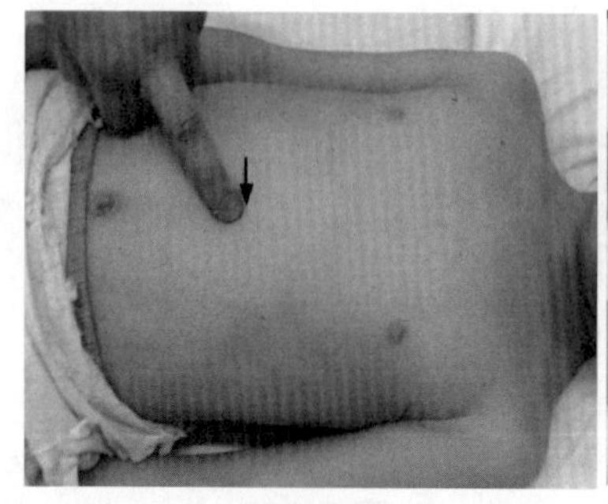

圖 5-208

(3)揉中脘

患兒仰臥，術者用中指指腹按揉患兒中脘穴，2～3 分鐘。（圖 5-208）

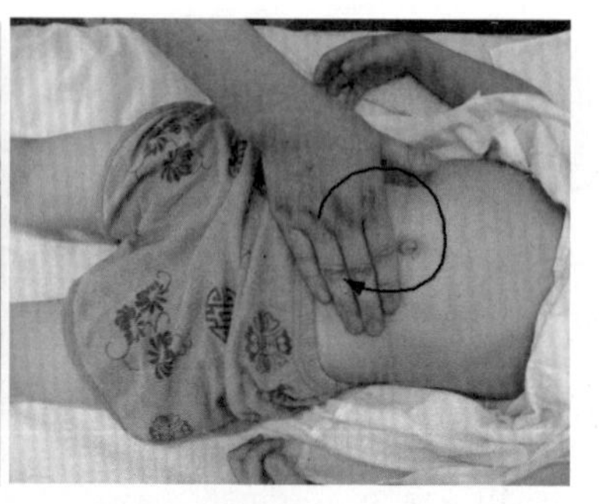

圖 5-209

(4)摩腹

患兒仰臥位，術者用掌順時針摩腹 3～5 分鐘。（圖 5-209）

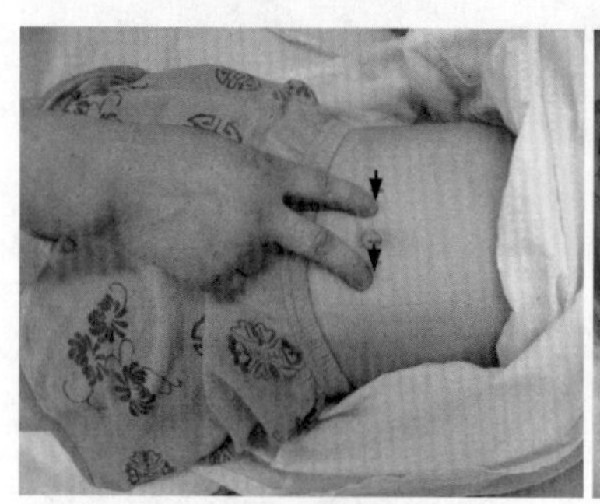

圖 5-210

(5)揉天樞

患兒仰臥位，術者用食、中指按揉患兒天樞穴 1 分鐘。（圖 5-210）

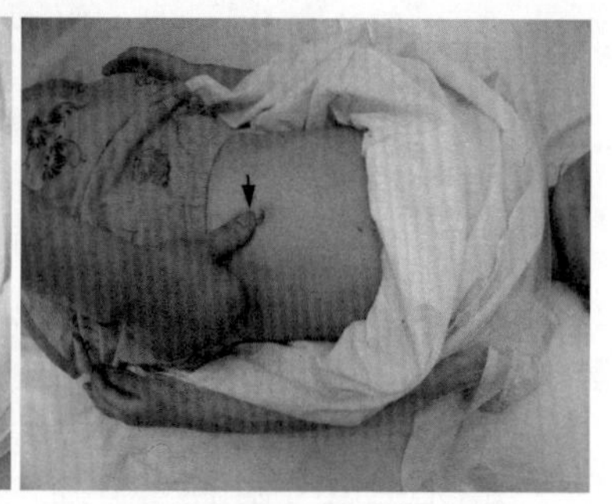

圖 5-211

(6)揉臍

患兒仰臥位，術者用拇指揉患兒臍穴 0.5～1 分鐘。（圖 5-211）

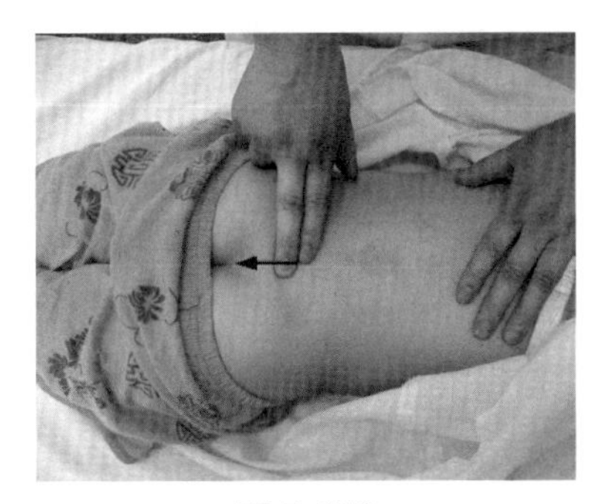

圖 5-212

(7) 推下七節骨

患兒俯臥位，術者用食中指塗少許潤滑劑從第四腰椎間尾椎方向推下七節骨穴 1～2 分鐘。（圖 5-212）

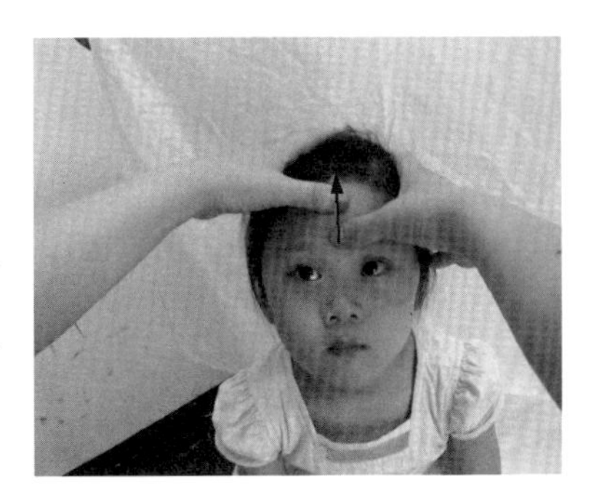

圖 5-513

3. 驚駭恐懼

(1) 開天門

患兒坐位，術者用雙手拇指指腹從患兒印堂穴向上交替推至前髮際 0.5 分鐘。（圖 5-213）

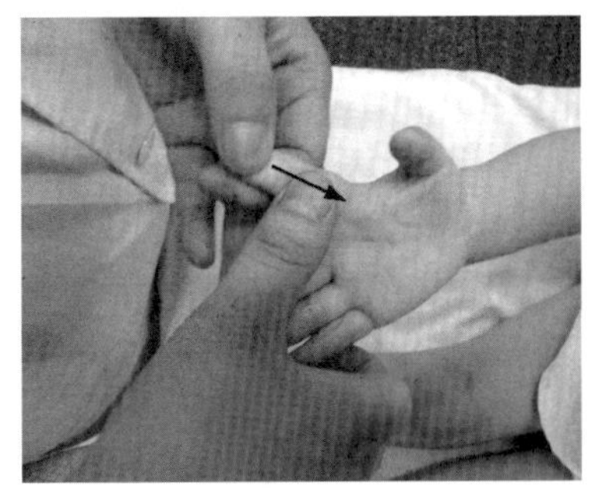

圖 5-214

(2) 清肝經

患兒坐位，術者一手握兒童食指尖部掌心向上，另一手拇指從患兒食指尖推向指根 1 分鐘。（圖 5-214）

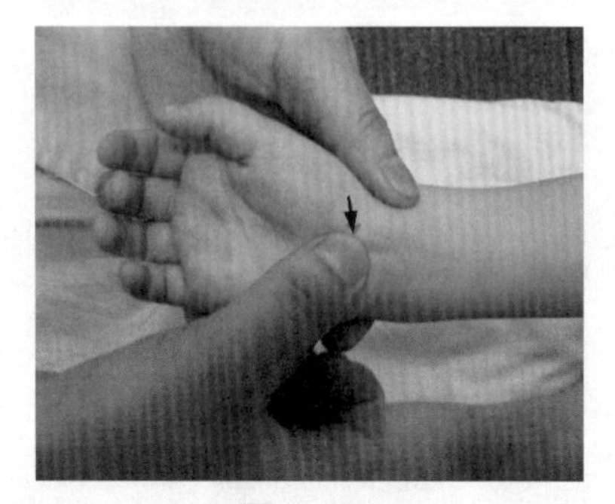
圖 5-215

(3) 揉小天心

患兒坐位，術者一手握患兒腕部，一手用拇指按揉小天心穴 0.5 分鐘。（圖 5-215）

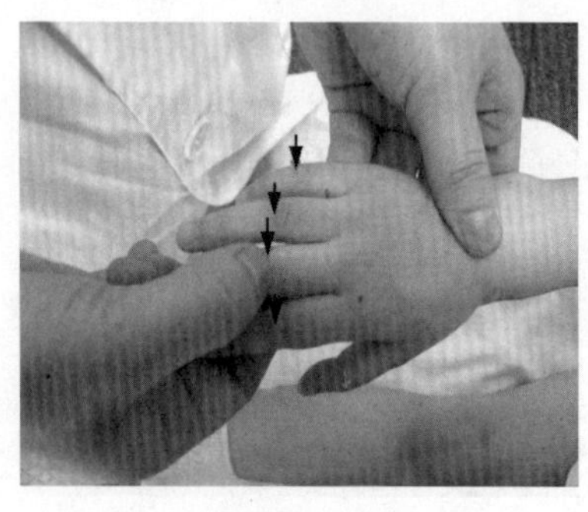
圖 5-216

(4) 揉五指節

患兒坐位，術者一手握兒童腕部，掌心朝下，另一手用拇指揉患兒五指節，依次進行 1 分鐘。（圖 5-216）

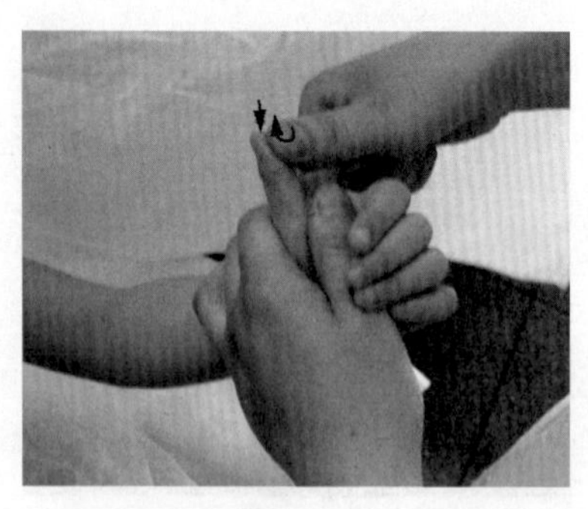
圖 5-217

4. 脾臟虛寒

(1) 補脾經

患兒坐位，術者一手握兒童拇指，一手用拇指指腹順時針按揉脾經穴 1～2 分鐘。（圖 5-217）

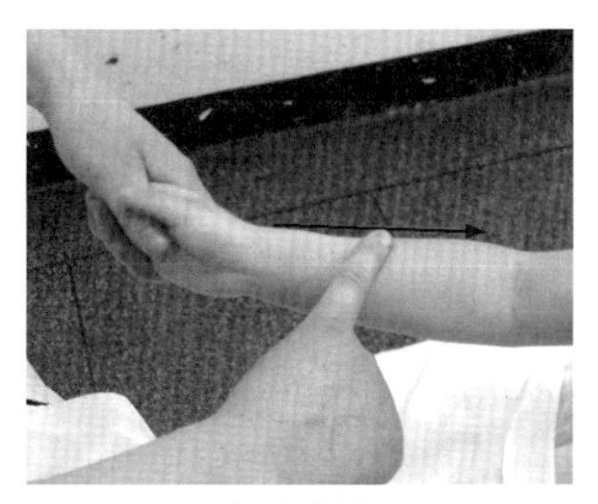
圖 5-218

(2)推上三關

患兒坐位，術者一手握兒童腕部，一手食指塗少許潤滑劑推患兒三關穴 1～2 分鐘。（圖 5-218）

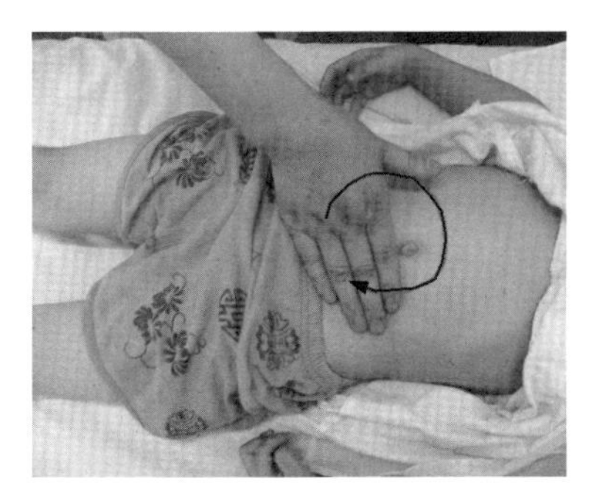
圖 5-219

(3)摩腹

患兒仰臥位，術者用掌摩腹 3～5 分鐘。（圖 5-219）

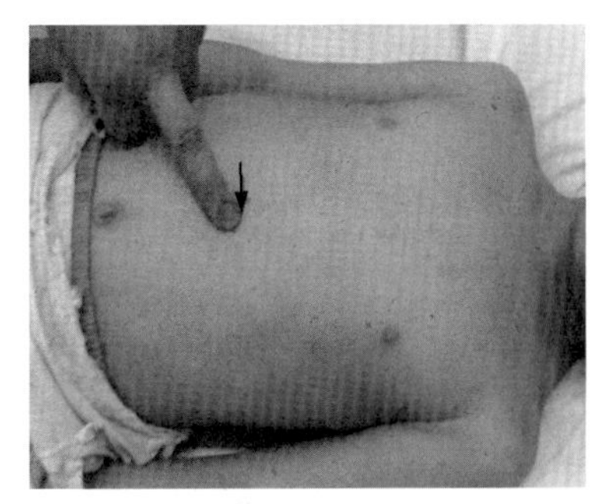
圖 5-220

(4)揉中脘

患兒仰臥位，術者用中指按揉患兒中脘穴 1～2 分鐘。（圖 5-220）

(七)感冒

感冒，俗稱「傷風」是由外邪侵襲人體所致，本病一年四季皆可發生，一般在幾天內可癒，引起兒童感冒的原因多見於感受風邪而挾寒、熱引起發熱頭痛、惡寒、鼻塞、流清涕、咳嗽、不汗出、或汗出、發熱、頭痛、鼻塞、咽喉腫痛等症。

【按摩療法】

1. 風寒感冒

(1) 開天門

患兒坐位，術者面對患兒而坐，用雙手拇指交替從印堂穴推向前髮際 0.5 分鐘。（圖 5-221）

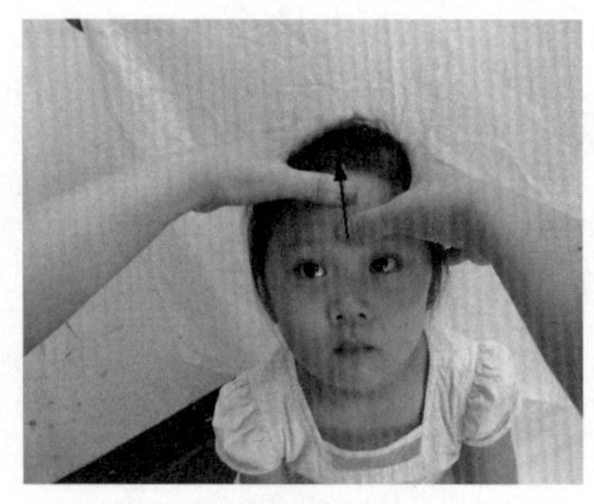

圖 5-221

(2) 推坎宮

患兒坐位，術者面對患兒而坐，用雙手拇指在患兒坎宮穴進行分推 0.5 分鐘。（圖 5-222）

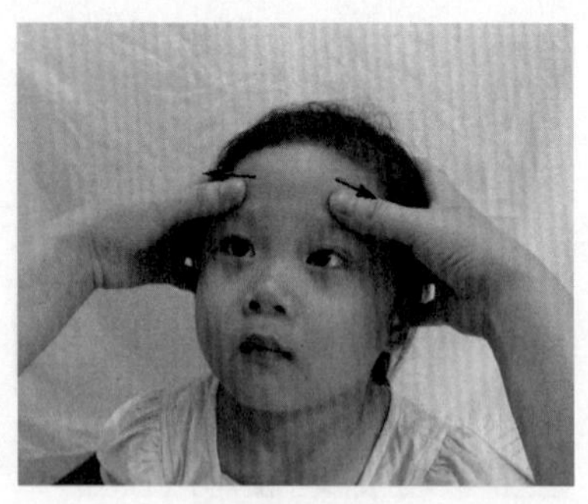

圖 5-222

(3)揉太陽

患兒坐位，術者面對患兒而坐，用雙手中指按揉患兒太陽穴 0.5 分鐘。（圖 5-223）

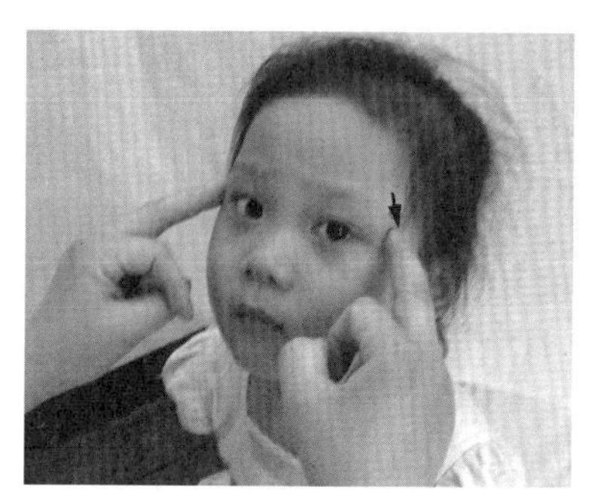

圖 5-223

(4)推上三關

患兒坐位，術者一手握兒童腕部，一手食指塗少許潤滑劑從患兒陽谿穴推至曲池穴 2 分鐘。（圖 5-224）

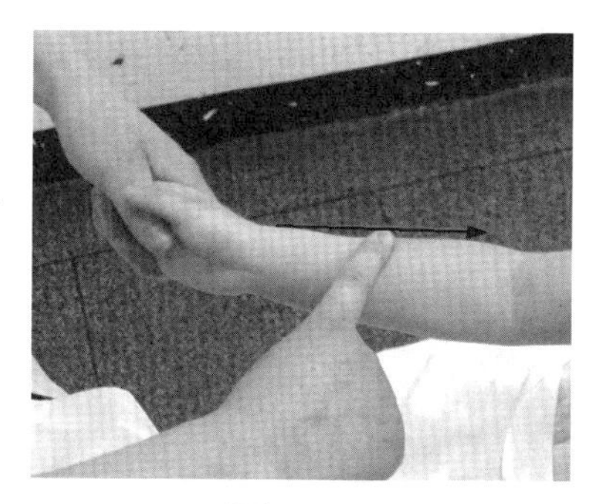

圖 5-224

(5)揉迎香穴

患兒坐位，術者坐於患兒對面，用食、中指指腹按揉患兒迎香穴 0.5 分鐘。（圖 5-225）

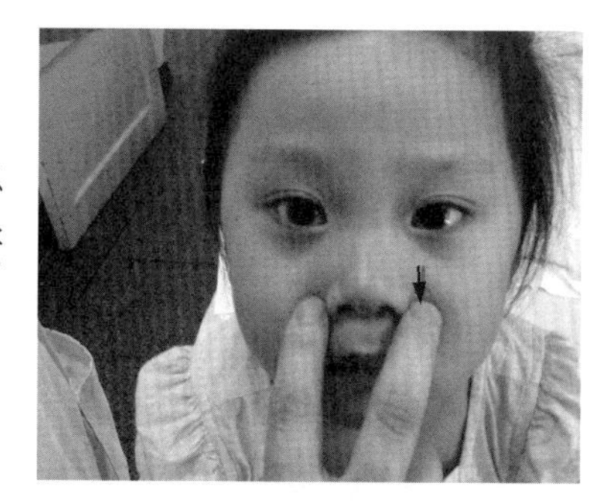

圖 5-225

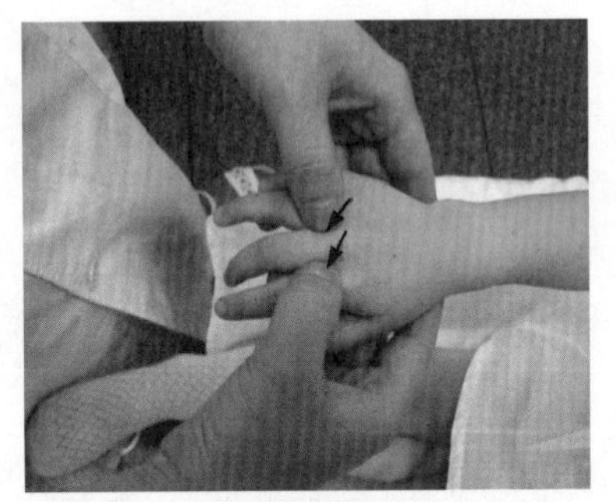
圖 5-226

(6) 掐揉二扇門

患兒坐位，術者用雙手拇指指腹按揉患兒二扇門穴1分鐘。（圖 5-226）

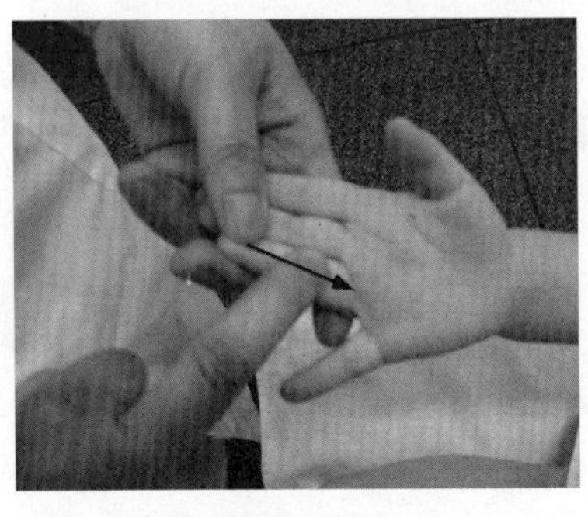
圖 5-227

(7) 清肺經

患兒坐位，術者用一手握兒無名指，掌心朝上，另一手用中指從患兒無名指尖推向指根 1～2 分鐘。（圖 5-227）

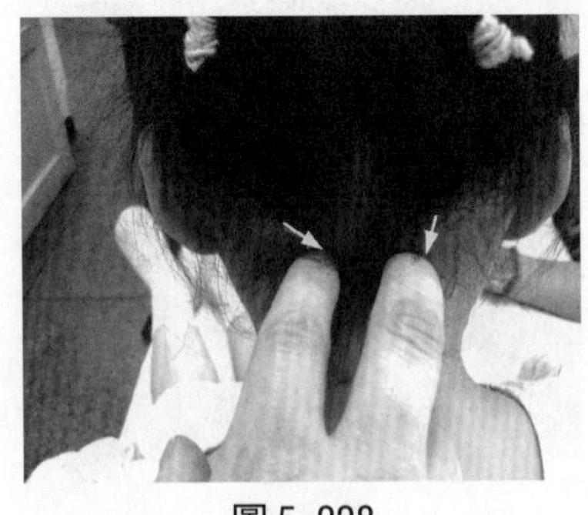
圖 5-228

(8) 拿風池

患兒坐位，術者坐於患兒背側，用一手食中指拿風池穴 0.5 分鐘。（圖 5-228）

2. 風熱感冒

(1) 開天門

患兒坐位，術者面對患兒而坐，用雙手拇指交替從患兒印堂穴向上推至前發髮0.5分鐘。（圖5-229）

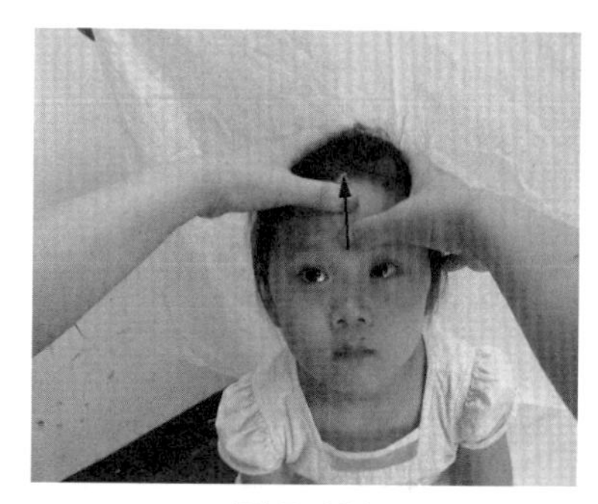

圖5-229

(2) 推坎宮

患兒坐位，術者面對患兒而坐，用雙手拇指分推患兒坎宮穴0.5分鐘。（圖5-230）

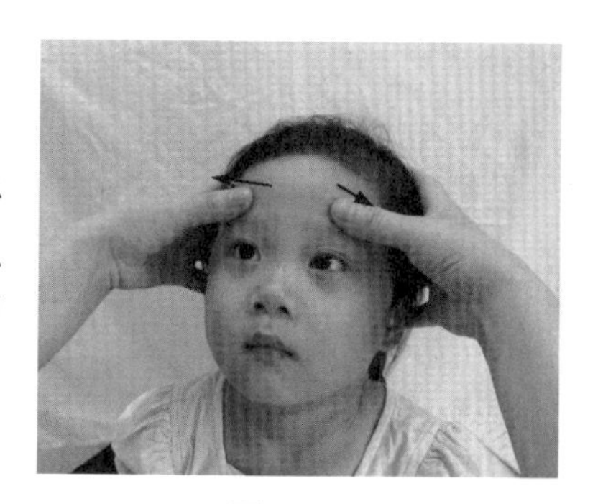

圖5-230

(3) 揉太陽

患兒坐位，術者用雙手中指揉患兒太陽穴0.5分鐘。（圖5-231）

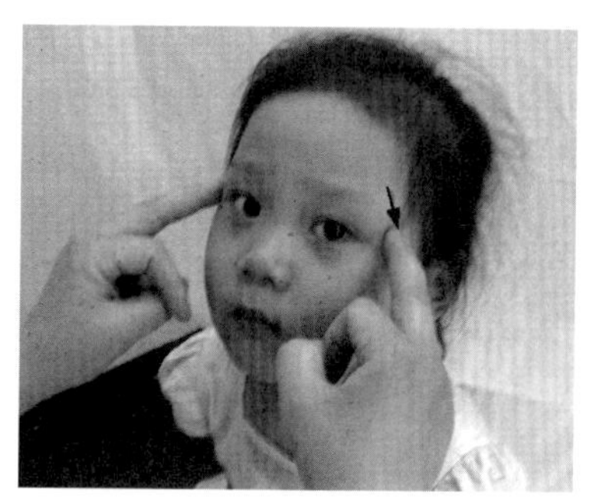

圖5-231

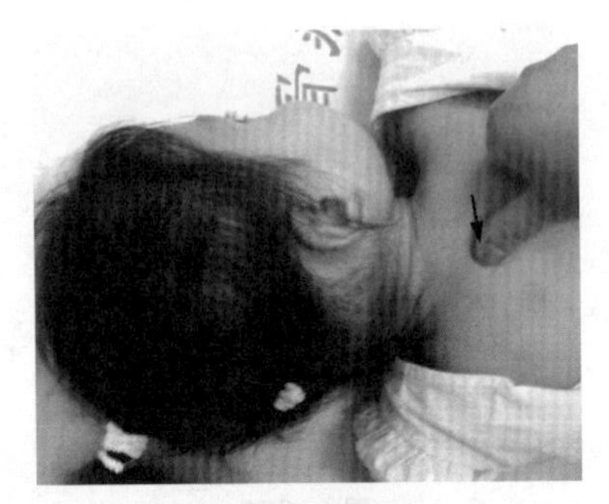

圖 5-232

(4)揉大椎

患兒俯臥位，術者用拇指按揉患兒大椎穴 0.5～1 分鐘。（圖 5-232）

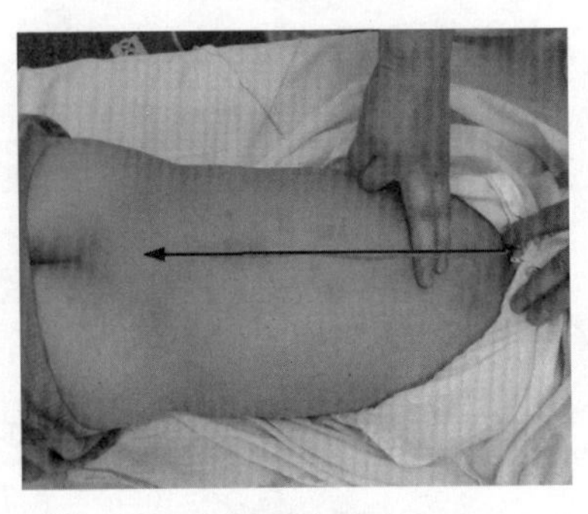

圖 5-233

(5)推脊柱穴

患兒俯臥位，術者用食、中指，滑石粉或薄荷水從大椎開始推至脊柱尾骶部 10～20 遍。（圖 5-233）

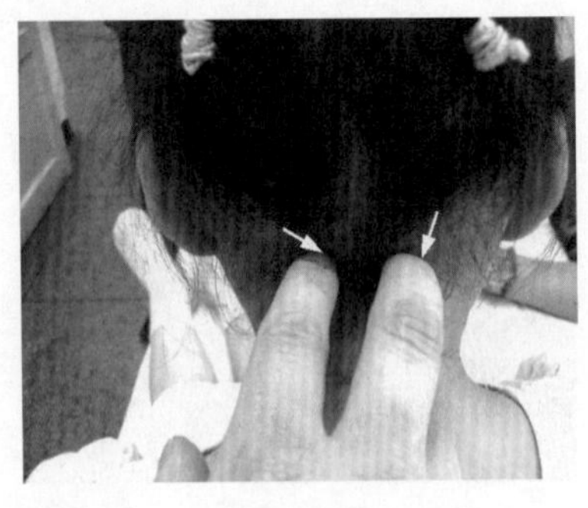

圖 5-234

(6)拿風池

患兒坐位，術者坐於患兒背後，用食、中指拿風池穴 0.5 分鐘。（圖 5-234）

(八)兒童肌性斜頸

兒童肌性斜頸又稱兒童原發性斜頸或兒童先天性斜頸，多因分娩時一側胸鎖乳突肌損傷，或胎頭不正，胎兒在子宮內頭部偏向一側，導致一側胸鎖乳突肌血運不暢，該肌缺血性改變所致。臨床表現是以患兒頭向患側傾斜，前傾、顏面旋向健側為其特徵。

【按摩療法】

1. 按摩胸鎖乳突肌

患兒取仰臥位，術者用食、中指塗少許潤滑劑，在患兒患側胸鎖乳突肌上作按揉法 5～6 分鐘。（圖 5-235）

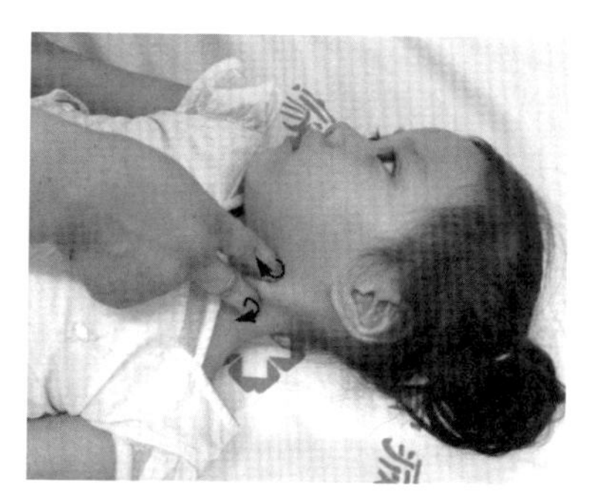

圖 5-235

2. 拿捏胸鎖乳突肌

患兒仰臥位，術者用拇、食、中指相對用力拿捏患兒患側胸鎖乳突肌 2～3 分鐘。（圖 5-236）

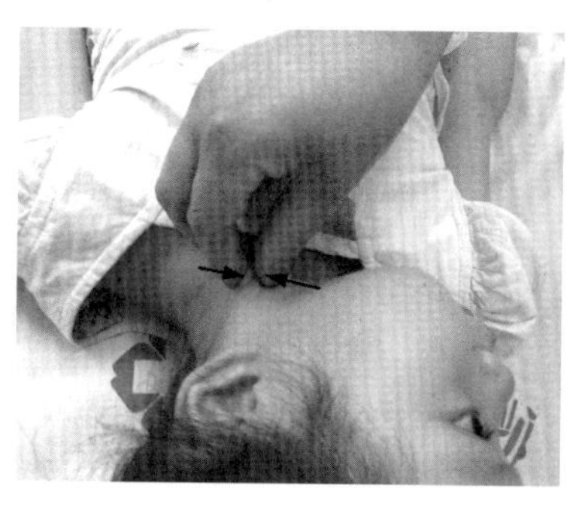

圖 5-236

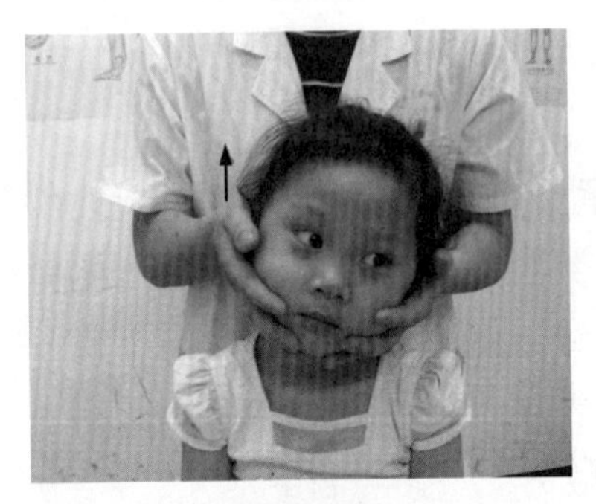

圖 5-237

3. 伸頸項部

患兒坐位，術者用雙手拇指與其餘四指捧患兒頭部兩側，然後將患兒頭部向健側向上拔伸頸項部 2～3 次。（圖 5-237）

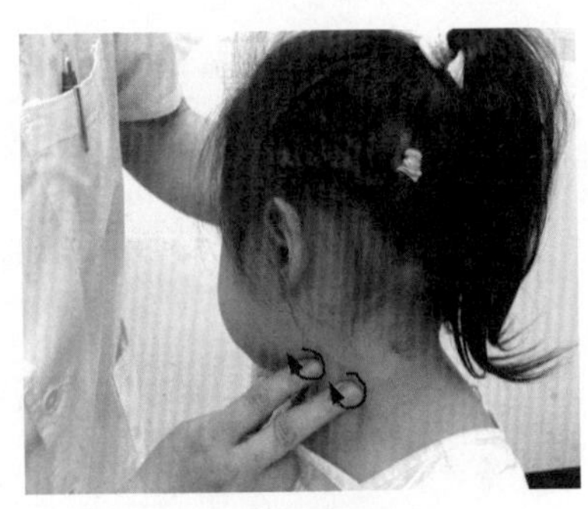

圖 5-238

4. 揉摩患部

患兒坐位，術者用食、中指揉摩患側胸鎖乳突肌 2～3 分鐘。（圖 5-238）

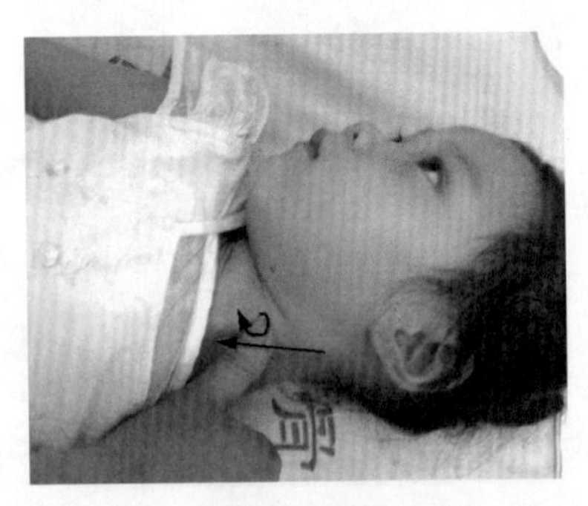

圖 5-239

5. 推揉胸鎖乳突肌

患兒仰臥位，術者用拇指推揉患側胸鎖乳突肌 1～2 分鐘。（圖 5-239）

(九)疳積

兒童疳積是疳症和積滯的總稱。積滯是指兒童因內傷乳食，脾不健運，乳食積滯不化，氣滯不行留滯於中，疳症是指氣液乾枯，形體羸弱，毛髮枯焦，神疲乏力，往往是積滯的進一步發展，所以古人有「無積不成疳」的說法。由於積和疳不僅有因果關係，而且在臨床上很難截然分開，故統稱之為疳積。

【按摩方法】

1. 補脾經

患兒坐位，術者一手握兒童大拇指，另一手用拇指指腹順時針方向揉摩兒童脾經穴 2～3 分鐘。（圖 5-240）

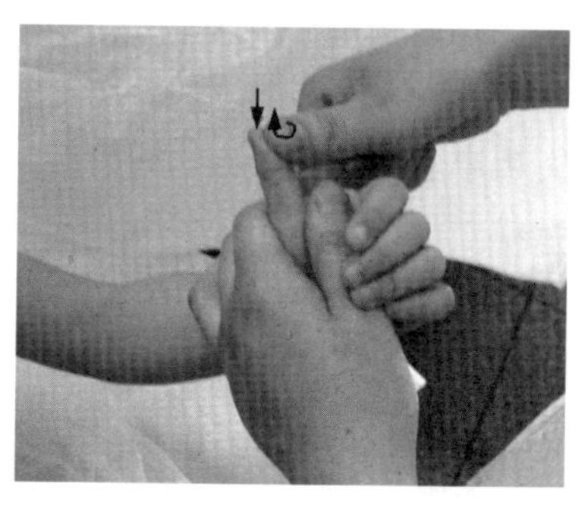

圖 5-240

2. 運內八卦

患兒坐位，術者一手握兒童五指指間關節部，掌心向上，另一手用拇指塗少許潤滑劑運患兒內八卦 2～3 分鐘。（圖 5-241）

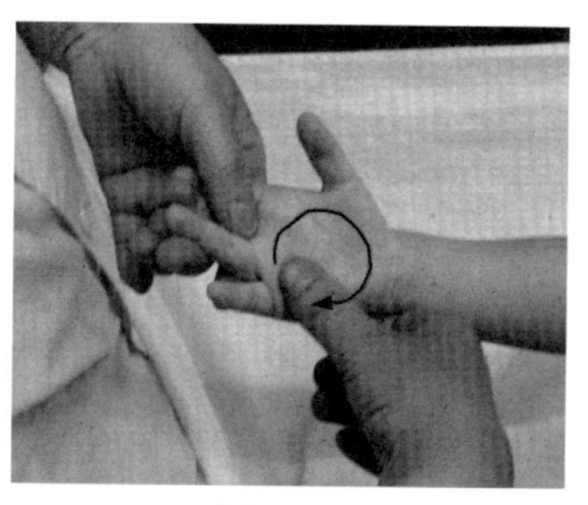

圖 5-241

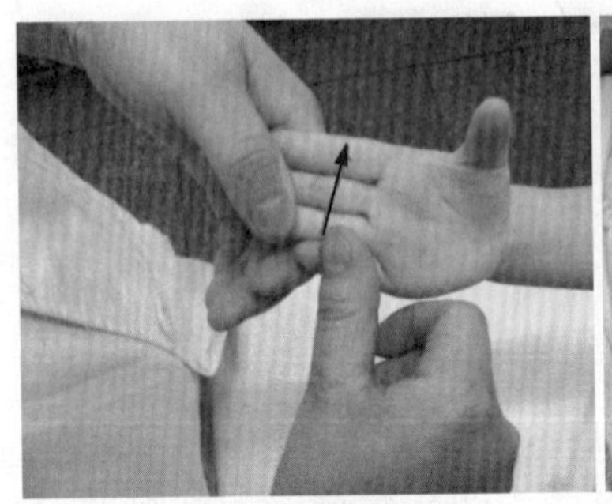

圖 5-242

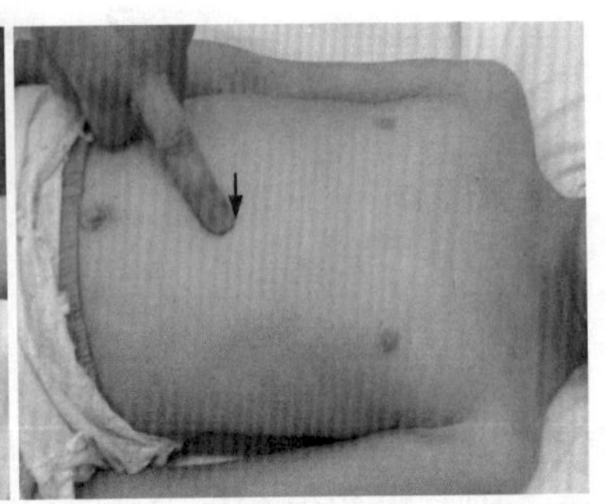

圖 5-243

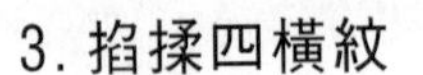

3. 掐揉四橫紋

患兒坐位，術者一手握患兒食、中、無、小指指尖，掌心朝上，另一手用拇指掐揉四橫紋穴，掐 3～5 次，揉 50～100 次。（圖 5-242）

4. 揉中脘

患兒仰臥位，術者用中指按揉患兒中脘穴 1～2 分鐘。（圖 5-243）

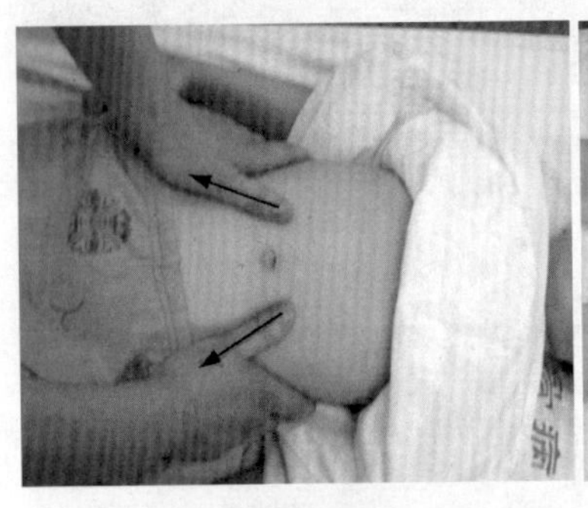

圖 5-244

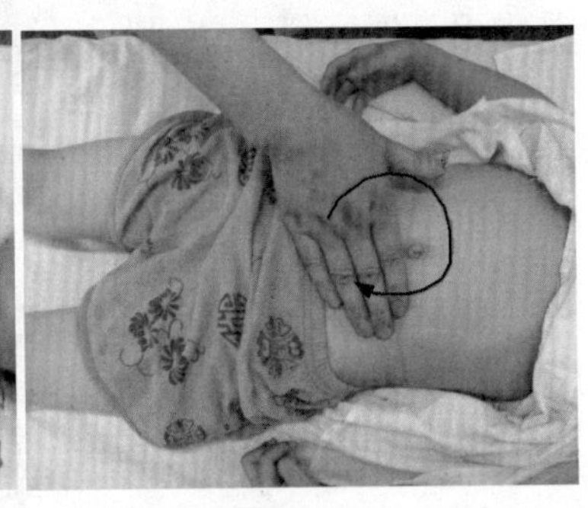

圖 5-245

5. 分推腹陰陽

患兒仰臥位，術者用雙手拇指分推兒童腹陰陽穴 1 分鐘。（圖 5-244）

6. 摩腹

患兒仰臥位，術者用掌摩腹 5～8 分鐘。（圖 5-245）

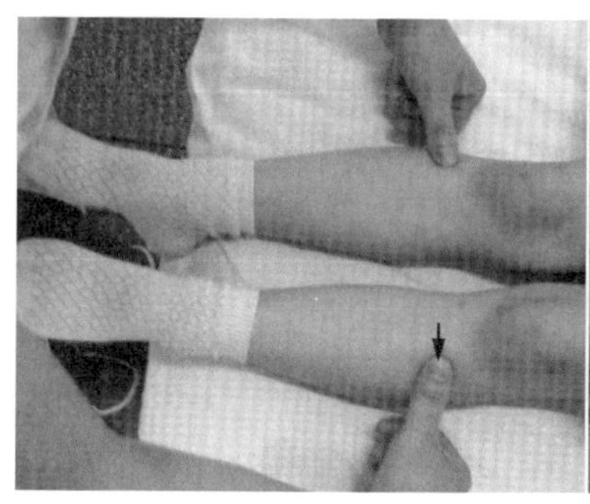

圖 5-246

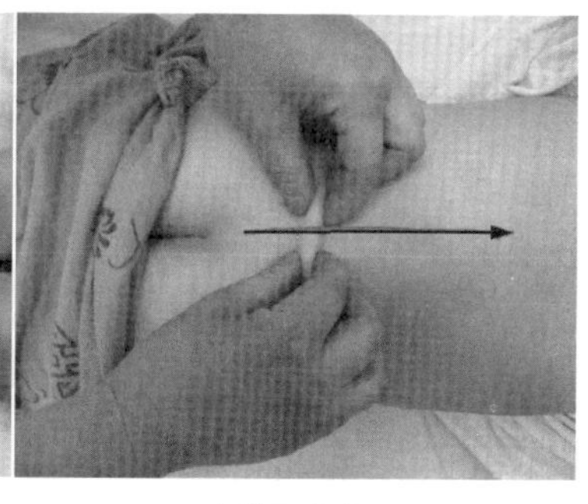

圖 5-247

7. 按揉足三里穴

患兒仰臥位，術者用雙手拇指按揉足三里穴 0.5～1 分鐘。（圖 5-246）

8. 捏脊

患兒俯臥位，術者用拇、食、中指相對用力捏脊 3～5 遍。（圖 5-247）

(十) 脫肛

脫肛是指肛門直腸向外翻出而脫垂於肛門之外的一種病症，又稱直腸脫垂，多因中氣下陷和大腸實熱所致，輕者多見部分脫出，多在大便時發生，便後可自行還納，重者可完全脫出不收。

【按摩療法】

1. 中氣下陷

(1) 補脾經

患兒坐位，術者一手握兒童大拇指，另一手用拇指螺紋面順時針揉摩脾經 1～2 分鐘。（圖 5-248）

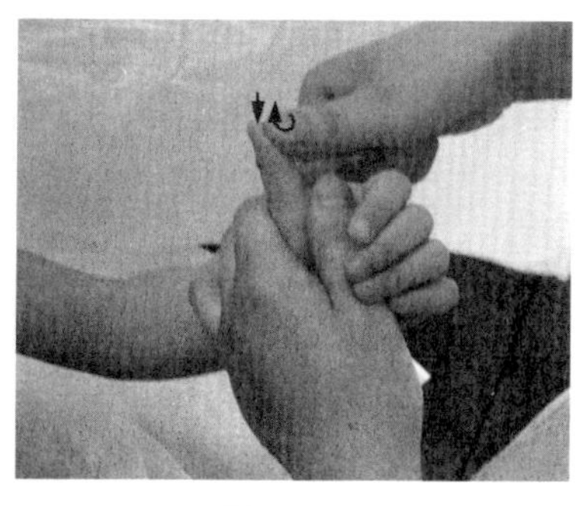

圖 5-248

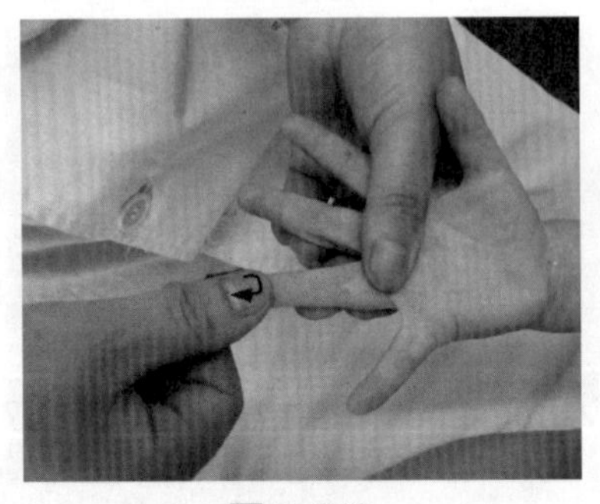
圖 5-249

(2) 補肺經

患者坐位，術者一手握兒童無名指，另一手用拇指指腹，順時針揉摩肺經 1～2分鐘。（圖 5-249）

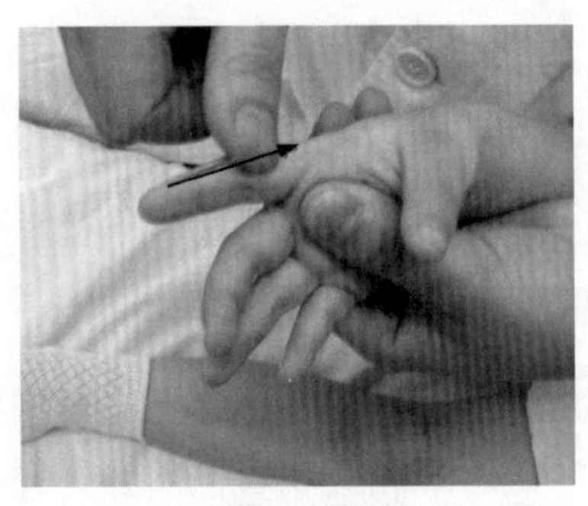
圖 5-250

(3) 補大腸

患兒坐位，術者一手握兒童食指，另一手用拇指塗少許潤滑劑從患兒食指橈側從指尖推向指根 1～2 分鐘。（圖 5-250）

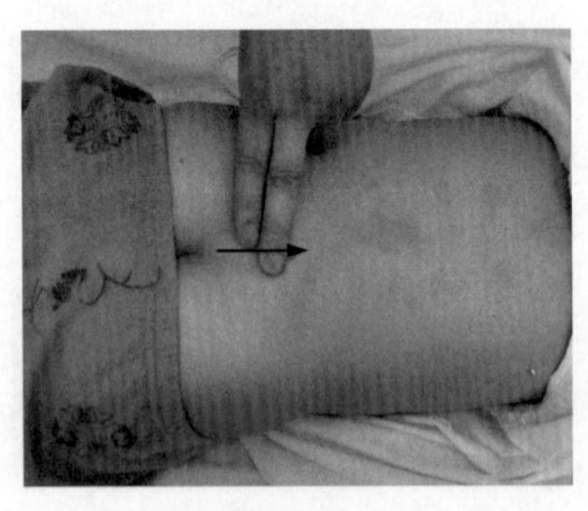
圖 5-251

(4) 推上七節骨

患兒俯臥位，術者用食中指塗少許潤滑劑從患兒尾骶正中向上推上七節骨 2～3 分鐘。（圖 5-251）

(5)揉龜尾

患兒俯臥位，術者用拇指揉兒童龜尾穴 1～2 分鐘。（圖 5-252）

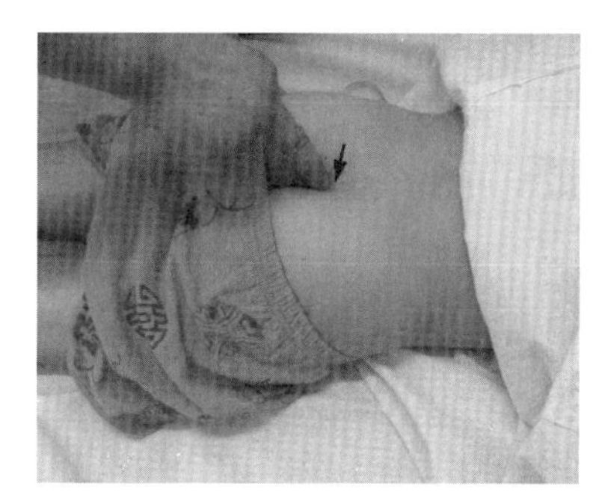

圖 5-252

(6)捏脊

患兒俯臥位，術者用雙手拇、食、中三指從患兒尾骶向上捏背 3～5 遍。（圖 5-253）

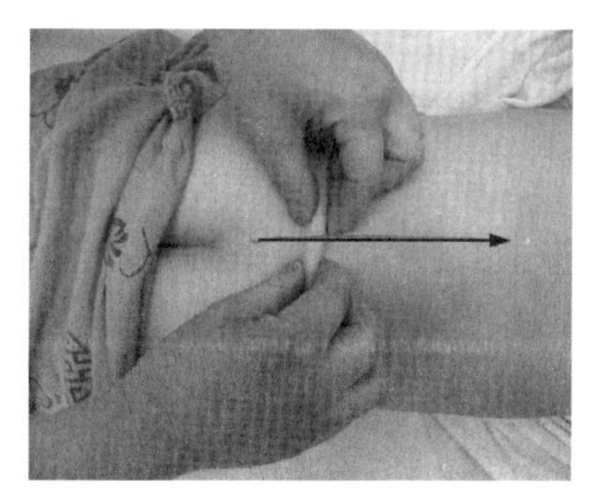

圖 5-253

(7)揉百會

患兒坐位，術者用拇指指腹按揉患兒百會穴 1 分鐘。（圖 5-254）

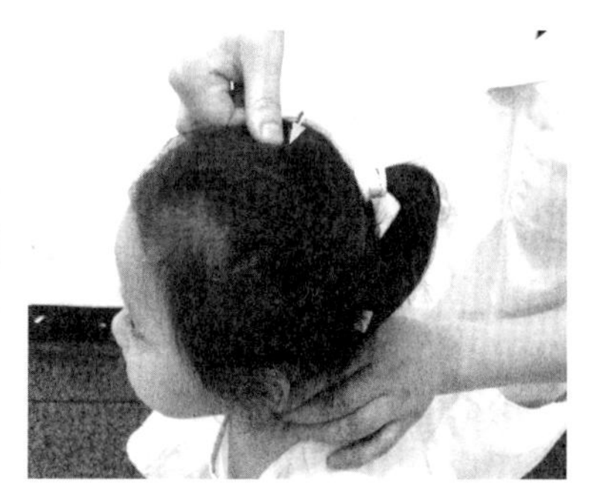

圖 5-254

2. 大腸實熱

(1) 清脾經

患兒坐位，術者一手拿兒童拇指尖，一手塗少許潤滑劑從患兒拇指尖橈側推向指根 1～2 分鐘。（圖 5-255）

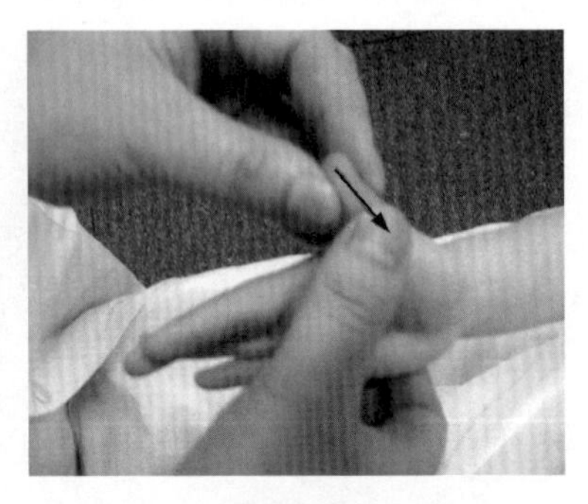

圖 5-255

(2) 清大腸

患兒坐位，術者一手握兒童食指尖，一手塗少許潤滑劑從患兒指根橈側推向指尖 1～2 分鐘。（圖 5-256）

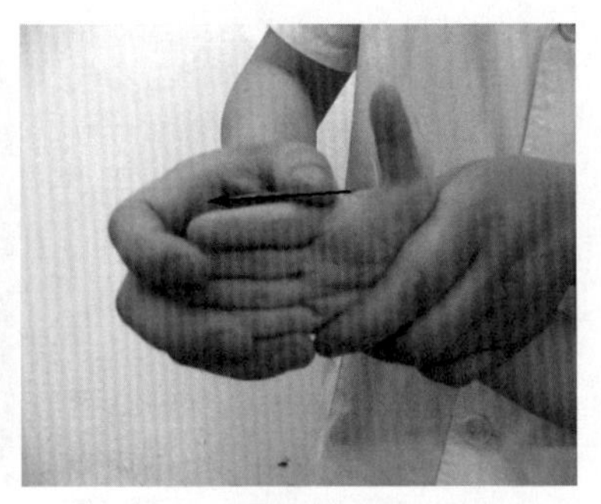

圖 2-256

(3) 清小腸

患兒坐位，術者一手握兒童小指，另一手塗少許潤滑劑從患兒小指根尺側推向指尖，1～2 分鐘。（圖 5-257）

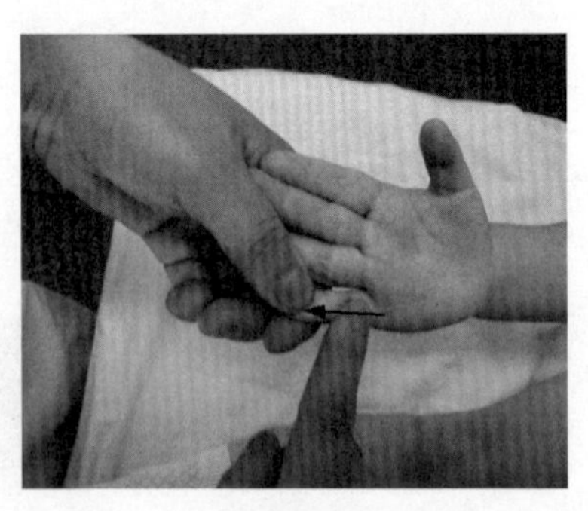

圖 2-257

(4)退六腑

患兒坐位，術者一手握兒童腕關節，一手用食、中指塗少許潤滑劑從患兒少海穴推向小兒陰池穴 0.5 分鐘。（圖 5-258）

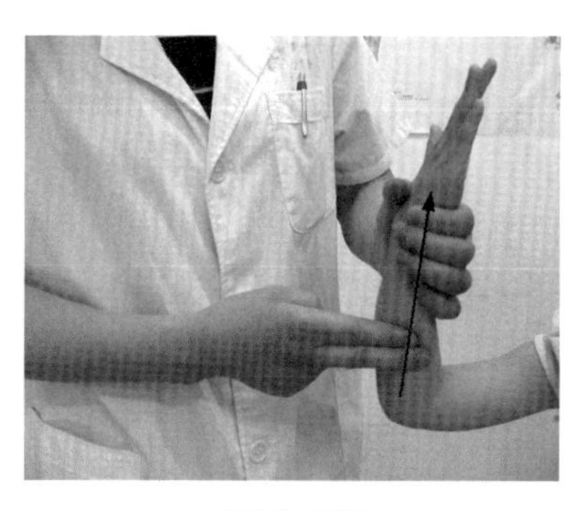

圖 2-258

(5)按揉膊陽池

患兒坐位，術者用拇指指腹按揉膊陽池穴 0.5～1 分鐘。（圖 5-259）

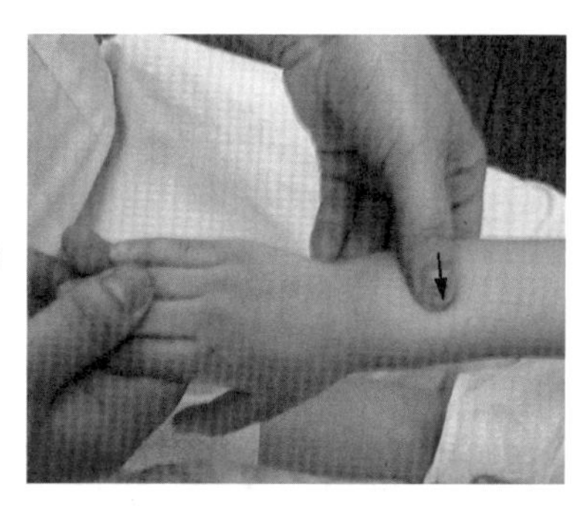

圖 5-259

(6)揉天樞

患兒仰臥位，術者用食、中指按揉天樞穴 1 分鐘。（圖 5-260）

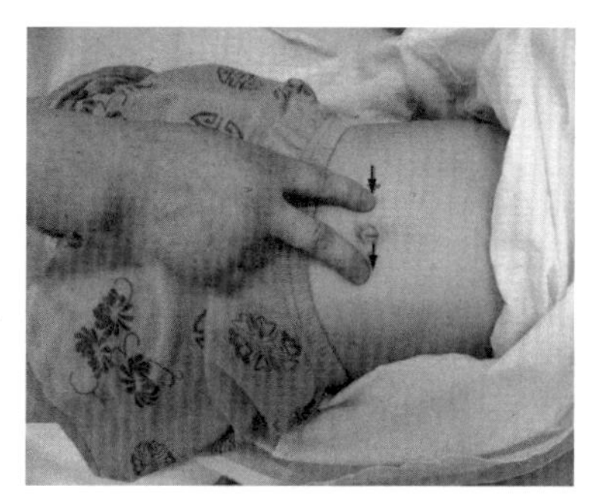

圖 5-260

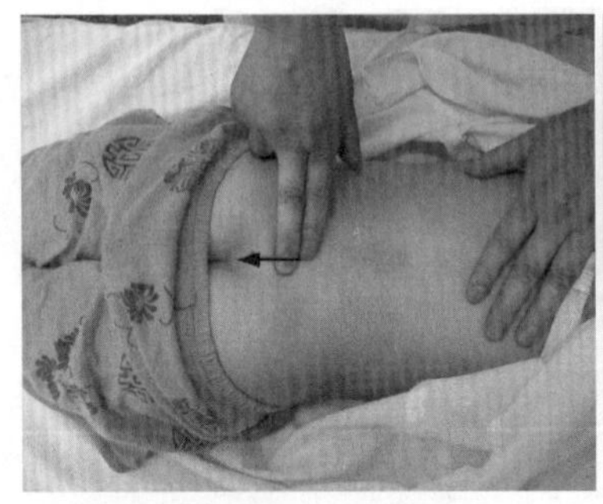
圖 5-261

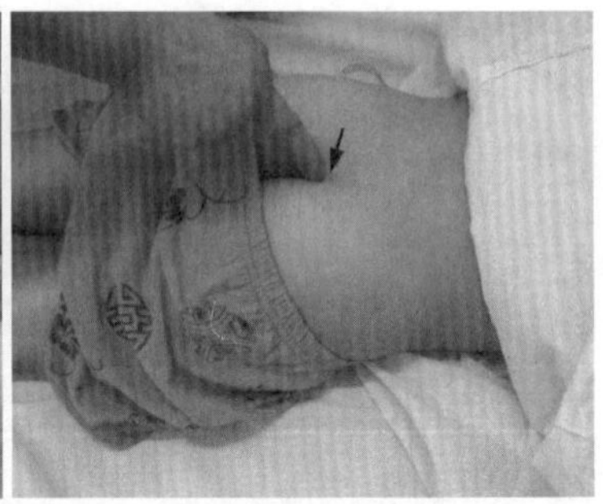
圖 5-262

(7)推下七節骨

患兒俯臥位，術者用食、中指塗少許潤滑劑從患兒第四腰椎正中向尾骶部推下七節骨 1～2 分鐘。（圖 5-261）

(8)揉龜尾

患兒俯臥位，術者用中指揉患兒龜尾穴 1～2 分鐘。（圖 5-262）

四、老年人養生保健按摩法及常見病症按摩療法

●老年養生保健按摩法

1. 推印堂

受術者仰臥位，術者用雙手拇指從印堂穴向上推至前髮際 10～20 次。（圖 5-263）

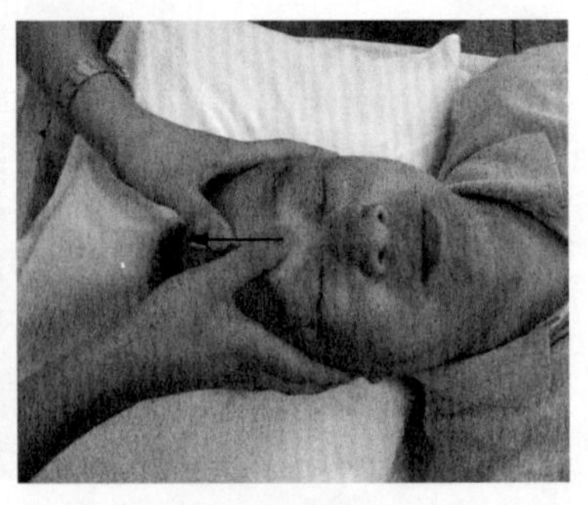
圖 5-263

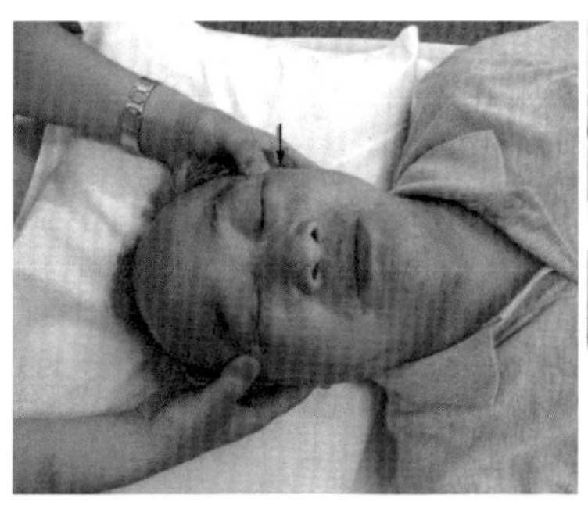

圖 5-264

2. 按揉太陽

受術者仰臥位，術者用雙手拇指指腹按揉太陽穴 1 分鐘。（圖 5-264）

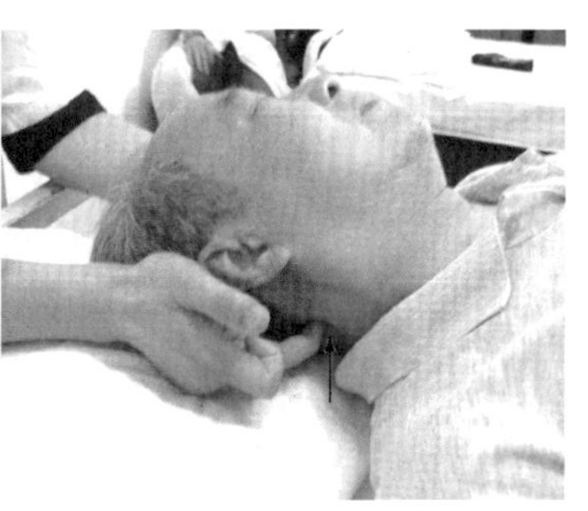

圖 5-265

3. 勾點風池穴

受術者仰臥位，術者用中指指腹勾點雙側風池穴 5～8 次。（圖 5-265）

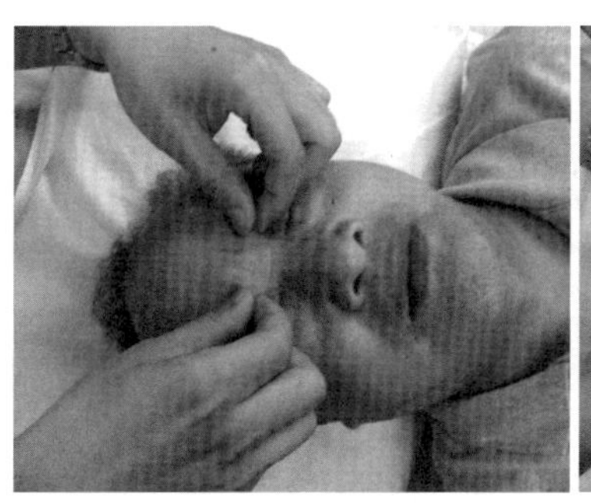

圖 5-266

4. 提拿眼眉

受術者仰臥位，術者用拇指與食指相對，輕輕將眼眉部皮膚及皮下組織提起，同時作輕輕捏揉。（圖 5-266）

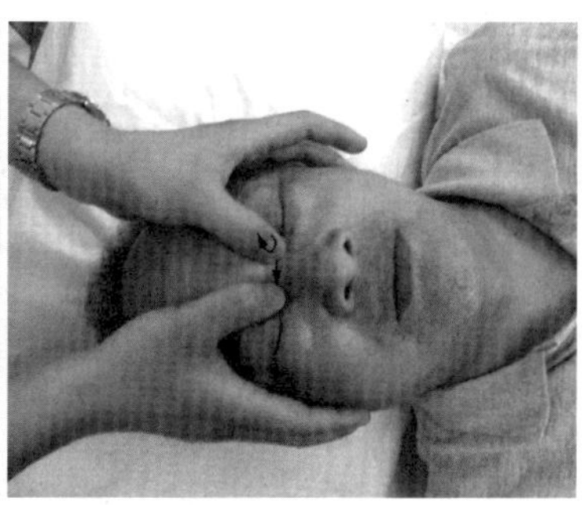

圖 5-267

5. 按揉睛明穴

受術者仰臥位，術者用拇指按揉睛明穴 1 分鐘。（圖 5-267）

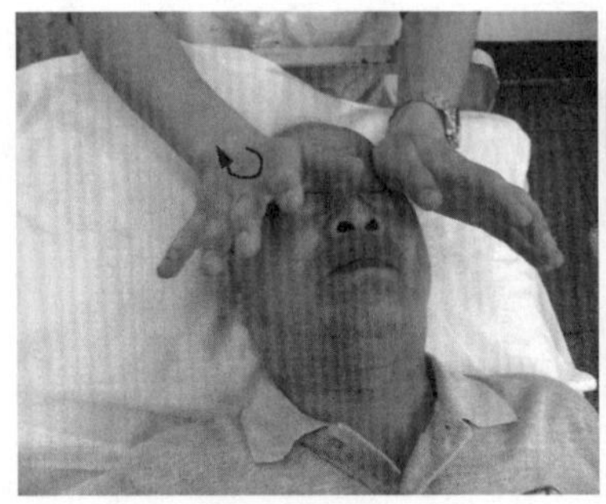

圖 5-268

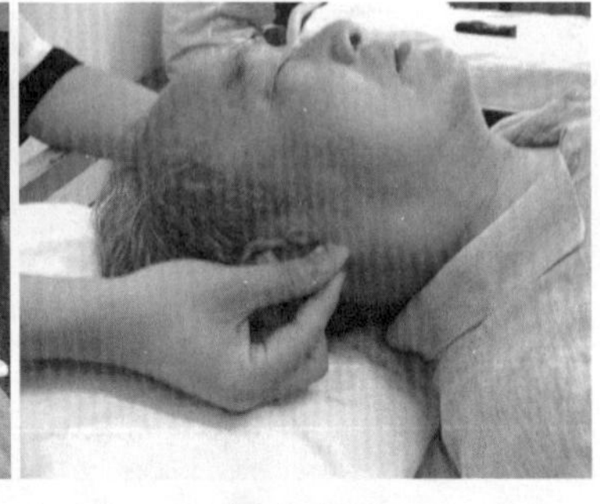

圖 5-269

6. 掌揉眼眶

受術者仰臥位，閉雙目，術者用雙手掌根在眼眶周圍輕輕按揉，1～2 分鐘。（圖 5～268）

7. 捏揉耳廓

受術者仰臥位，術者用雙手拇、食、中指相對捏揉耳廓，至雙耳微熱為度。（圖 5-269）

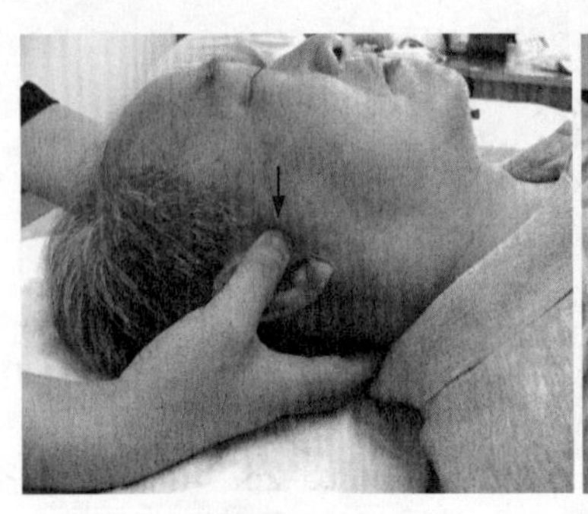

圖 5-270

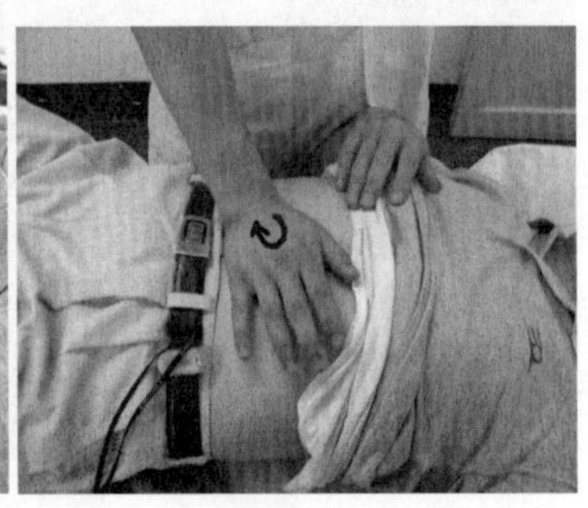

圖 5-271

8. 按揉聽宮穴

受術者仰臥位，術者用雙手拇指按揉聽宮穴 1 分鐘。（圖 5-270）

9. 揉中脘穴

受術者仰臥位，術者用手掌按揉中脘 2～3 分鐘。（圖 5-271）

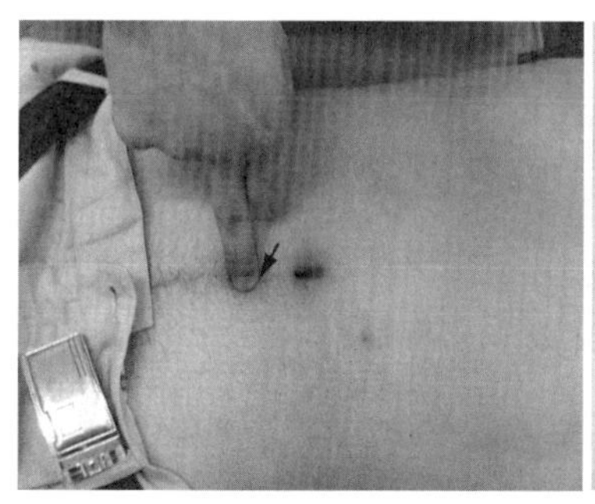

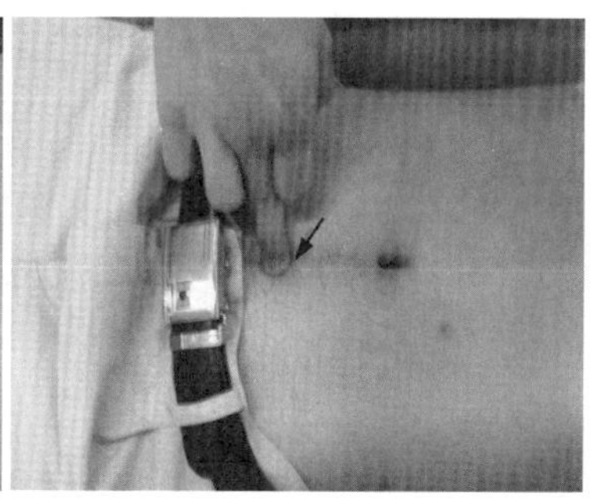

圖 5-272

10. 按揉氣海、關元穴

受術者仰臥位，術者用中指指腹按揉氣海、關元穴，每穴 1 分鐘。（圖 5-272）

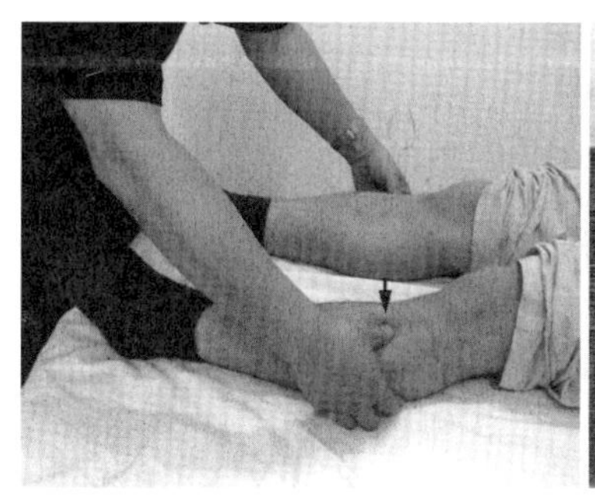

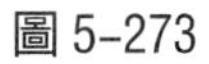

圖 5-273

11. 按揉足三里

受術者仰臥位，術者用雙拇指揉足三里 1～2 分鐘。（圖 5-273）

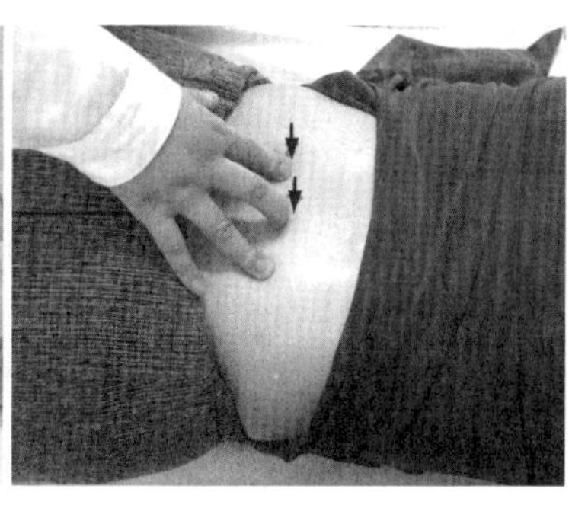

圖 5-274

12. 按揉腎俞、命門

受術者俯臥位，術者用、食、中、無名指按揉腎俞，命門穴 1～2 分鐘。（圖 5-274）

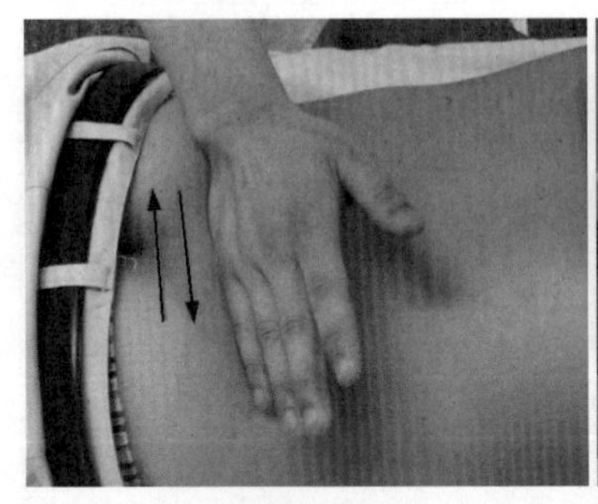
圖 5-275

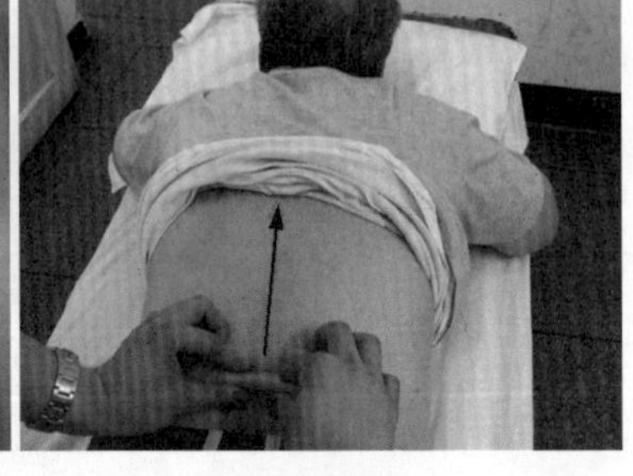
圖 5-276

13. 擦腰骶部

受術者俯臥位，術者用側掌塗少許潤滑劑，擦腰骶部，以透熱為度。（圖 5-275）

14. 捏脊

受術者俯臥位，術者用拇指、食、中指從骶部向大椎穴捏脊 10～20 遍。（圖 5-276）

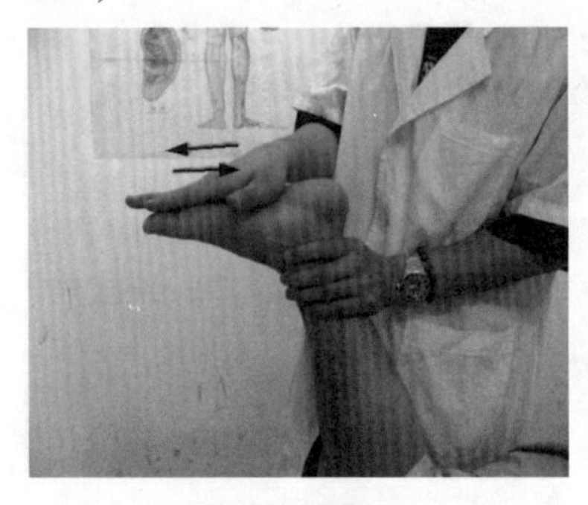
圖 5-277

15. 擦湧泉穴

受術者俯臥位，術者用掌擦湧泉穴，以局部發熱為度。（圖 5-277）

●老年人常見病症的按摩療法

(一)高血壓病

高血壓是一種動脈血壓增高為主要臨床表現的常見性

多發性病症，凡收縮壓超過 21.3 千帕或舒張壓超過 12.74 千帕者，稱為高血壓。以高血壓為主要臨床表現而病因不明者，稱為原發性高血壓，即高血壓病。當高血壓只是因某些疾病發生過程中的一種臨床表現時，稱為繼發性高血壓。高血壓病，除動脈血壓升高為特徵外，還伴有心、腦、血管、腎等器官之病變。

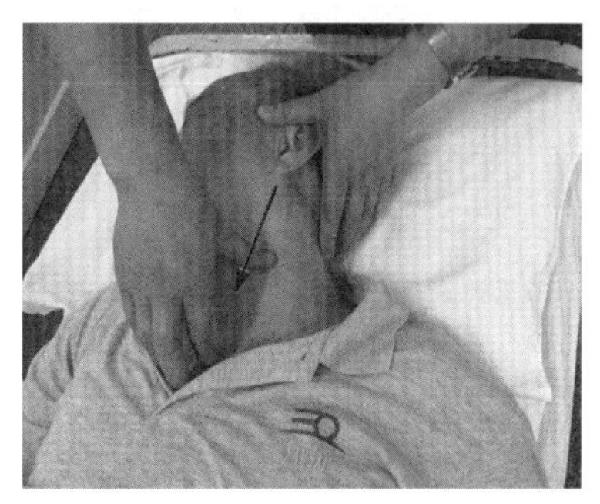

圖 5-278

【按摩方法】

1. 推橋弓穴

患者坐位，術者站患者體一側，用拇指指腹從上而下推橋弓穴 1 分鐘，雙側交替進行。（圖 5-278）

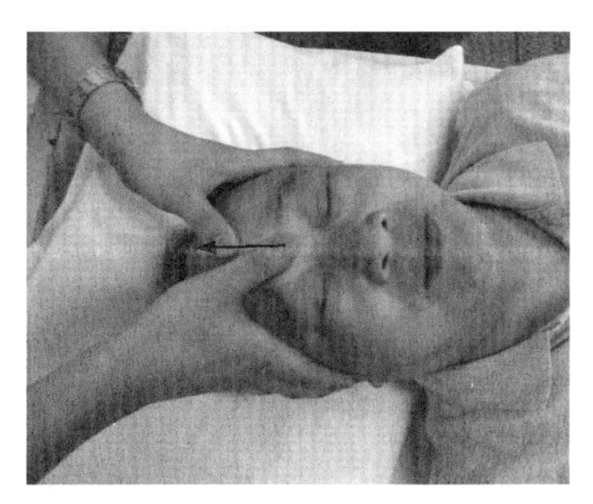

圖 5-279

2. 推印堂

患者坐位，術者用雙手拇指指腹交替從印堂向上推至前髮際 1 分鐘。（圖 5-279）

3. 按揉太陽穴

患者坐位，術者用雙手拇指指腹按揉太陽穴 0.5～1 分鐘。（圖 5-280）

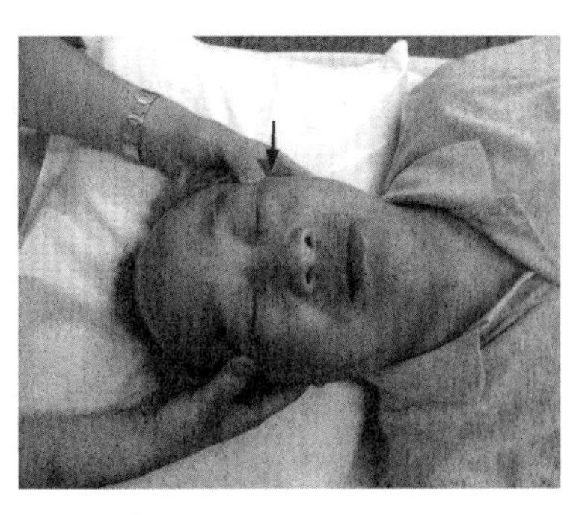

圖 5-280

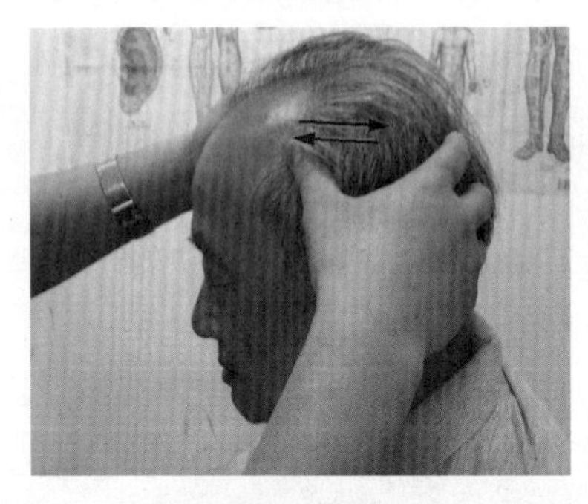

圖 5-281

4. 掃散側頭部

患者坐位，術者面對患者一手扶一側頭部固定，一手用拇指與其餘四指配合用掃散法在頭部一側膽經循行部位治療 0.5 分鐘，雙側交替進行。（圖 5-281）

5. 按揉頭部腧穴

患者坐位，術者用拇指指腹按揉患者角孫、率谷、頭維等穴，每穴 0.5 分鐘。（圖 5-282）

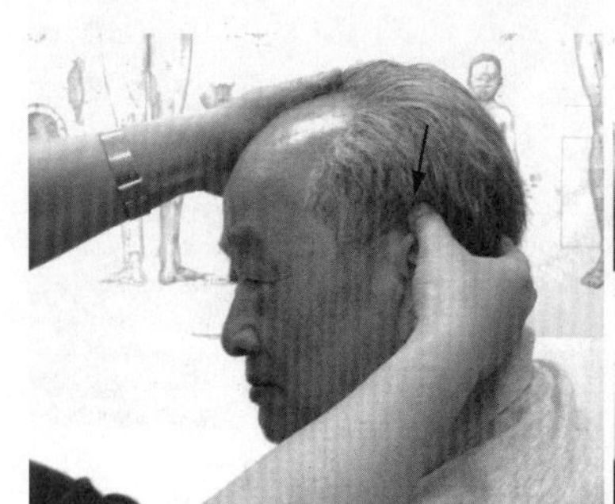

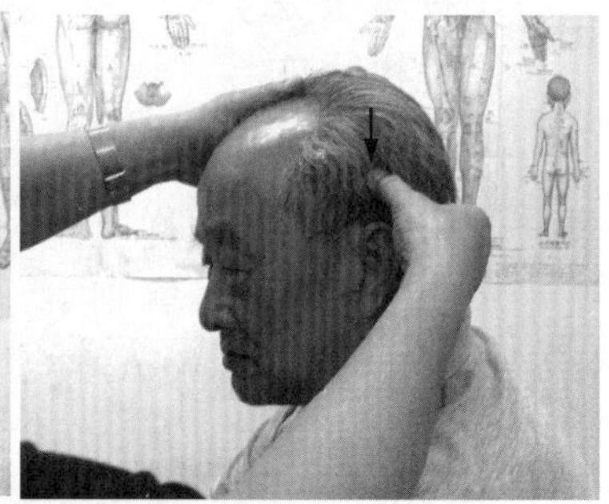

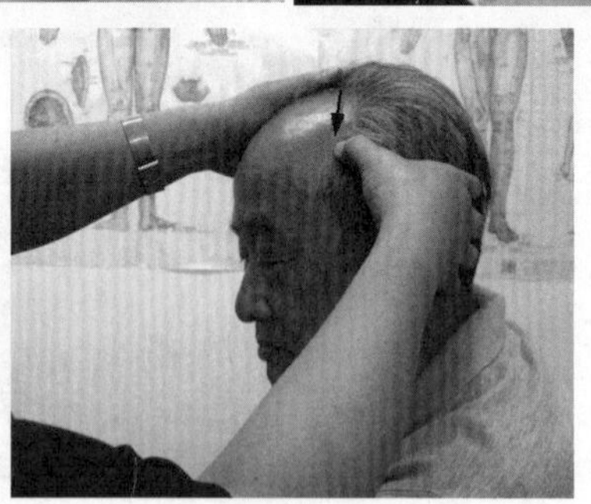

圖 5-282

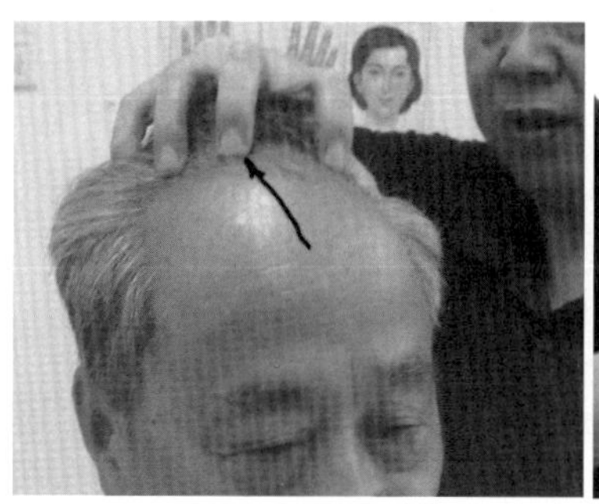
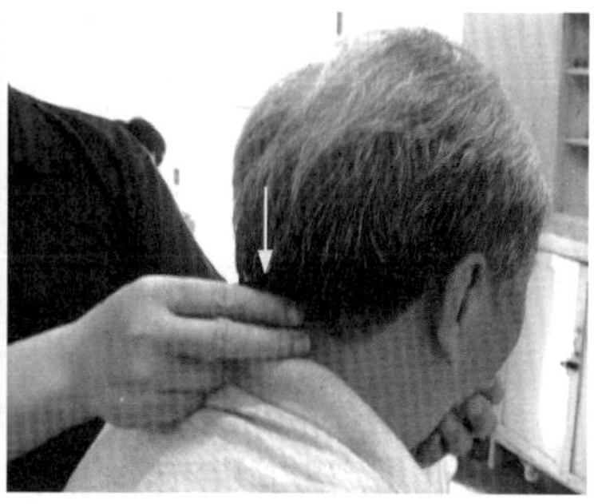

圖 5-283

6. 五指拿頭頂部

患者坐位，術者在頭頂用五指拿法，至頸項部改用三指拿法，沿頸椎兩側拿至大椎兩側，3～5 次。（圖 5-283）

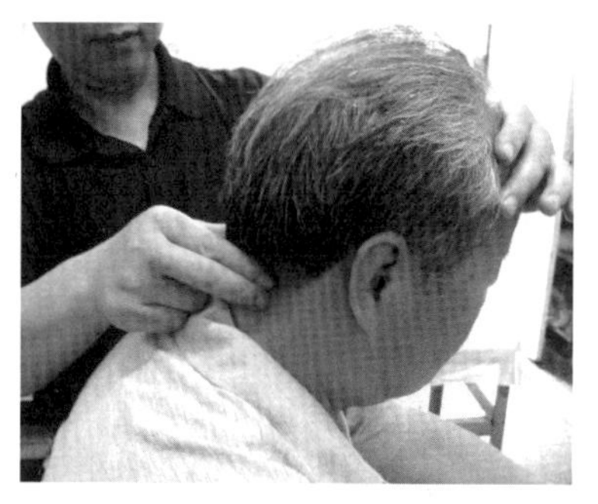

圖 5-284

7. 拿風池穴

患者坐位，術者站於其後，用拇指、食、中三指拿風池穴 3～5 次。（圖 5-284）

8. 摩腹

患者仰臥位，術者坐於一側，用掌順時針摩腹 5～10 分鐘。（圖 5-285）

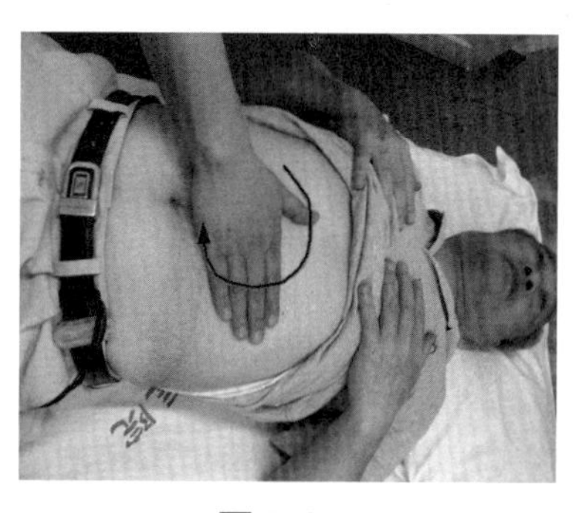

圖 5-285

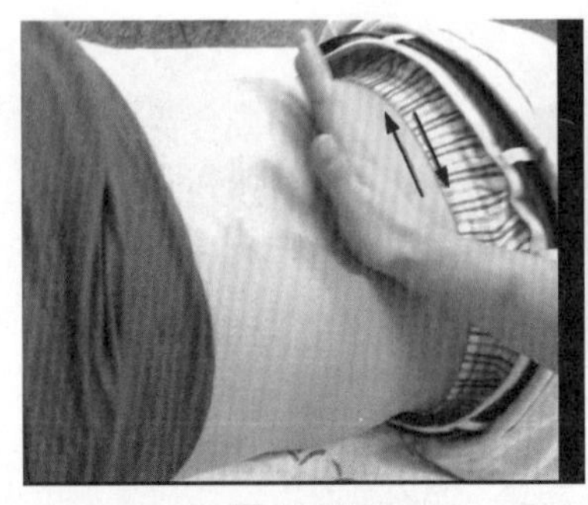

圖 5-286

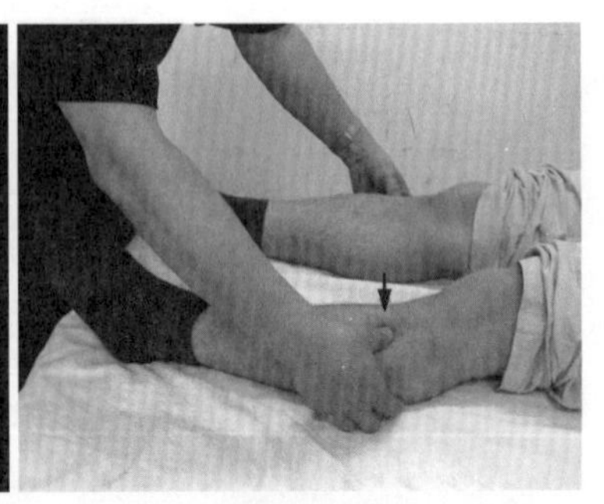

圖 5-287

9. 擦腎兪、命門

患者俯臥位，術者用側掌塗少許潤滑劑，擦腎俞、命門一線，以透熱為度。（圖 5-286）

10. 按揉足三里

患者仰臥位，術者用雙手拇指指腹按揉足三里 1 分鐘。（圖 5-287）

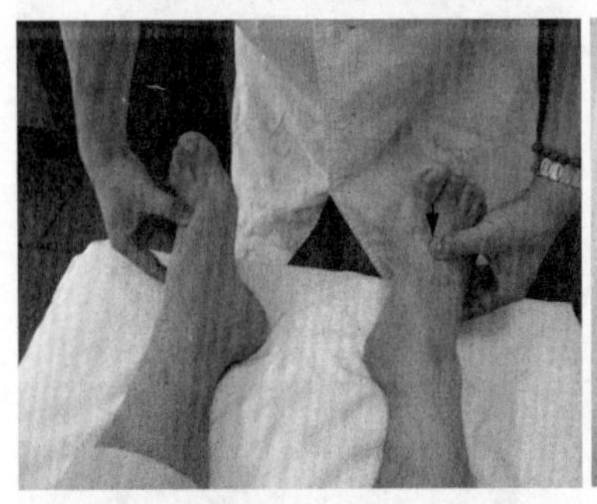

圖 5-288

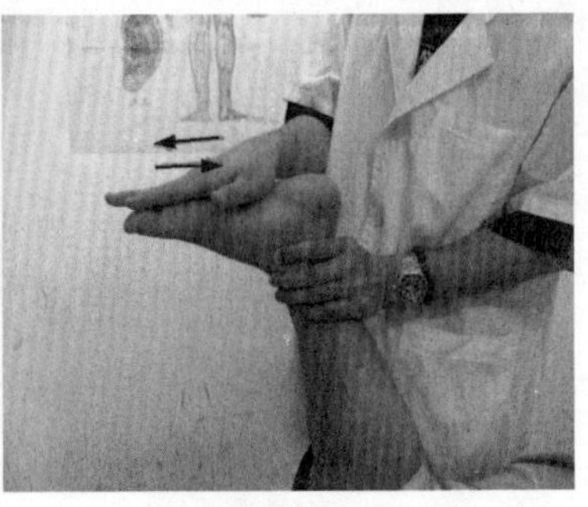

圖 5-289

11. 按揉太衝穴

患者仰臥位，術者用拇指指腹按揉太衝穴 0.5～1 分鐘。（圖 5-288）

12. 擦湧泉穴

先者仰臥位，術者用掌塗少許潤滑劑，直擦湧泉穴，以透熱為度。（圖 5-289）

(二)便秘

便秘是指大便秘結不通，排便時間延長，或雖有便意，而排便困難而言，多因胃腸燥熱，情志不舒，氣機鬱滯，氣血虧損，陰寒凝結所致，因此，大腸傳導功能失常，糞便在腸內停留時間過久，水分被過量吸收，而使糞質乾燥，堅硬所致。

【按摩療法】

1. 按揉支溝穴

患者坐位，術者用拇指指腹按揉支溝穴 1 分鐘。（圖 5-290）

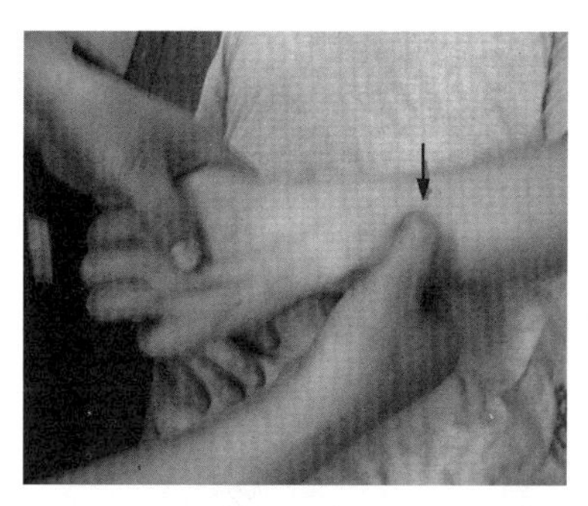

圖 5-290

2. 按揉中府穴

患者仰臥位，術者用中指指腹按揉中府穴 1 分鐘。（圖 5-291）

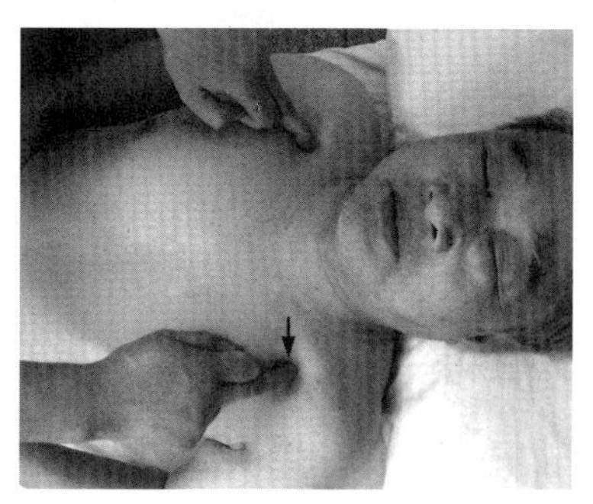

圖 5-291

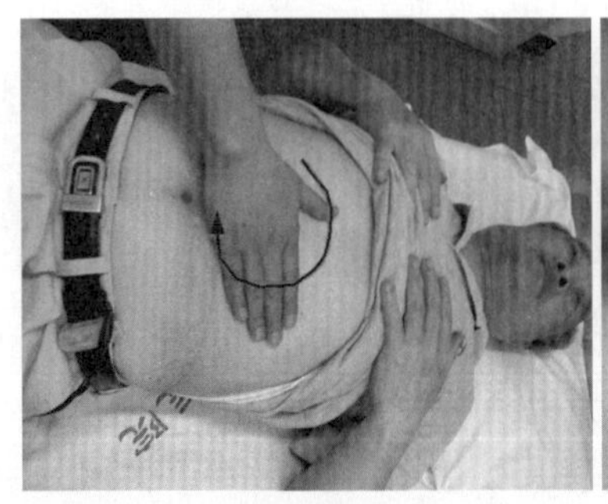

圖 5-292

3. 摩腹

患者仰臥位，術者用掌順時針方向摩腹 5～8 分鐘。（圖 5-292）

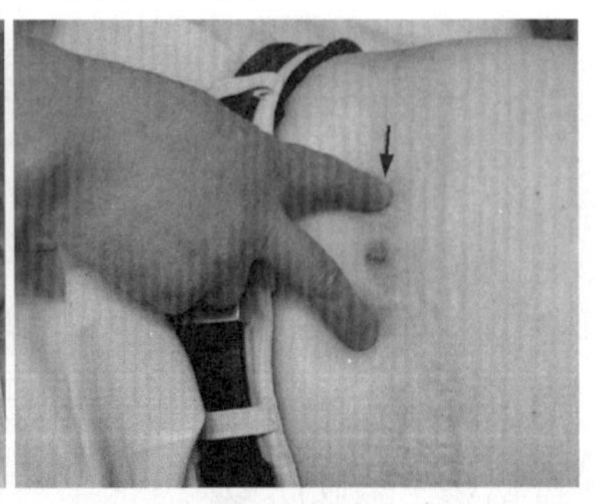

圖 5-293

4. 按揉天樞穴

患者仰臥位，術者用食中指指腹按揉天樞穴 1 分鐘。（圖 5-293）

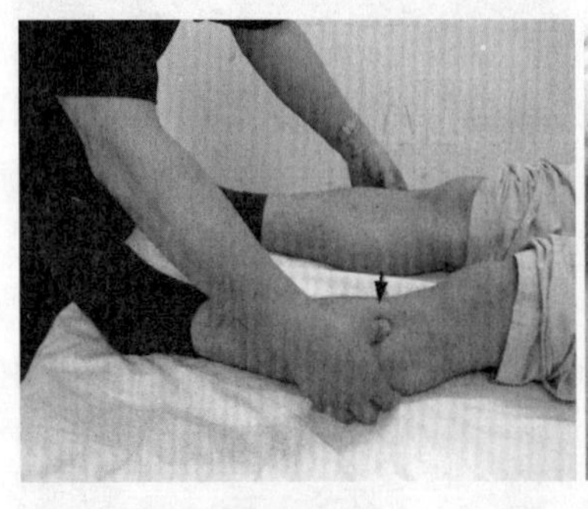

圖 5-294

5. 按揉足三里

患者仰臥位，術者用拇指指腹按揉足三里穴 2～3 分鐘。（圖 5-294）

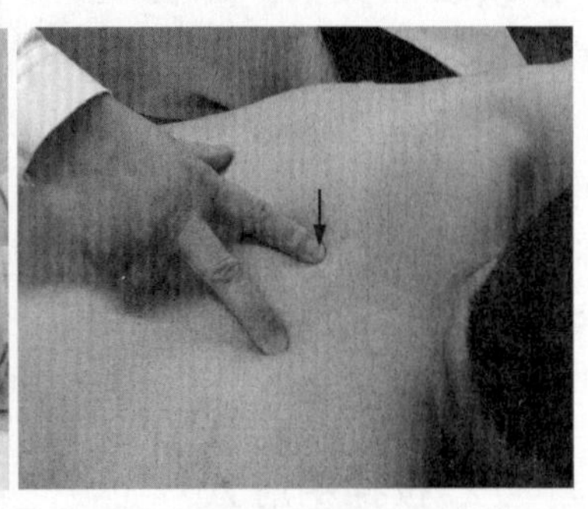

圖 5-295

6. 按揉背部肺兪穴

患者俯臥位，術者用食、中指按揉肺俞 1 分鐘。（圖 5-295）

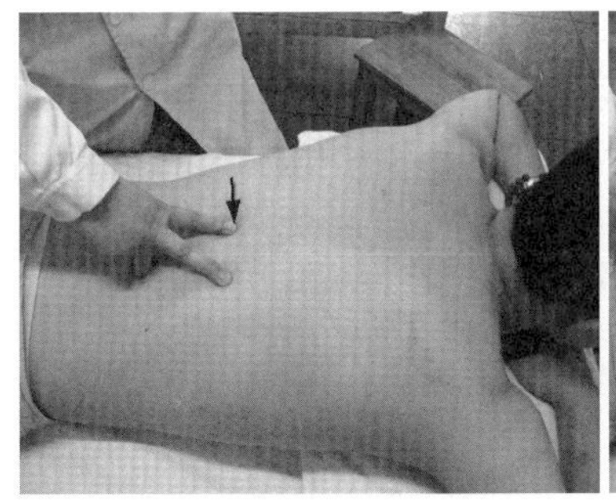

圖 5-296

7. 按揉肝俞穴

患者俯臥位，術者用食、中指按揉肝俞 1 分鐘。（圖 5-296）

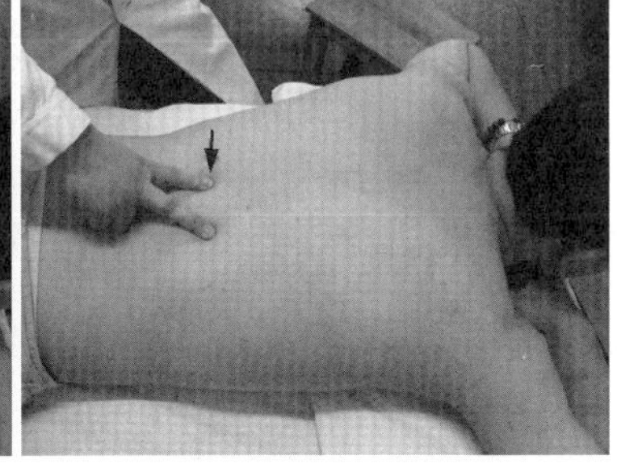

圖 5-297

8. 按揉脾俞穴

患者俯臥位，術者用食、中指按揉脾俞穴 1 分鐘。（圖 5-297）

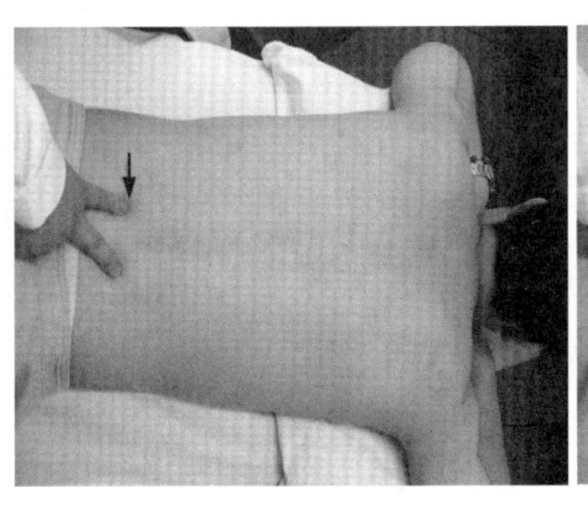

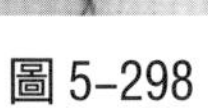

圖 5-298

9. 按揉腎俞穴

患者俯臥位，術者用食、中指按揉腎俞穴 1 分鐘。（圖 5-298）

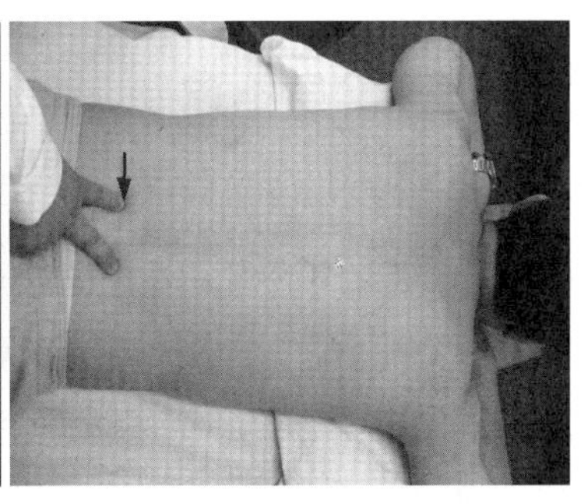

圖 5-299

10. 按揉大腸俞

患者俯臥位，術者用食、中指按揉大腸俞 1 分鐘。（圖 5-299）

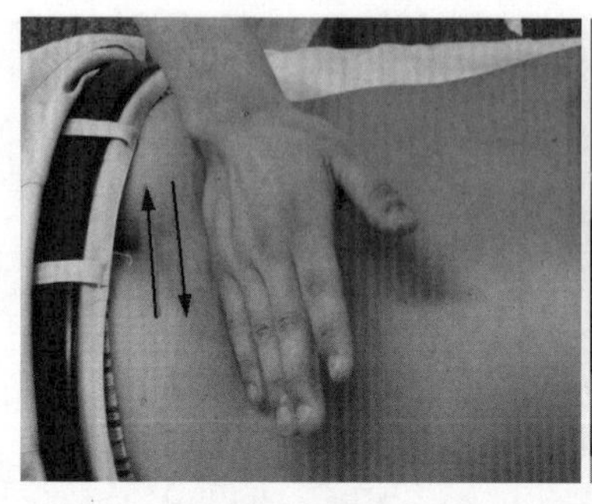

圖 5-300

11. 擦骶部

患者俯臥位，術者用掌塗少許潤滑劑擦骶部八髎穴，以透熱為度。（圖 5-300）

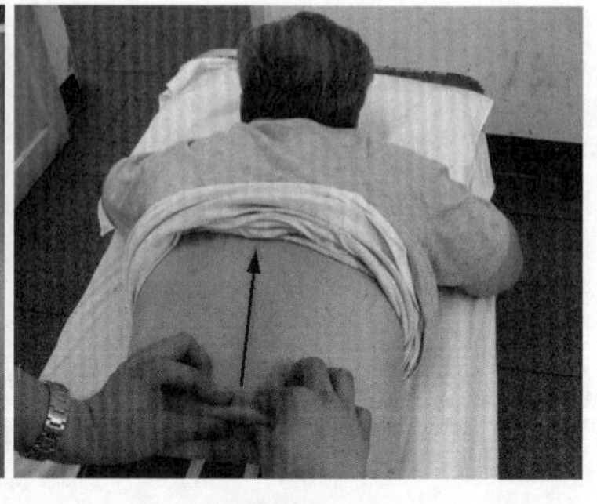

圖 5-301

12. 捏脊

患者俯臥位，術者用拇指與食、中指相對用力捏脊 10～15 遍。（圖 5-301）

(三) 半身不遂

半身不遂是指患者出現一側肢體癱瘓、口眼歪斜、舌強語澀、口角流涎等症狀的一種疾患。大多為中風引起的後遺症，也可由於其他腦部疾病或外傷引起，本病患者大部分有高血壓病史，發病以老年人為多見，對本病的按摩療法應在急性期以後進行，多以症狀穩定為佳。

【按摩療法】

1. 推印堂

患者仰臥位，術者坐於一側，用拇指指腹自印堂向上推至神庭穴 0.5 分鐘。（圖 5-302）

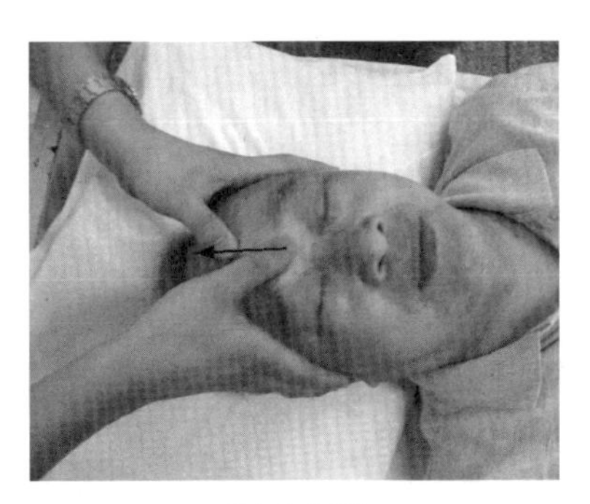

圖 5-302

2. 按揉頭臉部腧穴

患者仰臥位，術者用拇指依次按揉患者睛明、陽白、魚腰、太陽、四白、迎香、下關、頰車、地倉、人中等穴，每穴 0.5 分鐘。（圖 5-303）

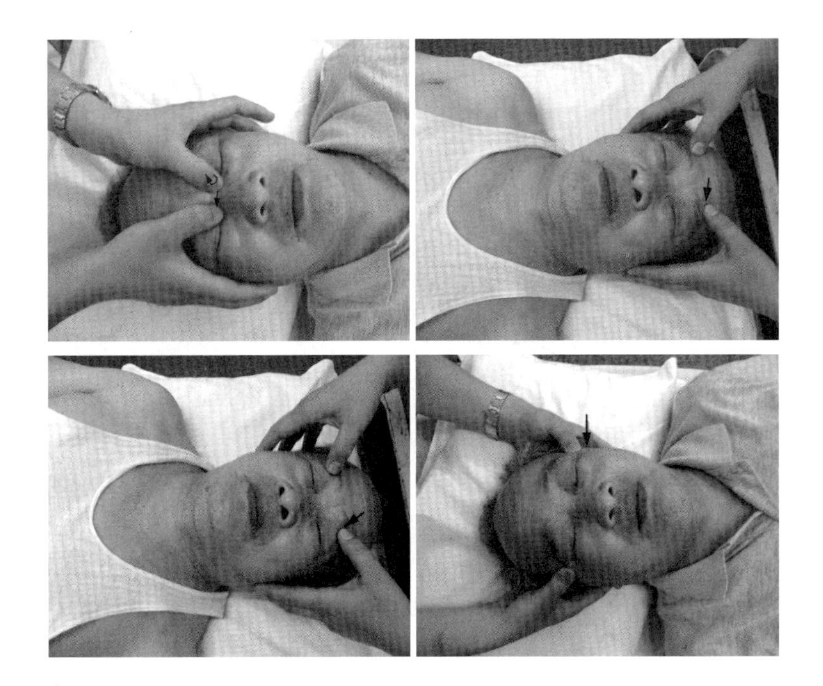

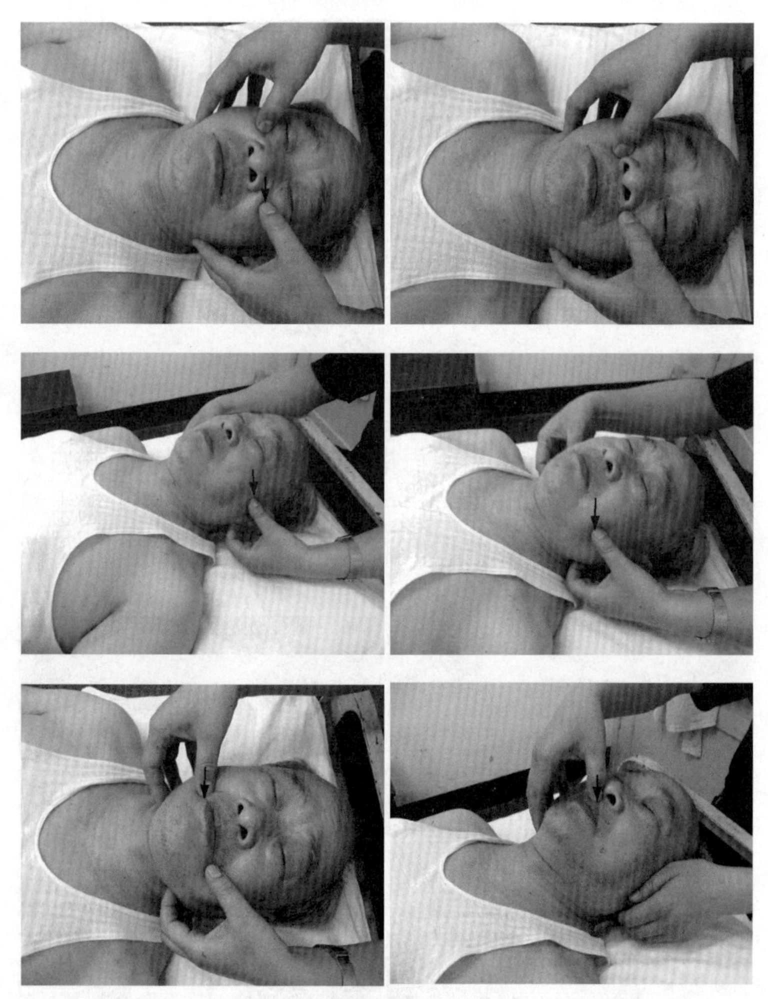

圖 5-303

3. 掃散側頭部

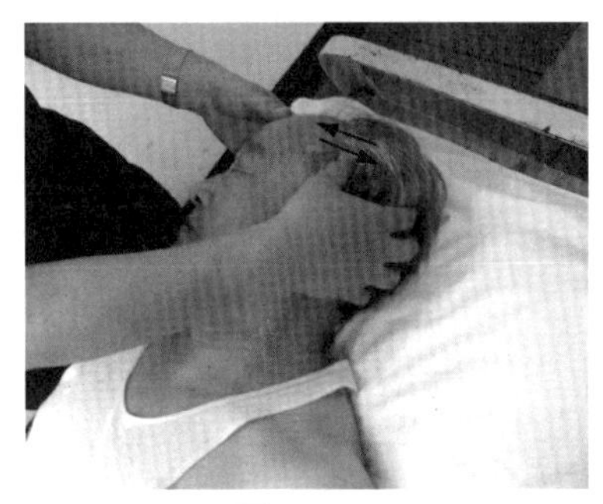

圖 5-304

患者仰臥位，術者用拇指與其餘四指指腹用掃散法於雙側側頭部，兩側交替進行，每側 20～30 次。（圖 5-304）

4. 按揉角孫率谷穴

患者仰臥位，術者用拇指分別按揉角孫，及率谷穴，每穴 0.5 分鐘。（圖 5-305）

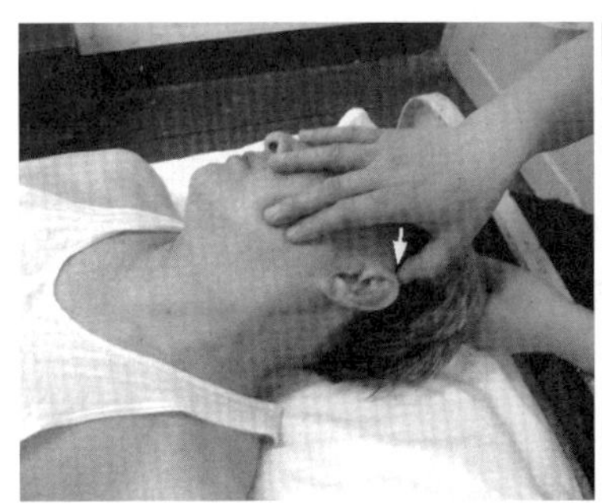

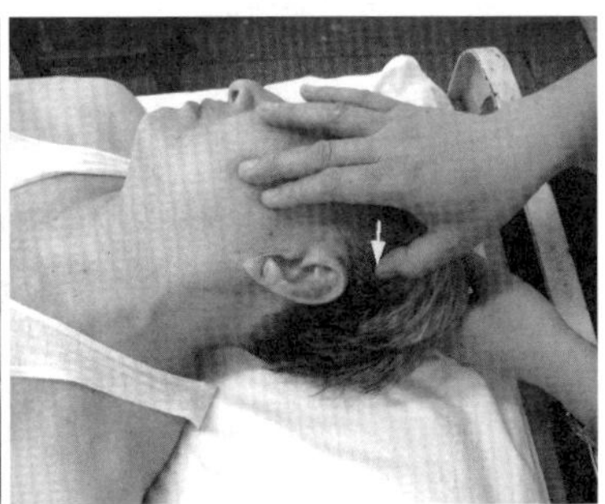

圖 5-305

5. 滾上肢部

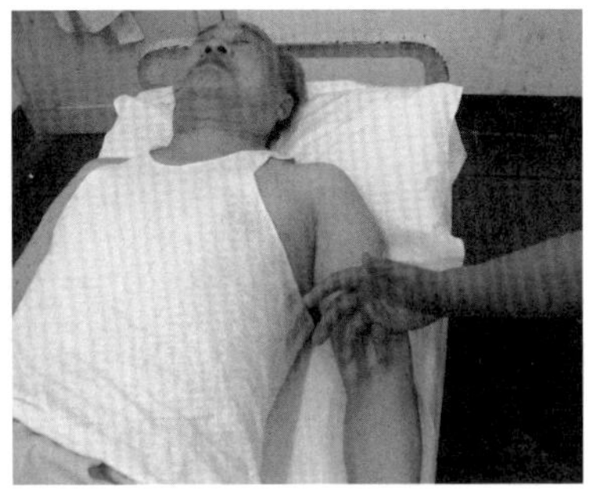

圖 5-306

患者仰臥位，術者用滾法自患側上臂前側、內側、腕部、手掌及手指進行治療，並配合各關節的被動運動，時間 8～10 分鐘。（圖 5-306）

6. 按揉上肢腧穴

患者仰臥位，術者用拇指按揉肩髃、肩貞、曲池、合谷、外關等穴，每穴 0.5 分鐘。（圖 5-307）

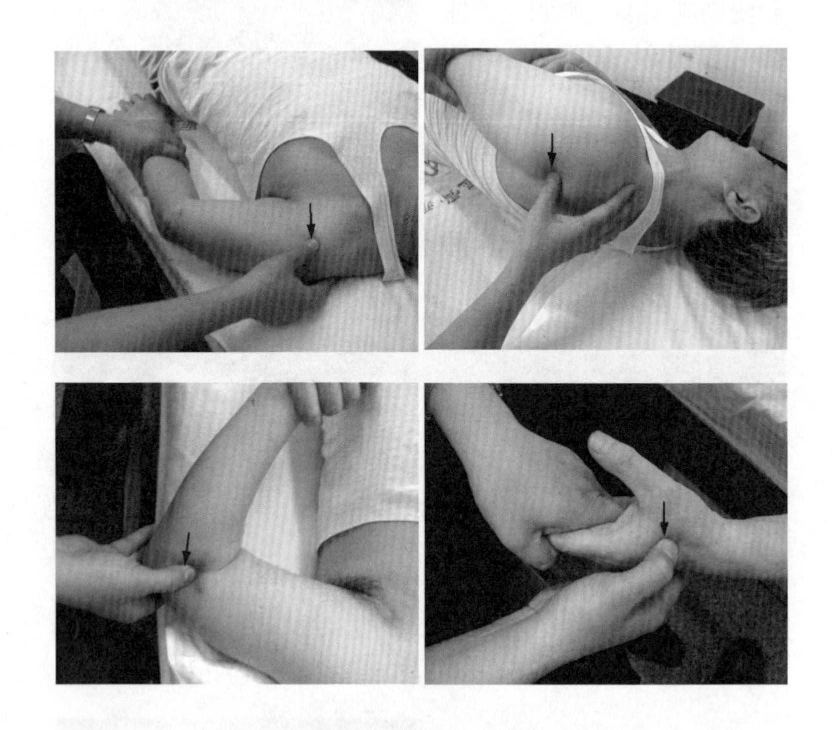

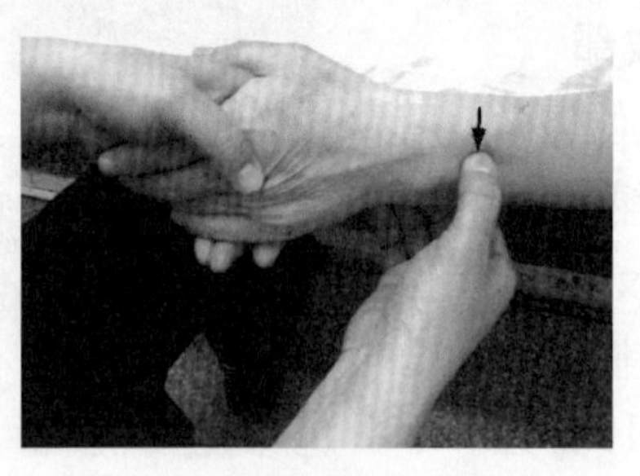

圖 5-307

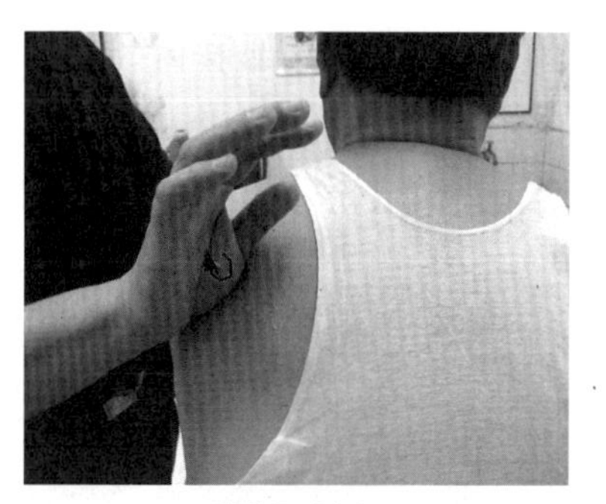

圖 5-308

7. 揉肩胛部

患者坐位，術者用揉法施於患側肩胛周圍，2～3分鐘。（圖 5-308）

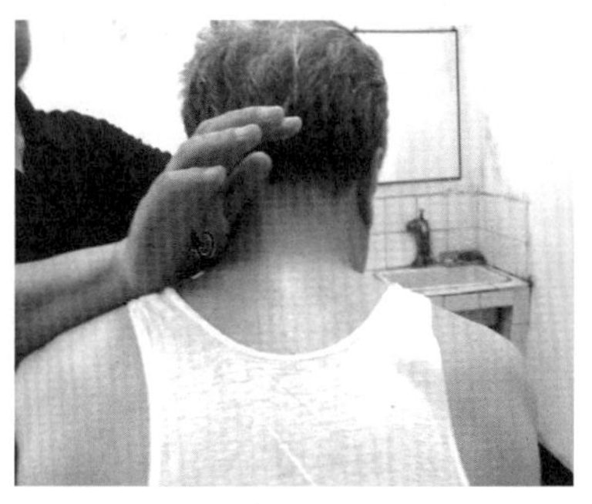

圖 5-309

8. 揉頸項兩側

患者坐位，術者用揉法施於頸項兩側，2～3 分鐘。（圖 5-309）

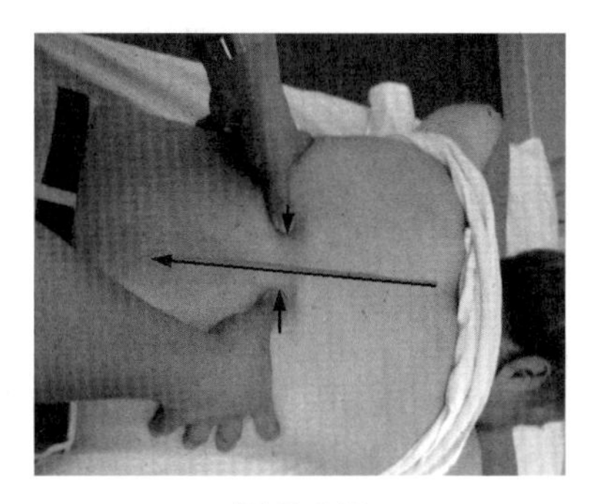

圖 5-310

9. 按揉脊柱

患者取俯臥位，醫者在其側面，用雙拇指指腹按揉脊柱兩側，自上而下，2～3次。（圖 5-310）

10. 按揉背部腧穴

患者俯臥位，術者用食、中指按揉心俞、肝俞、腎俞，每穴 0.5 分鐘。（圖 5-311）

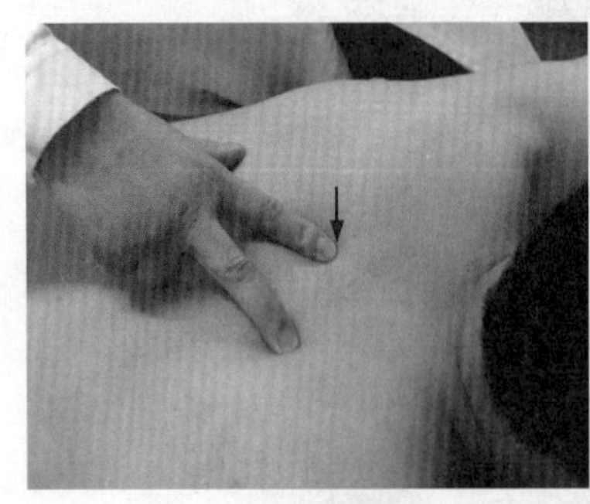
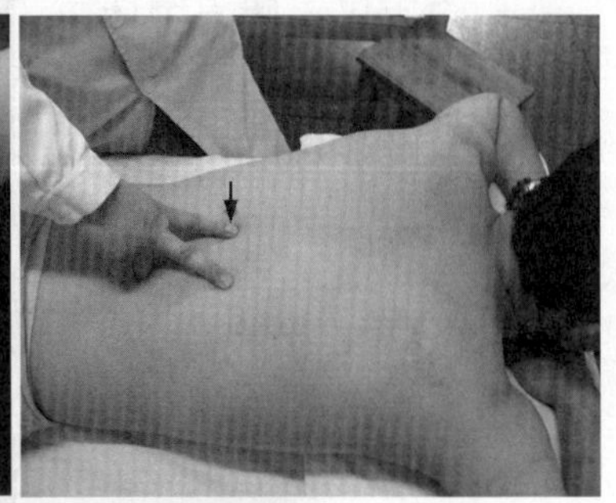
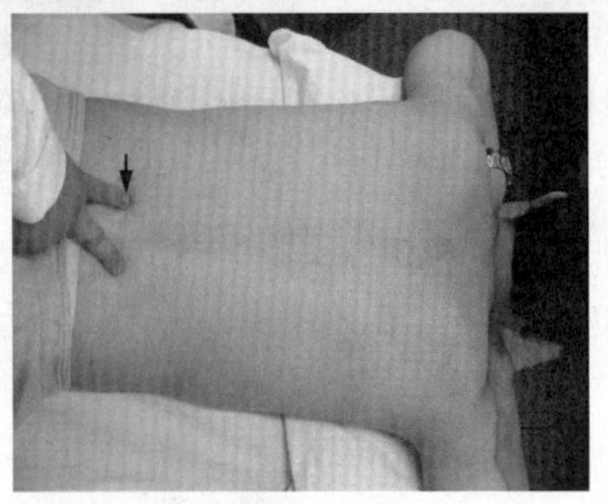

圖 5-311

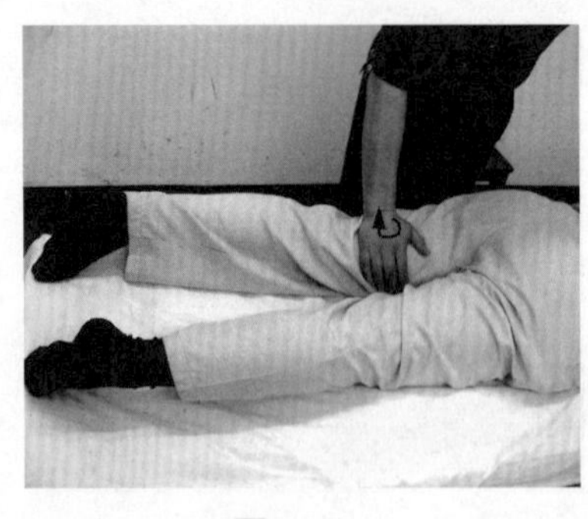

圖 5-312

11. 揉下肢後側

患者俯臥位，術者用揉法從臀部開始向下至股後側，小腿後部並配合髖的被動活動，時間 5～8 分鐘。（圖 5-312）

12. 點按下肢後側腧穴

患者俯臥位，術者拇指端點按患者環跳、委中、承山等穴，每穴 0.5 分鐘。（圖 5-313）

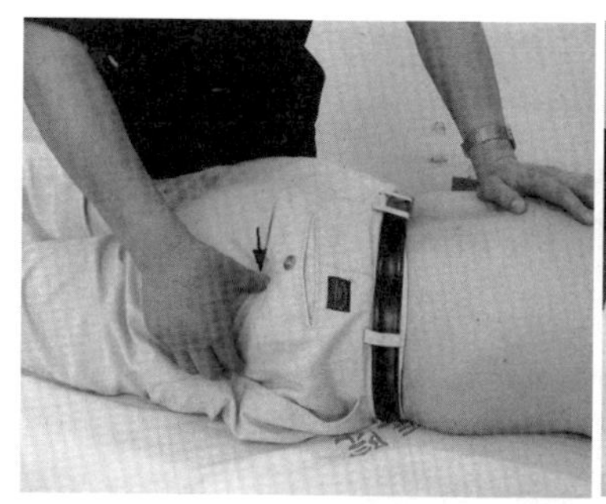

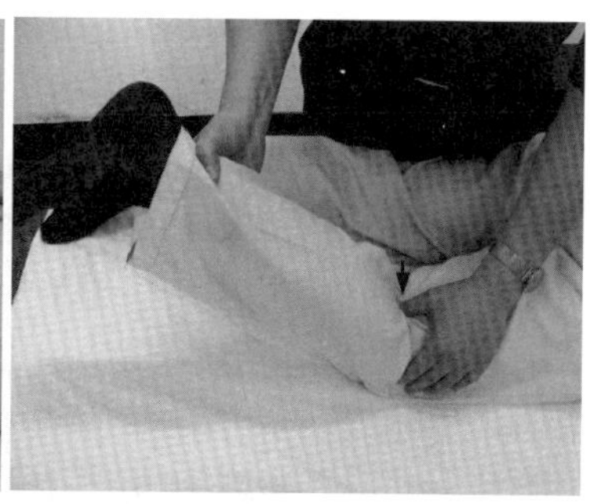

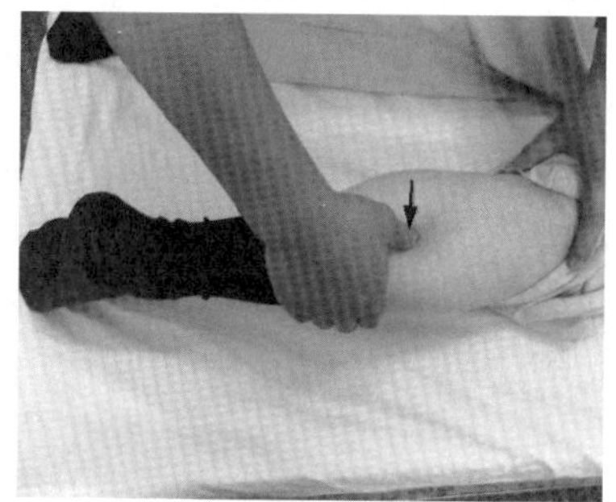

圖 5-313

13. 揉下肢前側

患者仰臥位，術者用揉法自患者下肢前側向下至踝關節進行治療，時間 5～8 分鐘。（圖 5-314）

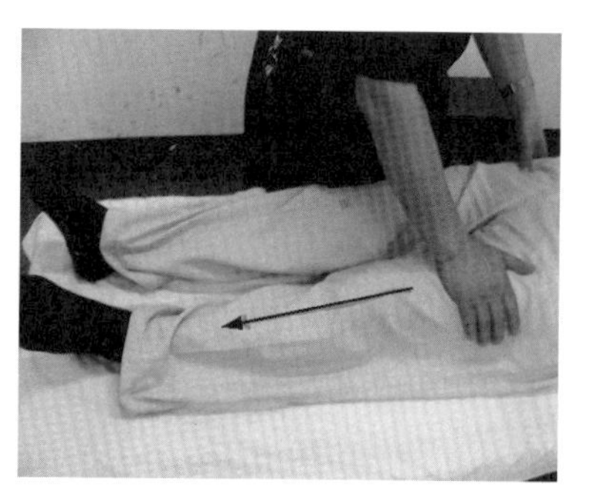

圖 5-314

14. 按揉下肢前側腧穴

患者仰臥位，術者用拇指按揉伏兔、陽陵泉、足三里、解谿等穴，每穴 0.5 分鐘。（圖 5-315）

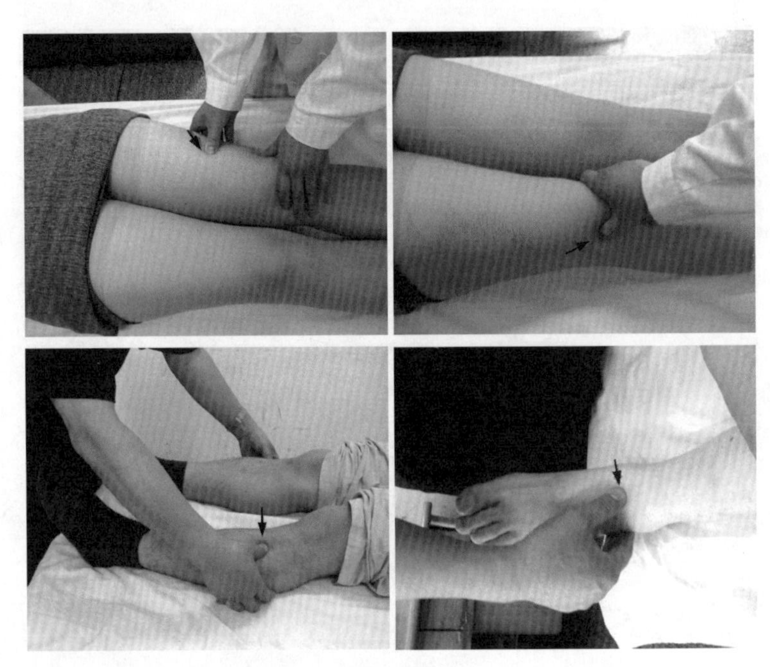

圖 5-315

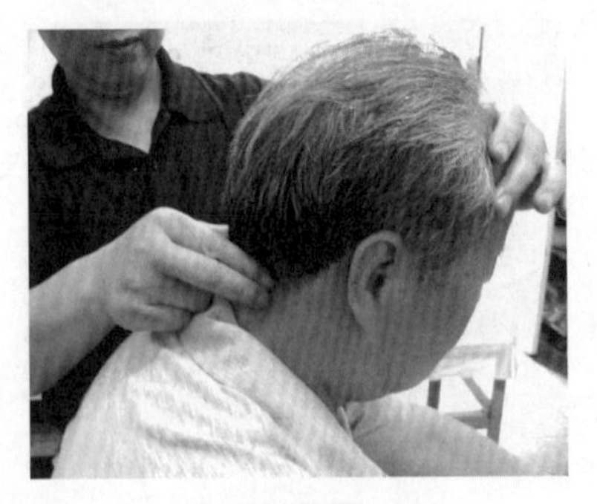

圖 5-316

15. 拿風池穴

患者坐位，術者用拇、食、中指拿風池穴 3～5 次。（圖 5-316）

16. 拿肩井穴

患者坐位，術者用雙手拇指和其餘四指相對用力拿風池穴 0.5 分鐘。（圖 5-317）

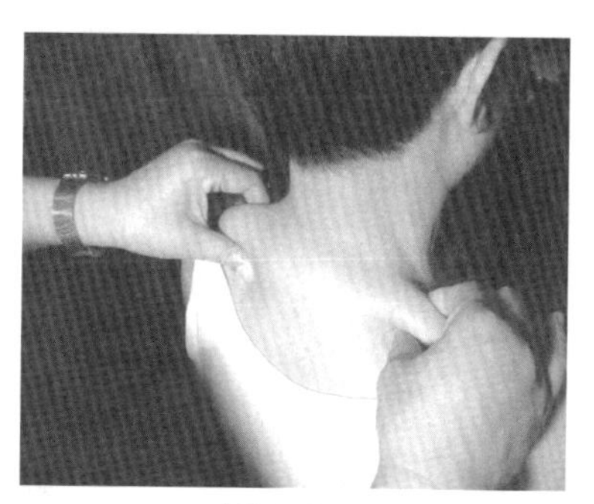

圖 5-317

(四) 頸椎病

頸椎病又稱頸椎綜合徵，是由於損傷或頸椎間盤變性而引起的頸椎及其鄰近軟組織退行性改變導致脊柱內外平衡失調，壓迫或刺激神經根、脊髓、椎動脈、交感神經等產生頸、肩、上肢、頭、胸部疼痛、麻木、眩暈、嘔吐、猝倒甚至肢體癱瘓、呼吸困難、死亡等一系列臨床症狀，是中老年人常見病、多發病。

【按摩療法】

1. 捏揉頸項部

患者坐位，術者站於患者後側，用拇指與其餘四指從後髮際頸項兩側上下捏揉 2～3 分鐘。（圖 5-318）

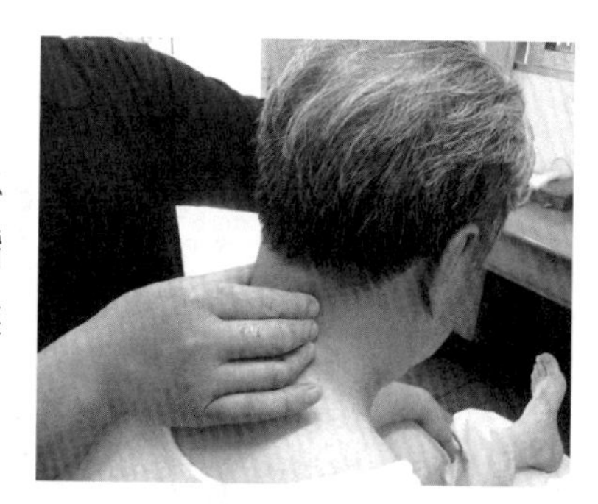

圖 5-318

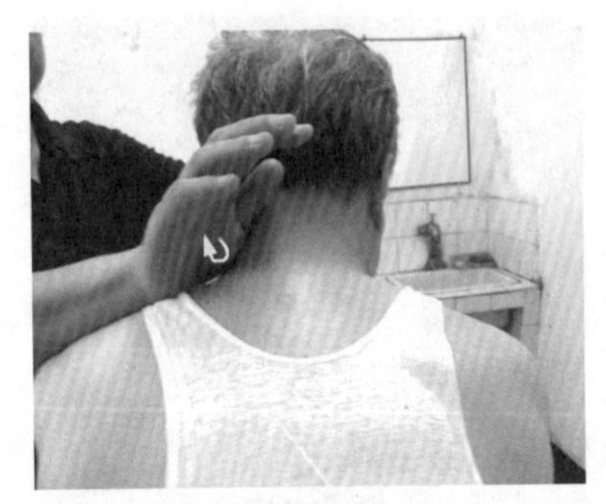
圖 5-319

2. 揉頸肩部

患者坐位，術者用揉法在患者頸肩部操作，2～3 分鐘。（圖 5-319）

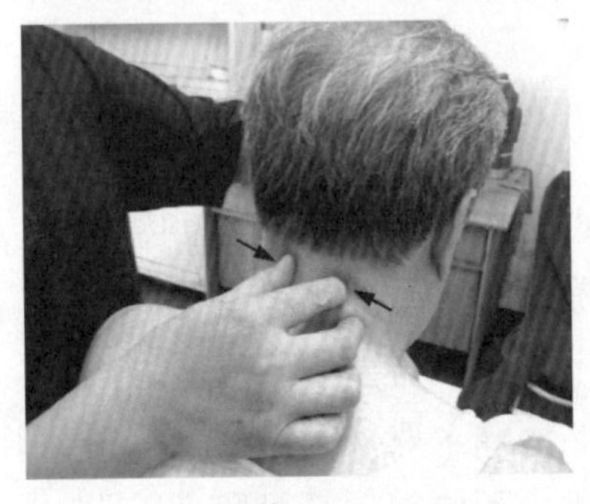
圖 5-320

3. 按揉頸椎部夾脊穴

患者坐位，術者用拇、食指按揉項椎兩側夾脊穴、上下反覆操作 1 分鐘。（圖 5-320）

4. 按揉頸肩部腧穴

患者坐位，術者用拇指指腹按揉合谷、曲池、外關、天宗、肩中俞、肩外俞等穴，每穴 0.5 分鐘。（圖 5-321）

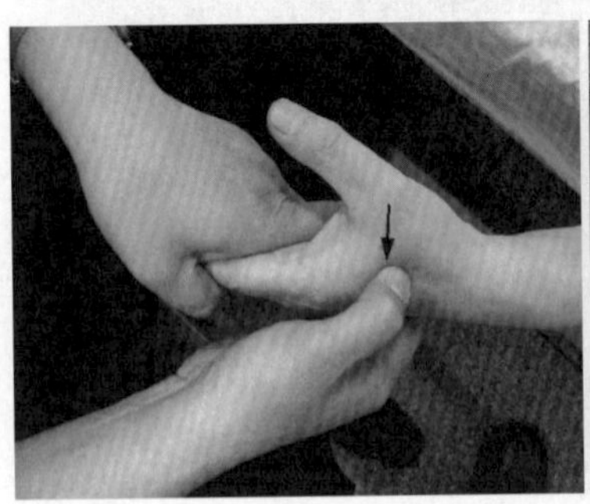

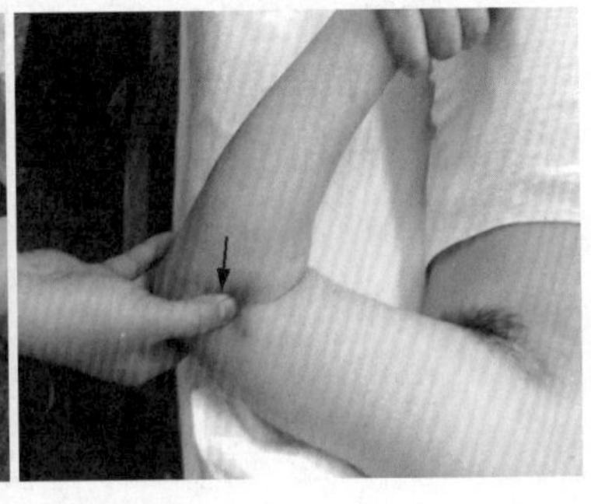

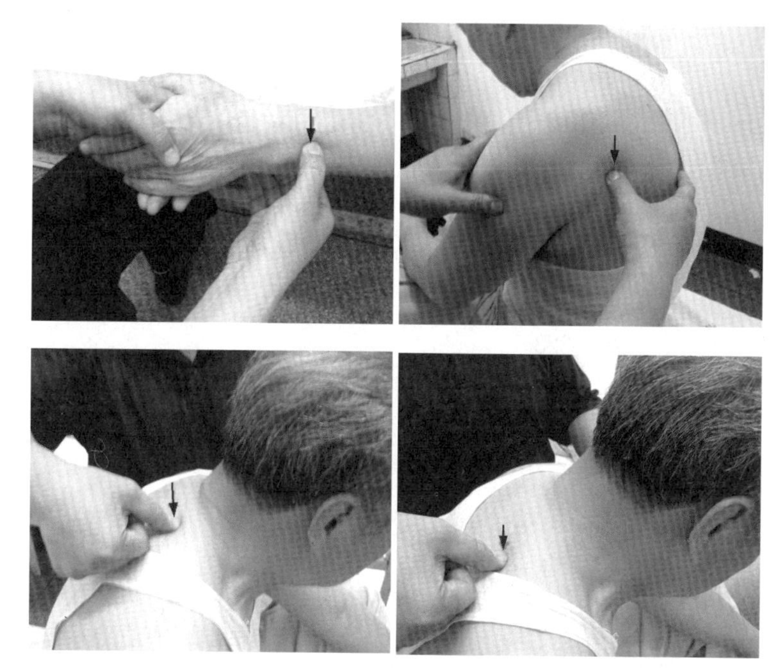

圖 5-321

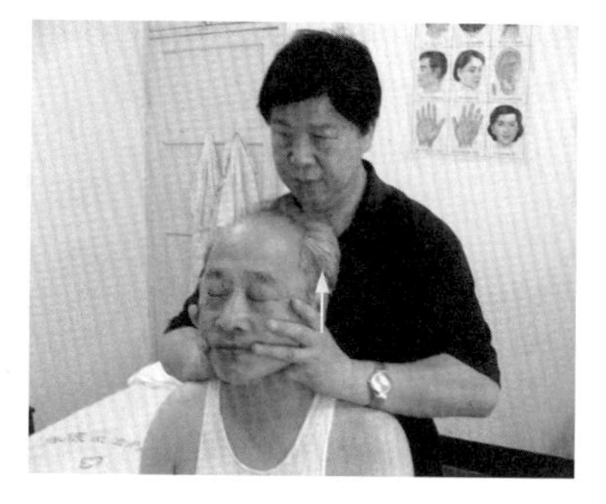

圖 5-322

5. 拔伸頸項部

患者坐位，術者站於患者身後，用雙手托住患者頸枕部，然後向上拔伸頸項部 3～5 次。（圖 5-322）

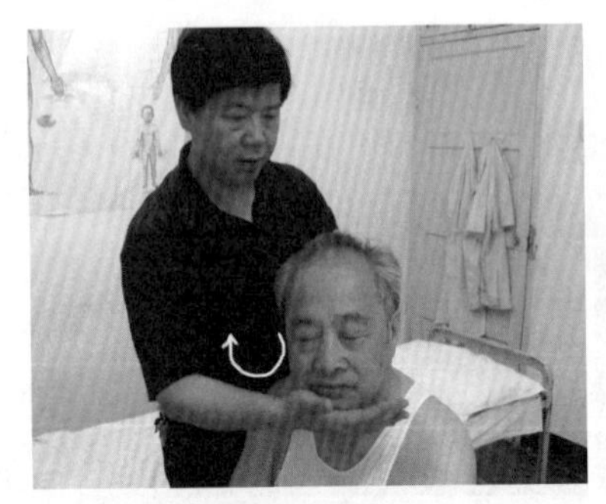
圖 5-323

6. 搖頸項部

患者坐位，術者一手扶患者後枕部，一手扶患者下頜部，作頸部搖法。（圖 5-323）

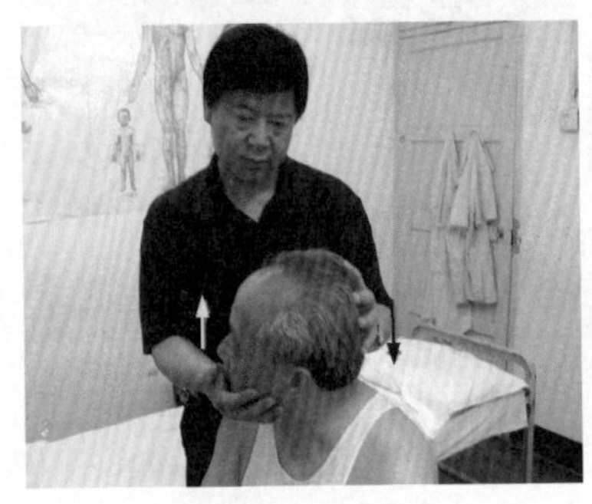
圖 5-324

7. 斜扳頸部

患者坐位，術者一手扶患者後枕部，一手扶下頜部，雙手作相反方向作頸部斜扳法。（圖 5-324）

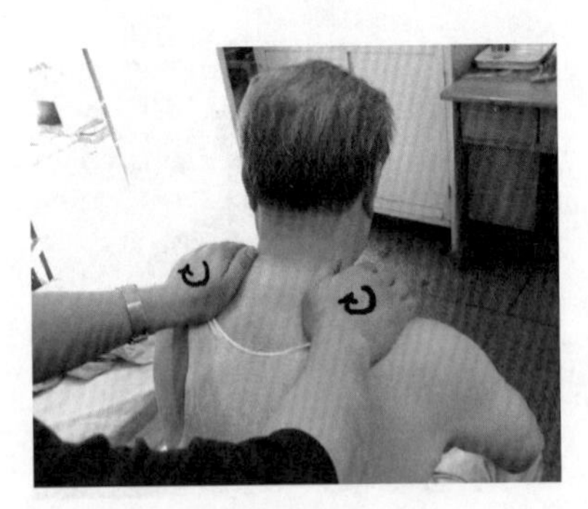
圖 5-325

8. 揉頸、肩、背部

患者坐位，術者用揉法在患者頸部兩側肩及背部進行操作 2～3 分鐘。（圖 5-325）

9. 搓肩部

患者坐位，術者用雙手掌相對用力夾住肩部，快速搓揉肩關節，並上下移動，3～5遍。（圖 5-326）

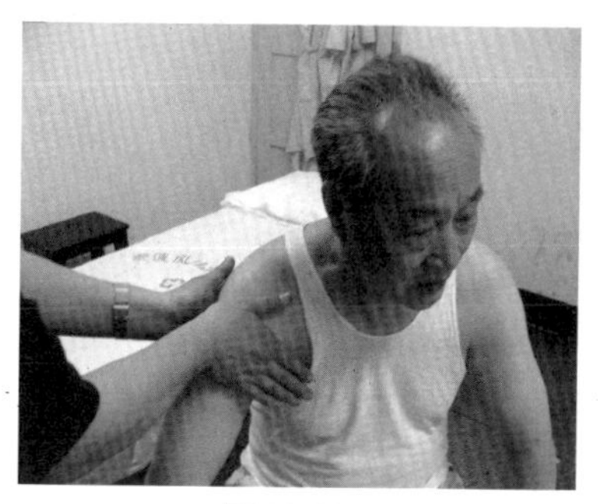

圖 5-326

10. 抖肩部

患者坐位，術者用雙手握住腕關節，作小幅度，快頻率的抖肩動作 0.5 分鐘。（圖 5-327）

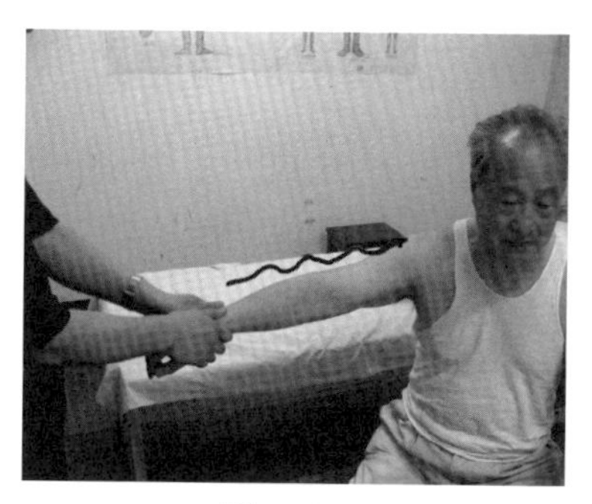

圖 5-327

11. 拔伸手指關節

患者坐位，術者用食、中指夾住患者中指逐個進行拔伸，每指拔伸 2～3 次。（圖 5-328）

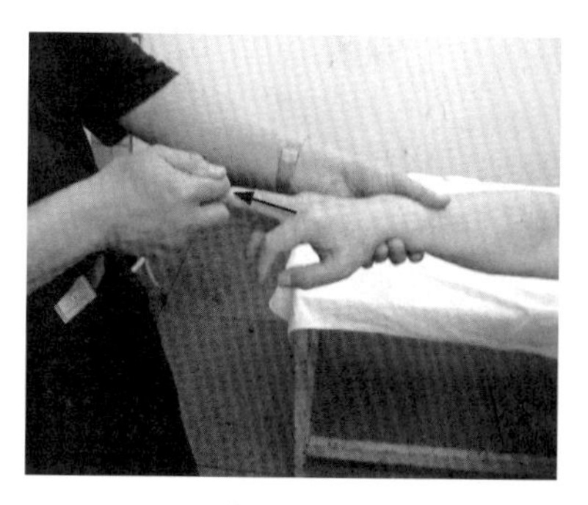

圖 5-328

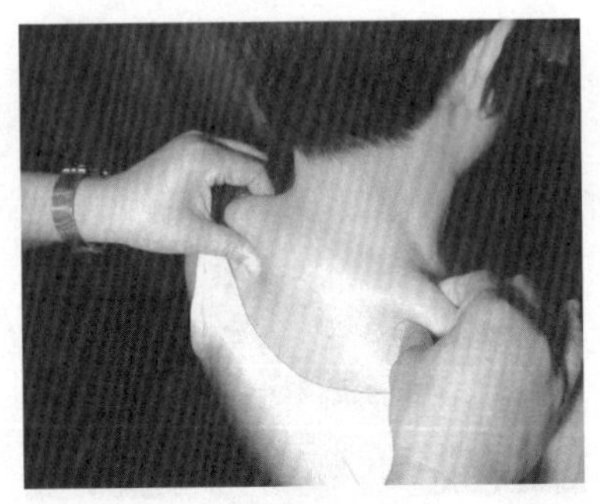

圖 5-329

12. 拿肩井

患者坐位，術者用雙手拿肩井穴，3～5 遍。（圖 5-329）

(五) 肩關節周圍炎

肩關節周圍炎又稱肩周炎，是以肩部疼痛和功能障礙為主要臨床表現的病症，多由於肩部外露感受風寒，年老氣血虧虛或外力作用所致，本病多發生於 50 歲左右的人，故又稱為「五十肩」後期因肩關節軟組織粘黏，關節出現僵硬，又稱為「肩凝症」。

【按摩療法】

1. 揉肩關節

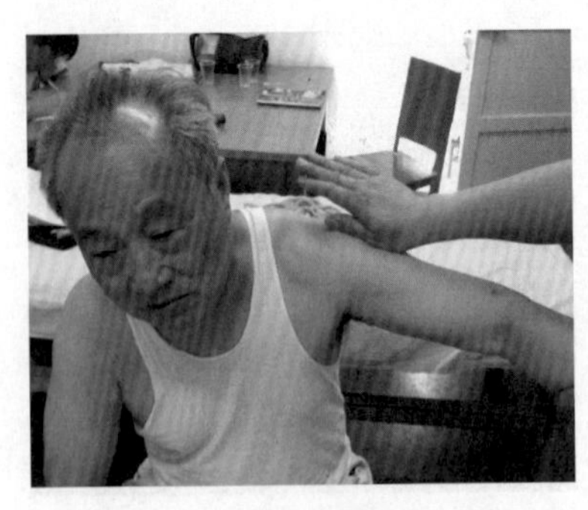

圖 5-330

患者坐位，術者用揉法施治於患側肩關節部，上臂部及肩背部，往返 3～5 次，同時配合做肩部的外展，外旋活動。（圖 5-330）

2. 按揉肩部腧穴

患者坐位，術者用拇指按揉合谷、外關、曲池、肩貞等穴，每穴 0.5 分鐘。（圖 5-331）

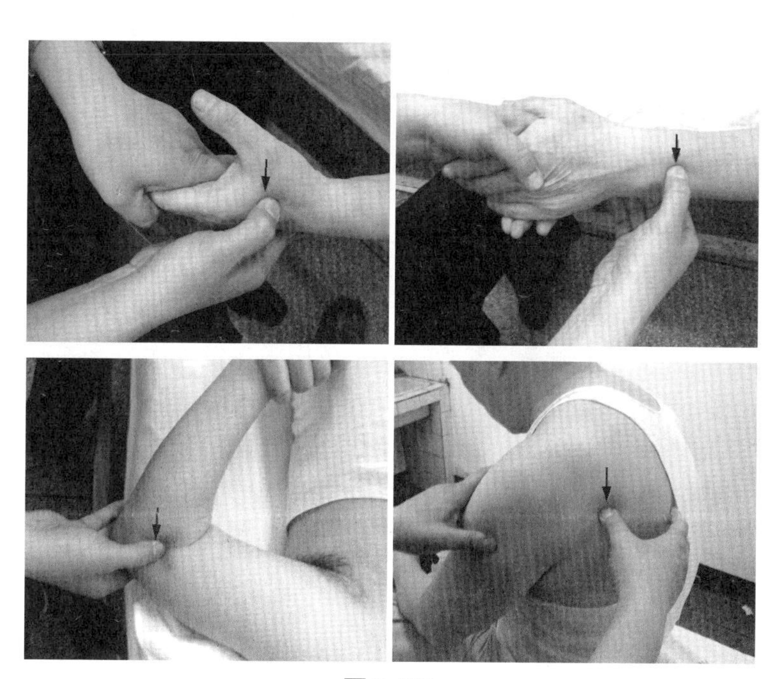

圖 5-331

3. 拿揉肩關節

患者坐位，術者用拇、食、中指三指拿捏患者肩關節 3～5 分鐘。（圖 5-332）

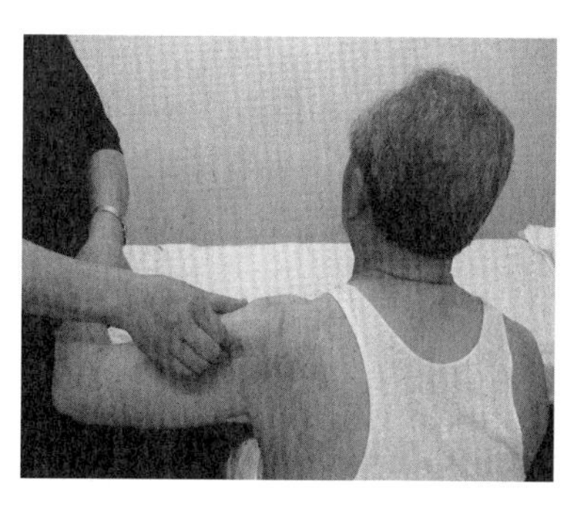

圖 5-332

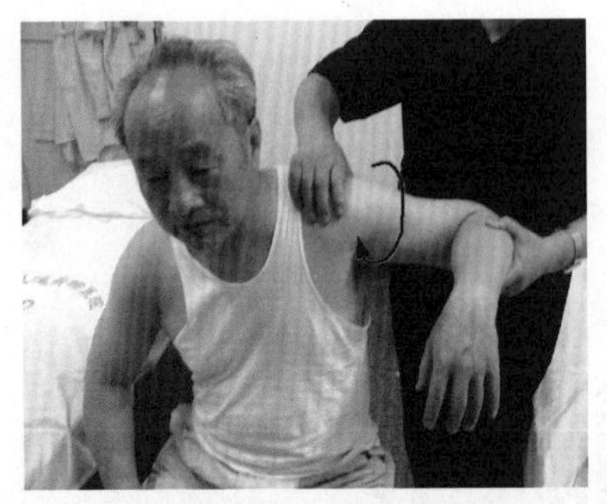

圖 5-333

4. 搖肩關節

患者坐位，術者一手扶肩關節，一手扶肘關節搖動肩關節 0.5～1 分鐘。（圖 5-333）

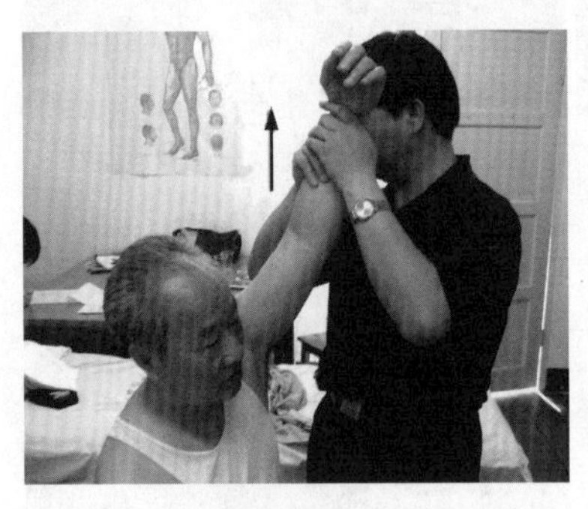

圖 5-334

5. 肩關節上舉扳法

患者坐位，術者雙手握患者腕部，將上肢上舉一定幅度，當上舉受限時，迅速作一定幅度的上舉扳動，然後揉肩關節。（圖 5-334）

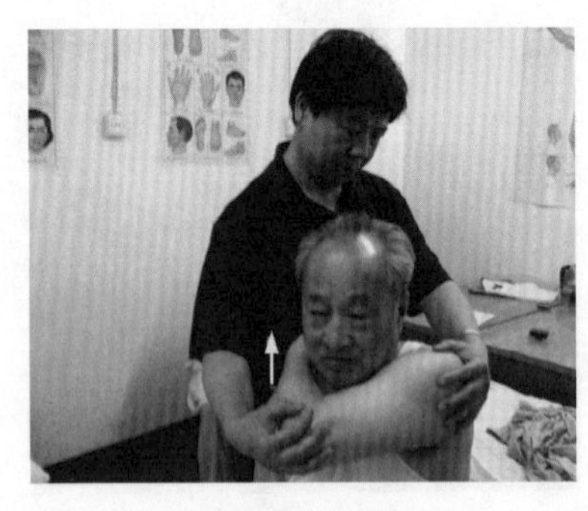

圖 5-335

6. 肩關節內收扳法

患者坐位，術者站於患者背後，一手扶患肩，一手扶患肘，作內收扳法，然後揉肩關節。（圖 5-335）

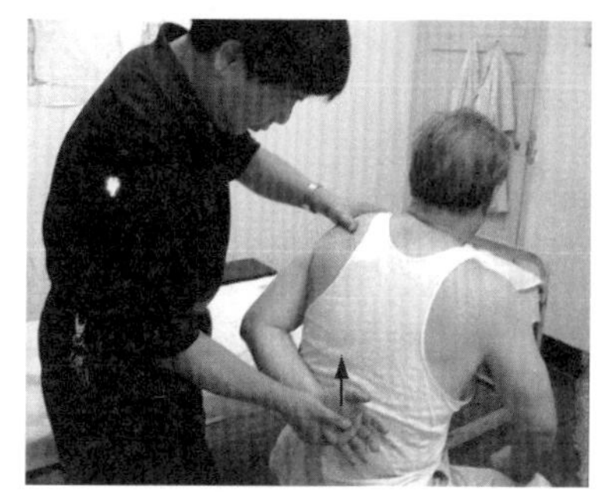

圖 5-336

7. 肩關節後伸扳法

患者坐位，術者站於患者一側，一手扶肩關節，一手將患肩反背扶起腕關節，作肩關節後伸扳法，然後揉肩關節。（圖 5-336）

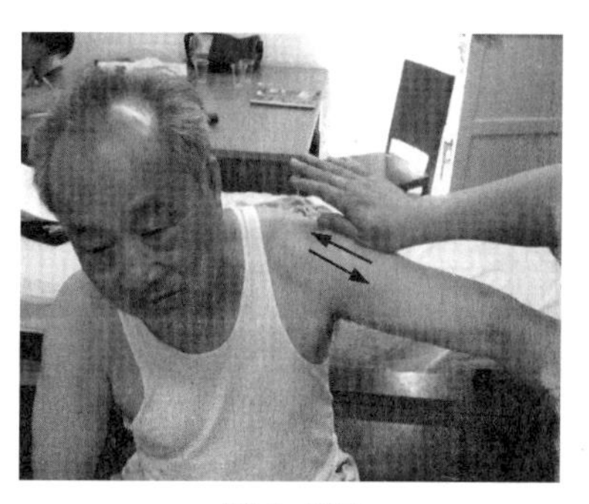

圖 5-337

8. 擦肩關節

患者坐位，術者用大魚際塗少許潤滑劑，擦患肩及上肢部，以透熱為度。（圖 5-337）

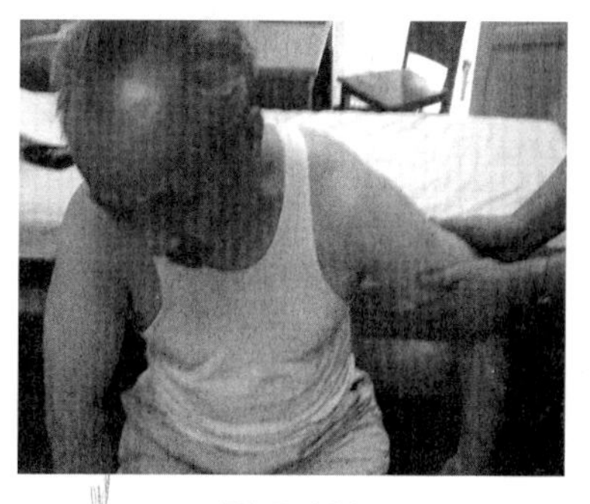

圖 5-338

9. 搓患肢

患者坐位，術者用雙手掌搓患肩及上肢，並上下移動 3～5 遍。（圖 5-338）

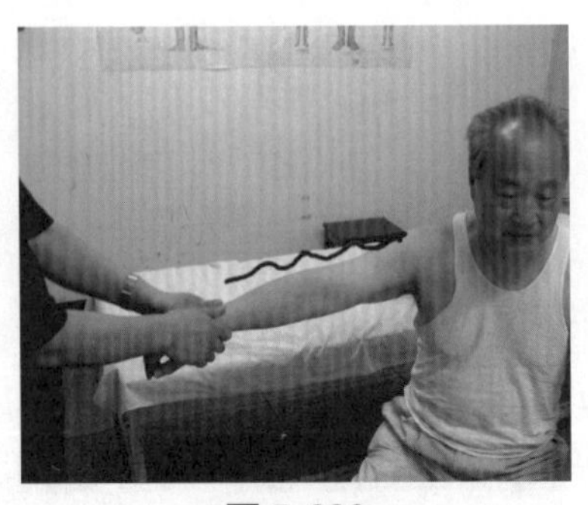

圖 5-339

10. 抖患肢

患者坐位，術者用雙手握住患者上肢腕關節抖患肢 0.5 分鐘。（圖 5-339）

註：肩關節周圍炎在推拿治療的同時，要配合肩關節功能鍛鍊。

（六）五更泄

五更泄又稱「雞鳴瀉」其臨床表現是，每在黎明前臍下疼痛，腸鳴即瀉，瀉後感腹部舒服，此病時間久者，會伴隨頭暈眼花，食慾減退，全身無力消瘦，多因年老，脾腎陽虛，脾腎虛寒，飲食不節所致。

【按摩療法】

1. 按揉中脘穴

患者仰臥位，術者用中指指腹按揉中脘穴 1～2 分鐘。（圖 5-340）

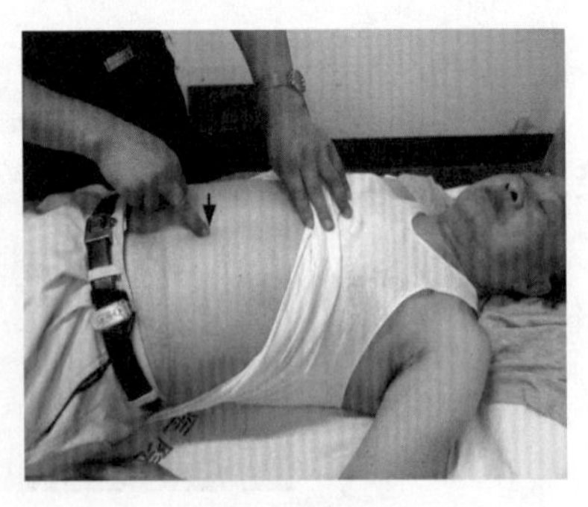

圖 5-340

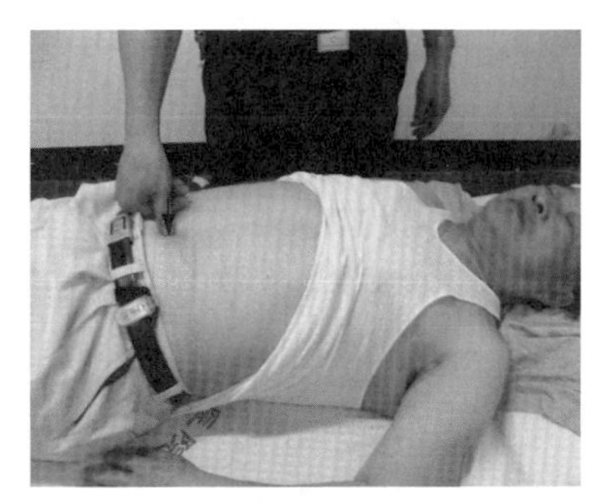

圖 5-341

2. 按揉神闕穴

患者仰臥位，術者用拇指指腹按揉神闕穴 1～2 分鐘。（圖 5-341）

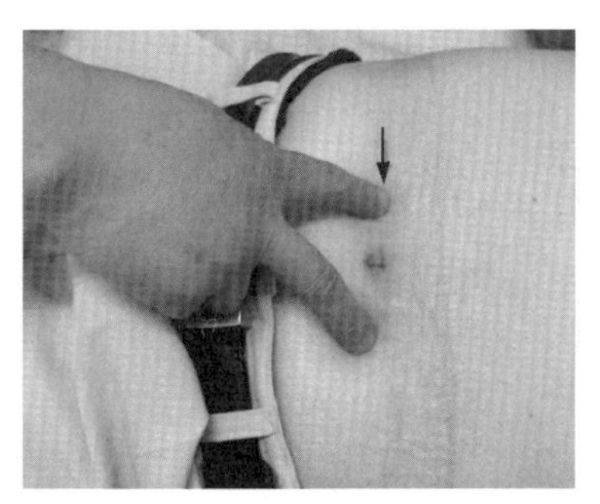

圖 5-342

3. 按揉天樞穴

患者仰臥位，術者用食、中指指腹按揉天樞穴 1 分鐘。（圖 5-342）

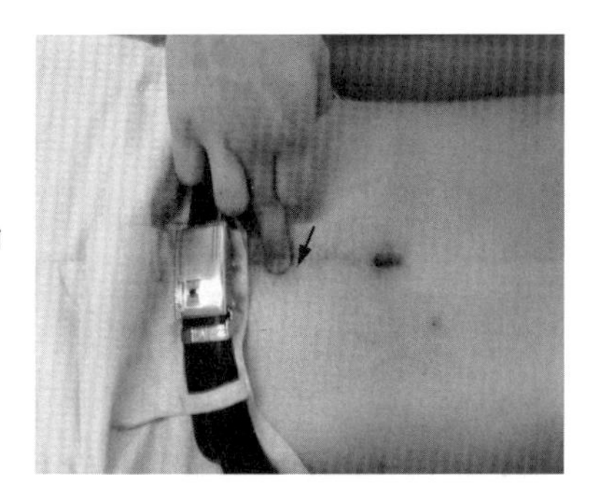

圖 5-343

4. 按揉關元穴

患者仰臥位，術者用中指指腹按揉關元穴 1 分鐘。（圖 5-343）

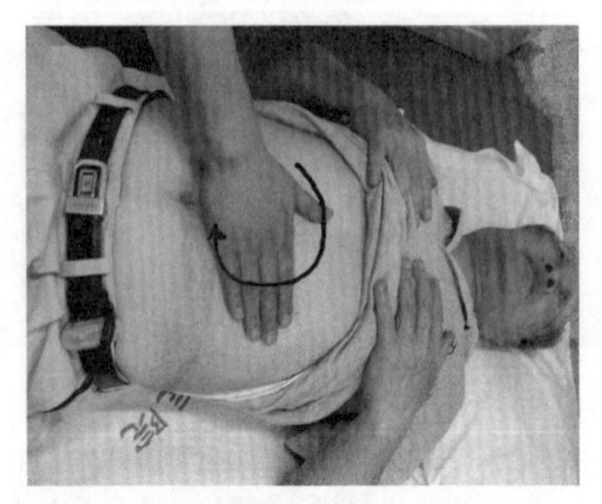
圖 5-344

5. 揉摩腹部

患者仰臥位，術者用掌揉摩腹部 5～8 分鐘，以熱感深透於腹部為佳。（圖 5-344）

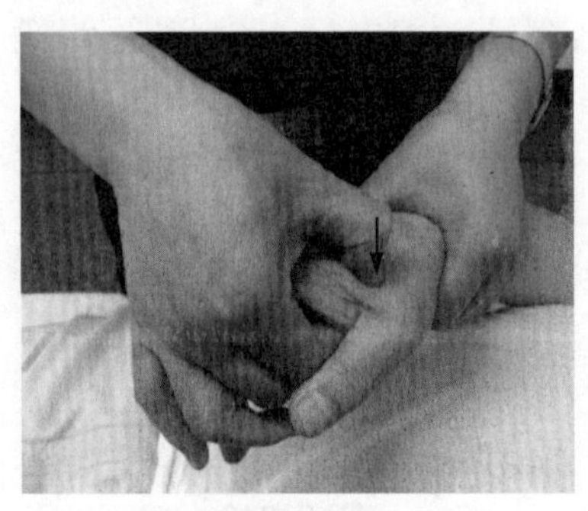
圖 5-345

6. 拿揉合谷穴

患者坐位，術者用拇、食、中指拿揉合谷穴 3～5 次。（圖 5-345）

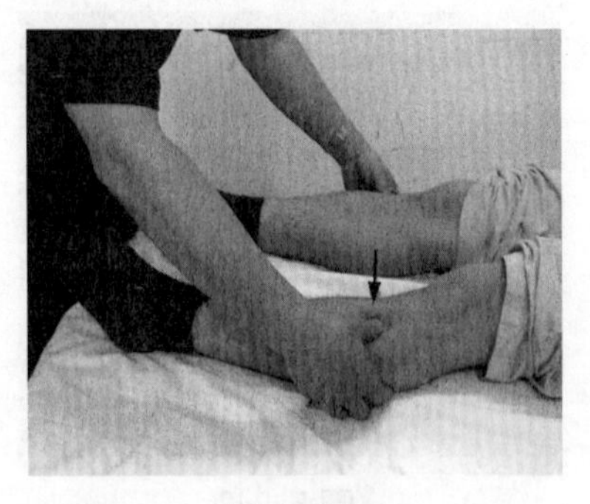
圖 5-346

7. 按揉足三里穴

患者坐位，術者用拇指指腹，按揉足三里穴 1 分鐘。（圖 5-346）

8. 按揉三陰交穴

患者仰臥位，術者用拇指腹按揉三陰交穴 1 分鐘。（圖 5-347）

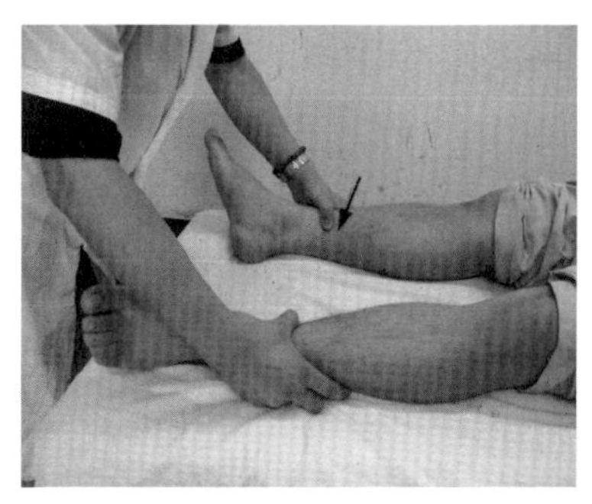

圖 5-347

9. 擦脾俞、胃俞區

患者俯臥位，術者用掌塗少許潤滑劑，擦脾俞、胃俞區以透熱為度。（圖 5-348）

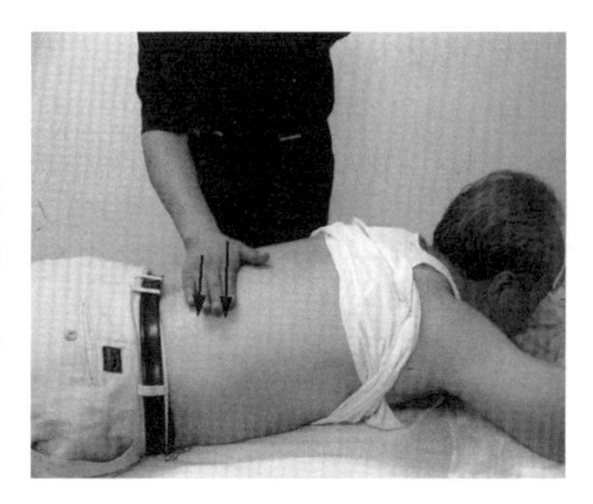

圖 5-348

10. 擦腎俞、命門

患者俯臥位，術者用側掌塗少許潤滑劑擦腎俞、命門，以透熱為度。（圖 5-349）

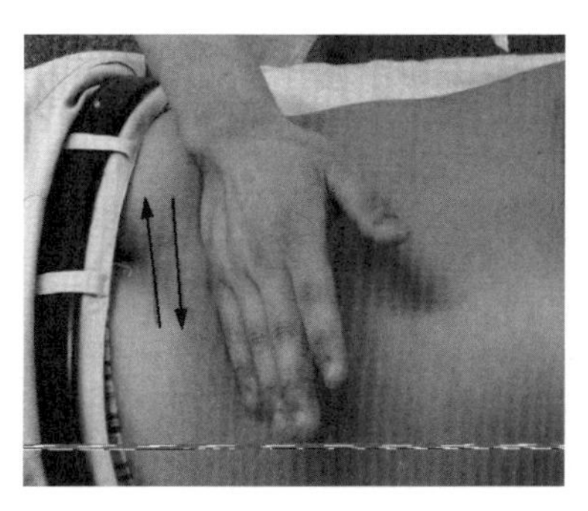

圖 5-349

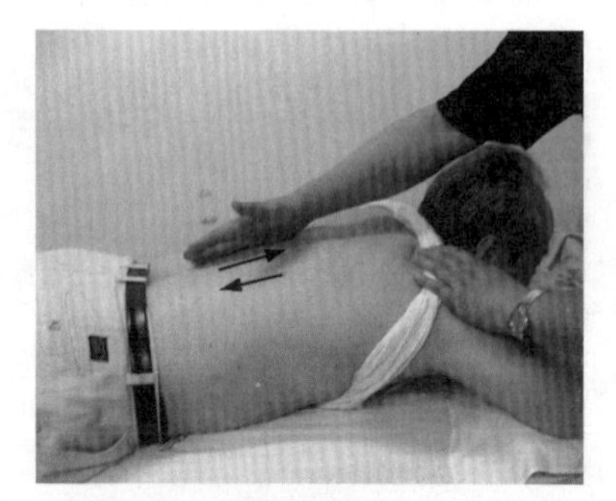
圖 5-350

11. 直擦督脈

患者俯臥位，術者用側掌塗少許潤滑劑直接督脈，以透熱為度。（圖 5-350）

(七)心悸

心悸是指心中急劇跳動，驚慌不安，不能自主的一種病症，多由陰陽失調，氣血虧虛或痰飲瘀血阻滯，心失所養，心脈不暢所致，多伴有健忘、耳鳴等症。

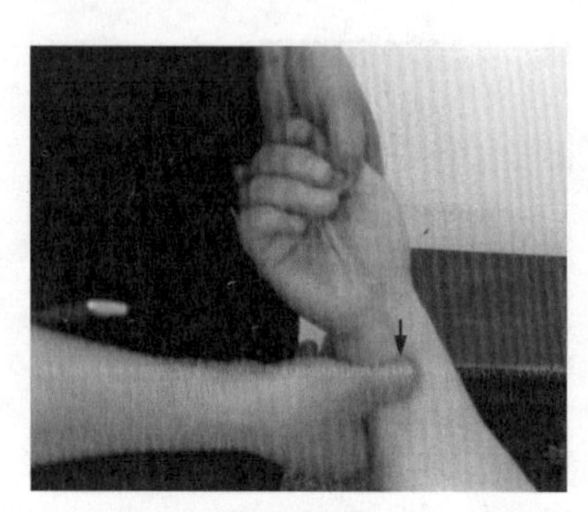
圖 5-351

【按摩療法】

1. 按揉內關穴

患者仰臥位，術者用拇指指腹按揉內關穴，用力稍重，以酸脹感為度，時間 0.5 分鐘。（圖 5-351）

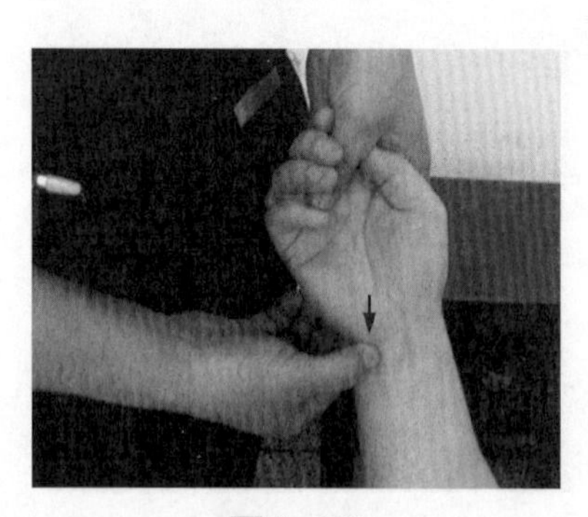
圖 5-352

2. 按揉神門穴

患者仰臥位，術者用拇指指腹按揉神門穴 1 分鐘。（圖 5-352）

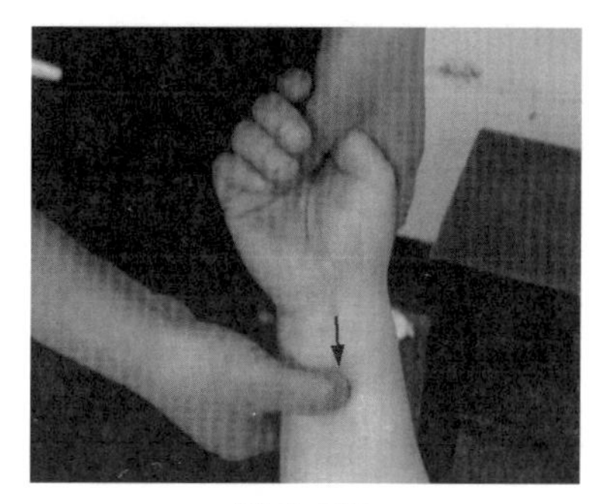

圖 5-353

3. 按揉間使穴

患者仰臥位，術者用拇指指腹按揉間使穴 1 分鐘。（圖 5-353）

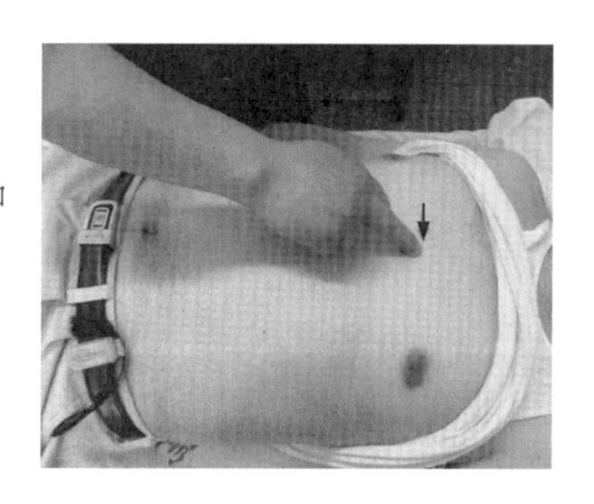

圖 5-354

4. 按揉膻中穴

患者仰臥位，術者用中指指腹按揉膻中穴 3 分鐘。（圖 5-354）

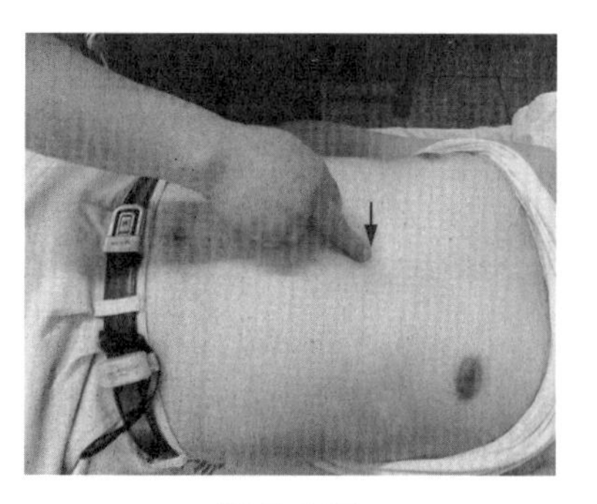

圖 5-355

5. 按揉巨闕

患者仰臥位，術者用中指指腹按揉巨闕穴 3 分鐘。（圖 5-355）

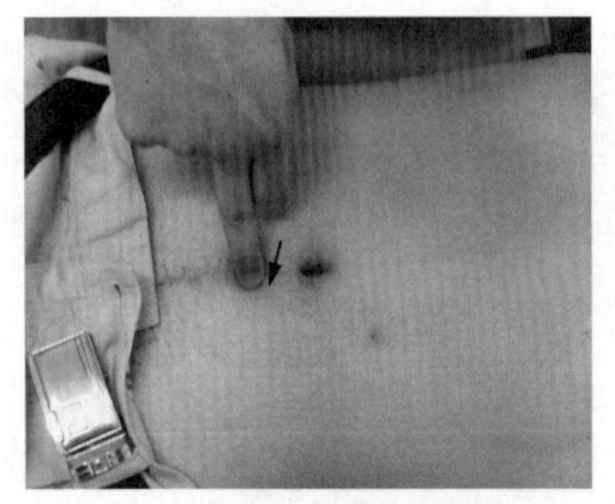

圖 5-356

6. 揉中脘穴

患者仰臥位，術者用中指指腹揉中脘穴 2～3 分鐘。（圖略）

7. 按揉氣海穴

患者仰臥位，術者用中指指腹按揉氣海穴 1～2 分鐘。（圖 5-356）

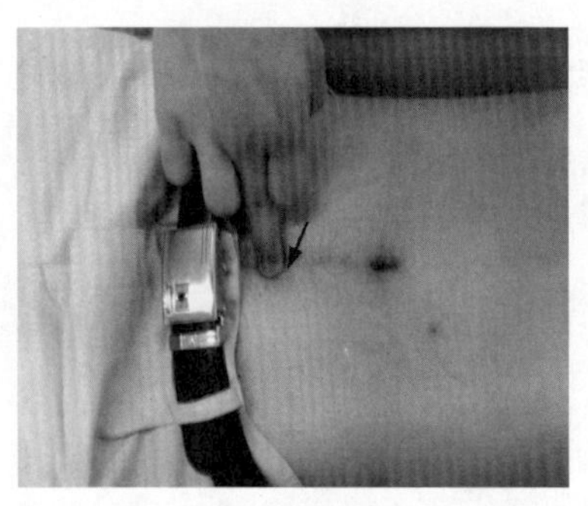

圖 5-357

8. 按揉關元穴

患者仰臥位，術者用中指指腹按揉關元穴 1 分鐘。（圖 5-357）

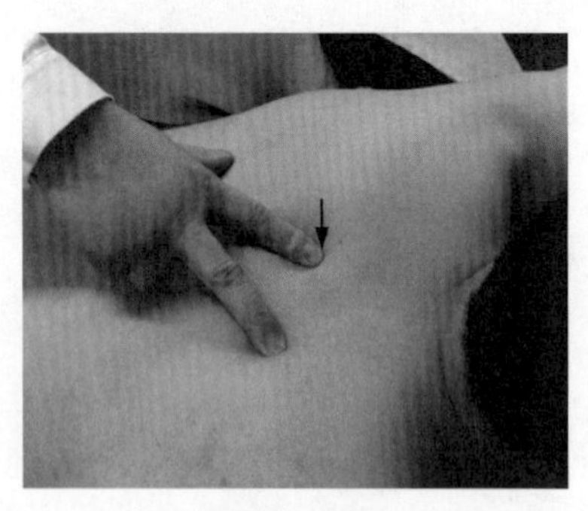

圖 5-358

9. 按揉心俞穴

患者俯臥位，術者用食中指指腹按揉心俞穴 1～2 分鐘。（圖 5-358）

10. 按揉膈俞穴

患者俯臥位，術者用拇指指腹，按揉膈俞穴 1～2 分鐘。（圖 5-359 略）

(八)失眠

失眠又稱不寐，是指經常不能獲得正常的睡眠而言，失眠的症狀不完全一樣，輕者入睡困難，或眠不酣，時眠時醒，醒後難以入睡，嚴重者可整夜不眠，白天精神不振，四肢乏力、記憶力減退。

多因心脾兩虛、肝鬱化火、陰虛火旺、痰熱內擾所致。

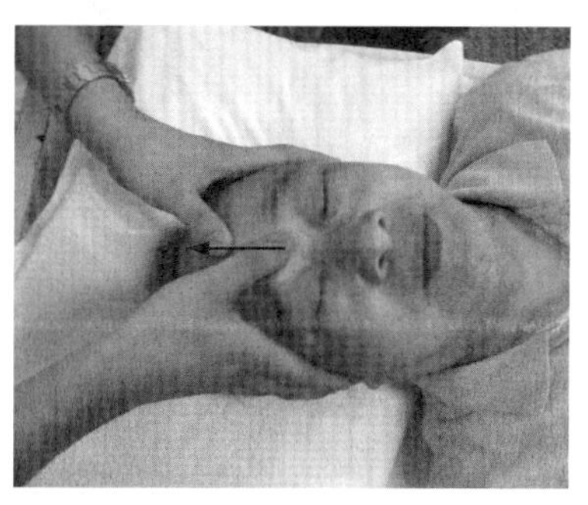

圖 5-360

【按摩療法】

1. 推印堂

患者仰臥位，術者用拇指指腹從印堂向前髮際交替上推 0.5～1 分鐘。（圖 5-360）

2. 揉太陽

患者仰臥位，術者用拇指指腹，揉太陽穴 1～2 分鐘。（圖 5-361）

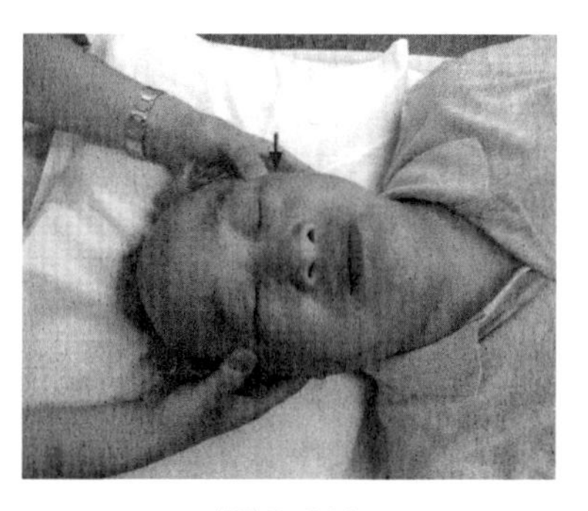

圖 5-361

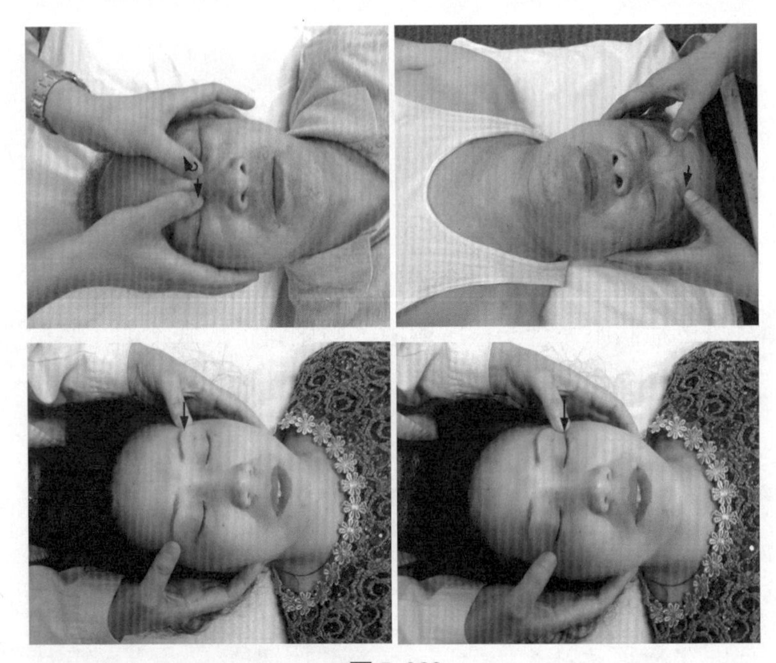

圖 5-362

3. 眼眶按揉法

患者仰臥位，術者用拇指指腹從睛明穴始按揉睛眶一周，沿途分別按揉睛明、魚腰、絲竹空、瞳子髎等穴，每穴 0.5 分鐘。（圖 5-362）

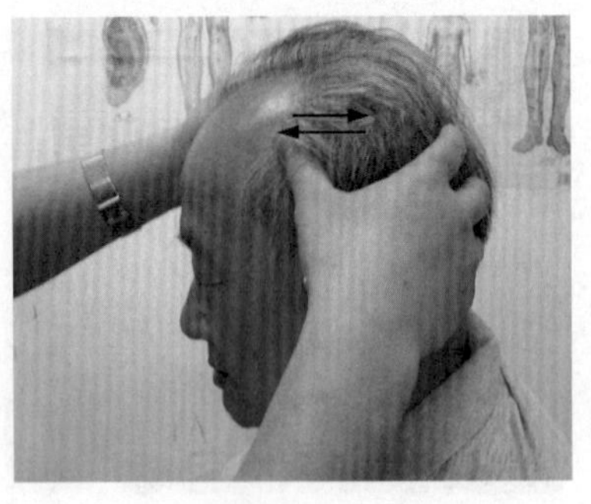

圖 5-363

4. 掃散側頭部

患者坐位，術者用拇指與其餘四指配合用掃散法掃散側頭部 3～5 遍。（圖 5-363）

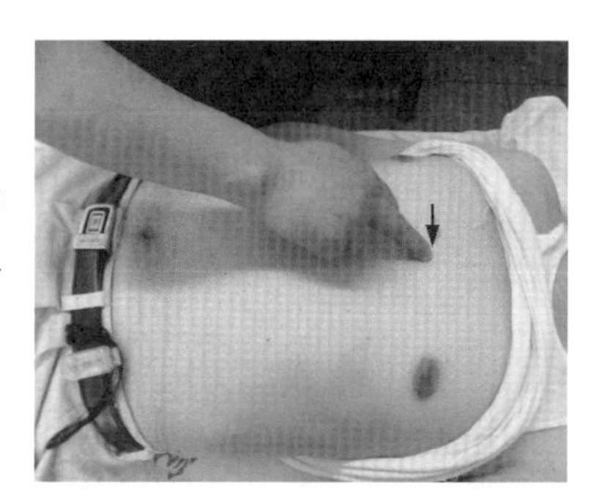

圖 5-364

5. 按揉膻中穴

患者仰臥位，術者用中指指腹按揉膻中穴 1～2 分鐘。（圖 5-364）

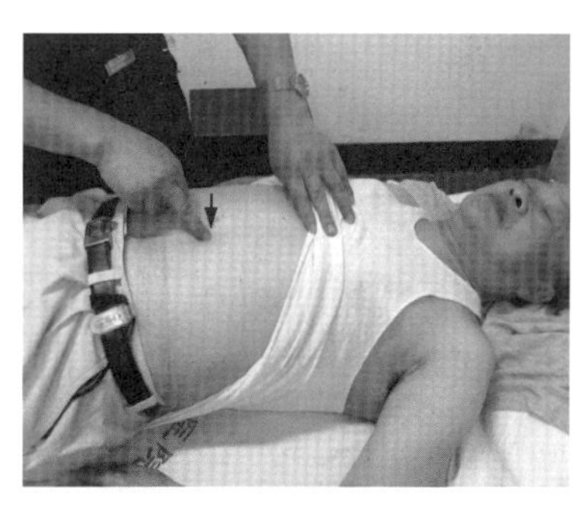

圖 5-365

6. 按揉中脘穴

患者仰臥位，術者用中指指腹按揉中脘穴 2～3 分鐘。（圖 5-365）

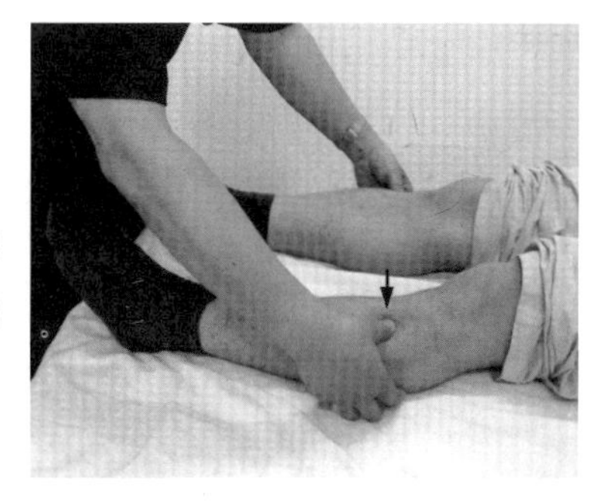

圖 5-366

7. 按揉足三里穴

患者仰臥位，術者用拇指指腹按揉足三里穴 2～3 分鐘。（圖 5-366）

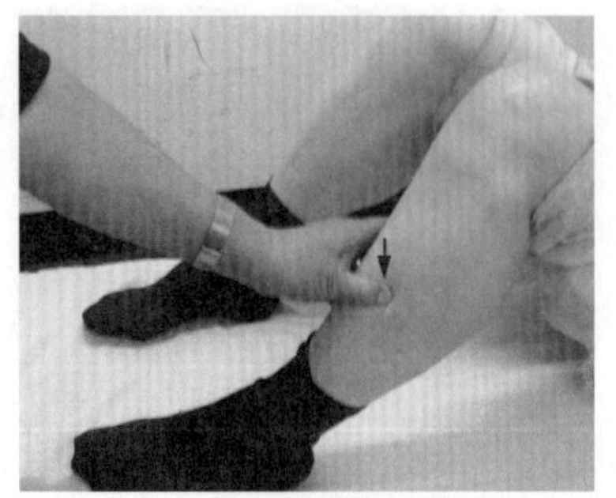

圖 5-367

8. 按揉豐隆穴

患者仰臥位，術者用拇指指腹按揉豐隆穴 1～2 分鐘。（圖 5-367）

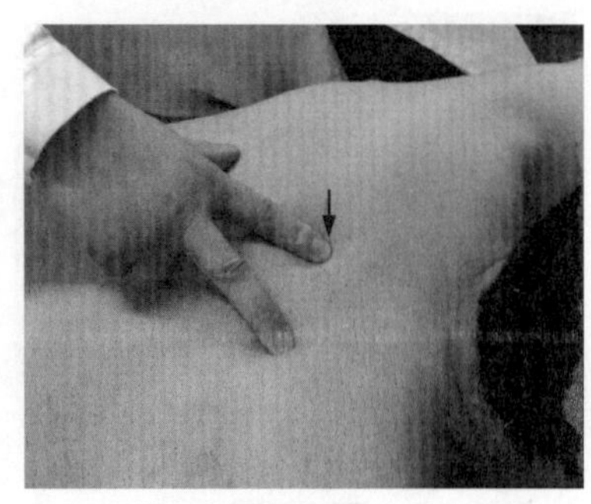

圖 5-368

9. 按揉心俞穴

患者俯臥位，術者用食中指指腹按揉心俞穴 1 分鐘。（圖 5-368）

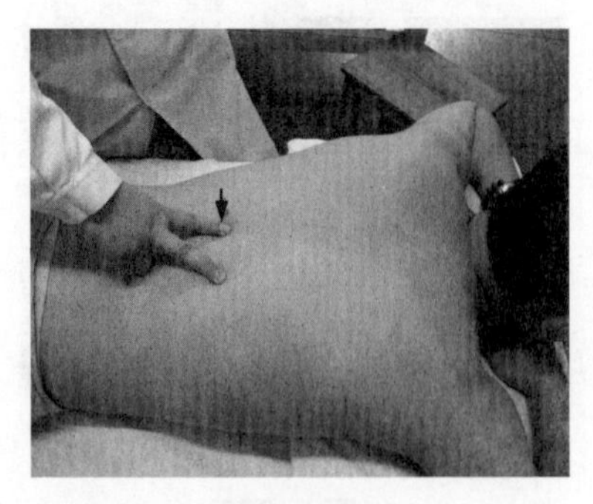

圖 5-369

10. 按揉脾俞穴

患者俯臥位，術者用食、中指腹按揉脾俞穴 1～2分鐘。（圖 5-369）

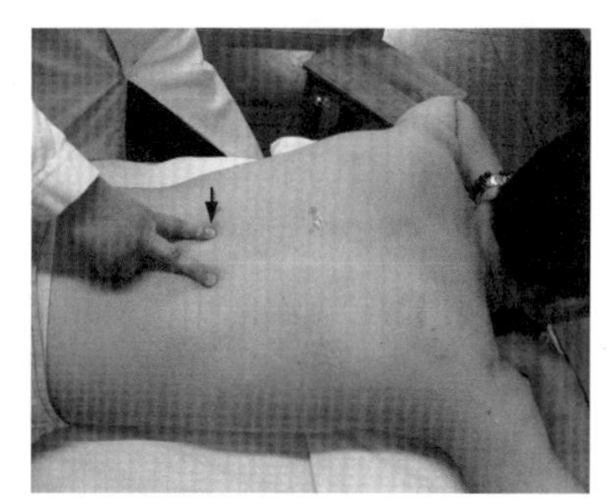

圖 5-370

11. 按揉肝兪穴

患者俯臥位，術者用食、中指指腹按揉肝俞穴1～2分鐘。（圖 5-370）

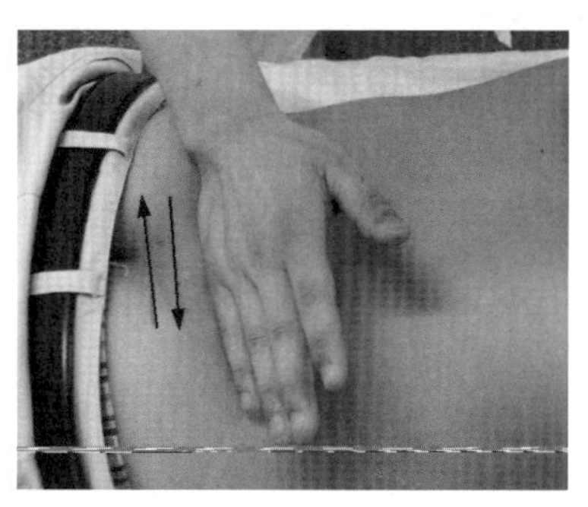

圖 5-371

12. 擦腎兪、命門

患者俯臥位，術者用側掌塗少許潤滑劑擦腎俞、命門，以透熱為度。（圖 5-371）

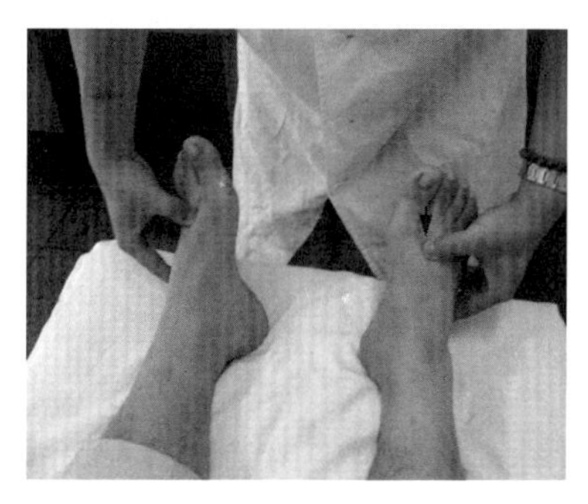

圖 5-372

13. 按揉太衝穴

患者仰臥位，術者用拇指按揉太衝穴 1 分鐘。（圖 5-372）

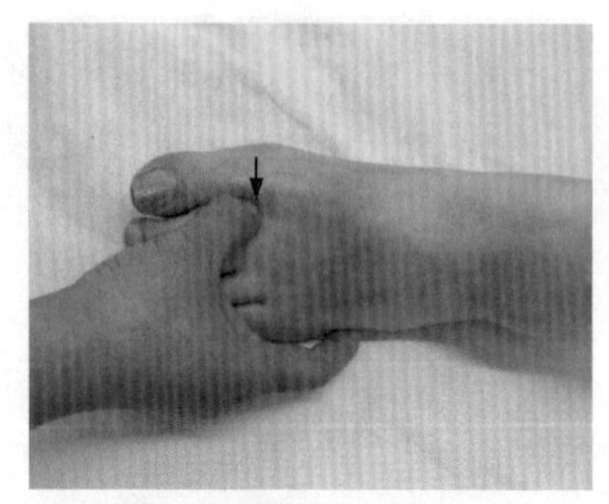

圖 5-373

14. 按揉行間穴

患者仰臥位，術者用拇指指腹按揉行間穴 1 分鐘。（圖 5-373）

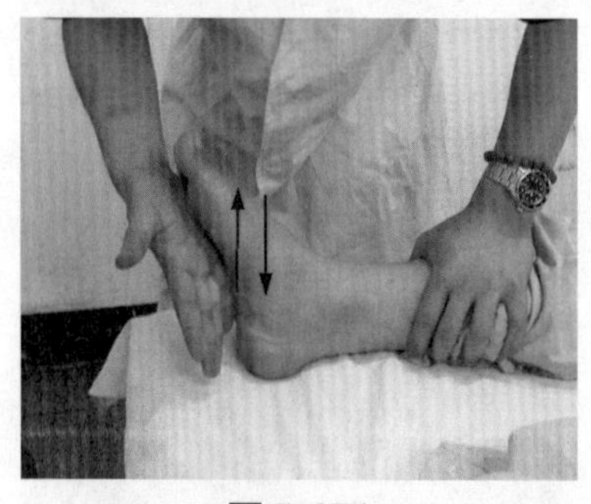

圖 5-374

15. 擦湧泉穴

患者仰臥位，術者用側掌塗少許潤滑劑，擦湧泉穴，以透熱為度。（圖 5-374）

（九）前列腺增生

前列腺肥大亦稱前列腺增生。是老年男性泌尿生殖系統常見病，多見於 50 歲以上的男性患者，有臨床症狀者僅有 10%左右，前列腺肥大的發病原因，至今尚不十分清楚，目前多數學者認為與老年性激素平衡失調有關。其臨床表現早期為，排尿次數增加，尤以夜間為明顯，為前列腺充血刺激所致，前列腺肥大典型症狀是排尿困難，初期多見排尿時間延長，尿後仍有尿液滴出或排尿中間停頓，分幾次排出，排尿不暢且費力、尿流緩慢、變細、射程縮短、無力，甚至點滴流出，無法將尿流完全排盡，形成殘餘尿，如殘餘尿過多，膀胱逐漸喪失收縮能力，可導致尿瀦留，本病常伴有遺精、白濁、失眠、記憶力減退等症狀。

【按摩療法】

1. 摩小腹部

患者仰臥位，術者用手掌作順時針方向摩小腹部5～8分鐘。（圖5-375）

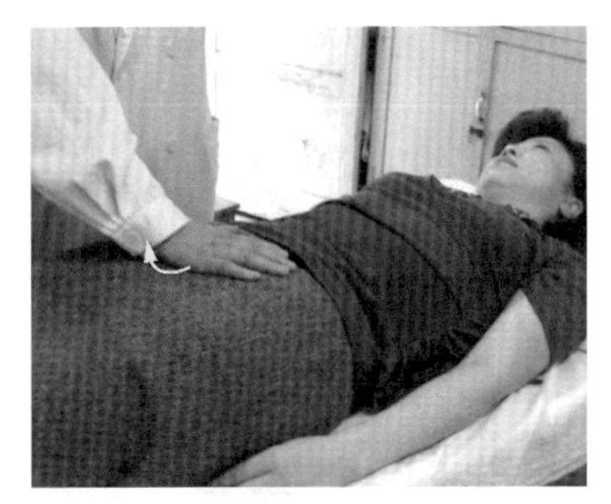

圖5-375

2. 點按中極穴

患者仰臥位，術者以中指指腹點按中極穴，使酸脹向陰部放射為佳，時間1分鐘。（圖5-376）

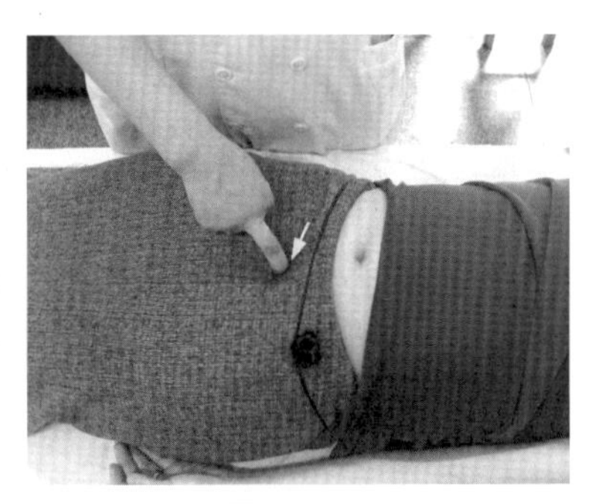

圖5-376

3. 按揉氣海穴

患者仰臥位，術者用中指指腹按揉氣海穴1分鐘。（圖5-377）

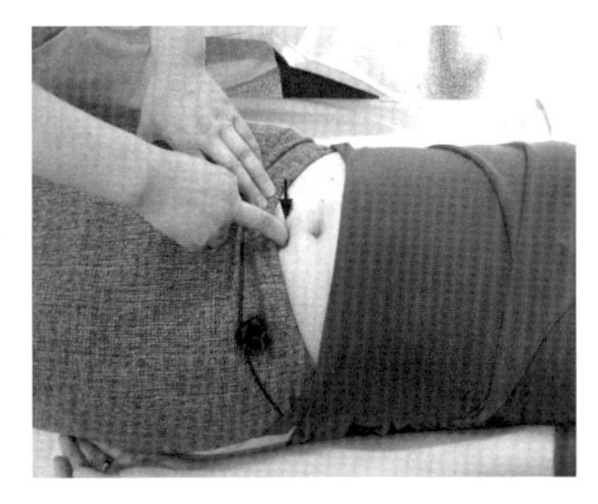

圖5-377

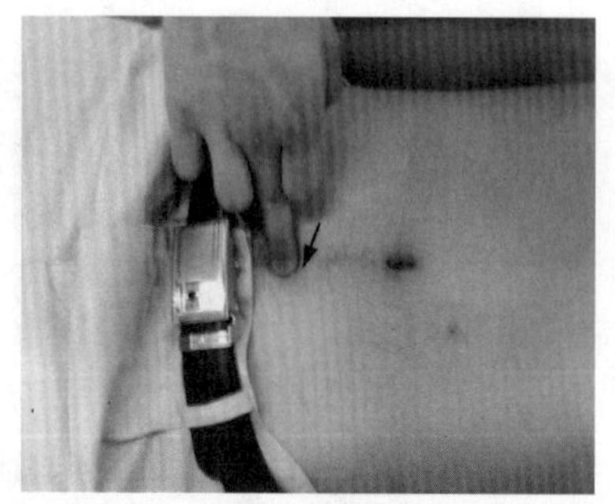

圖 5-378

4. 按揉關元穴

患者仰臥位，術者用中指指腹按揉關元穴 1 分鐘。（圖 5-378）

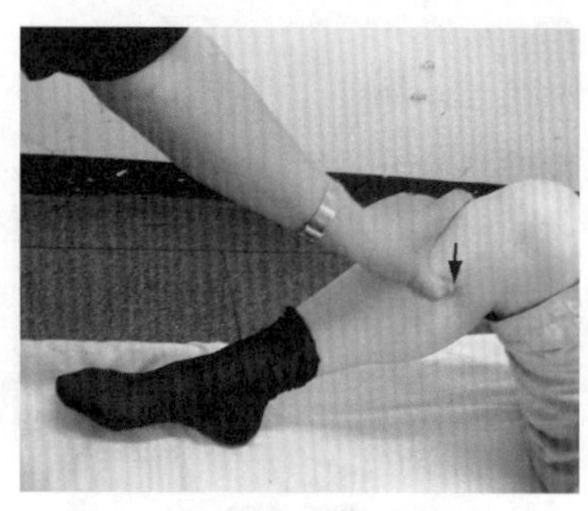

圖 5-379

5. 按揉陰陵泉穴

患者仰臥位，術者用拇指指腹按揉陰陵泉穴 1～2 分鐘。（圖 5-379）

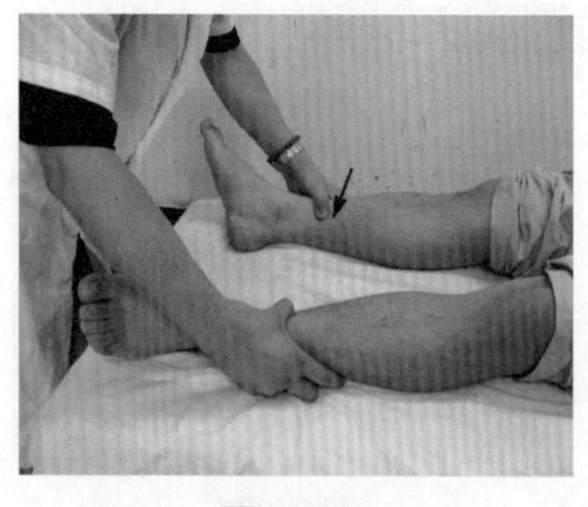

圖 5-380

6. 按揉三陰交

患者仰臥位，術者用拇指指腹按揉三陰交穴 1～2 分鐘。（圖 5-380）

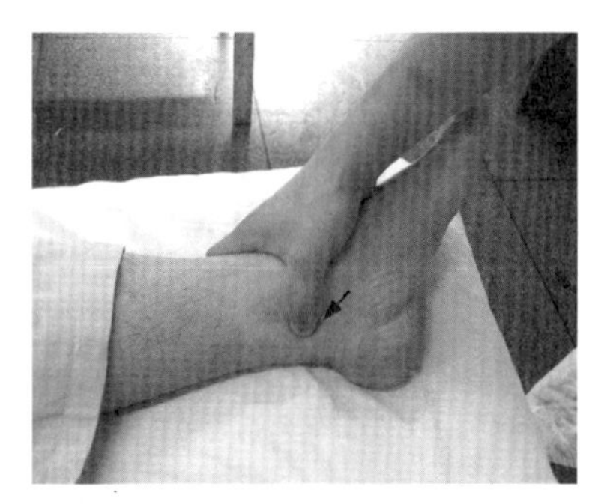

圖 5-381

7. 按揉太谿穴

患者仰臥位，術者用拇指指腹按揉太谿穴 1 分鐘。（圖 5-381）

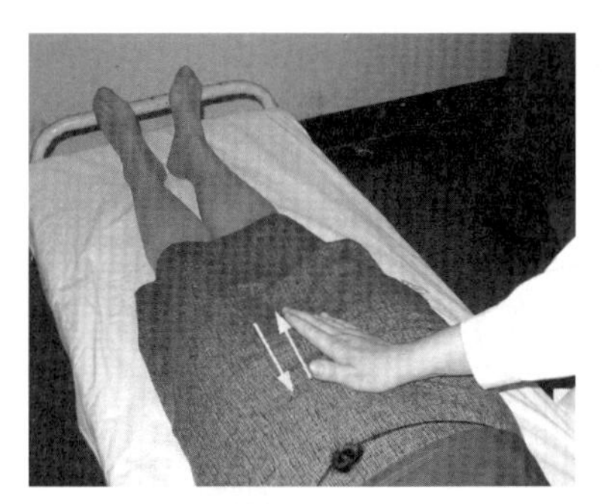

圖 5-382

8. 擦小腹部

患者仰臥位，術者用側掌擦小腹部，以透熱為度。（圖 5-382）

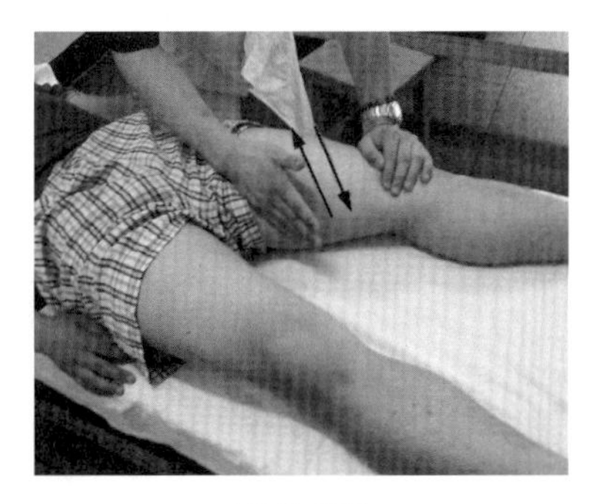

圖 5-383

9. 擦大腿內側

患者仰臥位，術者用側掌擦大腿內側，以透熱為度。（圖 5-383）

10. 按揉肛門及前列腺

患者仰臥位，以手抱膝部，使膝屈曲靠近胸腹。術者先以食、中、小指在肛門周圍輕輕按揉，稍後以中指緩緩插入肛門，用指腹向肛門前壁按壓，待觸及前列腺體後，手指向前下按揉約有1～3分鐘，力量可稍重，中指出肛門後，可稍按會陰部1分鐘。（圖5-384圖略）

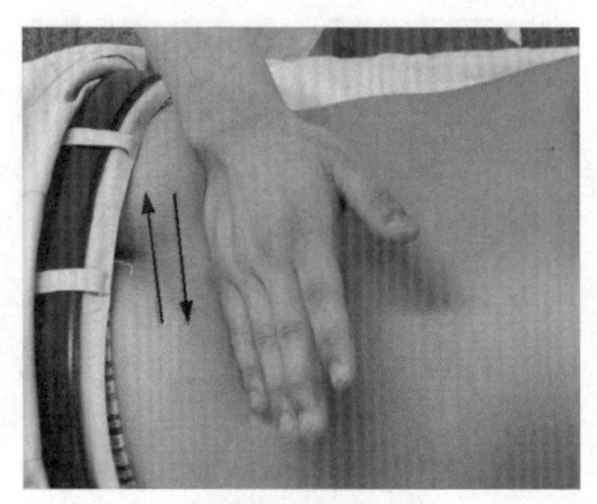

圖5-384

11. 擦腰骶部

患者俯臥位，術者用手掌在患者腰骶部擦2～3分鐘。（圖5-384）

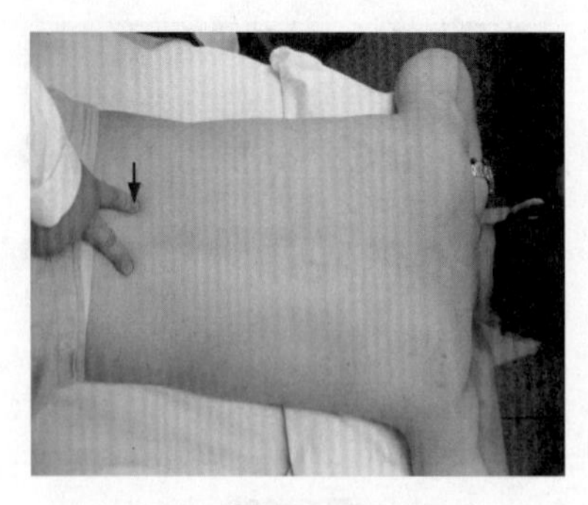

圖5-385

12. 按揉腎俞穴

患者俯臥位，術者用食、中指按揉腎俞2分鐘。（圖5-385）

13. 擦八髎穴

患者俯臥位，術者用掌斜擦八髎穴，以透熱為度。（圖 5-386）

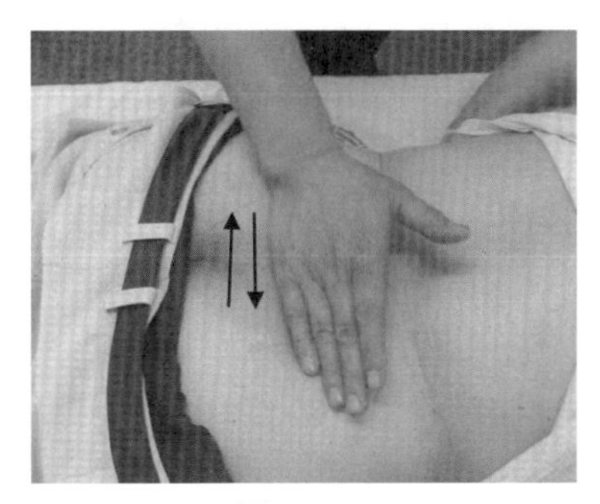

圖 5-386

(十)糖尿病

糖尿病是一種常見的內分泌代謝疾病，臨床以多食、多尿、消瘦（即三多一少）糖尿及血糖增高為典型特徵，病程久者伴有心血管、腎臟、眼部及神經系統疾病，嚴重者可發生酮症酸中毒，高滲性昏迷，進而危及生命，多由於胰島素分泌減小或相對不足所致，本病屬中醫的「消渴」，發病原因，中醫認為與多食肥肉及精神因素有關，多見於中老年人、男性略高於女性。

【按摩療法】

1. 按揉背部膀胱經

患者俯臥位，術者用雙手掌在患者腰背部膀胱經上施按揉法，重點操作肺俞、心俞、胰俞、胃俞、腎俞等部分，上下往返 5～8 分鐘。（圖 5-387）

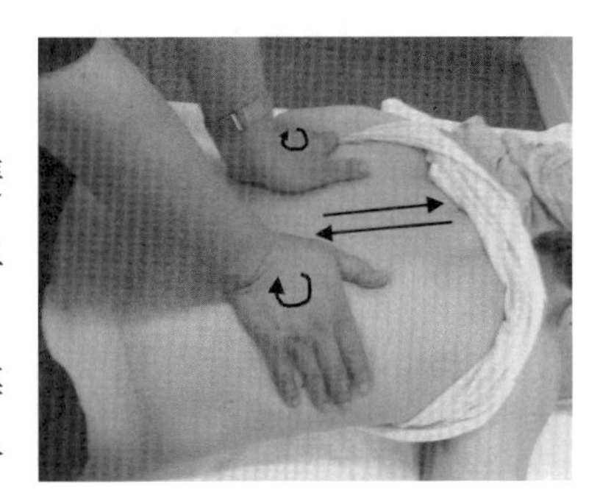

圖 5-387

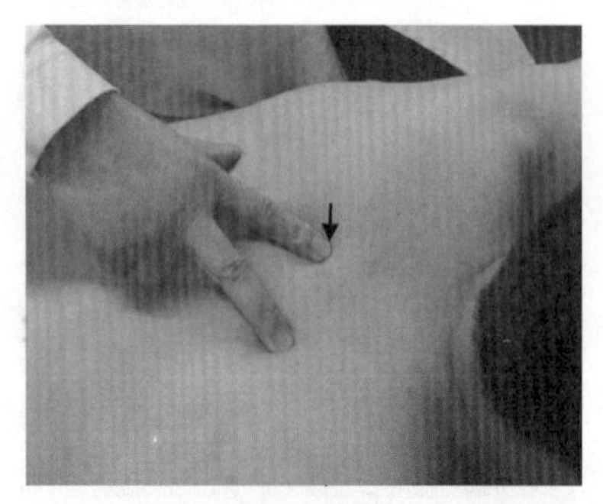

圖 5-388

2. 按揉肺兪穴

患者俯臥位，術者用食、中指、按揉肺俞穴 1～2 分鐘。（圖 5-388）

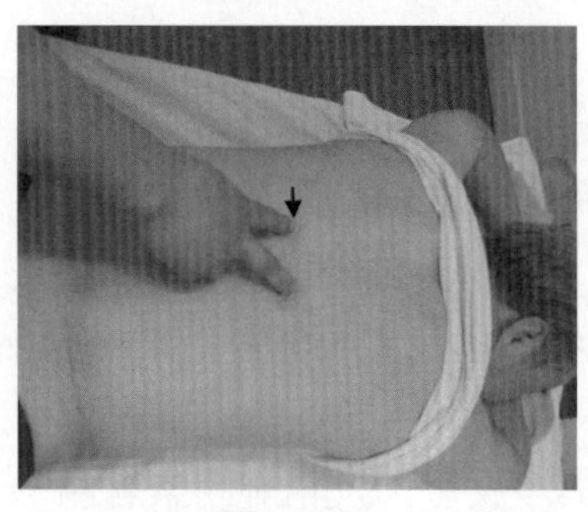

圖 5-389

3. 按揉胰兪穴（第八胸椎旁開 1.5 寸）

患者俯臥位，術者用食、中指按揉胰俞穴 3～5 分鐘。（圖 5-389）

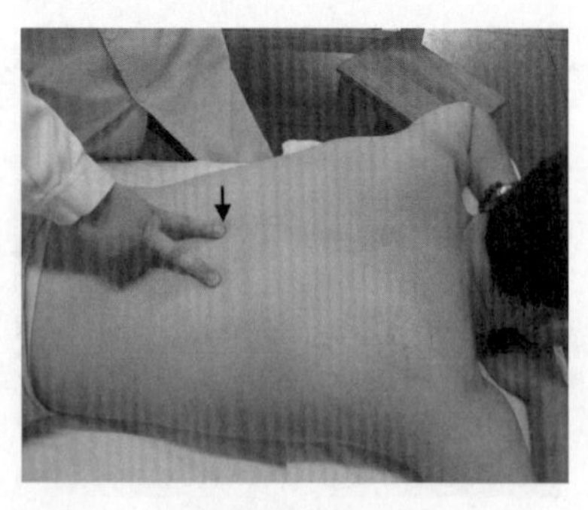

圖 5-390

4. 按揉脾兪穴

患者俯臥位，術者用食、中指按揉脾俞穴 2～3 分鐘。（圖 5-390）

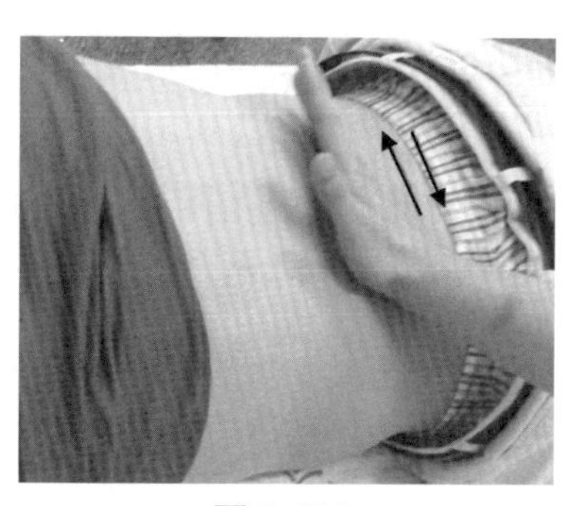

圖 5-391

5. 擦腎兪、命門

患者俯臥位，術者用側掌塗少許潤滑劑擦腎俞、命門處以透熱為度。（圖 5-391）

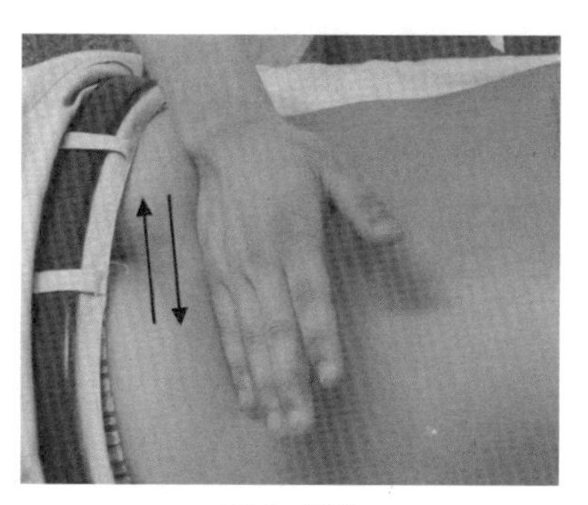

圖 5-392

6.擦八髎穴

患者俯臥位，術者用掌塗少許潤滑劑擦八髎穴處，以透熱為度。（圖 5-392）

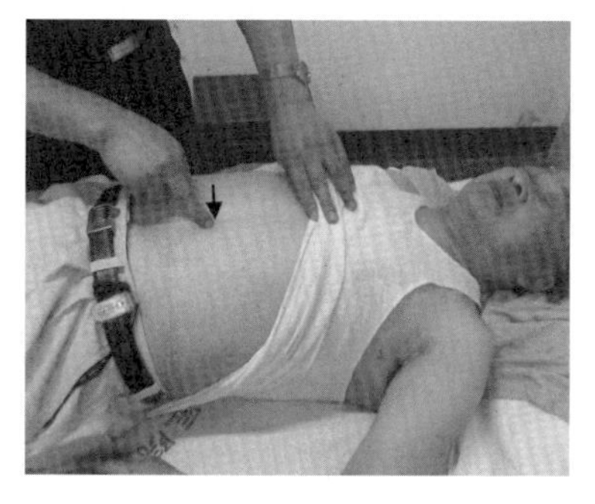

圖 5-393

7. 揉中脘穴

患者仰臥位，術者用中指指腹按揉中脘穴 1～2 分鐘。（圖 5-393）

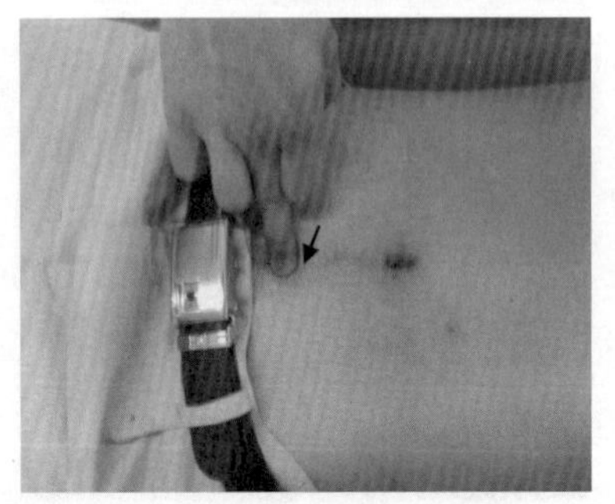

圖 5-394

8. 按揉關元穴

患者仰臥位，術者用中指指腹按揉關元穴 1～2 分鐘。（圖 5-394）

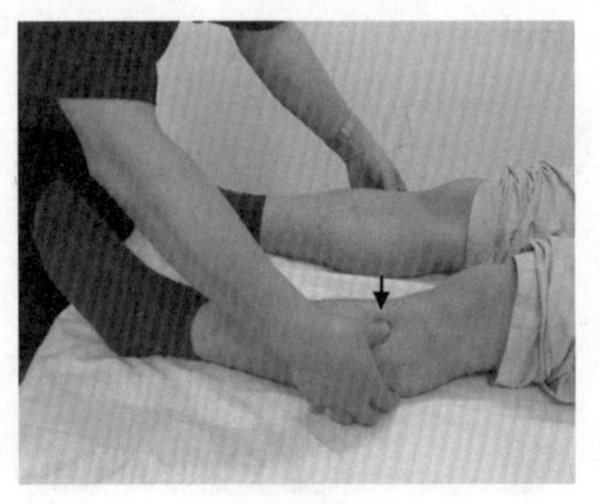

圖 5-395

9. 按揉足三里穴

患者仰臥位，術者用拇指按揉足三里穴 1～2 分鐘。（圖 5-395）

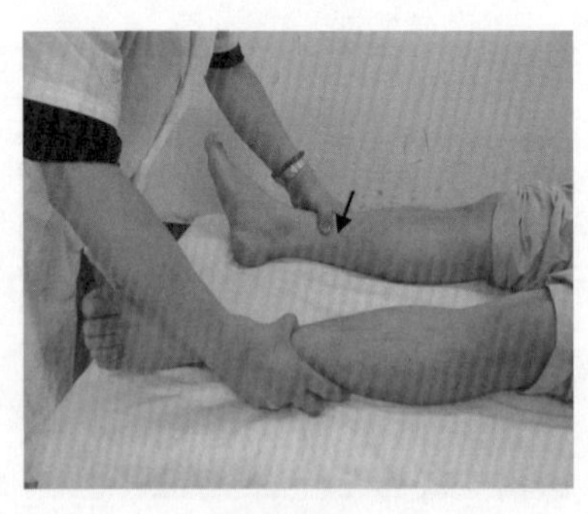

圖 5-396

10. 按揉三陰交穴

患者仰臥位，術者用拇指指腹按揉三陰交穴 1～2 分鐘。（圖 5-396）

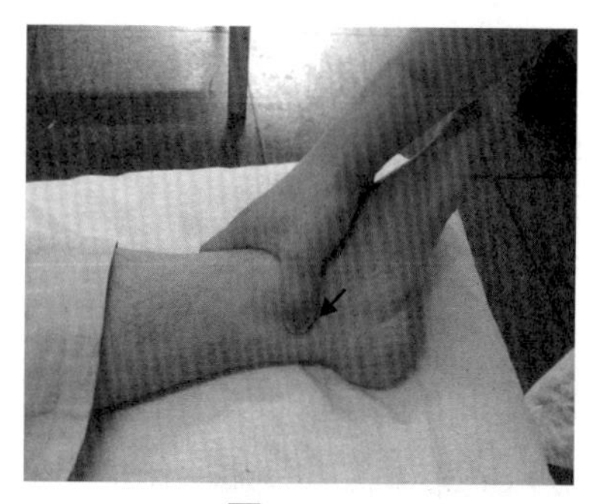

圖 5-397

11. 按揉太谿穴

患者仰臥位，術者用拇指指腹按揉太谿穴 1～2 分鐘。（圖 5-397）

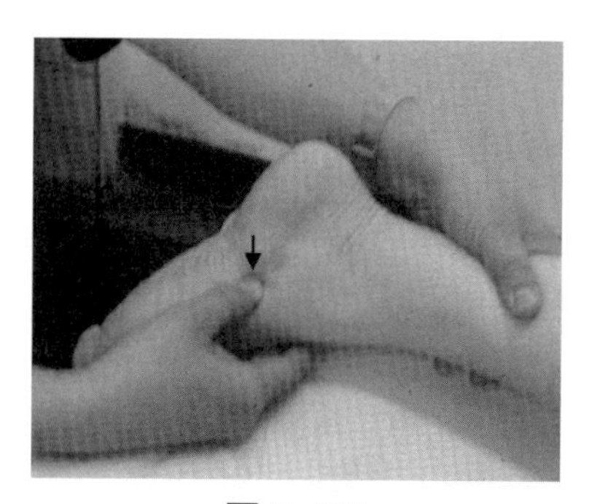

圖 5-398

12. 按揉然谷穴

患者仰臥位，術者用拇指指腹按揉然谷穴 1～2 分鐘。（圖 5-398）

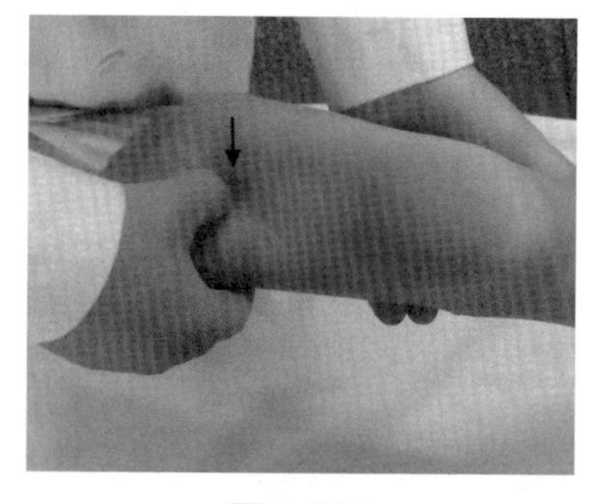

圖 5-399

13. 按揉湧泉穴

患者仰臥位，術者用拇指指腹，按揉湧泉穴 1～2 分鐘。（圖 5-399）

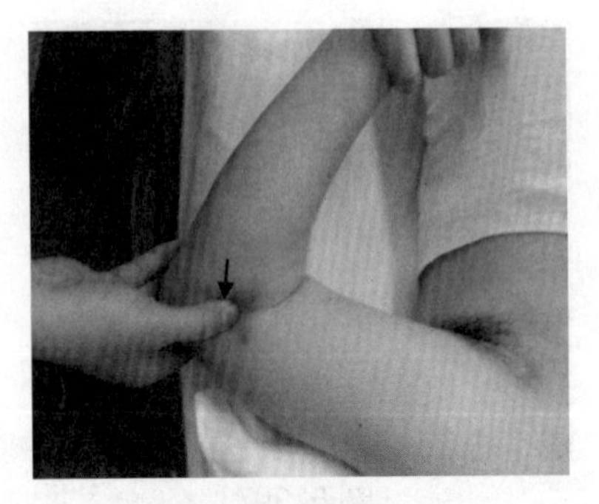

圖 5-400

14. 點按曲池穴

患者坐位，術者用拇指指腹按揉曲池穴 1～2 分鐘。（圖 5-400）

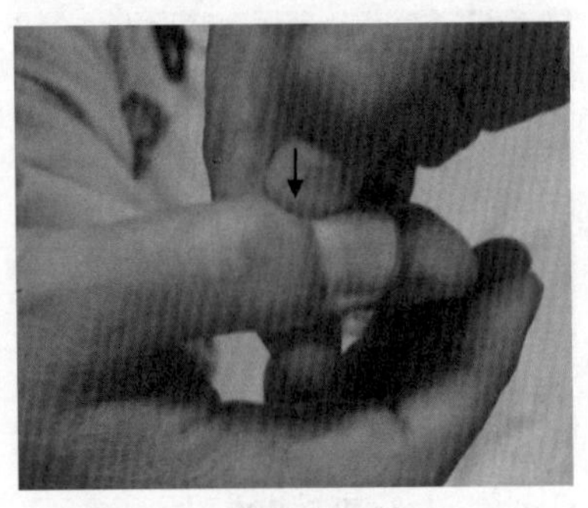

圖 5-401

15. 點按少商穴

患者坐位，術者用拇指端點按少商穴 3～5 分鐘。（圖 5-401）

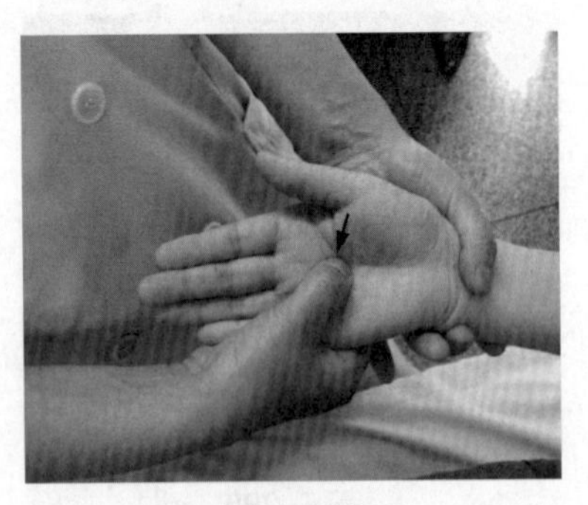

圖 5-402

16. 按揉內勞宮穴

患者坐位，術者用拇指指腹，按揉內勞宮穴 1～2 分鐘。（圖 5-402）

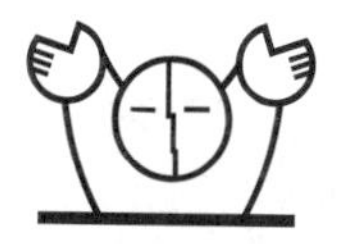

自我養生保健按摩法

一、落枕的自我按摩法

患者早晨起床後，感到頸部發僵，酸痛不適，低頭仰頭，轉動不靈，頭多偏向一側，頸部活動側牽拉肩部疼痛，這種現象，就是常講的「落枕」，多因患者睡眠姿勢不當，枕頭過高、過低，頸部一側肌肉受長時間牽拉，或頸部感受風寒、扭轉等原因造成。

運用自我按摩，常可緩解局部肌肉的痙攣，恢復頸部活動。

【按摩療法】

1. 捏揉頸項部

患者自己用拇指和其餘四指自上而下在頸項部捏揉5～8遍，以鬆解緊張之頸肌。（圖6-1）

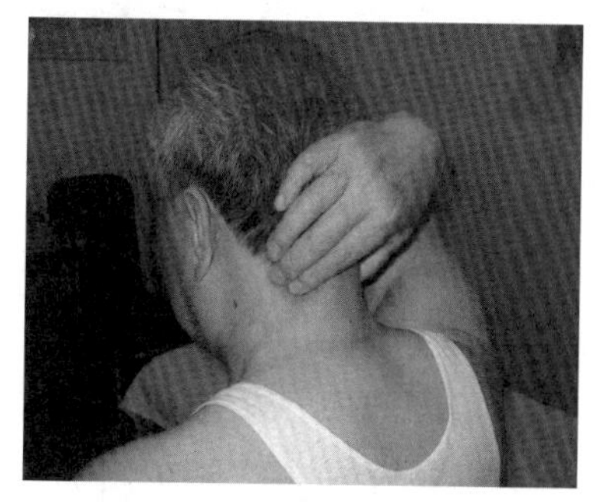

圖6-1

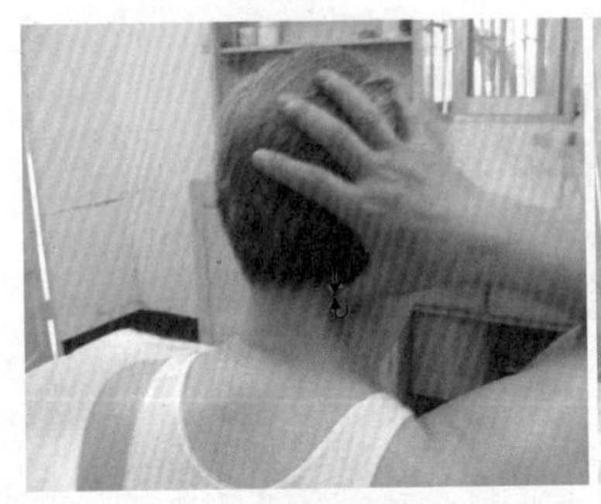

圖 6-2

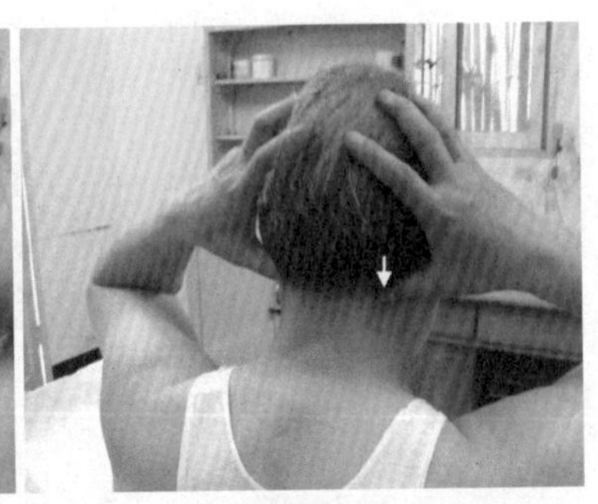

圖 6-3

2. 指按阿是穴

患者用拇指按揉頸部阿是穴 1～2 分鐘。（圖 6-2）

3. 點按風池穴

患者用雙手拇指點按雙側風池穴，以酸脹感為度 0.5 分鐘。（圖 6-3）

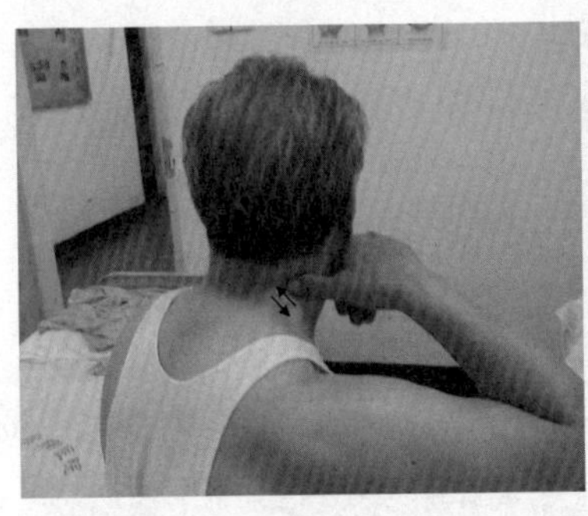

圖 6-4

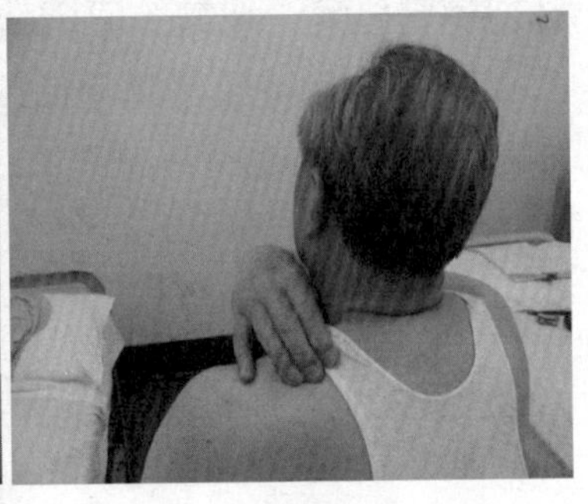

圖 6-5

4. 輕撥頸項部

患者用拇指向自上而下輕撥頸項部痙攣緊張之肌肉（多數為胸鎖乳突肌，斜方肌或肩胛提肌）1 分鐘。（圖 6-4）

5. 拿捏肩背部

患者用拇指及其餘四指拿捏肩背部 2～3 分鐘。（圖 6-5）

6. 按揉肩部腧穴

患者用中指按揉肩中俞、天宗及肩髎穴，每穴1分鐘。（圖6-6）

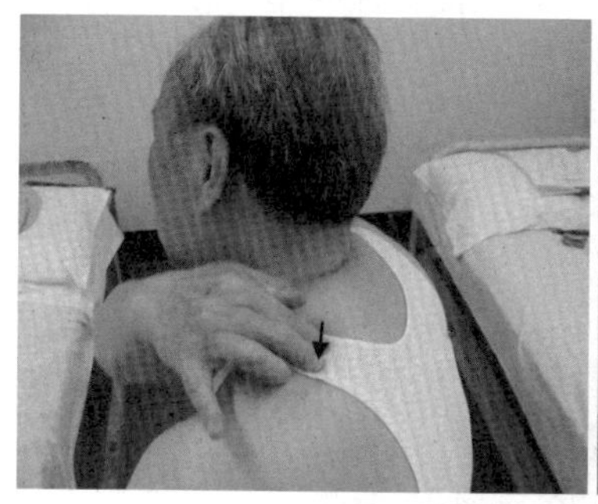

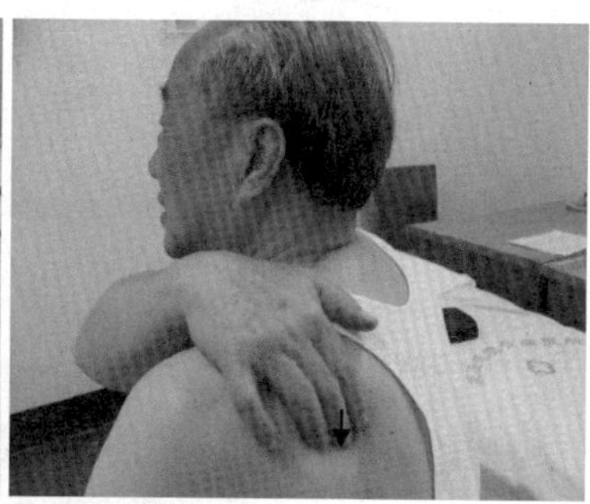

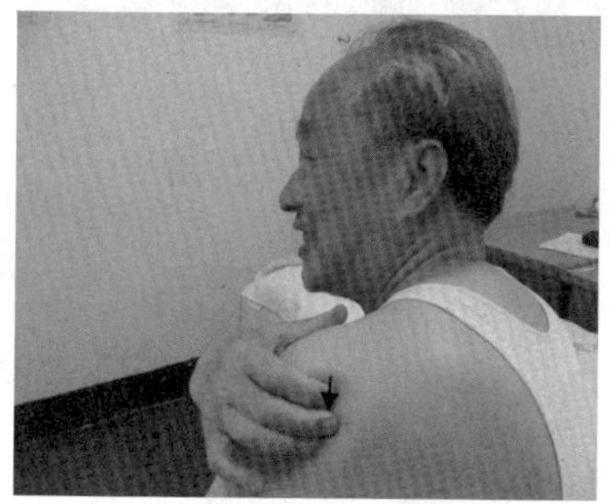

圖6-6

7. 拍打肩背部

患者用虛掌輕拍掌側肩背部1～2分鐘。（圖6-7）

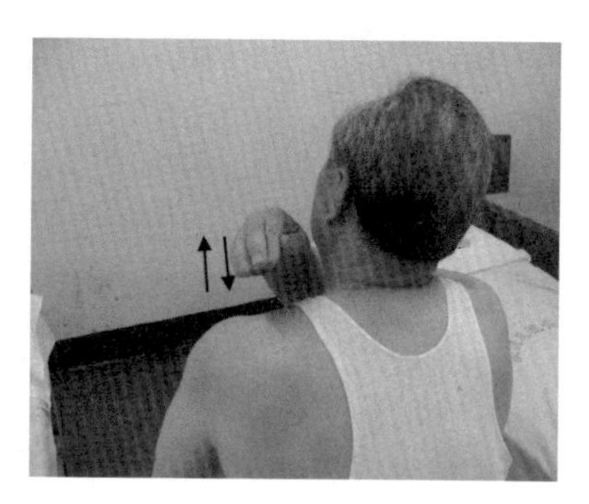

圖6-7

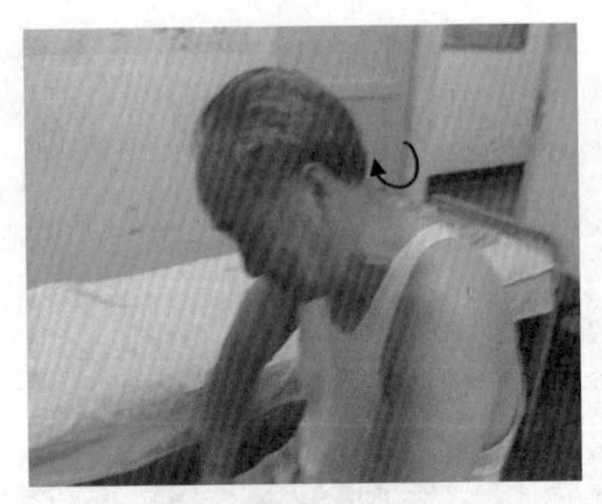

圖 6-8

8. 輕搖頸項部

患者在上述自我按摩後在肌肉比較放鬆的情況下主動輕搖頭部數次，然後頭部作各個方向主動活動。（圖 6-8）

9. 擦頸項部

患者將雙手掌搓熱，然後稍塗一些潤滑劑擦大椎穴及頸項，肩背部，以局部發熱為度。（圖 6-9）

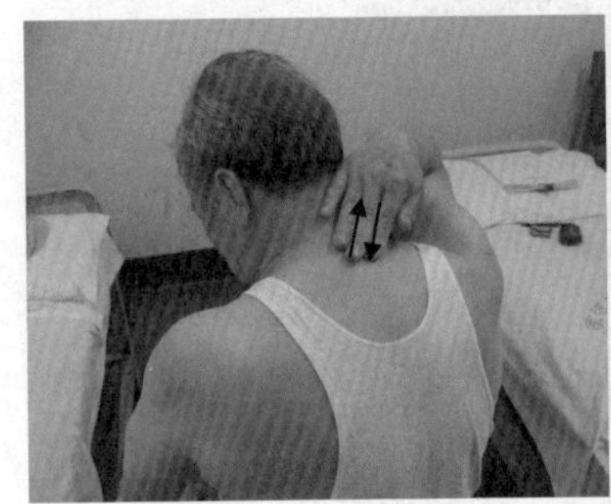

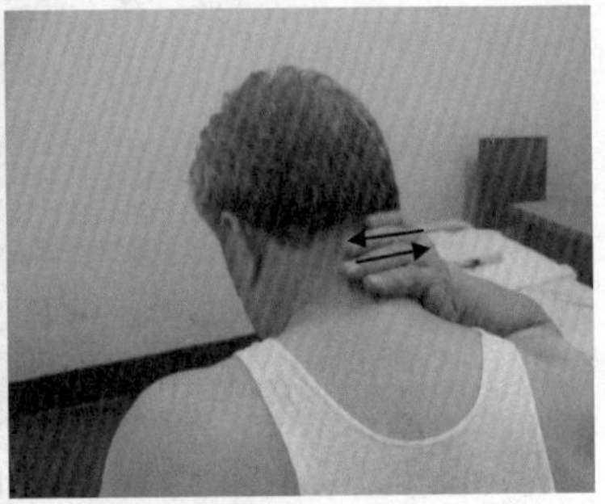

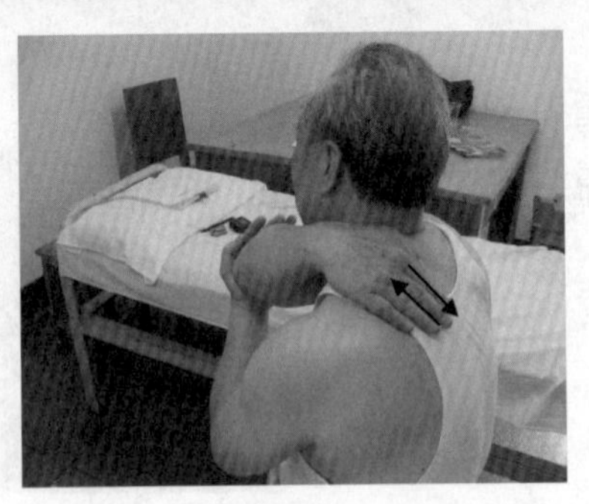

圖 6-9

二、頸椎病的自我按摩

頸椎病，又稱「頸椎綜合徵」，中老年的常見病、多發病，多由於頸椎骨關節，椎間盤及周圍軟組織的損傷和退行性改變，致使變性之軟組織及頸椎骨贅直接或間接壓迫或刺激頸神經根、脊髓、椎動脈及交感神經，而出現的臨床綜合徵，其表現比較複雜，輕者患者頭枕痛、偏頭痛、血壓異常、感覺障礙、肩背及上肢放射痛、痲木，重者可導致走路不移步態笨拙，肢體癱瘓，呼吸困難，甚至死亡。

當前頸椎病的治療方法很多，比較安全，療效相對明顯而又使患者易於接受的治療方法，當屬按摩，而自我按摩一則可起到一定的保健和治療作用，另外可配合醫生的治療，提高療效。

【按摩方法】

1. 按揉頸部

患者用食、中、無名指沿頸部兩側從上往下反覆按揉頸部肌肉，以肌肉緊張處或酸脹疼痛部位為重點，時間3～5分鐘。（圖6-10）

2. 夾揉頸部

患者雙手十指交叉夾住頸部兩側從下往上，或從上往下，反覆夾揉頸部兩側，動作要緩和。8～10遍。（圖6-11）

3. 捏拿肩背部

患者用拇指和其餘四指

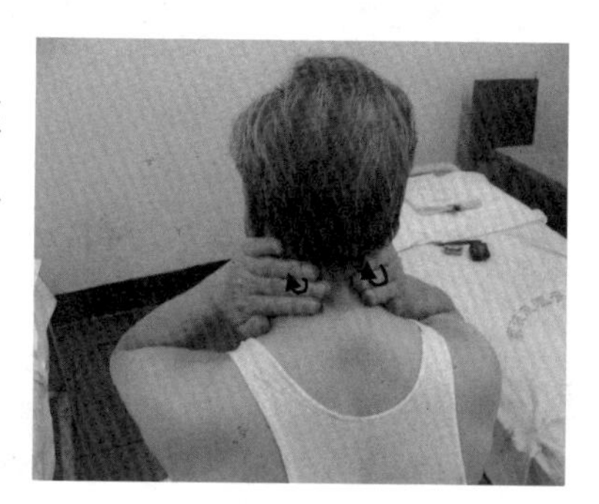

圖6-10

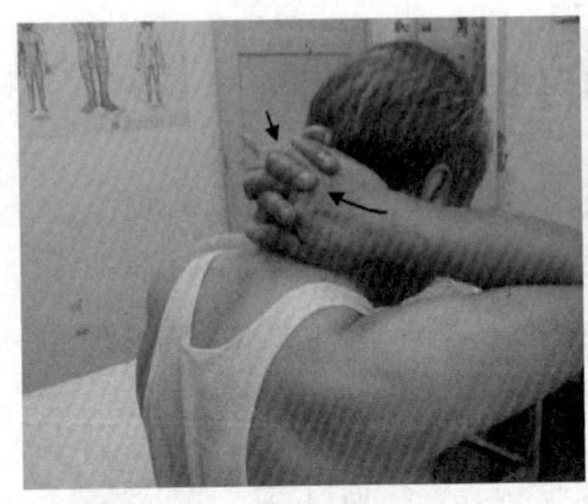

圖 6-11

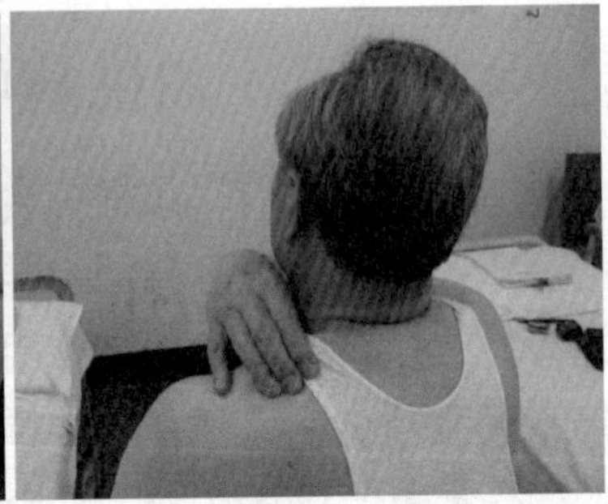

圖 6-12

相對用力捏拿患側肩背部 2～3 分鐘。（圖 6-12）

4. 按揉上肢部腧穴

患者用拇指按揉合谷、曲池、肩井、天宗等穴，每穴 0.5 分鐘。（圖 6-13）

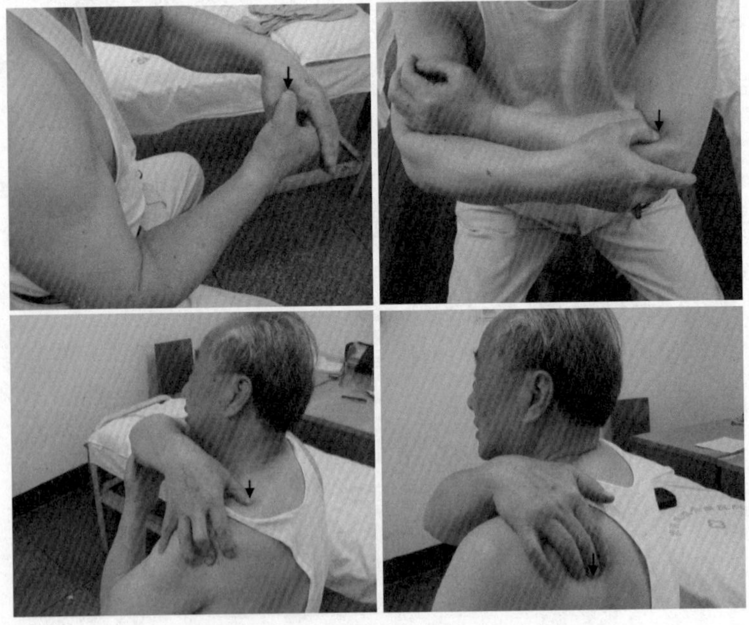

圖 6-13

5. 按揉肩胛間區

患者中指指腹在肩胛區內緣疼痛處重點按揉，在肩胛區有結節或條索狀物處多按揉，時間 3～5 分鐘。（圖 6-14）

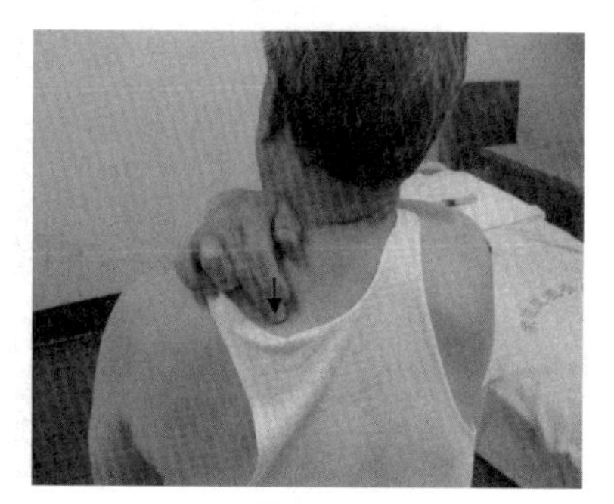

圖 6-14

6. 點揉風池

患者用雙手拇指點揉風池穴，至局部出現酸脹感為度。（圖 6-15）

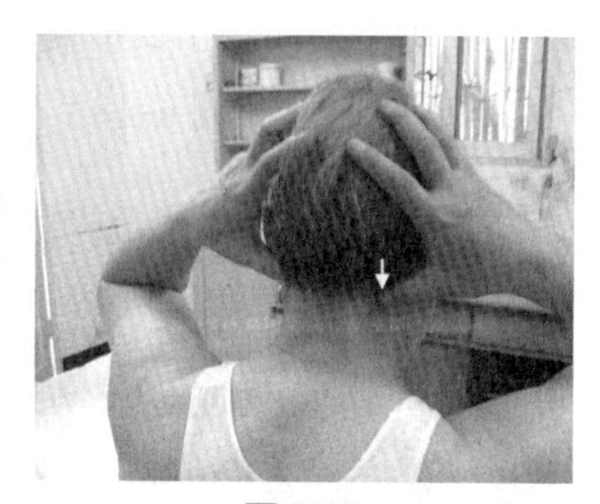

圖 6-15

7. 拔伸頸部

患者用雙手掌托住下頜及頸側將頭頸向上拔伸，拔伸時用力要緩慢，牽伸 2～3 次。（圖 6-16）

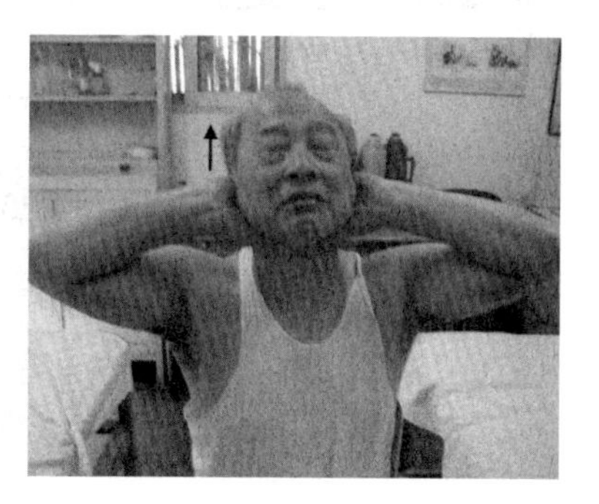

圖 6-16

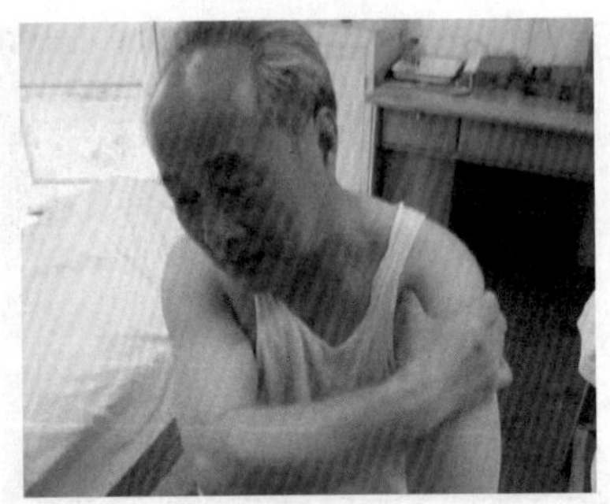

8. 捏揉上肢部

患者用拇、食、中指指腹捏揉上肢部。（圖 6-17）

圖 6-17

9. 按揉頭部腧穴

患者若偏頭痛，可用拇指指腹按揉角孫、率谷、太陽每穴 0.5 分鐘。（圖 6-18）

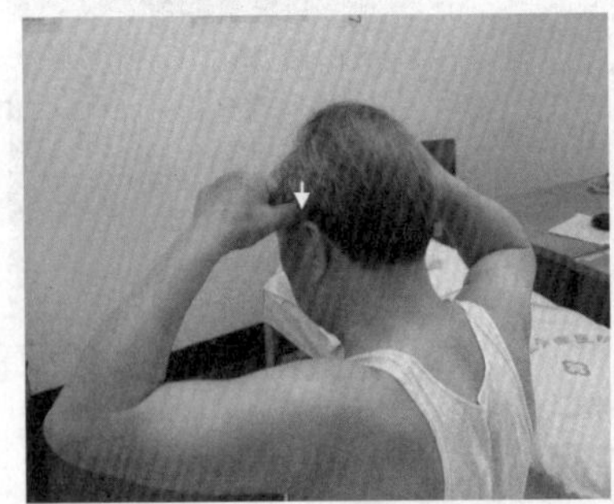

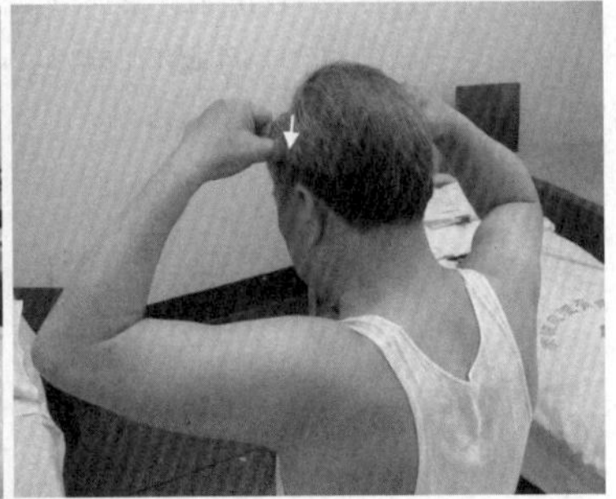

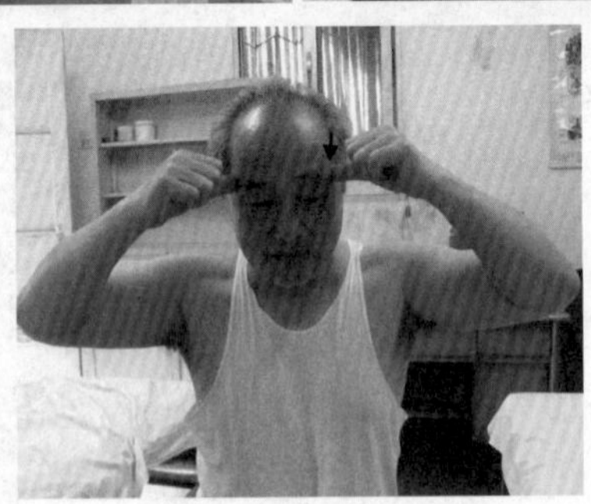

圖 6-18

10. 頸部活動

患者逐漸緩慢活動頸部，作仰頭、低頭、左右轉頭和頭部環轉運動，活動範圍逐漸增大。（圖 6-19）

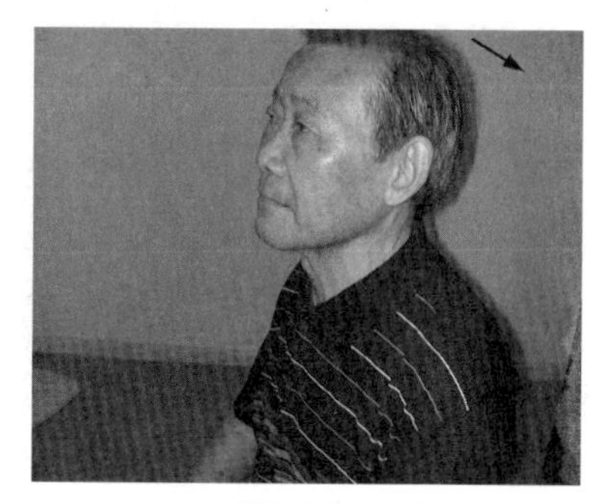

圖 6-19

11. 拿肩井

患者用左手拿右肩井、右手拿左肩井，每側拿 3～5 次。（圖 6-20）

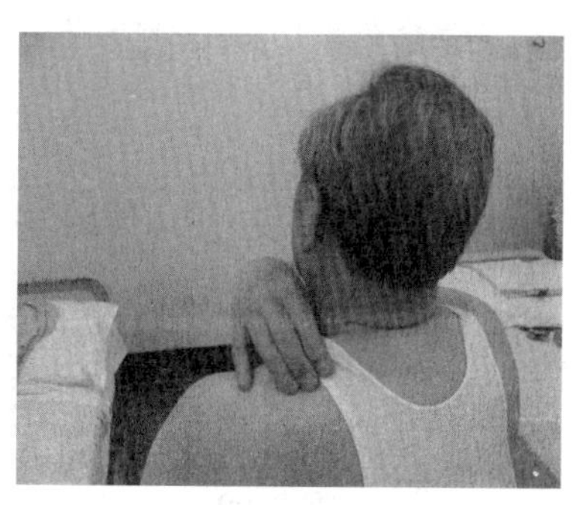

圖 6-20

三、感冒的自我按摩法

感冒俗稱「傷風」，是由病毒或細菌引起的上呼吸道病症多表現為發熱、惡寒、頭痛、無汗、鼻塞、流涕、四肢酸痛、舌苔薄白或發熱、口乾、咽喉痛、咳吐黃痰、舌苔薄黃，多外感風寒和風熱之邪，肺氣失於宣降而致。

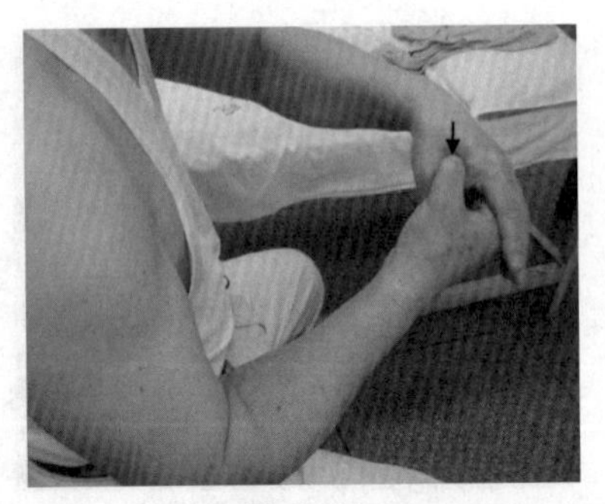

圖 6-21

【按摩方法】

1. 點揉合谷穴

患者用左手點揉右手合谷穴，用右手點揉左手合谷穴，每穴 0.5～1 分鐘。（圖 6-21）

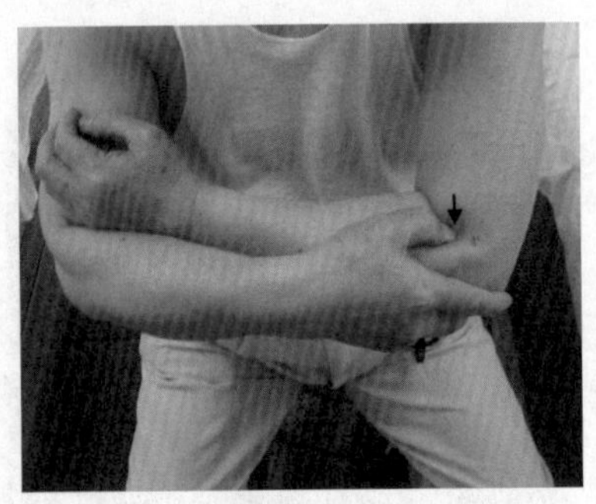

圖 6-22

2. 按揉曲池穴

患者用左手按揉右手曲池穴，用右手按揉左手曲池穴，每穴 0.5 分鐘。（圖 6-22）

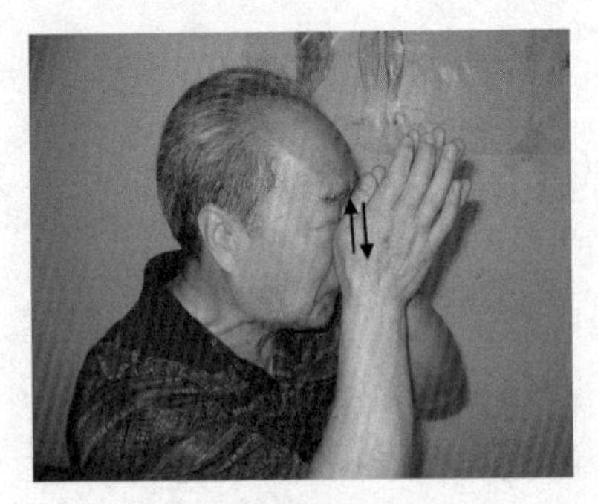

圖 6-23

3. 擦鼻旁

患者用雙手大魚際橈側在鼻旁上下進行推擦以鼻腔內發熱為宜。（圖 6-23）

4. 按揉迎香鼻通穴

患者用雙手中指指腹按揉雙側迎香和鼻通穴，每穴 2 分鐘。（圖 6-24）

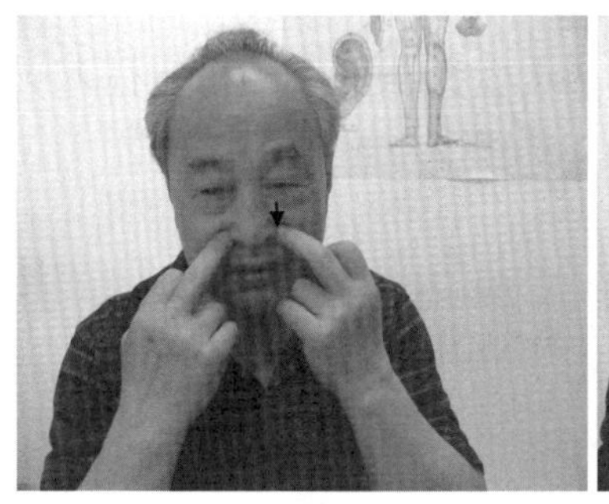
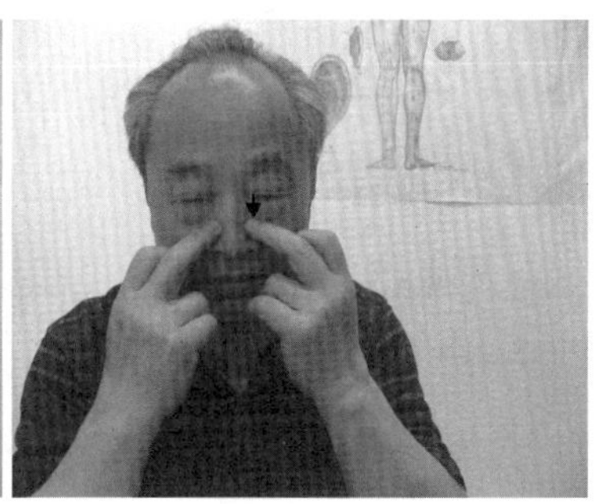

圖 6-24

5. 推印堂

患者用中指指腹從印堂穴向前髮際用推法操作 1 分鐘。（圖 6-25）

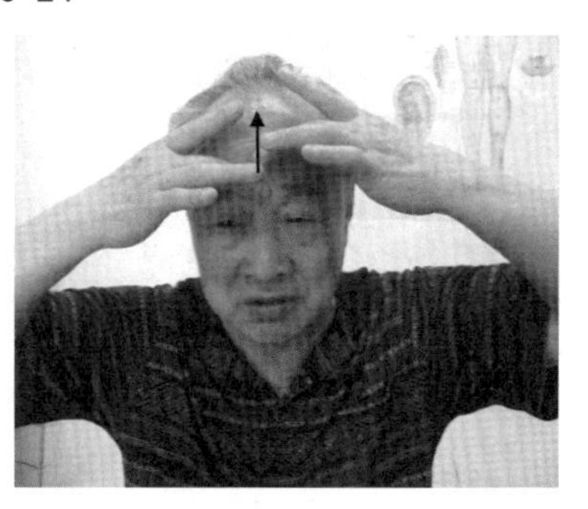

圖 6-25

6. 分推前額

患者用食指指腹分推前額，從兩眉頭上方起左右分推至前髮際 10～20 遍。（圖 6-26）

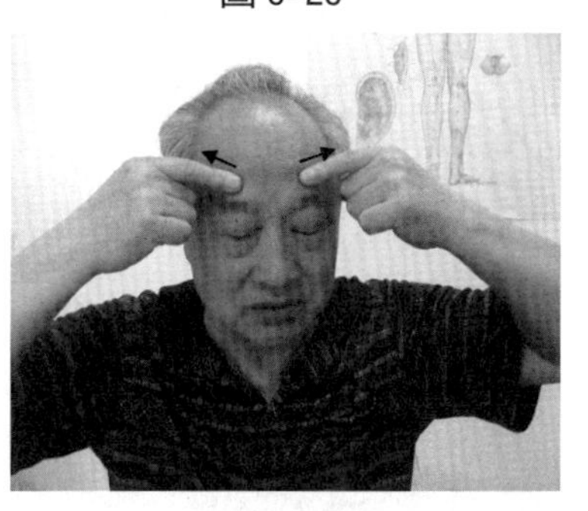

圖 6-26

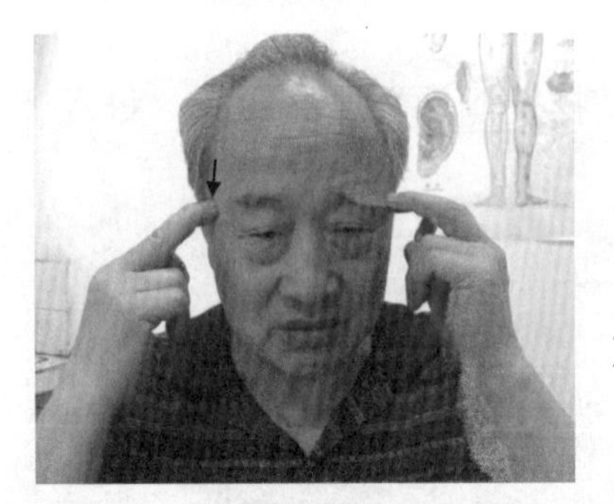

圖 6-27

7. 揉太陽穴

患者用中指指腹揉太陽穴 0.5 分鐘。（圖 6-27）

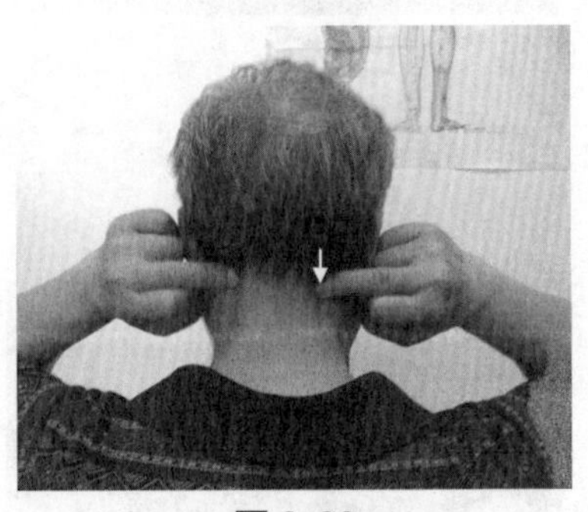

圖 6-28

8. 按揉風池穴

患者用雙手中指指腹按揉風池穴，以酸脹為度。（圖 6-28）

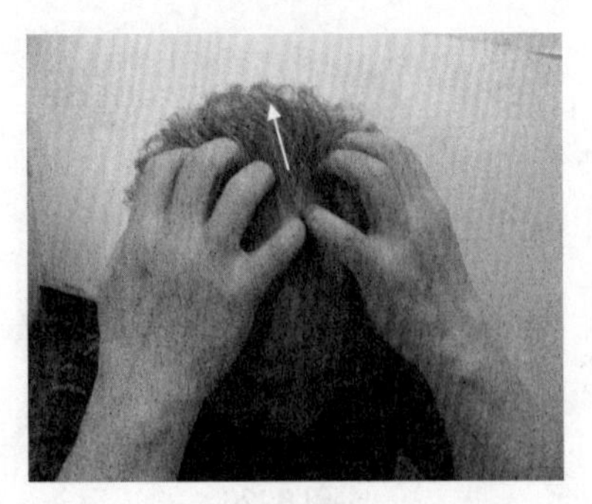

圖 6-29

9. 梳頭部

患者以分開之五指，自前向後梳理頭髮，雙手交替進行。（圖 6-29）

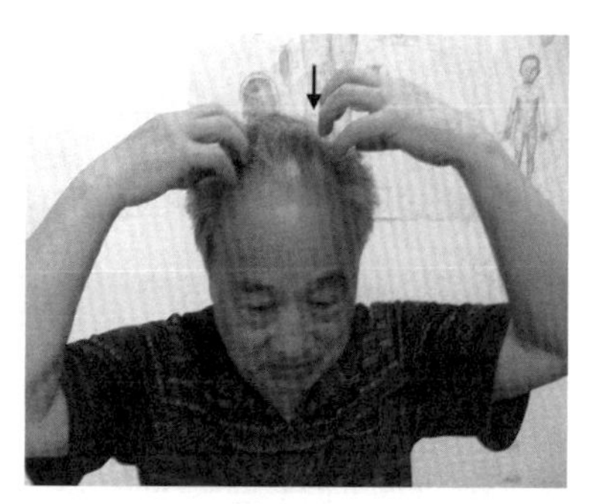

圖 6-30

10. 叩擊頭部

患者用五指尖輕叩頭部，先從頭部中間叩起，然後向兩邊叩擊。（圖 6-30）

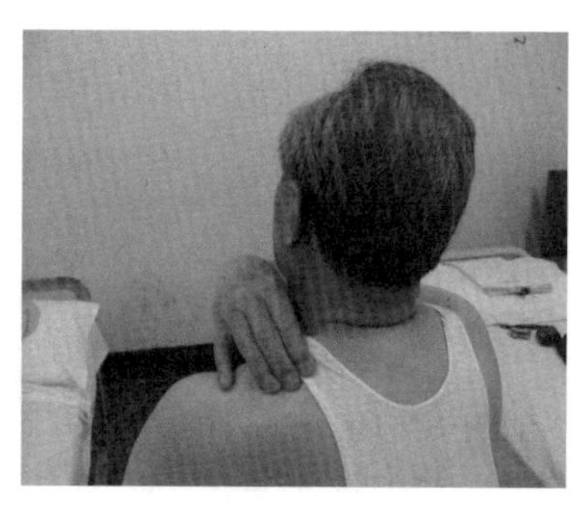

圖 6-31

11. 拿肩井穴

患者用左手拇、食、中指拿右側肩井穴，用右手拇、食、中指拿左側肩井穴 3～5 分鐘。（圖 6-31）

四、失眠的自我按摩法

失眠又稱「不寐」，是指經常不能獲得正常睡眠的病症，其臨床表現不一，有的時睡時醒，睡而不酣，有的睡中易醒，醒後難以入睡，有的反覆轉側，久久不能入睡，有的甚至通宵達旦、徹夜不眠，多由於情緒緊張，過度興奮或過分憂慮或焦躁，肝鬱化火，或心脾兩虛，痰熱內擾所致。

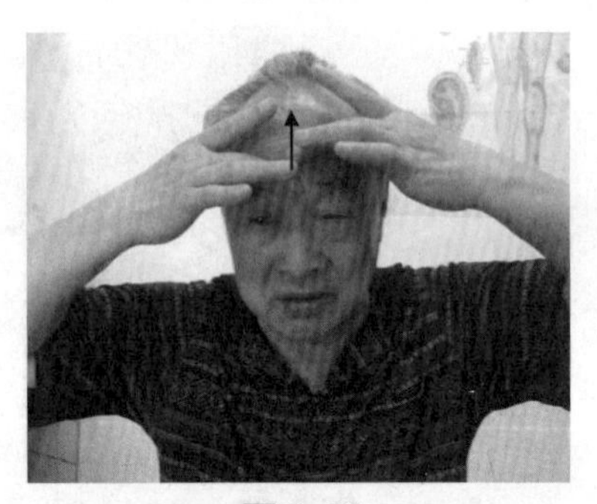
圖 6-32

【按摩療法】

1. 推印堂

患者用手指指腹自印堂向上交替推至前髮際 0.5 分鐘。（圖 6-32）

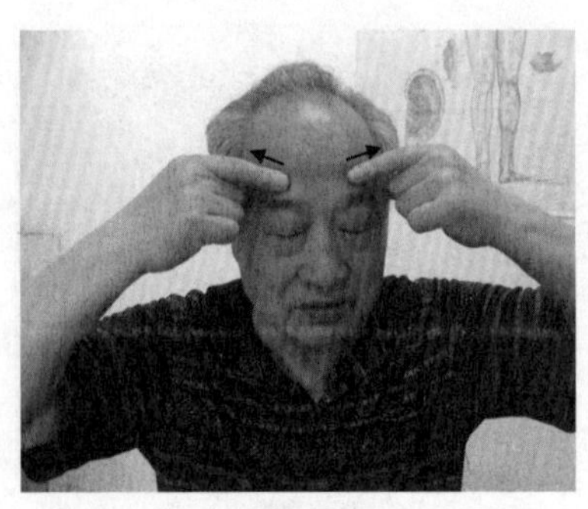
圖 6-33

2. 分推前額

患者用食指指腹從眉頭兩側分推至前髮際，反覆操作 10～20 次。（圖 6-33）

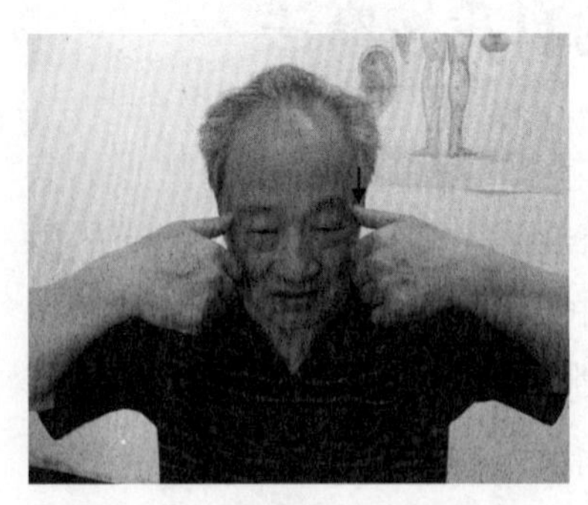
圖 6-34

3. 按揉太陽穴

患者用雙手拇指指腹按揉太陽穴 0.5 分鐘。（圖 6-34）

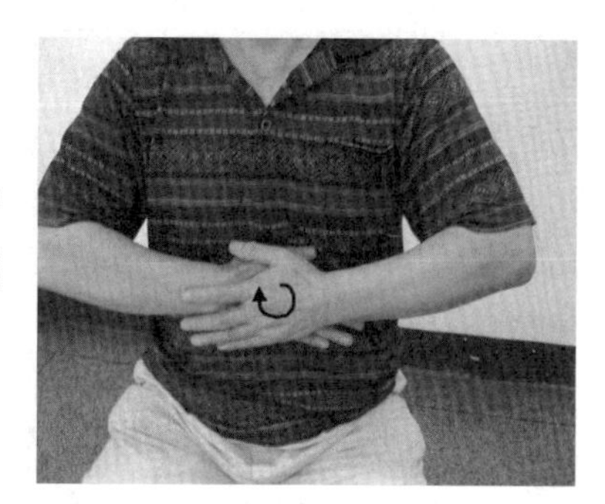

圖 6-35

4. 掌揉中脘部

患者雙手掌重疊置於中脘部，作順時針方向按揉 2～3 分鐘。（圖 6-35）

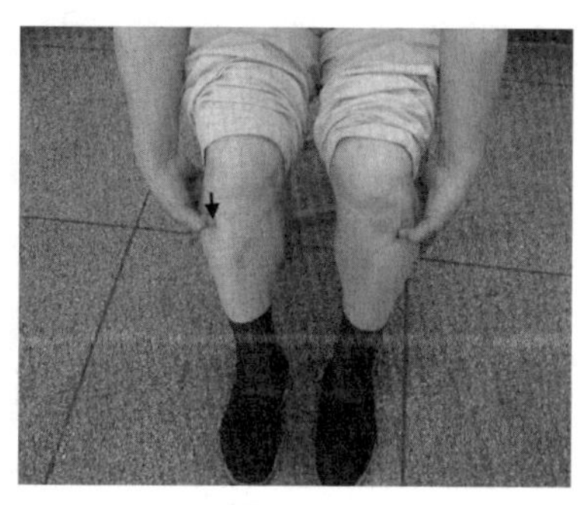

圖 6-36

5. 按揉足三里

患者用雙手拇指指腹按揉足三里穴 1 分鐘。（圖 6-36）

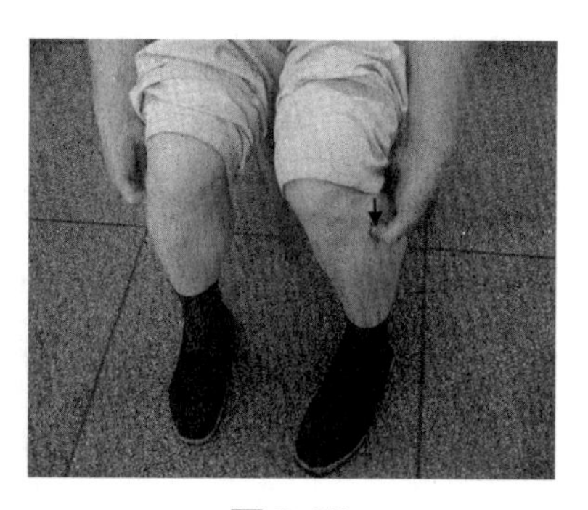

圖 6-37

6. 按揉陽陵泉穴

患者用雙手拇指按揉雙側陽陵泉穴 1 分鐘。（圖 6-37）

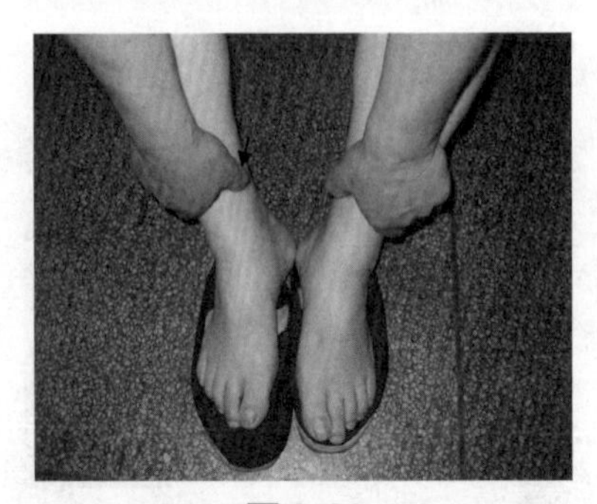
圖 6-38

7. 按揉三陰交穴

患者用雙手拇指指腹按揉雙側三陰交穴 1 分鐘。（圖 6-38）

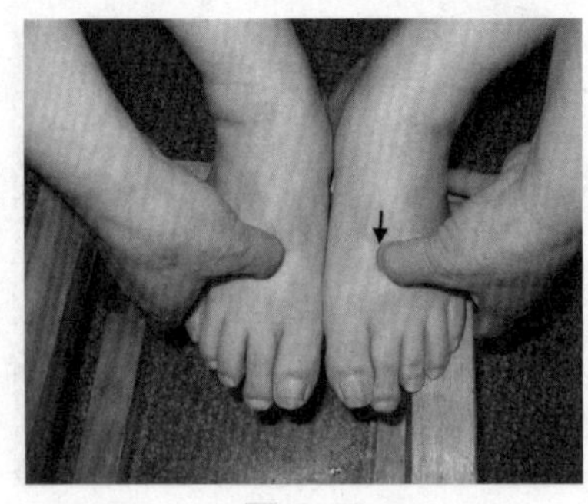
圖 6-39

8. 按揉太衝穴

患者用雙拇指指腹按揉太衝穴 0.5 分鐘。（圖 6-39）

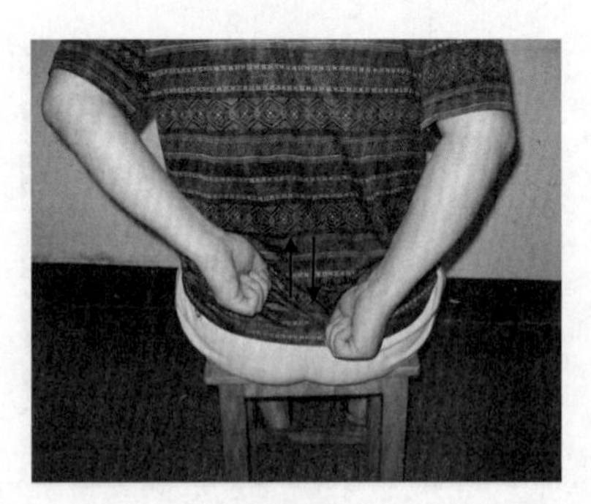
圖 6-40

9. 擦腰骶部

患者雙手拇指微屈，用拇指背側，向上而下，擦腰骶部脊柱兩側，以微熱為度。（圖 6-40）

10. 揉風池穴

患者以雙拇指指腹揉風池穴 0.5 分鐘。（圖 6-41）

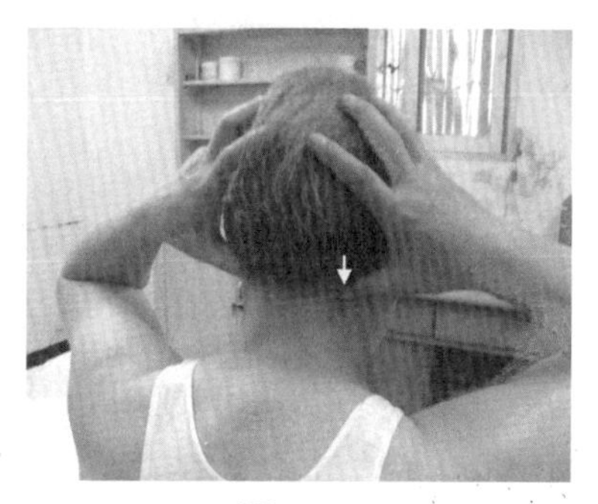

圖 6-41

五、近視眼的自我按摩法

近視眼是眼部的常見病多發病，近視是以看遠處物體比較模糊，看近物仍正常為特徵，近視可分為真性近視和假性近視。真性近視是眼軸變長，光線僅能射在視網膜前面，假性近視是由於眼內睫狀肌疲勞，使調節功能降低而致，前者眼球已發生器質性的改變較難恢復，後者可以由治療及改正不良習慣來糾正。近視眼多由於後天用眼不當或先天遺傳所致，如長時間近距離看東西，光線暗淡下看書，姿式不正確等。

【按摩療法】

1. 按揉印堂

患者用食指指腹按揉印堂穴 1 分鐘。（圖 6-42）

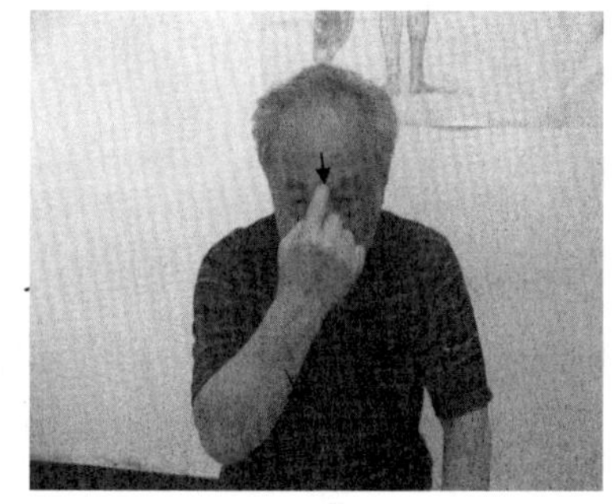

圖 6-42

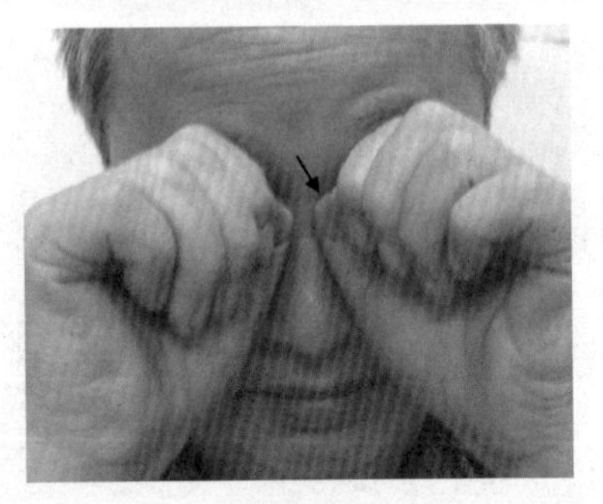
圖 6-43

2. 揉睛明穴

患者用雙拇指指間關節背側按揉睛明穴 1 分鐘。（圖 6-43）

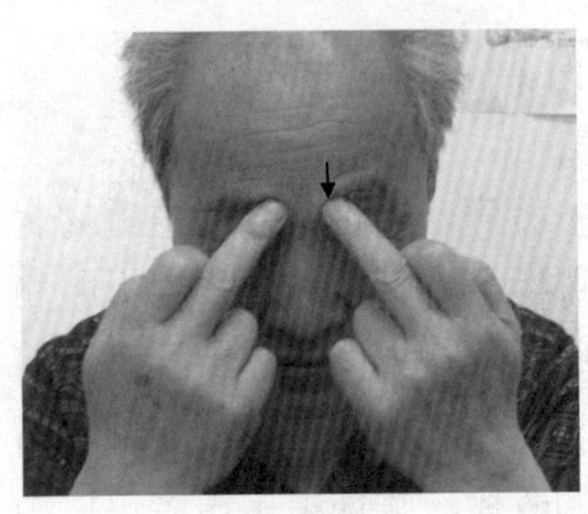
圖 6-44

3. 按揉攢竹穴

患者用雙手中指指腹按揉攢竹穴 1 分鐘。（圖 6-44）

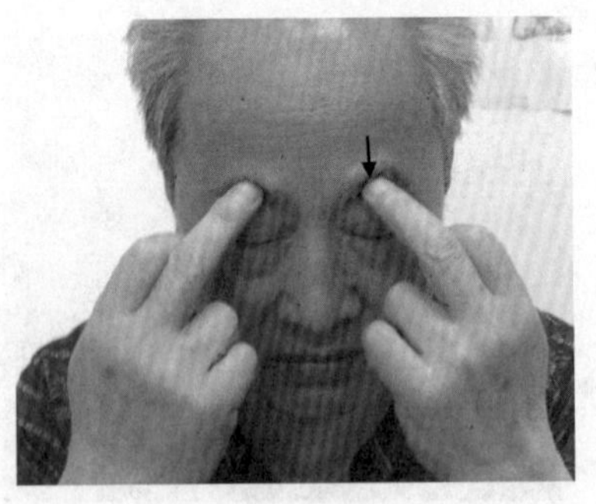
圖 6-45

4. 按揉魚腰穴

患者用中指指腹按揉魚腰穴 1 分鐘。（圖 6-45）

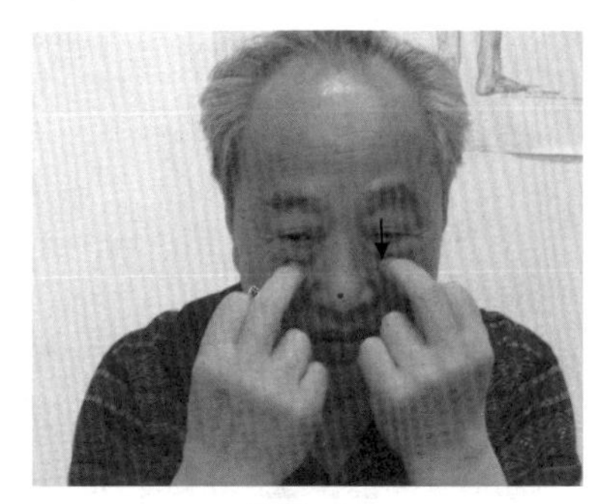

圖 6-46

5. 按揉四白穴

患者用中指指腹按揉四白穴 1 分鐘。（圖 6-46）

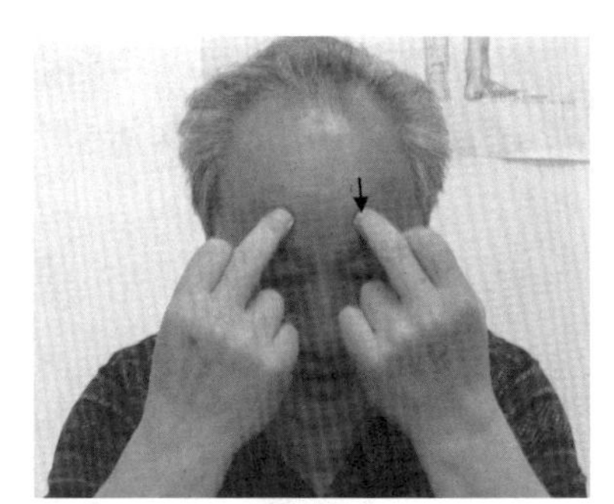

圖 6-47

6. 按揉陽白穴

患者用中指指腹按揉陽白穴 1 分鐘。（圖 6-47）

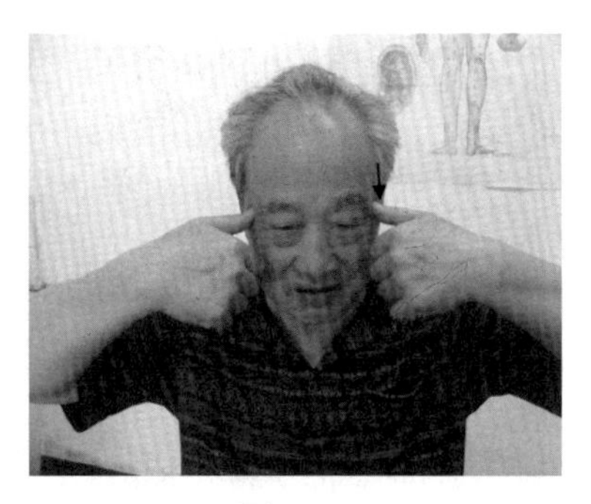

圖 6-48

7. 揉太陽穴

患者用雙拇指按揉雙側太陽穴 1 分鐘。（圖 6-48）

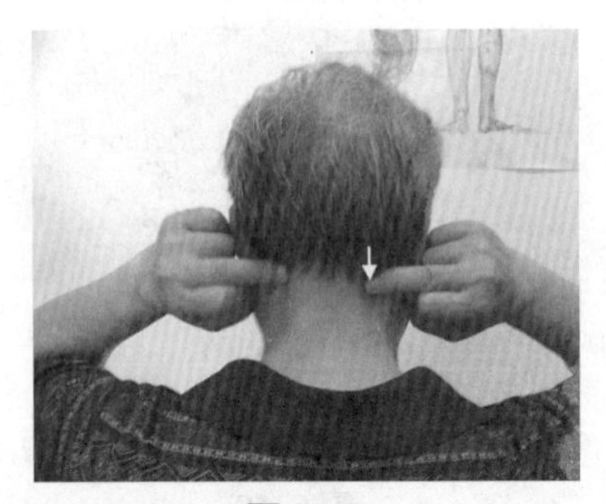

圖 6-49

8. 按揉風池穴

患者用雙手中指指腹按揉雙側風池穴 1 分鐘。（圖 6-49）

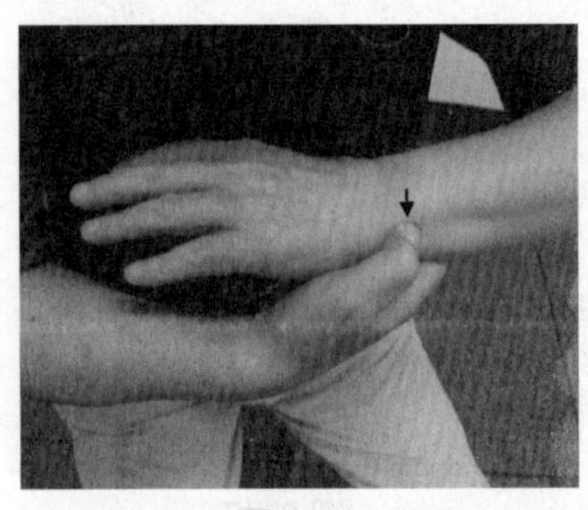

圖 6-50

9. 按揉養老穴

患者用左手拇指按右手養老穴，用右手拇指按左手養老穴，時間 1 分鐘。（圖 6-50）

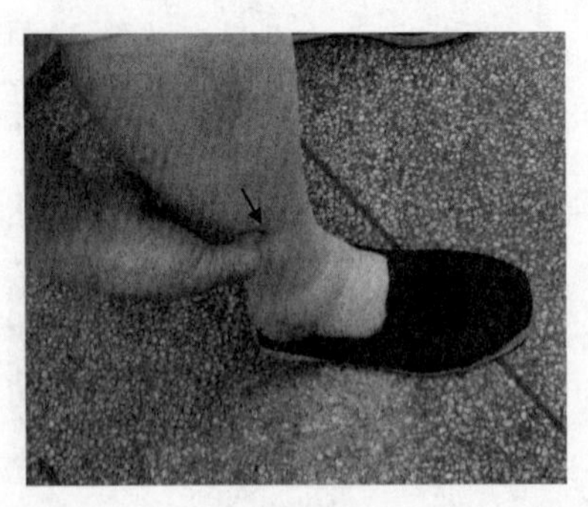

圖 6-51

10. 按揉光明穴

患者雙手拇指指腹按揉光明穴 1 分鐘。（圖 6-51）

六、過敏性鼻炎自我按摩法

過敏性鼻炎又稱變態反應性鼻炎，本病分為常年性發作和季節性發作二種，目前我國以前者發病率較高，任何年齡均可發病，多為身體某些過敏原敏感性增高而出現以鼻黏膜病變為主的一種反應。主要有灰塵、動物皮屑毛髮、魚、蝦、花粉、煙草、寒冷空氣等，季節性變態反應性鼻炎，季節性發病，其病主要臨床表現是：鼻中奇癢、打噴嚏、鼻塞流清涕，鼻內分泌物增多等。

【按摩療法】

1. 搓揉鼻部

患者用雙手拇指在鼻翼兩側搓揉，使鼻腔內發熱為宜。（圖 6-52）

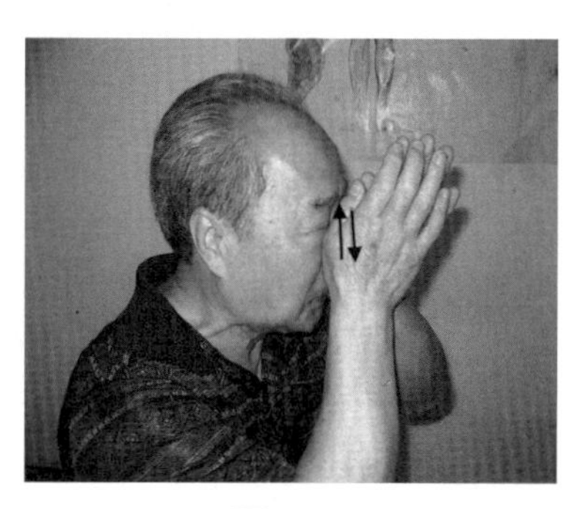

圖 6-52

2. 按揉迎香穴

患者用雙手中指指腹按揉迎香穴 1 分鐘。（圖 6-53）

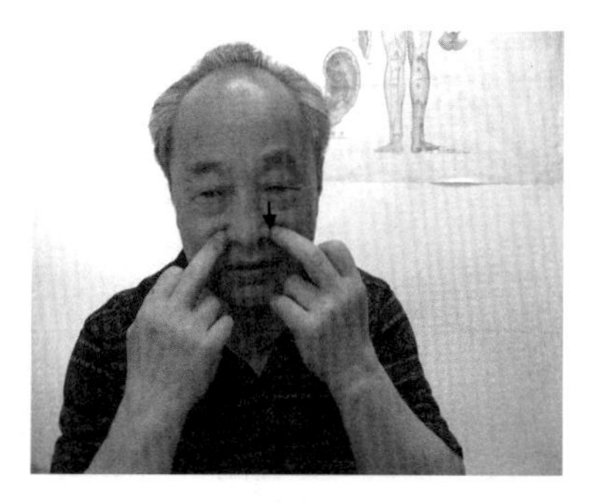

圖 6-53

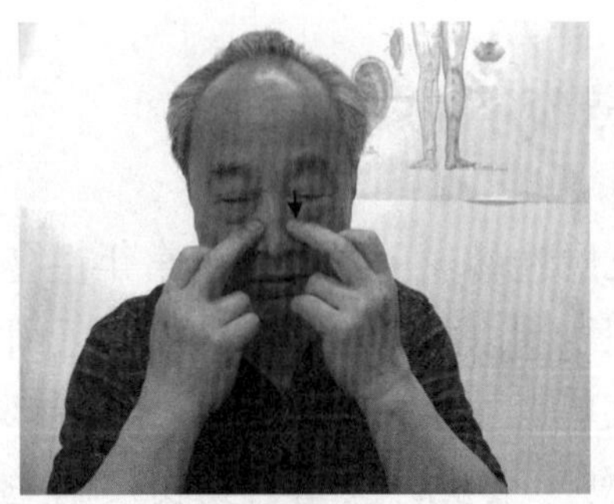
圖 6-54

3. 按揉鼻通穴

患者用雙手中指指腹按揉鼻通穴 1 分鐘。（圖 6-54）

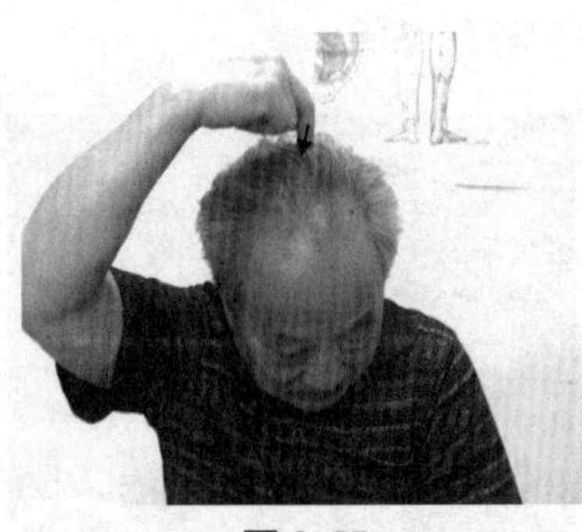
圖 6-55

4. 按揉百會穴

患者用中指指腹按揉百會穴 1 分鐘。（圖 6-55）

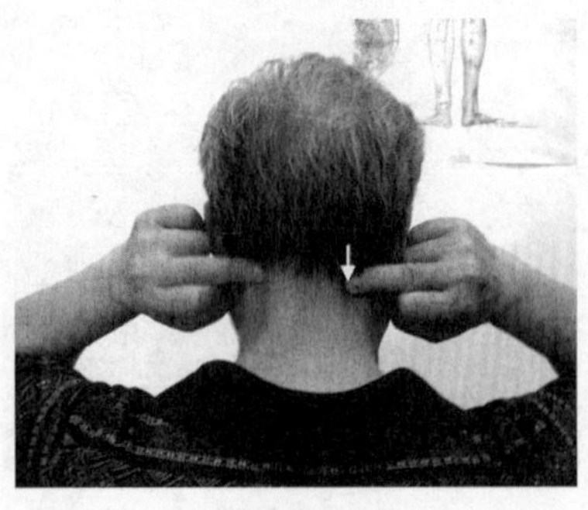
圖 6-56

5. 按揉風池穴

患者用雙手中指按揉風池穴 1 分鐘。（圖 6-56）

6. 按揉合谷穴

患者用左手拇指按揉右手合谷穴，用右手拇指按揉左手合谷穴，1 分鐘。（圖 6-57）

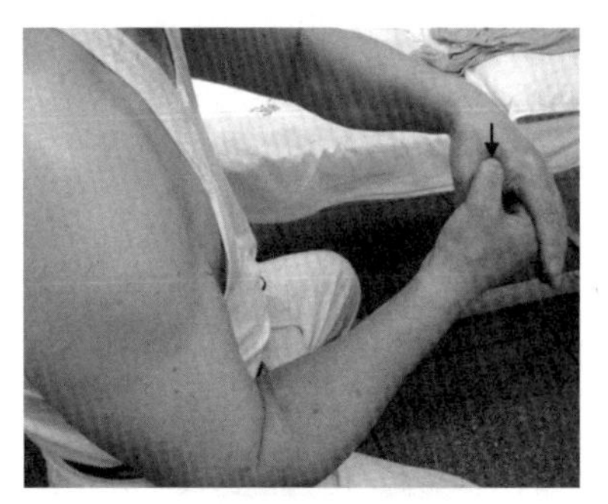

圖 6-57

七、頭痛的自我按摩法

頭痛是一種很常見的症狀，可由許多的疾病引起，頭痛的發生原因比較複雜，頭部本身的疾病，固然能引起頭痛，全身疾病如：眼、鼻、咽喉五官疾患、頸椎病、高血壓、腦部外傷、神經衰弱，婦女更年期等均可導致頭痛。中醫認為，凡外感六淫之邪，七情內傷，均引起以頭痛為主症的病症，均可稱為頭痛。

【按摩療法】

1. 梳理頭部

患者用雙手五指稍變曲，自然張開，指端著力，由前額向後交替梳理頭部，並從中央向頭兩側進行 10～20 次。（圖 6-58）

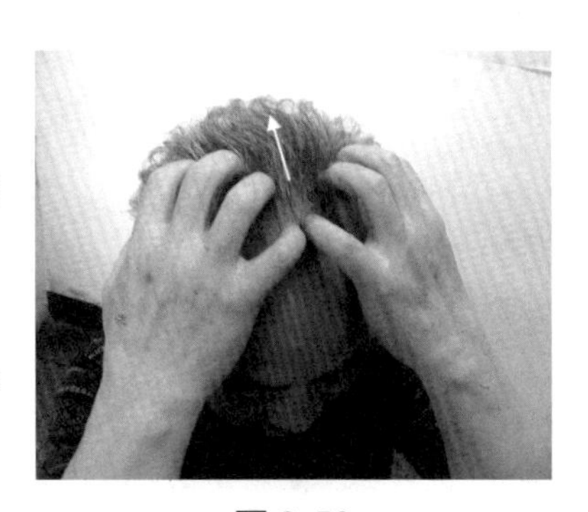

圖 6-58

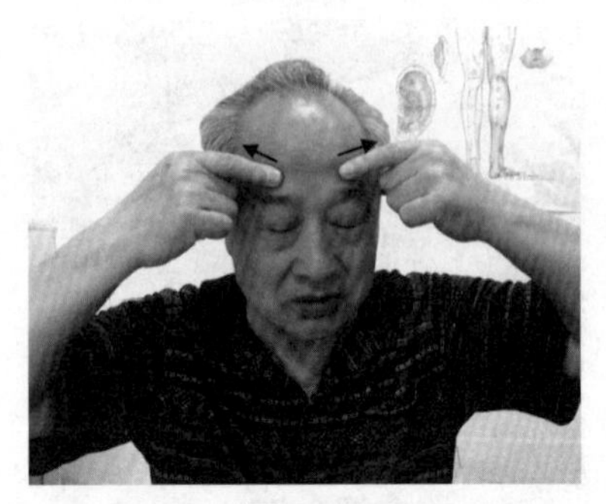

圖 6-59

2. 分推前額

患者用雙手食指稍塗潤滑劑從前額正中向兩邊分推1分鐘。（圖 6-59）

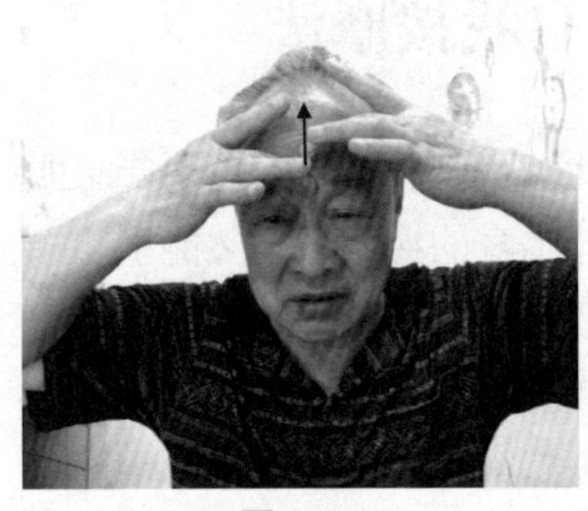

圖 6-60

3. 上推印堂

患者用雙中指指腹交替從印堂穴向上推至前髮際10～20遍。（圖 6-60）

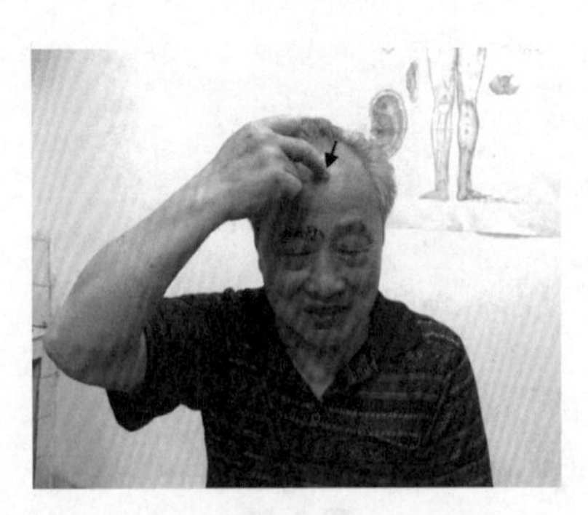

圖 6-61

4. 按揉上星穴

患者用中指指腹按揉上星穴0.5分鐘。（圖 6-61）

5. 按揉百會穴

患者用中指指腹按揉百會穴 0.5 分鐘。（圖 6-62）

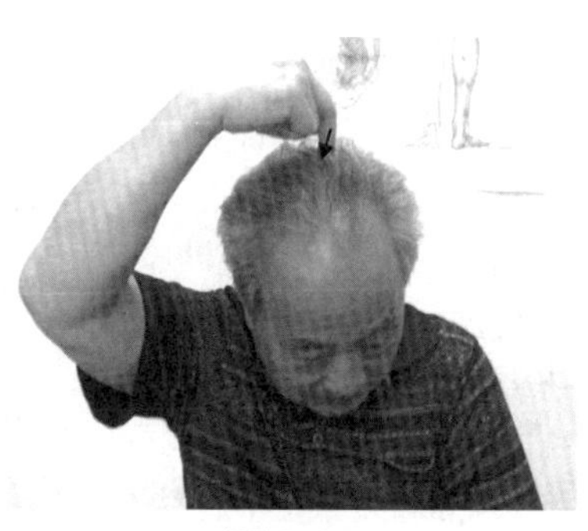

圖 6-62

6. 按揉頭維穴

患者用雙手中指指腹按揉頭維穴 0.5 分鐘。（圖 6-63 略）

7. 按揉太陽穴

患者用雙手拇指指腹按揉雙側太陽穴 1 分鐘。（圖 6-64）

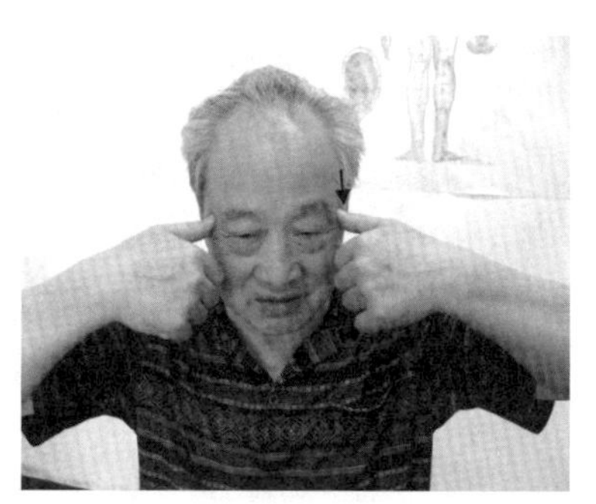

圖 6-64

8. 揉風池穴

患者用雙手中指指腹按揉風池穴 0.5 分鐘。（圖 6-65）

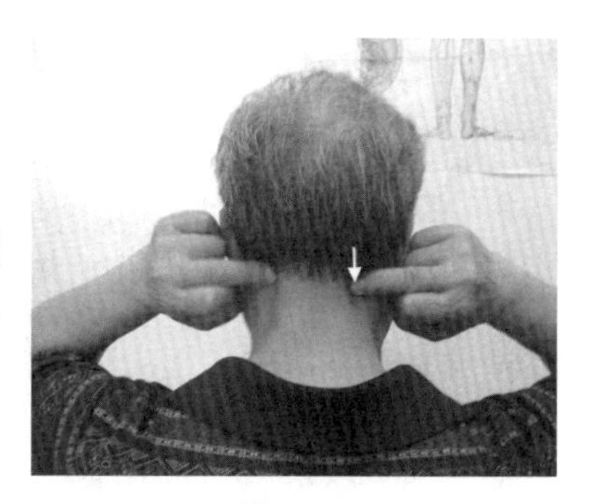

圖 6-65

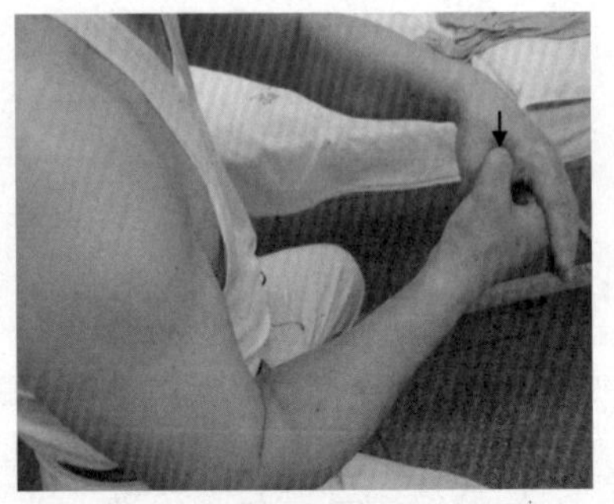
圖 6-66

9. 按揉合谷穴

患者用左手拇指按揉右手合谷穴，用右手拇指按揉左手合谷穴 1 分鐘。（圖 6-66）

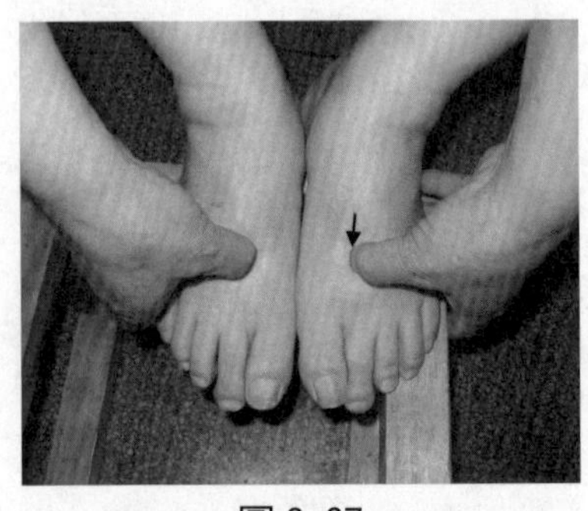
圖 6-67

10. 按揉太衝穴

患者用雙手拇指按揉雙側太衝穴 1 分鐘。（圖 6-67）

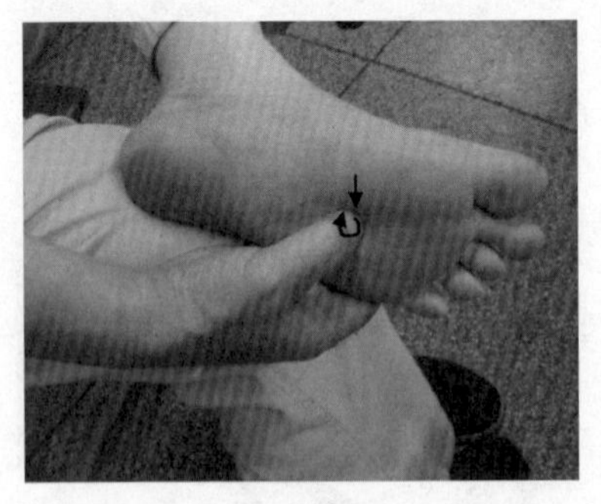
圖 6-68

11. 揉湧泉穴

患者用拇指按揉湧泉穴，左右交替 1 分鐘。（圖 6-68）

八、牙痛的自我按摩法

牙痛，是指因某種原因引起牙部周圍及相關性疼痛，是口腔科最常見的病症之一，許多人都有過牙痛病，牙痛發作時，患者十分痛苦，牙痛原因很多，一般因齲齒、牙周炎、牙髓炎等所引起。

中醫認為，牙痛有虛實之分，實證多因胃火引起，虛證多由腎虛所致，出現牙痛，特別是疼痛較甚者應儘快到醫院診治，在此之前，可先進行自我按摩，以緩解疼痛。

【按摩療法】

1. 點按合谷穴

患者用左手拇指點按右手合谷穴，用右手拇指點按左手合谷穴1分鐘。（圖6-69）

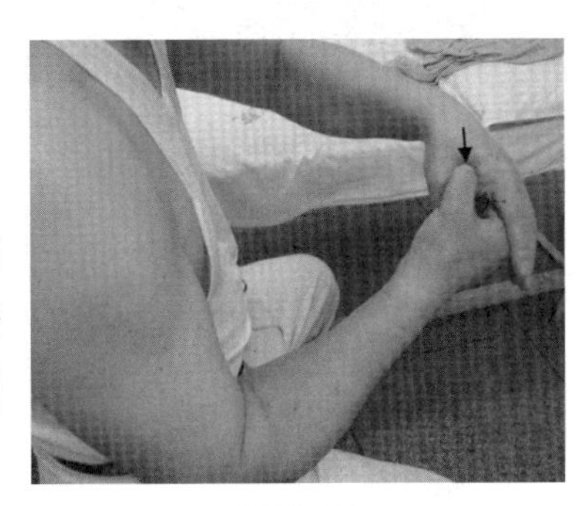

圖 6-69

2. 按揉頰車穴

患者用中指指腹按揉雙側頰車穴1分鐘。（圖6-70）

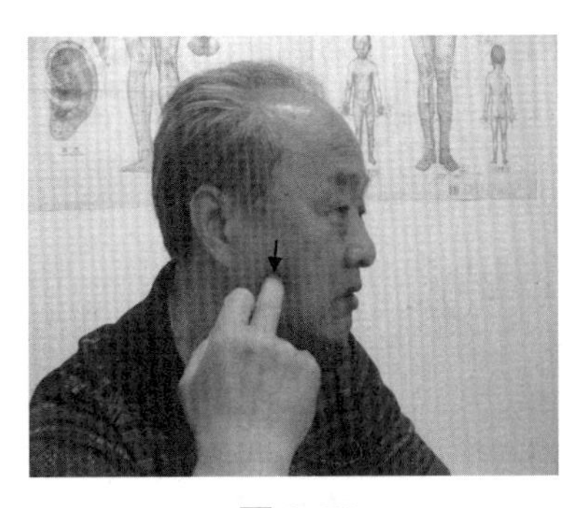

圖 6-70

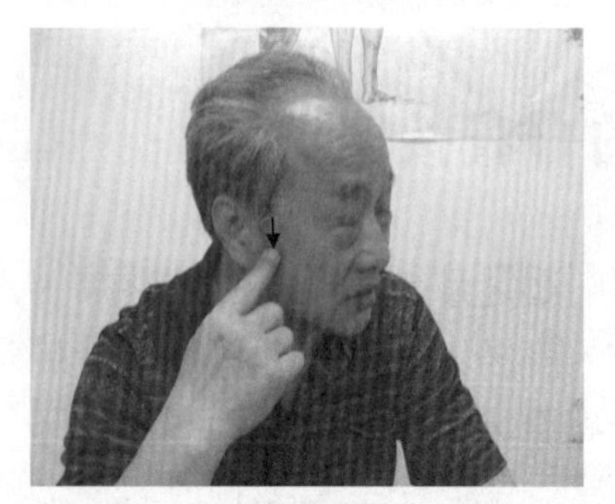

圖 6-71

3. 按揉下關穴

患者用食指按揉下關穴1分鐘。（圖 6-71）

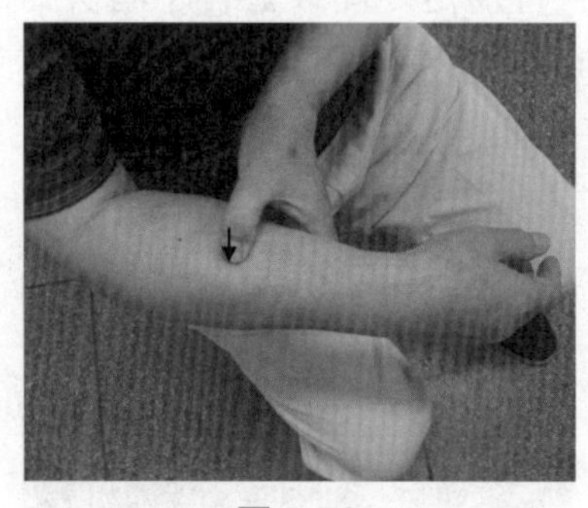

圖 6-72

4. 按揉溫溜穴

患者用拇指指腹按揉患側溫溜穴1分鐘。（圖 6-72）

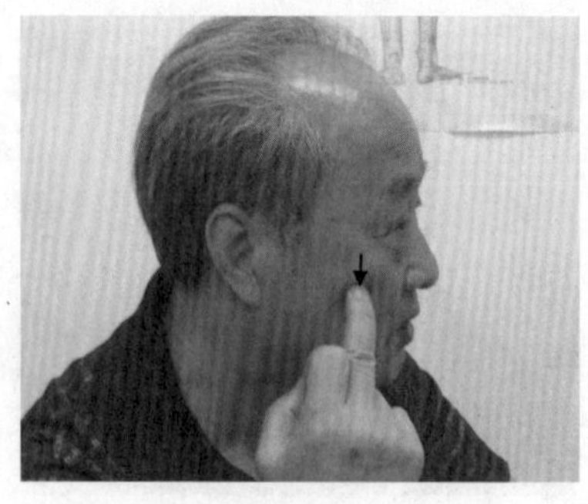

圖 6-73

5. 點按顴髎穴

患者用中指指腹點按顴髎穴1分鐘。（圖 6-73）

九、高血壓的自我按摩法

高血壓是一種動脈血壓持續增高為主要臨床表現的常見、多發性病症，正常人的血壓，應該是舒張壓 12.7kPa 以下，收縮壓應在 21.3kPa 以下，凡收縮壓超過 21.3 千帕或舒張壓超過 12.74 千帕者，稱高血壓。臨床將高血壓分為兩類，以高血壓為主要臨床表現而病因不明者，稱原發性高血壓，即高血壓病。當高血壓只是為某些疾病過程中的一種臨床表現時，稱為繼發性高血壓。

高血壓病，除動脈血壓升高為特徵外，還伴有心、腦、腎等器官之病變，其發病原因多由外界某些強烈地、反覆地、長期刺激，使大腦皮質高級神經機能活動紊亂，皮層下血管舒張收縮中樞形成固定興奮灶，全身小動脈持久痙攣，各器官缺血，尤以腎臟缺血，腎素分泌增多，促使全身細小動脈痙攣，從而更加固定了已升高的血壓。

【按摩療法】

1. 推橋弓穴

患者用拇指指腹自上而下推橋弓穴，雙側交替進行，每處 30～40 次。（圖 6-74）

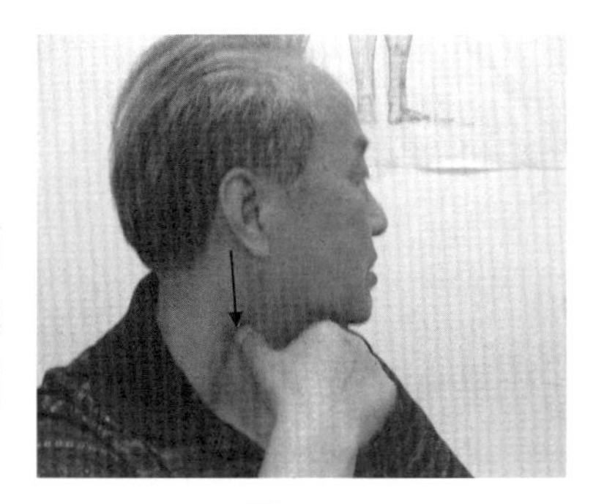

圖 6-74

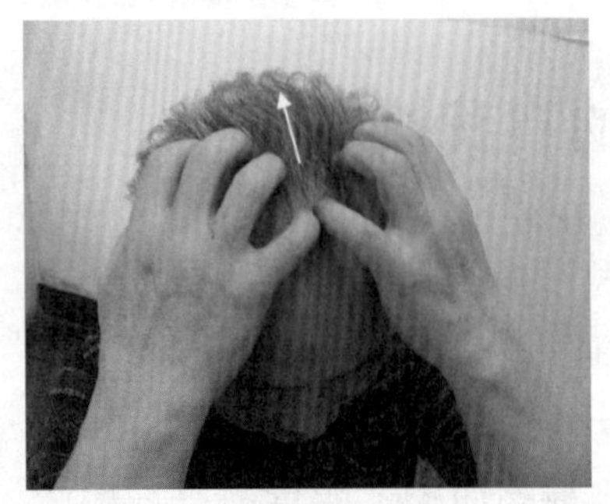
圖 6-75

2. 五指梳頭

患者將五指張開，雙手交替從前髮際向後髮際梳頭皮，再分別向頭兩側梳理 20～30 次。（圖 6-75）

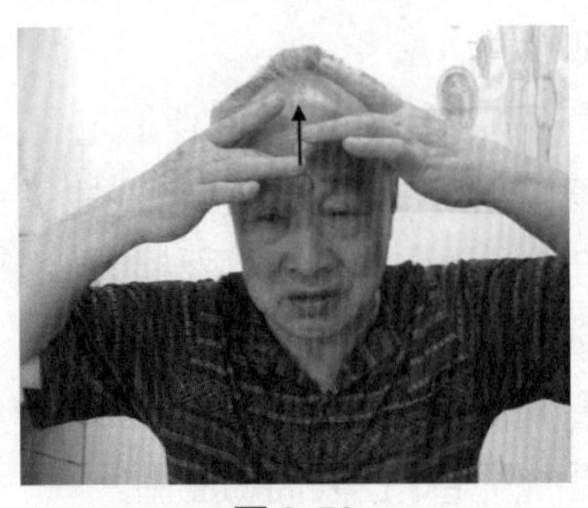
圖 6-76

3. 推印堂

患者用中指指腹從印堂穴向上推至前髮際，雙手交替進行 1 分鐘。（圖 6-76）

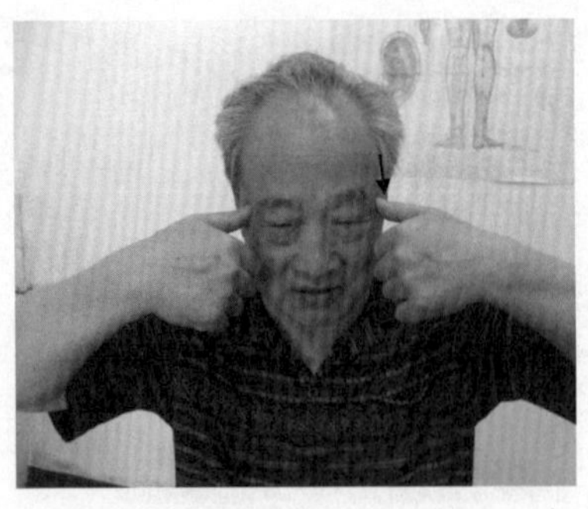
圖 6-77

4. 揉太陽穴

患者用雙手拇指指腹按揉太陽穴 0.5 分鐘。（圖 6-77）

5. 按揉百會穴

患者用中指指腹按揉百會穴 0.5 分鐘。（圖 6-78）

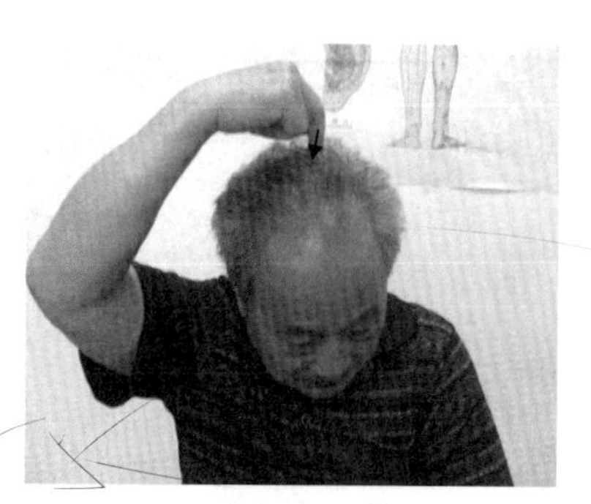

圖 6-78

6. 按揉風池穴

患者用雙手中指指腹按揉風池穴 0.5 分鐘。（圖 6-79）

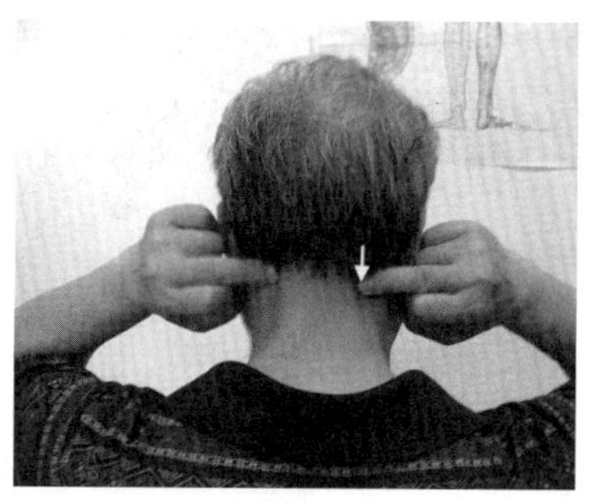

圖 6-79

7. 按揉曲池穴

患者用左手拇指按右手曲池穴，用右手拇指按揉左手曲池穴 1 分鐘。（圖 6-80）

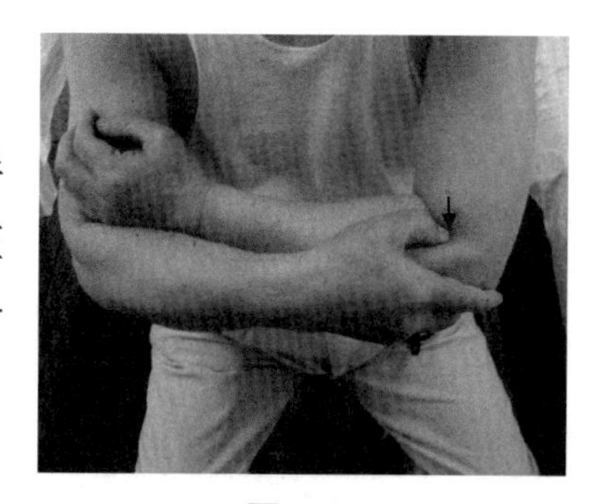

圖 6-80

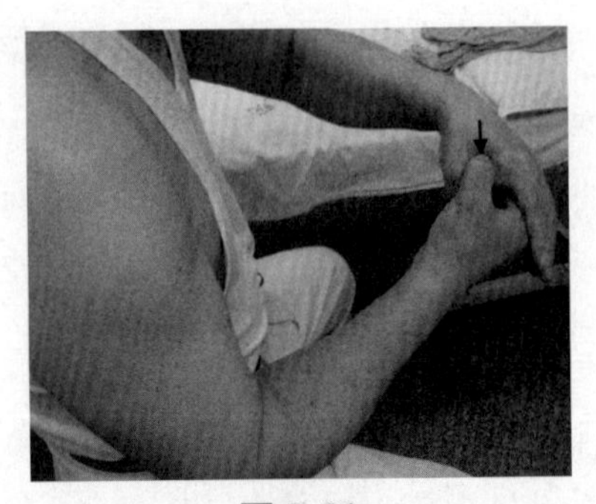

圖 6-81

8. 按揉合谷穴

患者用左手拇指按揉右手合谷穴，用右手拇指按揉左手合谷穴 1 分鐘。（圖 6-81）

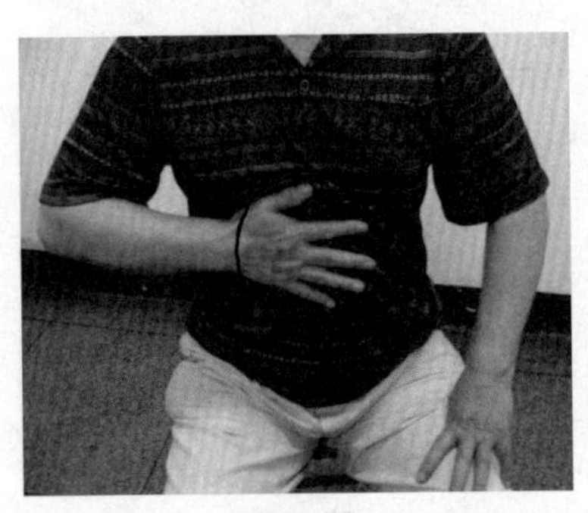

圖 6-82

9. 摩腹

患者用右手掌順時針方向摩腹 3～5 分鐘。（圖 6-82）

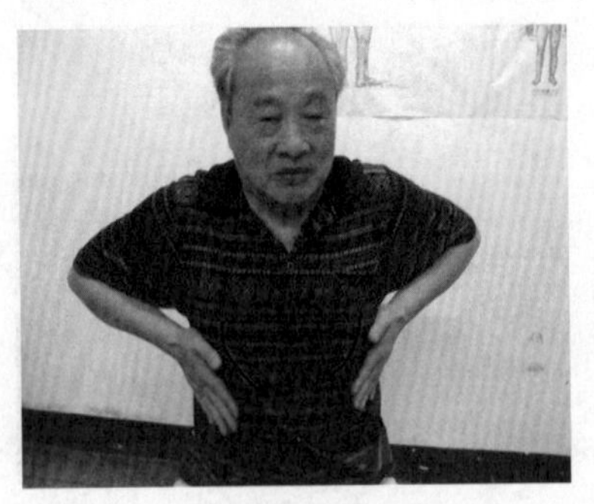

圖 6-83

10. 搓摩兩脇部

患者用雙手掌從上往下在兩脇肋部反覆搓摩 0.5 分鐘。（圖 6-83）

11. 擦腰骶部

患者用右手掌塗少許潤滑劑擦腰骶部以透熱為度。（圖 6-84）

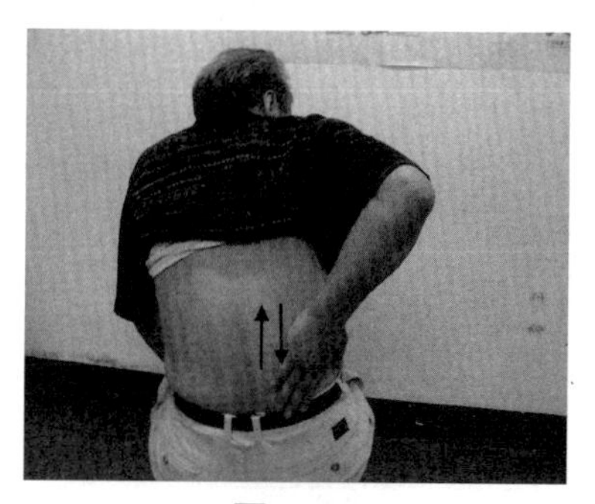

圖 6-84

12. 擊打腰骶部

患者用右手拳背擊打腰骶部 5～10 次。（圖 6-85）

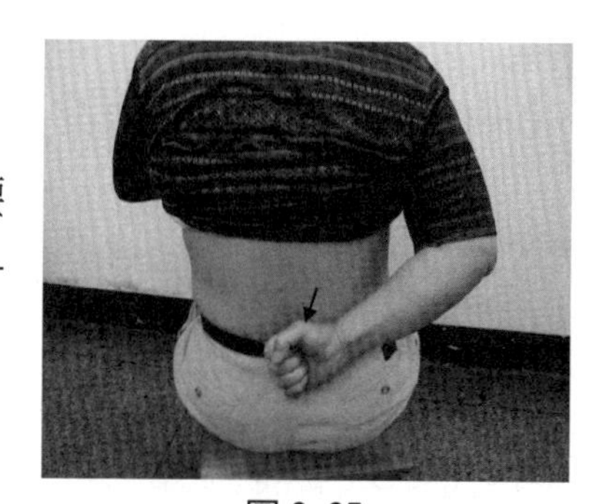

圖 6-85

13. 揉湧泉穴

患者用右手按揉左足湧泉穴，用左手按揉右手湧泉穴 0.5 分鐘。（圖 6-86）

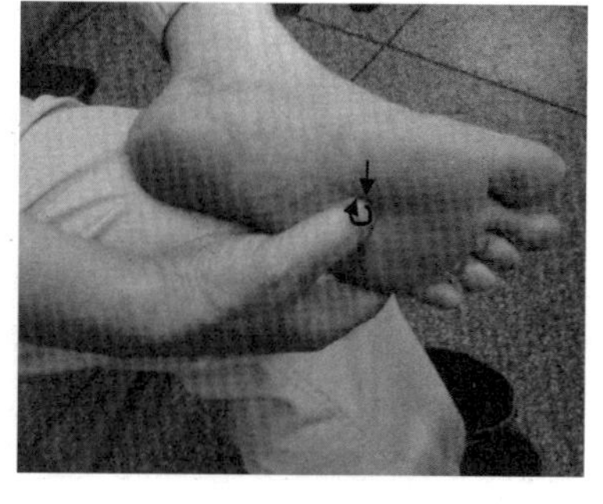

圖 6-86

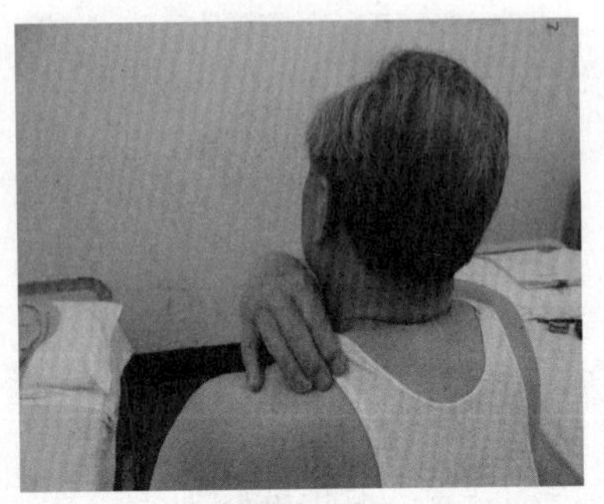

圖 6-87

14. 拿肩井穴

患者用右手拇、食、中指拿左側肩井穴，用左手拇、食、中指按右側肩井穴3～5次。（圖 6-87）

十、呃逆的自我按摩法

呃逆是氣逆上衝，喉間呃呃連聲，聲短而頻，不能自制的一種症狀，此症如偶然發作大都輕微，不治亦可自癒，持續頻繁的或頑固的呃逆，則需治療方能漸平，本症屬現代醫學的膈肌痙攣，多由於飲食不節，情志不和或正氣虧虛所致胃氣上逆。

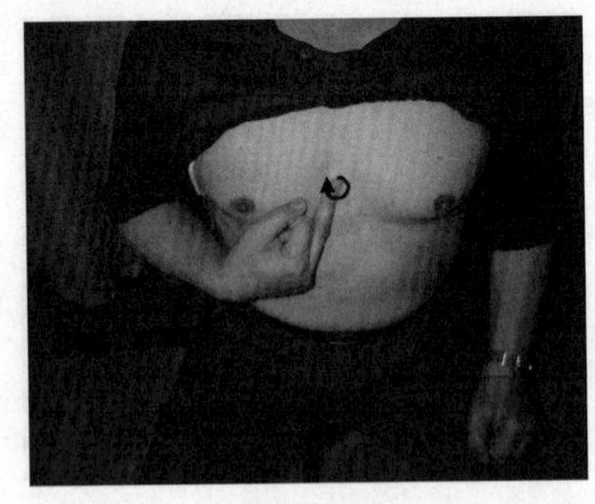

圖 6-88

【按摩療法】

1. 按揉膻中穴

患者用中指指腹按揉膻中穴 2～3 分鐘。（圖 6-88）

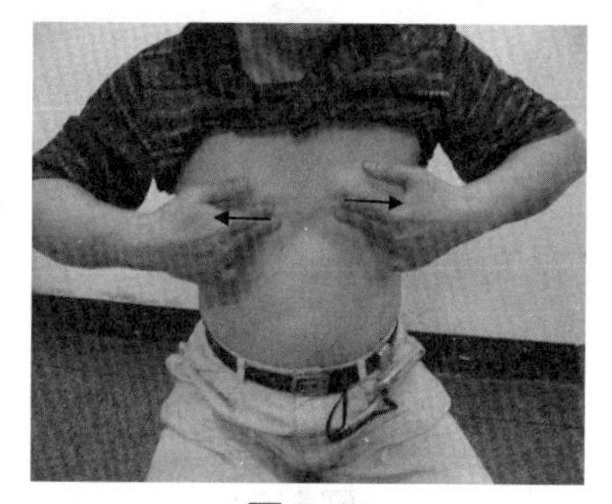

圖 6-89

2. 分推膻中

患者用食、中指指腹從膻中穴兩邊分推 20～30 次。（圖 6-89）

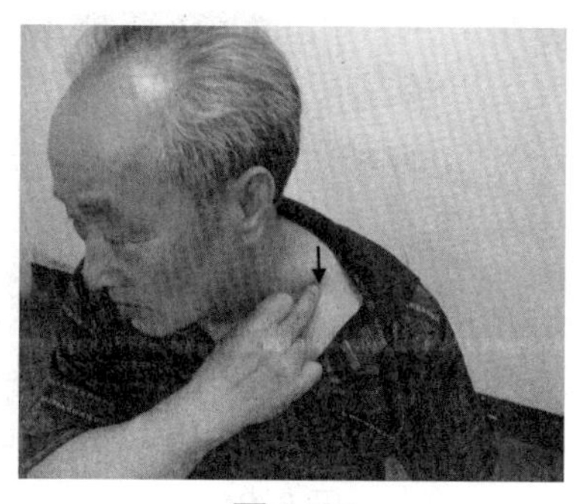

圖 6-90

3. 點按缺盆穴

患者用雙手中指交叉點按缺盆穴，逐漸向下用力，以局部有較強脹痛麻感為宜，2～3 次。（圖 6-90）

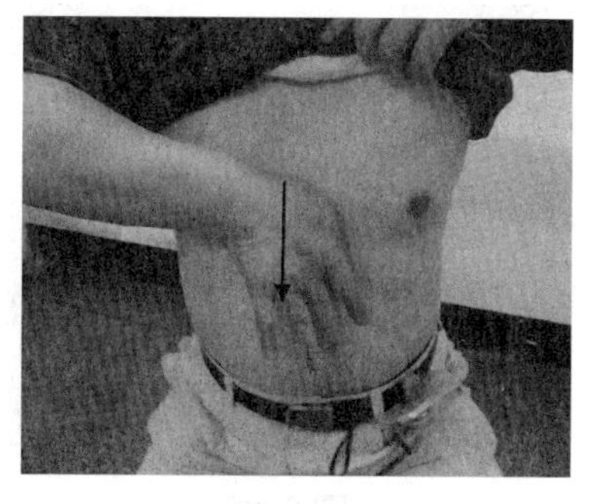

圖 6-91

4. 推中脘

患者用大魚際從劍突下向中脘穴方向作單方向推動，動作需緩慢，反覆操作 20～30 次。（圖 6-91）

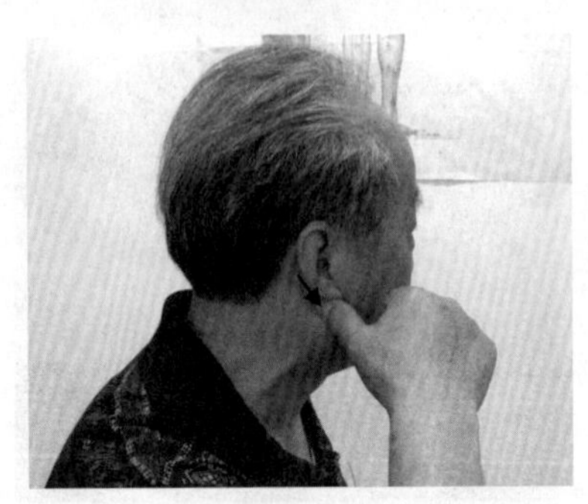
圖 6-93

5. 揉中脘穴

患者用中指指腹按揉中脘穴 1～2 分鐘。（圖 6-92 略）

6. 按揉翳風穴

患者用拇指指腹按揉翳風穴 1 分鐘。（圖 6-93）

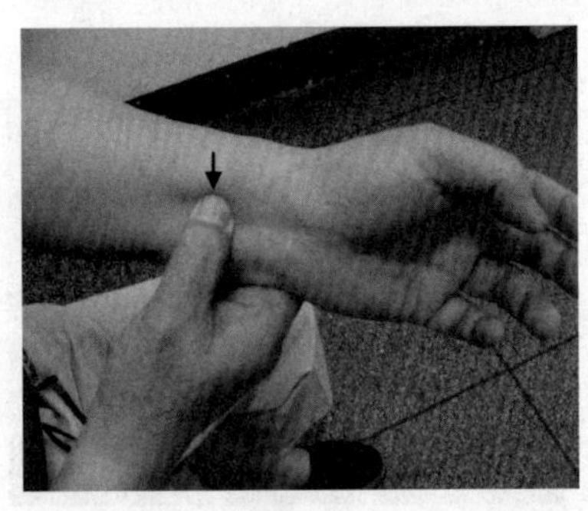
圖 6-94

7. 按揉內關穴

患者用左手拇指指按揉右手內關穴，用右手拇指指腹按揉左手內關穴 0.5 分鐘。（圖 6-94）

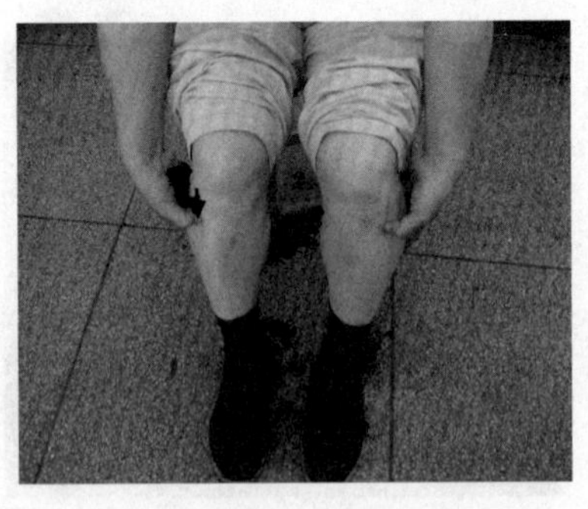
圖 6-95

8.按揉足三里穴

患者用雙手拇指按揉足三里穴 1 分鐘。（圖 6-95）

十一、肩關節周圍炎的自我按摩法

肩關節周圍炎稱肩周炎。中醫稱之為「漏肩風」「凍結肩」「五十肩」等，它是以肩關節疼痛和功能障礙為主症的肩部疾病，其症狀晝輕夜重，常因疼痛影響睡眠，患者不能向患側側臥，由於肩關節活動受限、梳頭、穿衣、提褲均感困難，影響工作和生活，多由於年老體弱、氣血虧虛、肩部感寒濕之邪或局部遭受外傷所致。

【自我按摩療法】

1. 拿捏肩部

患者用大拇指和其餘四指拿捏肩關節周圍從肩外側、內側、後側反覆操作，並向下拿捏上肢部，3～5分鐘。（圖 6-96）

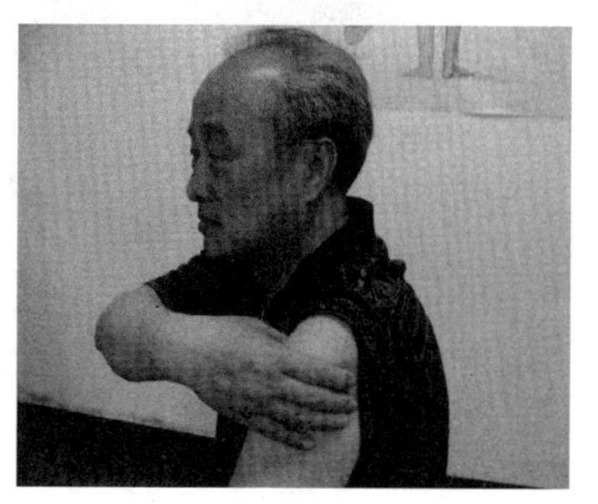

圖 6-96

2. 按揉肩髃穴

患者用健側拇指按揉肩髃穴 1 分鐘。（圖 6-97）

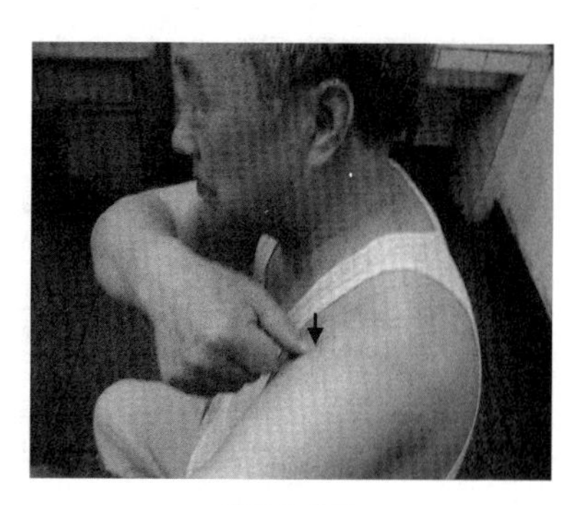

圖 6-97

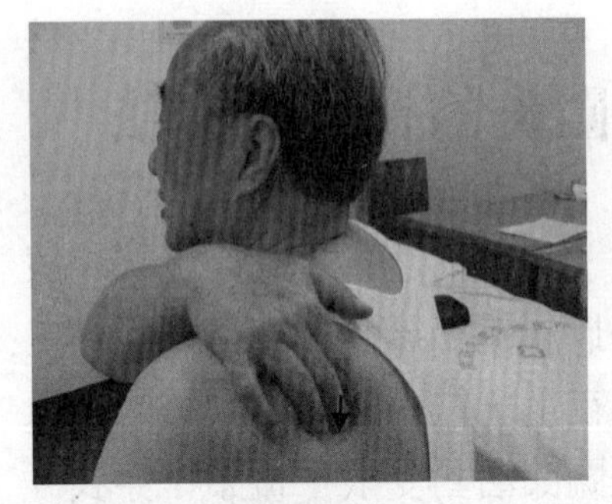
圖 6-98

3. 按揉天宗穴

患者用健側中指指腹按揉天宗穴 0.5 分鐘，用力由輕逐漸加力，以能忍受為度。（圖 6-98）

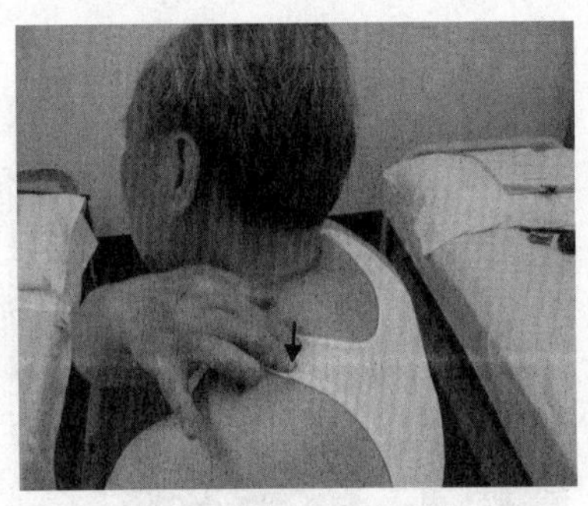
圖 6-99

4. 按揉肩井穴

患者用健側中指指腹按揉肩井穴 0.5 分鐘。（圖 6-99）

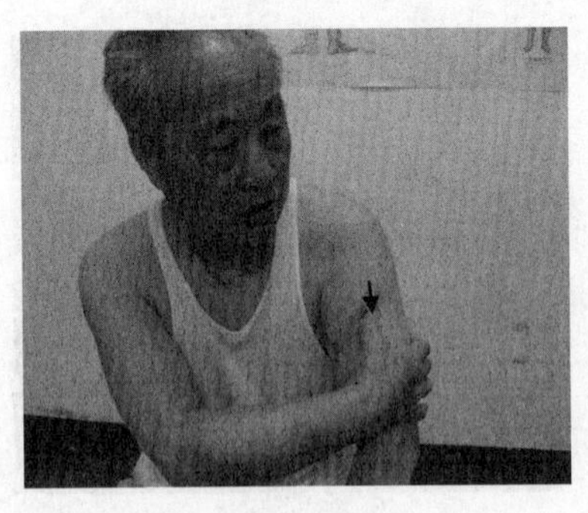
圖 6-100

5. 按揉臂臑穴

患者用健側拇指指腹按揉臂臑穴 1 分鐘。（圖 6-100）

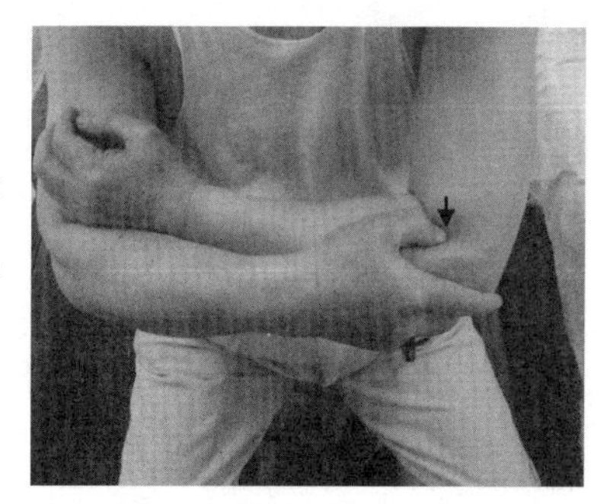

6. 按揉曲池穴

患者用健側拇指指腹按揉曲池穴 1 分鐘。（圖 6-101）

圖 6-101

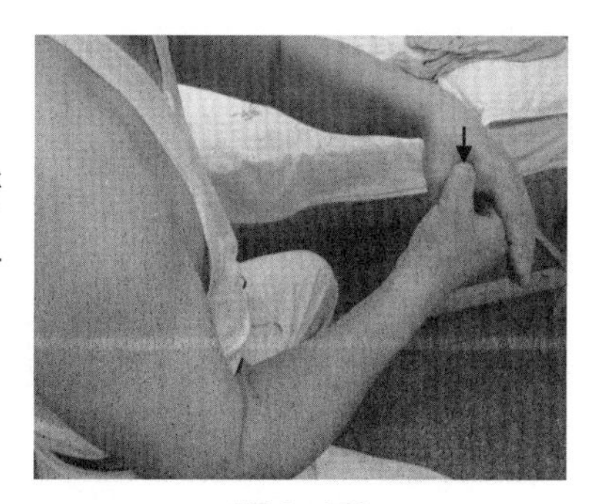

7. 按揉合谷穴

患者用健側拇指指腹按揉合谷穴 0.5 分鐘。（圖 6-102）

圖 6-102

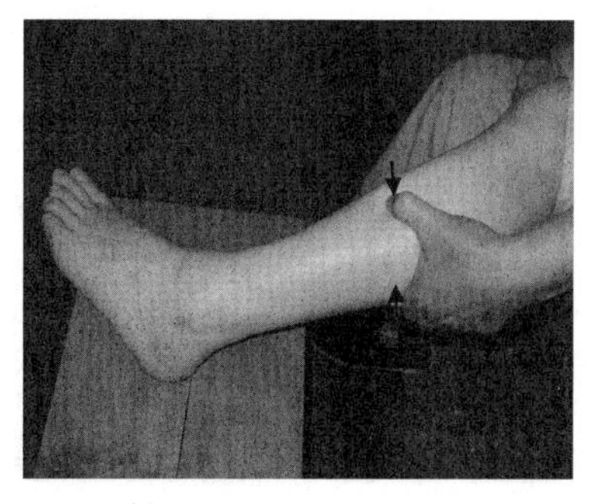

8. 拿捏條口、承山穴

患者用拇指按住條口穴，食、中指按住承山穴，進行拿捏 0.5 分鐘。（圖 6-103）

圖 6-103

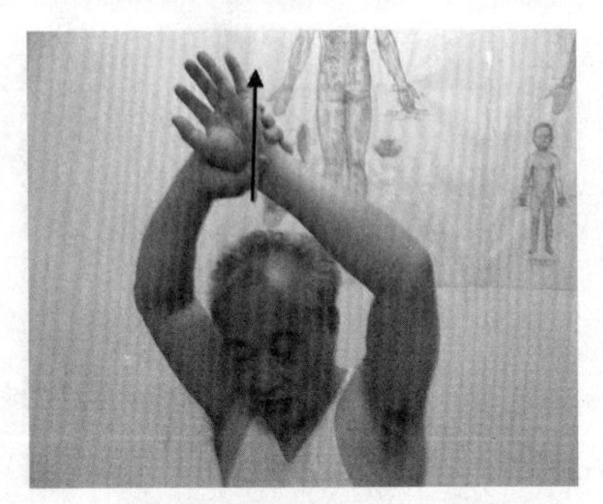
圖 6-104

9.上舉拉肩法

患者用健側手拉住患側手腕將患肢上舉牽拉 3～5 次。（圖 6-104）

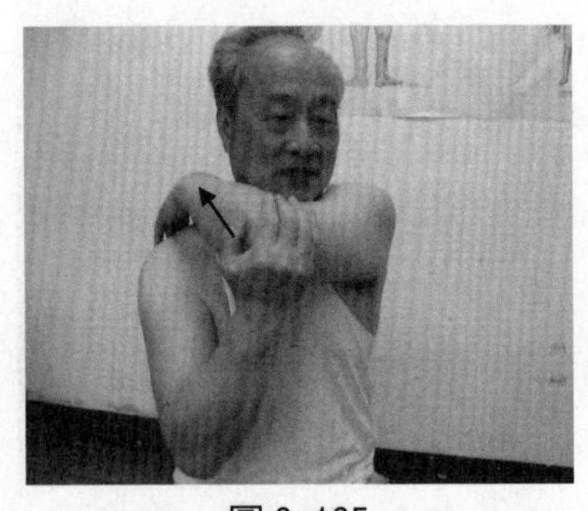
圖 6-105

10.內收拉肩扳法

患者用健側手握住患側肘關節作內收扳法 3～5 次。（圖 6-105）

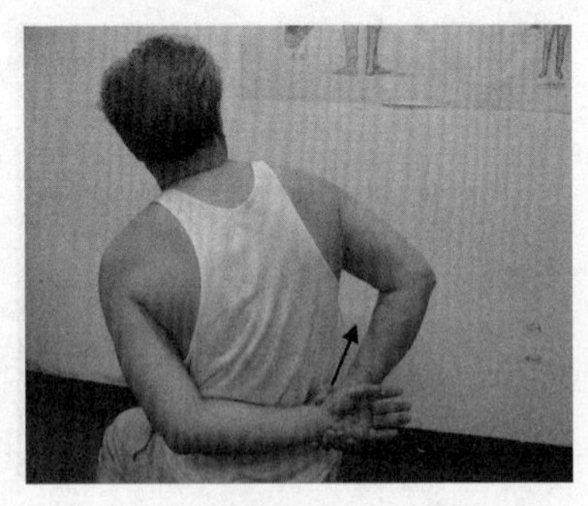
圖 6-106

11.後伸拉手扳法

患者用健側手拉住患側後背之手腕，然後作後伸拉手扳法 2～3 次。（圖 6-106）

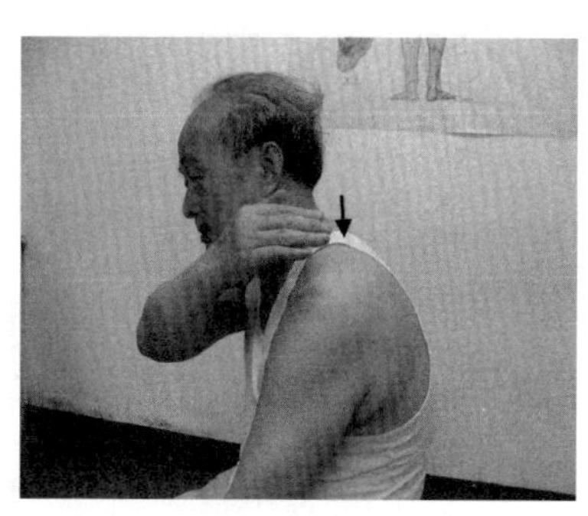
圖 6-107

12. 拍肩部

患者用健側手拍打患肩1分鐘，繼而捏患肩周圍，1～2分鐘。（圖 6-107）

十二、胃脘痛的自我按摩法

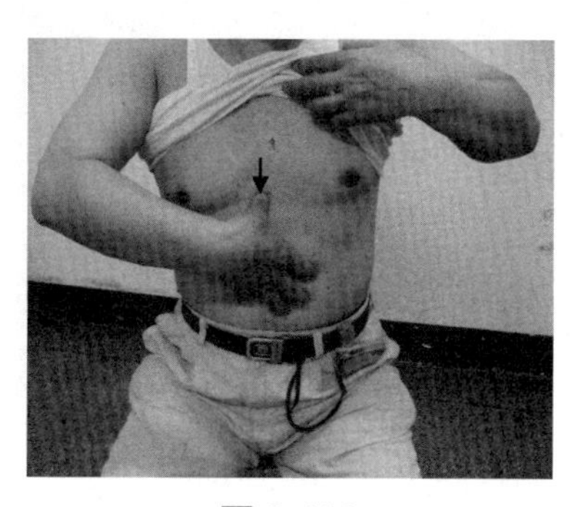
圖 6-108

胃脘痛是指胃脘部近心窩處經常發生疼痛的一種病症，多發生於成年人。本病多見於胃炎、胃潰瘍、胃痙攣及其他消化道疾患，多由感受外邪、飲食不節，肝氣犯胃及脾胃虛寒所致。

【自我按摩療法】

1. 按揉巨闕穴

患者用拇指指腹按壓巨闕穴1～2分鐘。（圖 6-108）

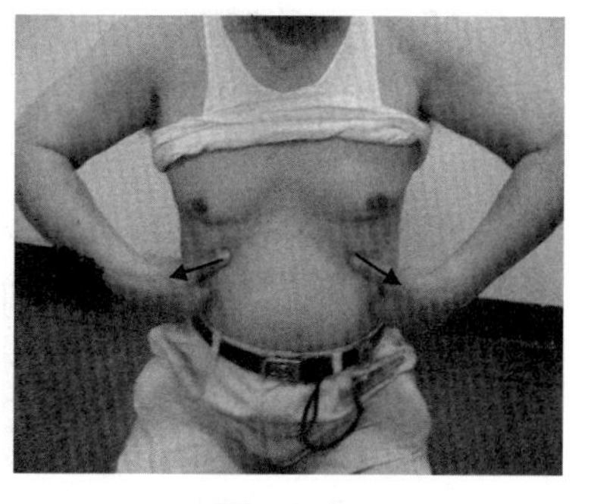
圖 6-109

2. 分推腹陰陽

患者用雙拇指從劍骨下沿肋弓分推腹陰陽 20～30次。（圖 6-109）

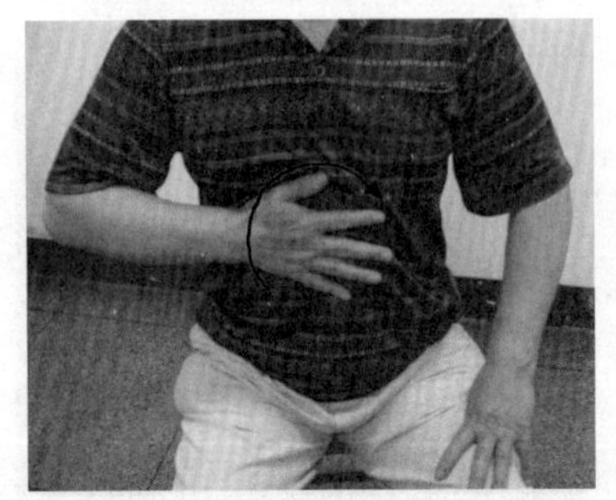
圖 6-110

3. 掌摩胃脘部

患者用手掌平放於胃脘部，然後作輕柔的順時針摩法操作，時間 3～5 分鐘。（圖 6-110）

4. 按揉中脘穴

患者用拇指指腹按揉中脘穴 1 分鐘。（圖 6-111 略）

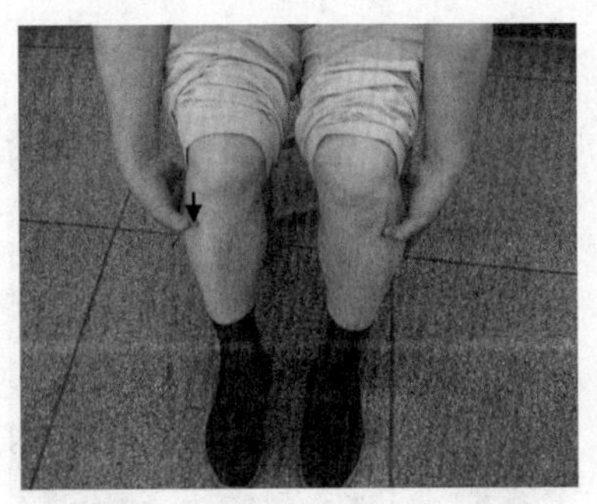
圖 6-112

5. 按揉足三里穴

患者用雙手拇指指腹按揉雙側足三里穴 1～2 分鐘。（圖 6-112）

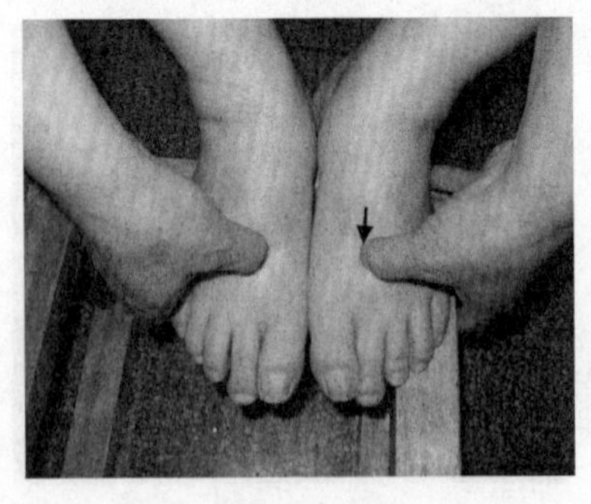
圖 6-113

6. 按揉太衝穴

患者用雙手拇指指腹按揉太衝穴 1～2 分鐘。（圖 6-113）

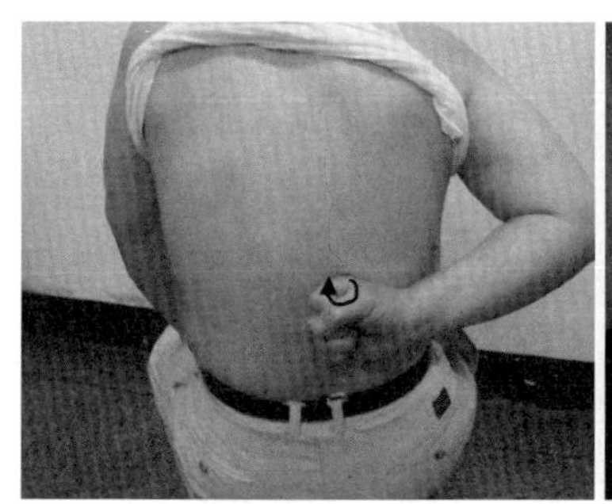
圖 6-114

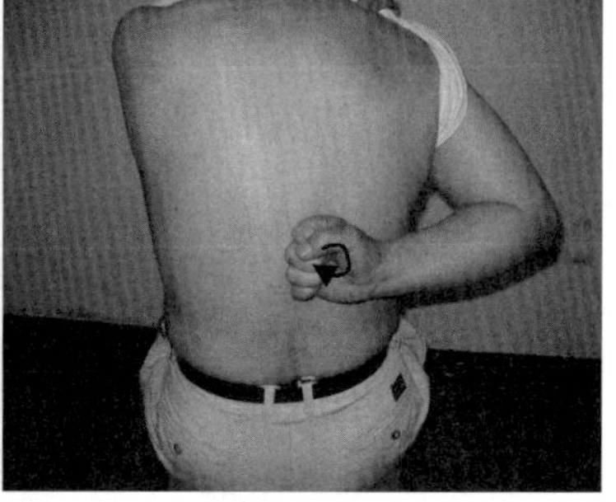
圖 6-115

7. 按揉胃俞穴

患者用食指掌指關節背側按揉胃俞穴 1～2 分鐘。（圖 6-114）

8. 按揉肝俞穴

患者用食指掌指關節背側按揉肝俞穴 1～2 分鐘。（圖 6-115）

十三、胸脇迸傷的自我按摩法

胸脇迸傷是指胸脇部岔氣迸傷，本病多由外傷或暴力撞擊或擠壓所引起胸脇部氣機壅滯，出現胸部攣痛，胸悶不舒為主要症狀的一種病症。

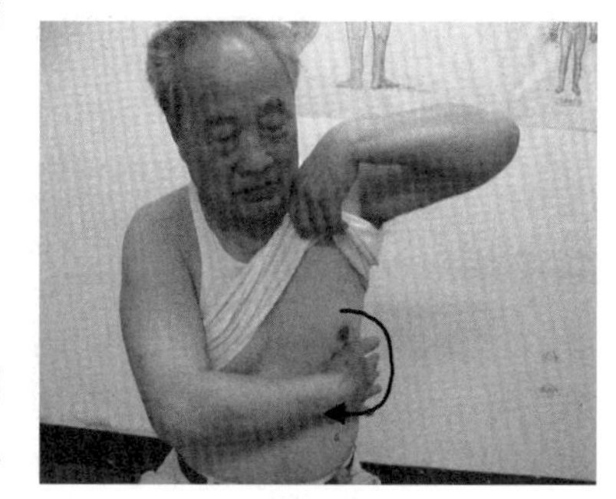
圖 6-116

【自我按摩療法】

1. 掌摩胸脇部

患者用手掌輕摩患處胸脇部 2～3 分鐘。（圖 6-116）

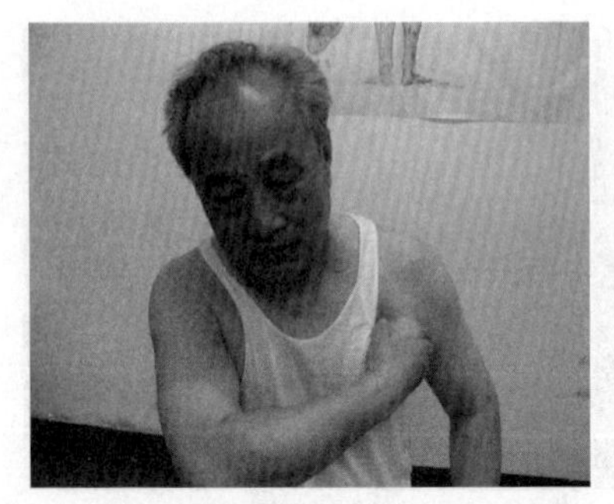
圖 6-117

2. 捏拿胸大肌

患者用拇指與其餘四指捏拿胸大肌 20～30 次。（圖 6-117）

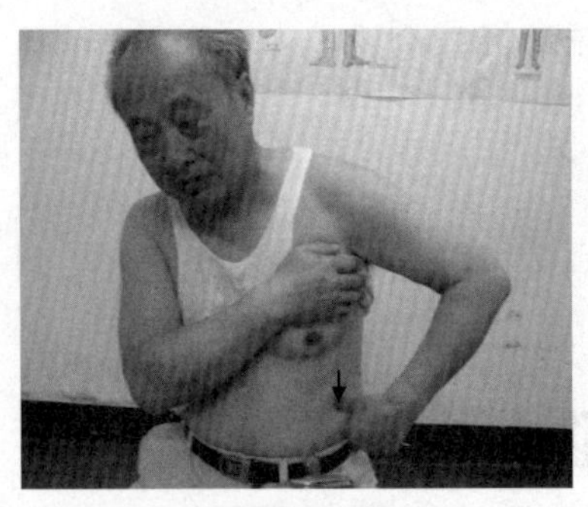
圖 6-118

3. 點按章門穴

患者用拇指點按章門穴 0.5 分鐘。（圖 6-118）

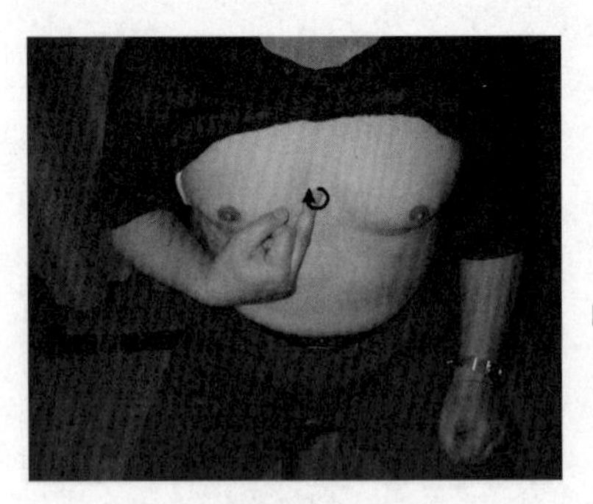
圖 6-119

4. 按揉膻中穴

患者用中指指腹按揉膻中穴 1 分鐘。（圖 6-119）

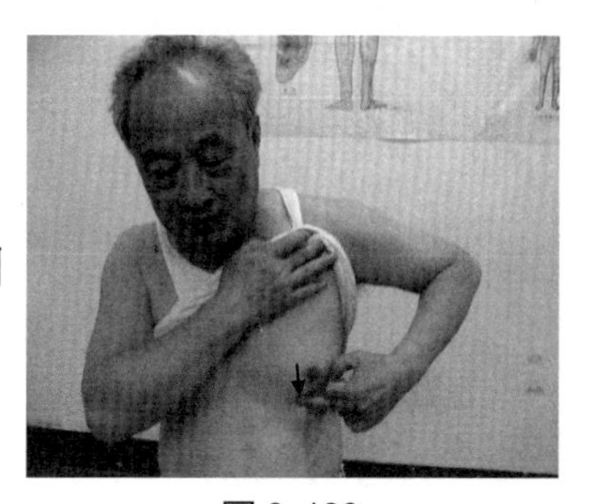
圖 6-120

5. 按揉期門穴

患者用中指指腹按揉期門穴 1 分鐘。（圖 6-120）

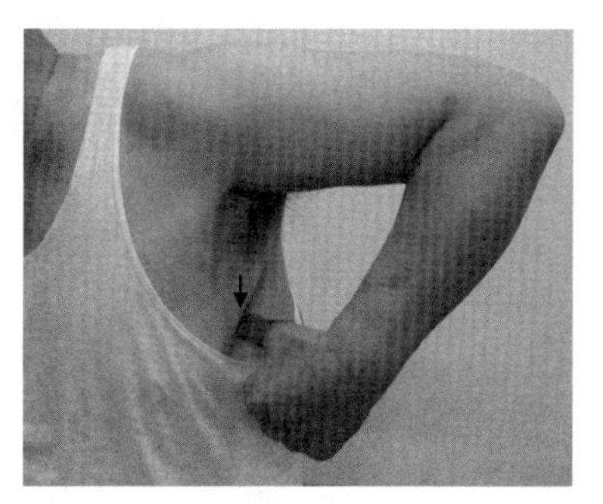
圖 6-121

6. 點按大包穴

患者用拇指指腹點按大包穴 0.5 分鐘。（圖 6-121）

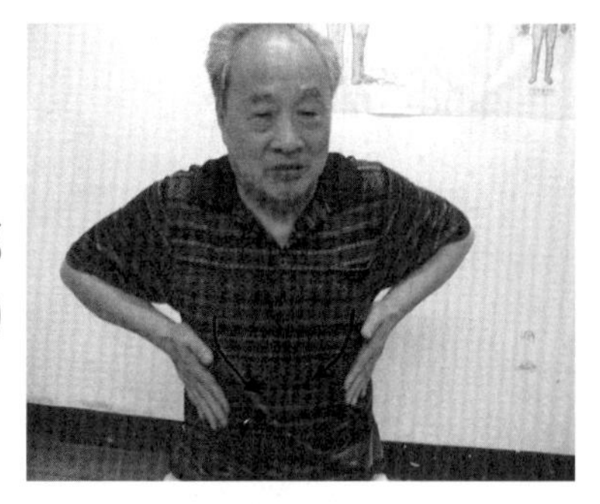
圖 6-122

7. 搓摩脇肋

患者用雙手掌從胸脇部自上而下反覆搓摩 10～20 遍。（圖 6-122）

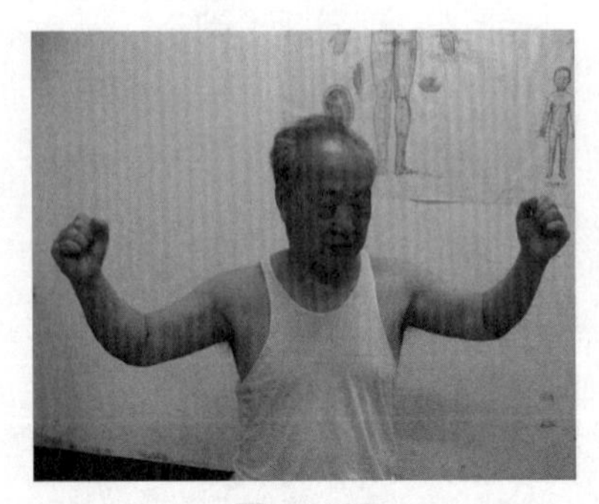

圖 6-123

8. 擴胸運動

患者雙手一字展開作擴胸運動，擴胸幅度由小即大，逐漸增加，並配合呼吸進行 1 分鐘。（圖 6-123）

十四、便秘的自我按摩法

便秘是指大便秘結不通，排便時間延長，或雖有便意，而排便困難而言。便秘是日常生活中最常見的疾病之一，多由於腸胃燥熱、氣機鬱滯、陰血虧虛及陰寒凝聚所致，發達國家的便秘患者比發展中國家高，女性發病率高於男性，女性之所以便秘的人多，一部分原因是女性常有忍便的習慣。

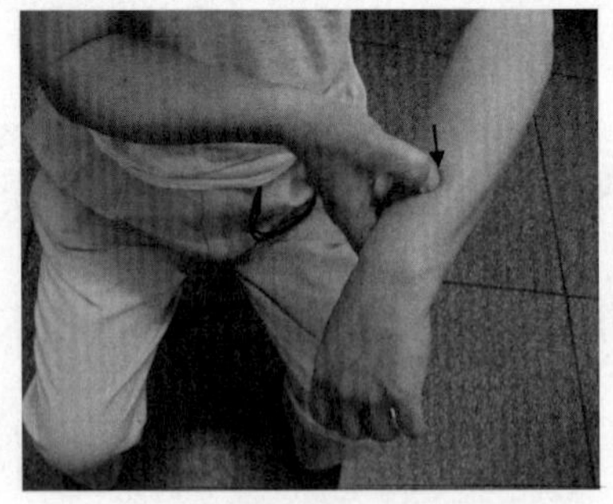

圖 6-124

【自我按摩療法】

1. 按揉支溝穴

患者用左手指按揉右手支溝穴，用右手拇指按揉左手支溝穴 1～2 分鐘。（圖 6-124）

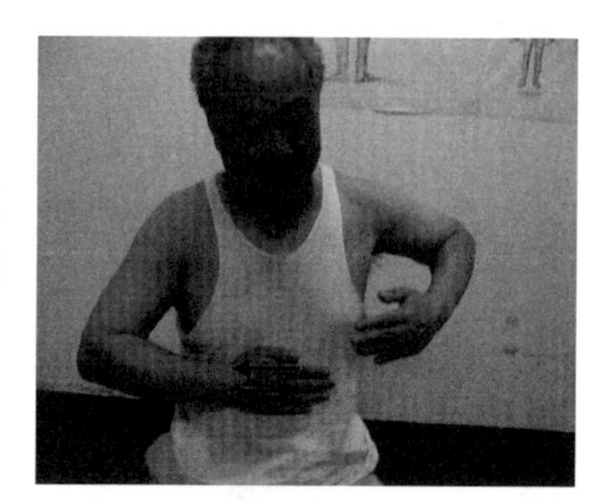

圖 6-125

2. 推揉腹部

患者用雙手掌交替在腹部做左右方向推揉腹部操作10～20次。（圖 6-125）

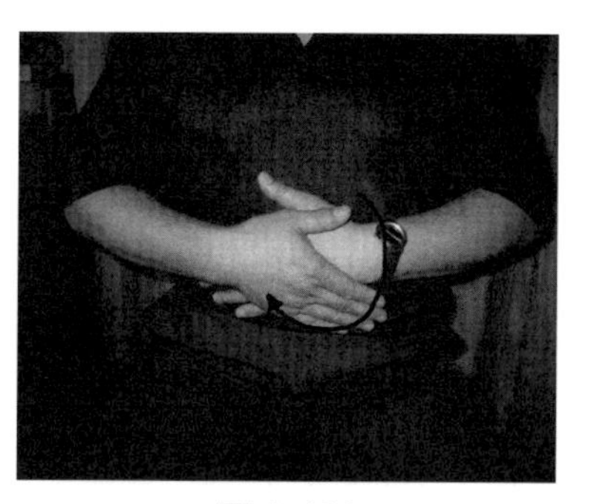

圖 6-126

3. 急摩腹

患者用右手掌，或雙掌重疊在腹部作順時針方向速度較快的摩腹，頻率 200 次／分，時間 3～5 分鐘。（圖 6-126）

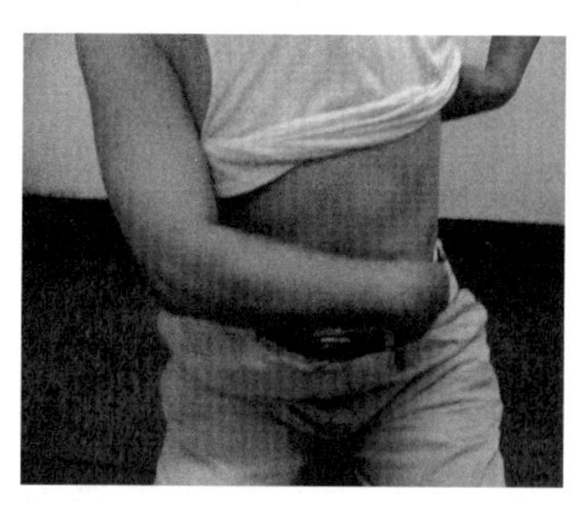

圖 6-127

4. 揉捏左小腹部

患者用右手拇指與其餘四指捏揉左小腹部的硬塊（秘結之大便）處 5～10 次，捏揉方向從左小腹上向左小腹下進行。（圖 6-127）

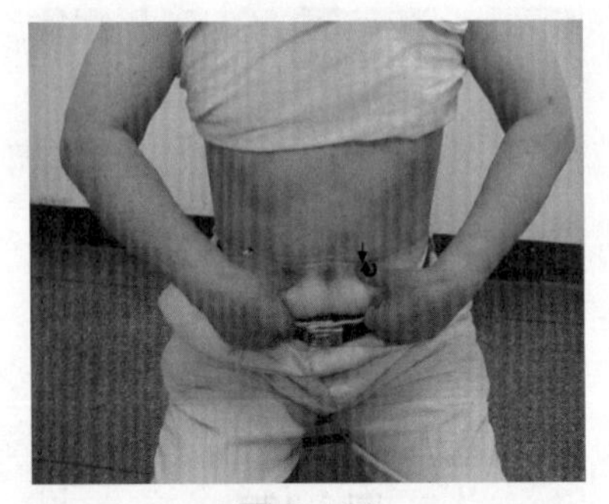

圖 6-128

5. 揉天樞穴

患者用雙拇指按揉天樞穴 1 分鐘。（圖 6-128）

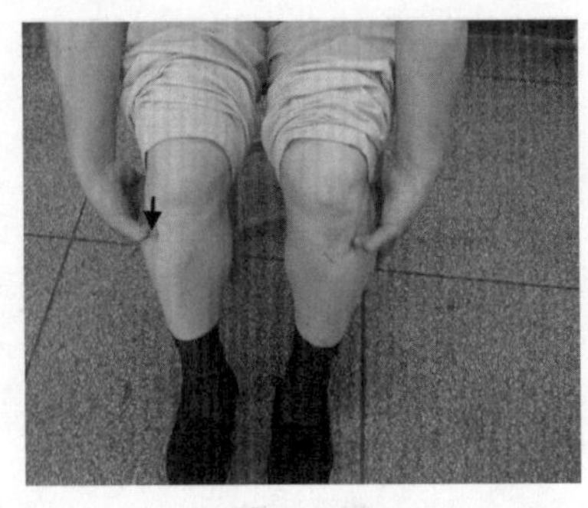

圖 6-129

6. 按揉足三里穴

患者用雙拇指按揉足三里穴 1～2 分鐘。（圖 6-129）

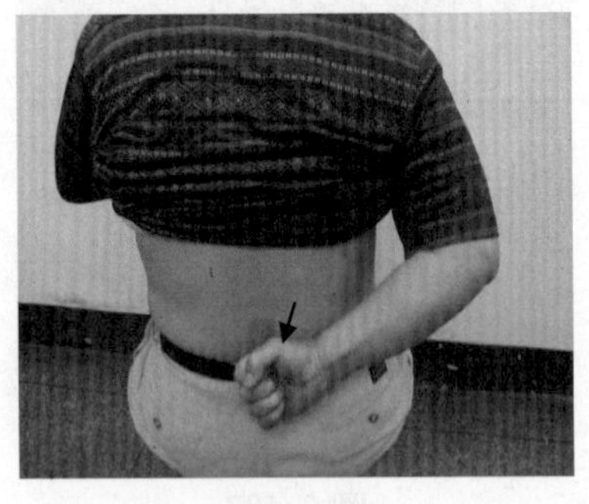

圖 6-130

7. 擊打腰骶部

患者用拳背擊打腰骶部 1～2 分鐘。（圖 6-130）

十五、腹瀉的自我按摩法

腹瀉是指排便次數增多，一日數次，糞便稀薄，或清稀如水樣便的一種病症，本病一年四季均可發生，以夏秋季為多見，多因感受寒、熱、暑、濕之邪，飲食所致，脾胃虛弱等原因所致，胃腸功能紊亂。

【自我按摩療法】

1. 按揉天樞穴

患者用雙拇指按揉天樞穴 1～2 分鐘，以局部酸脹為度。（圖 6-131）

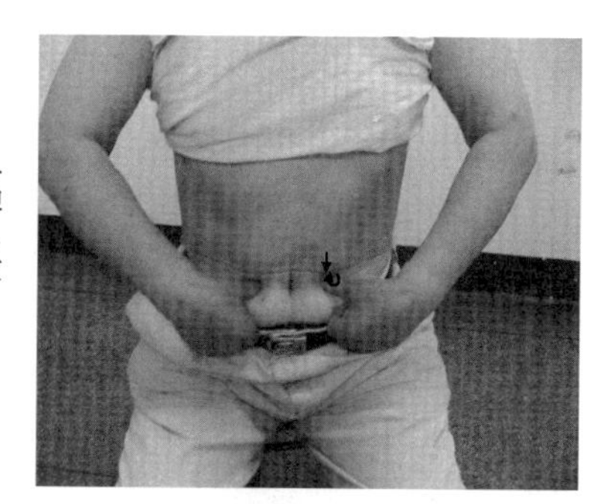

圖 6-131

2. 揉神闕穴

患者用中指指腹揉神闕穴 1～2 分鐘。（圖 6-132）

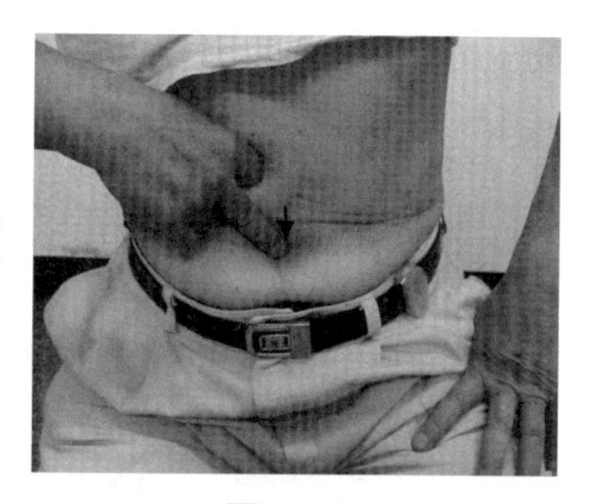

圖 6-132

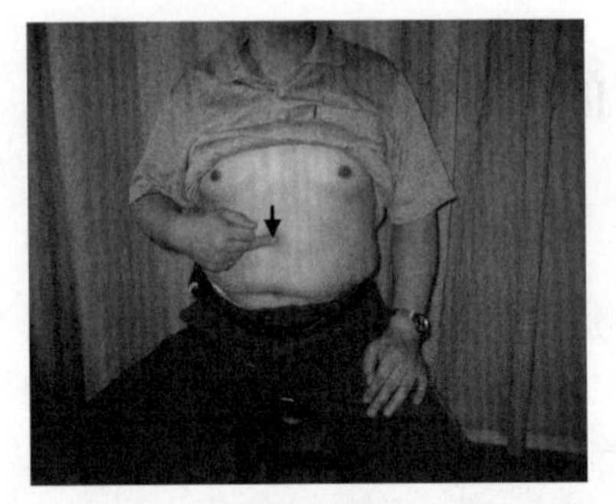

圖 6-133

3. 按揉中脘穴

患者用中指指腹按揉中脘穴 1～2 分鐘。（圖 6-133）

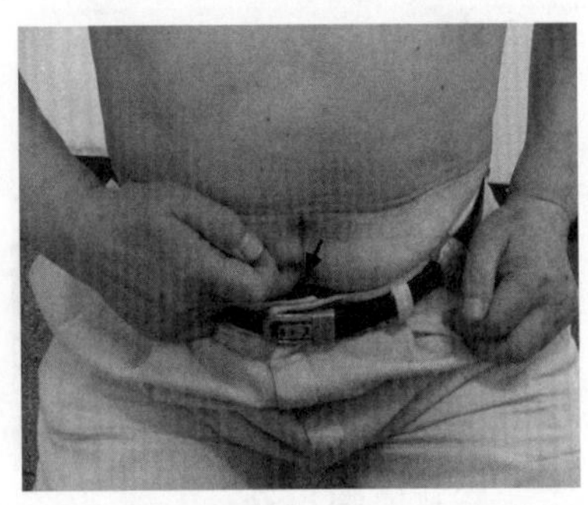

圖 6-134

4. 按揉氣海穴

患者用中指指腹按揉氣海穴 3～5 分鐘。（圖 6-134）

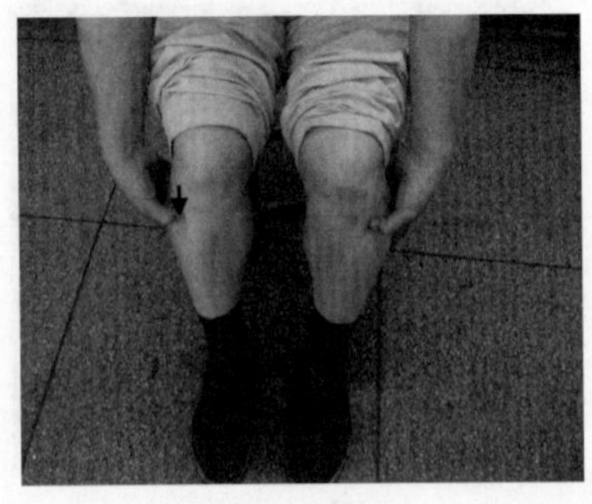

圖 6-135

5. 按揉足三里穴

患者用雙手拇指按揉足三里穴 3～5 分鐘。（圖 6-135）

6.擦腰骶部

患者用大魚際塗少許潤滑劑橫腰骶部，以透熱為度。（圖 6-136）

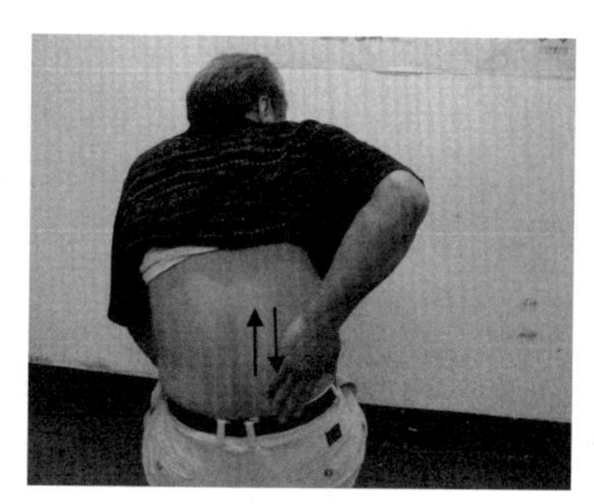

圖 6-136

十六、鼻出血的自我按摩法

出鼻血是指鼻孔流血，輕者僅在出鼻涕中帶血，嚴重者鼻中流血不止的一種常見出血病症，屬中醫的鼻衄。出鼻血原因較多，一般可分為外傷和內因二大類，內因多由肺胃熱盛，肝火上逆或脾不統血造成，外來傷害主要是外傷直接引起局部出血。

【自我按摩療法】

1. 拍打前額

患者用一手蘸上涼水輕拍自己前額，邊拍打邊蘸水，以鼻血止為宜。（圖 6-137）

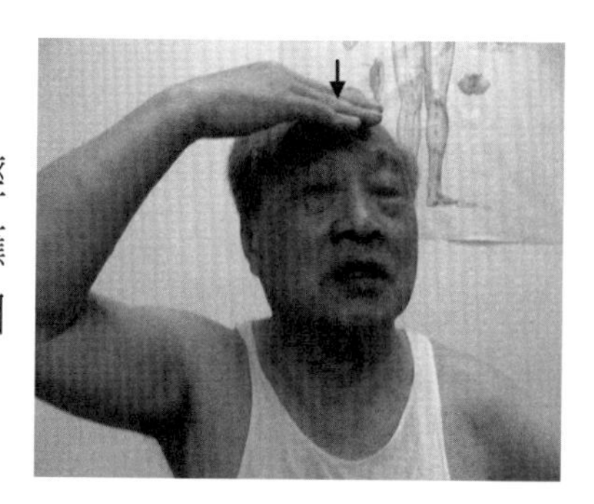

圖 6-137

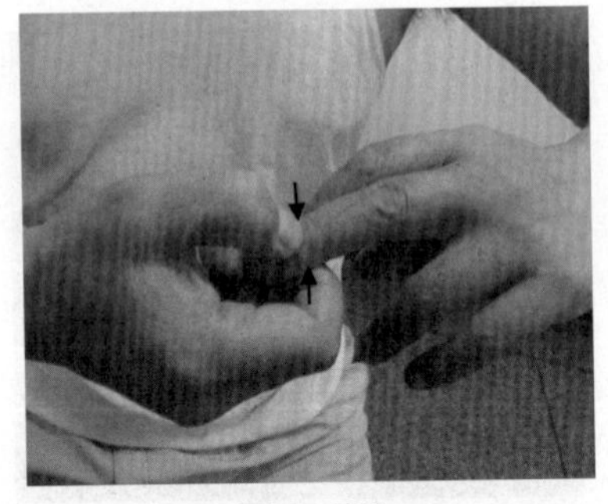
圖 6-138

2. 拿中指法

患者用一手拇、食、中指將鼻出血一側手中指末節拿住不放，或用細線捆紮中指第三節横紋指端（捆紮不可太緊），紮好後靜臥即可。（圖 6-138）

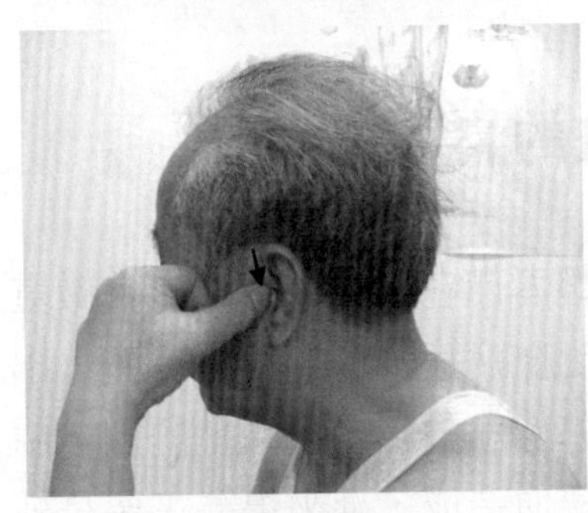
圖 6-139

3. 按壓耳屏

患者用雙手拇指同時按壓雙側耳屏，將耳屏貼緊耳道口，使耳朵閉塞，持續1～2 分鐘後再放開，可重按壓。（圖 6-139）

十七、陽痿自我按摩法

陽痿是指陽事不舉，或臨房舉而不堅的病證，陽痿可由多種原因引起，中醫認為是，房勞過度，命門大衰，思慮憂鬱，損傷心脾，恐懼傷腎等因素。現代醫學將陽痿分為功能性和器質性兩大類，功能性陽痿，多由心情不佳，久病身體虛弱，過度疲勞，過度緊張所致。器質性陽痿，多由某些疾病，如：生殖器畸型，海綿體肌損害，脊髓損傷，心血管疾病，泌尿生殖系統疾病等。對於功能性陽痿，一方面要針對導致陽痿因素進行心理治療，另一方面經由自我按摩的方法，可收到明顯效果。

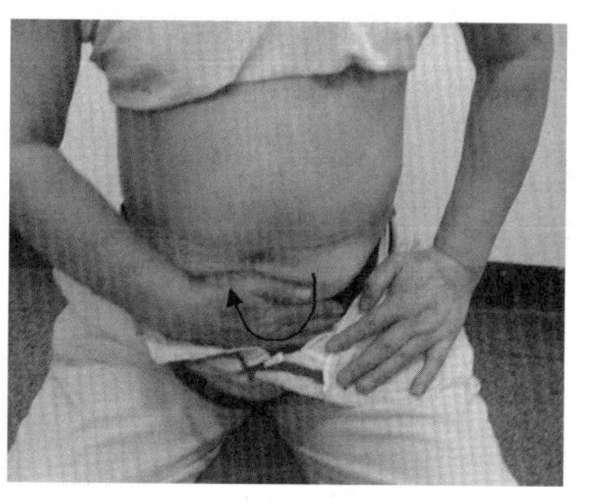
圖 6-140

【自我按摩療法】

1. 摩小腹

患者用手掌沿小腹作順時針方向摩法 2～3 分鐘。（圖 6-140）

2. 揉神闕穴

患者先將雙掌搓熱，然後用熱掌按揉神闕穴，至臍部發熱為止。（圖 6-141）

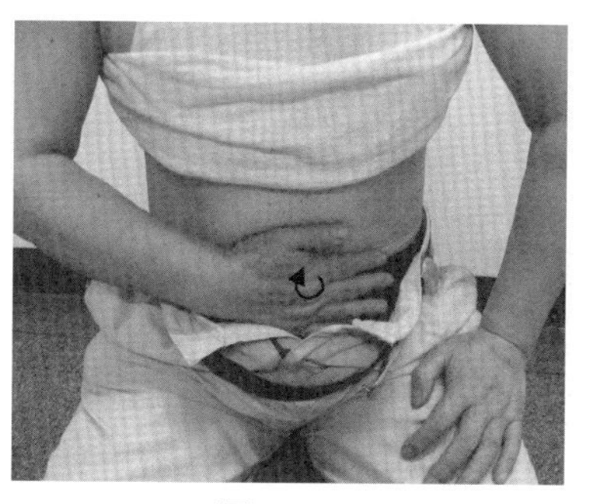
圖 6-141

3. 揉氣海穴

患者用中指指腹按揉氣海穴 1～2 分鐘。（圖 6-142）

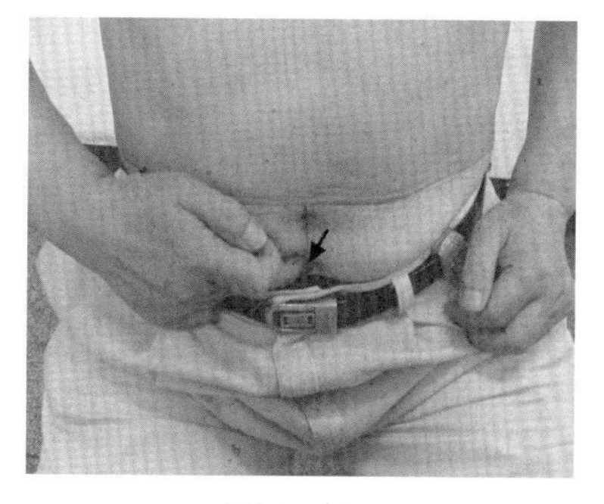
圖 6-142

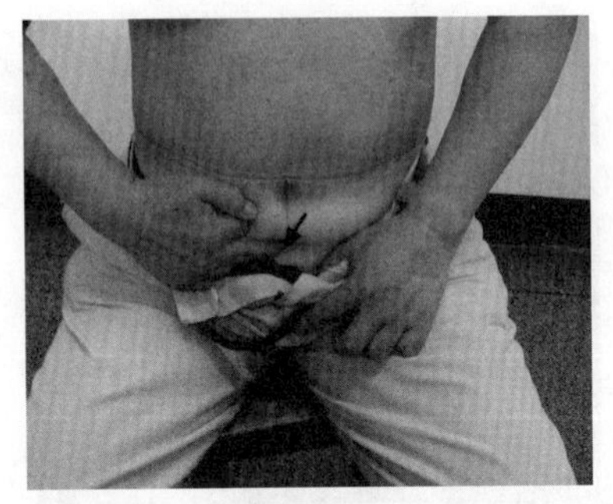
圖 6-143

4. 按揉關元穴

患者用中指指腹按揉關元穴 1～2 分鐘。（圖 6-143）

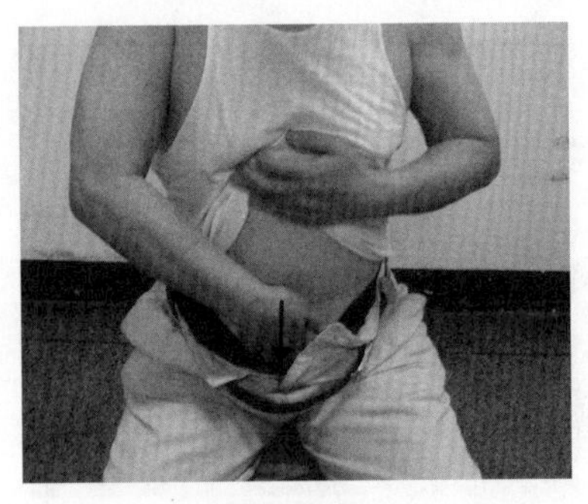
圖 6-144

5. 掌推腹部

患者用手掌，自神闕向下推至中極穴，反覆操作 1 分鐘。（圖 6-144）

6. 按揉中極穴

患者用中指指腹按揉中極穴 1 分鐘。（圖 6-145 略）

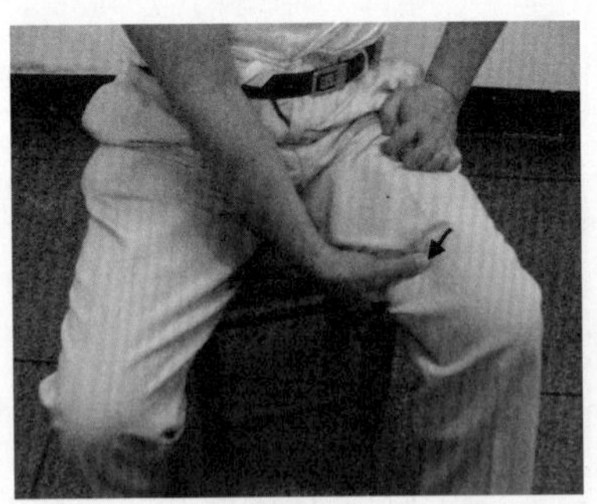
圖 6-146

7. 捏揉大腿肌肉

患者用拇指和其餘四指捏揉大腿肌肉，尤以大腿內側肌肉，反覆進行，約 2～3 分鐘。（圖 6-146）

8. 按揉三陰交穴

患者用雙手拇指指腹按揉三陰交穴 1～2 分鐘。（圖 6-147）

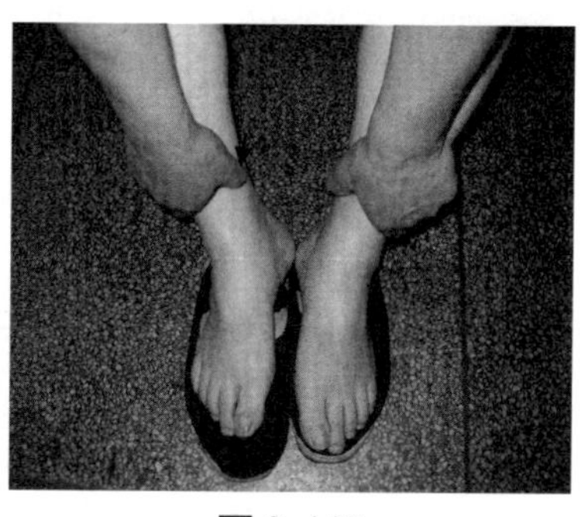

圖 6-147

9. 搓揉陰莖

患者將雙手掌搓熱後，再相對搓揉陰莖 1～2 分鐘。（圖 6-148 略）

10. 兜陰囊

患者先用手托住陰囊，輕輕捏揉，陰莖若有勃起則繼續捏揉 1～2 分鐘，然後用手掌兜陰囊約 10 次。（圖 6-149 略）

11. 擦腎俞、命門

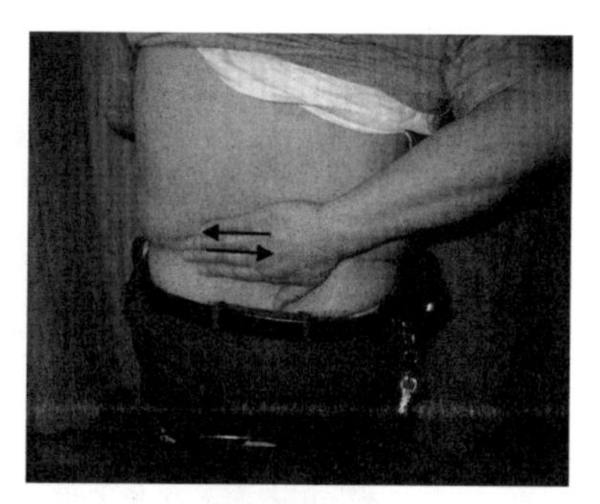

圖 6-150

患者將手掌塗少許潤滑劑，橫擦腎俞、命門穴以透熱為度。（圖 6-150）

十八、痛經的自我按摩法

婦女正值經期或行經前後，出現周期性小腹疼痛及腰部疼痛，甚至劇痛難忍，常伴有臉色蒼白，噁心嘔吐，出冷汗手足厥冷者稱「痛經」。

中醫認為痛經是因為氣滯血瘀、寒濕凝滯以及氣血虛弱所致，現代醫學認為痛經與精神緊張感受風寒，身體虛弱，子宮發育不良，子宮瘜肉，子宮炎症等有關。

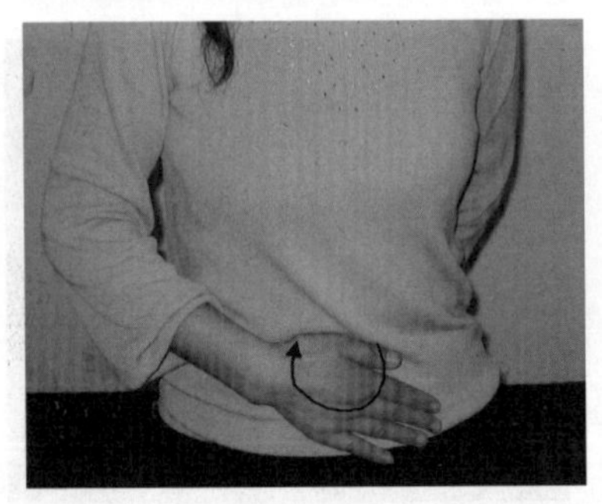

圖 6-151

【自我按摩療法】

1. 摩小腹

患者先將雙手相互摩擦發熱後，用掌在自己小腹作順時針方向摩腹 2～3 分鐘。（圖 6-151）

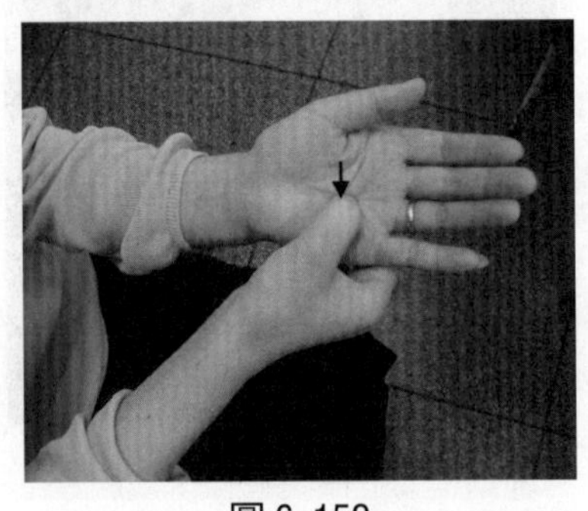

圖 6-152

2. 點按勞宮穴

患者用左手點按右手勞宮穴，用右手點按左手勞宮穴各 1 分鐘。（圖 6-152）

3. 氣海穴

患者用中指指腹按揉氣海穴 1 分鐘。（圖 6-153 略）

4. 按揉中極穴

患者用中指指腹按揉中極穴 1 分鐘。（圖 6-154 略）

5. 按揉歸來穴

患者用食、中指按揉歸來穴 1 分鐘。（圖 6-155 略）

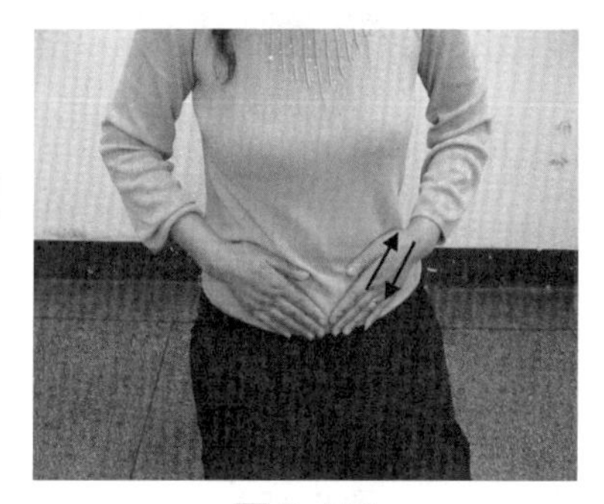

圖 6-156

6. 掌擦小腹部

患者用雙手掌塗少許潤滑劑擦小腹部以微熱為度。（圖 6-156）

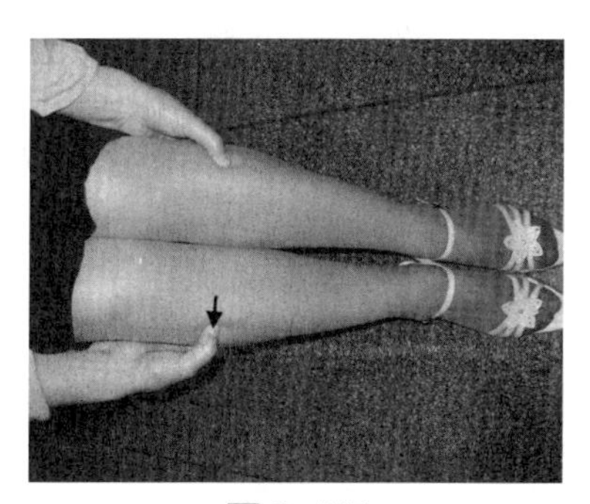

圖 6-157

7. 按揉足三里穴

患者用雙手拇指指腹按揉足三里穴 1 分鐘。（圖 6-157）

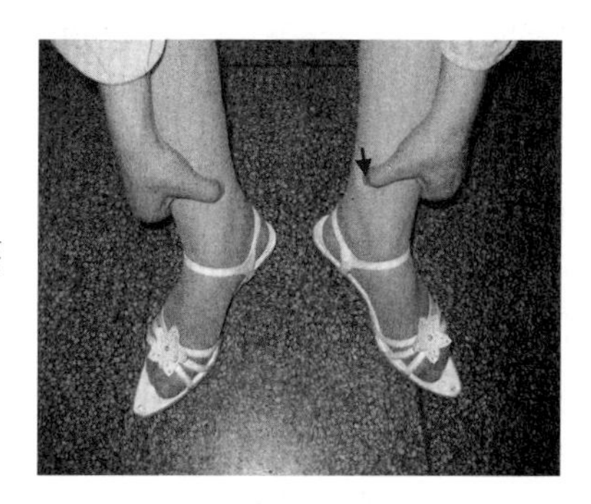

圖 6-158

8. 按揉三陰交穴

患者用雙拇指按揉三陰交穴 1 分鐘。（圖 6-158）

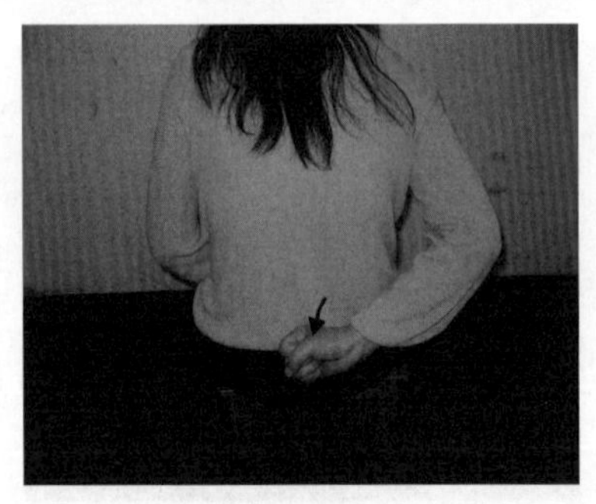
圖 6-159

9. 叩擊八髎穴

患者用拳背叩擊八髎穴部位 1 分鐘。（圖 6-159）

10. 擦腎兪、命門

患者用手掌先塗少許潤滑劑再橫擦腎俞、命門部位，以透熱為度。（圖 6-160 略）

十九、凍瘡的自我按摩法

凍瘡是冬季的常見病，是因寒冷之邪侵襲機體引起全身或局部機體組織的損傷，凍瘡多發生於身體組織較薄弱的部位，如手指、足趾、耳廓、耳垂等部位。其臨床表現，初期局部組織發冷、疼痛，逐漸出現局部發癢，皮膚發紅、輕度腫脹等症。

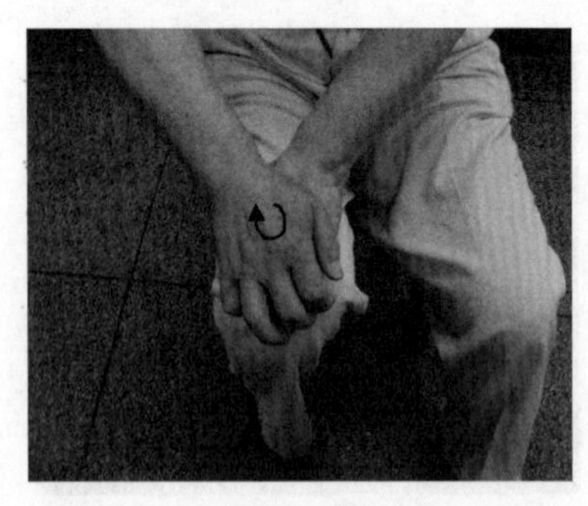
圖 6-161

【自我按摩療法】

1. 掌揉患部

患者用掌揉凍瘡患處 2～3 分鐘。（圖 6-161）

2. 指推患部

患者以拇指在患部上下左右輕推 10～20 遍。（圖 6-162）。

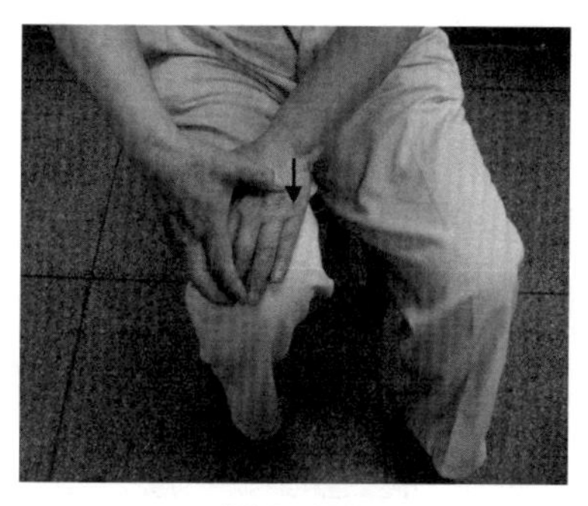

圖 6-162

3. 捏揉患部

患者用拇、食、中三指在凍傷的手指、足趾或耳廓、耳垂處快速捏揉 2～3 分鐘。（圖 6-163 略）

4. 輕擦患部

患者用一手掌塗少許潤滑劑輕擦凍瘡局部，以有熱感為宜。（圖 6-164 略）

說明，自我按摩治療凍瘡是對較輕的凍瘡而言，若凍瘡較重，出現潰爛、壞死，絕非按摩適應證。

二十、益壽延年自我按摩法

益壽延年是人們對健康與長壽的不斷追求，透過自我按摩刺激自身的經絡輸穴，使肌體陰陽平衡，臟腑和調，經絡疏通、氣血調理、增強體質，加強防治疾病的能力，達到延年益壽的目的。

【自我按摩療法】

1. 梳理頭髮

患者將雙手十指自然分開，形成梳狀然後用雙手交替從前向後，從頭髮中央向兩側梳理 30～40 次。（圖 6-

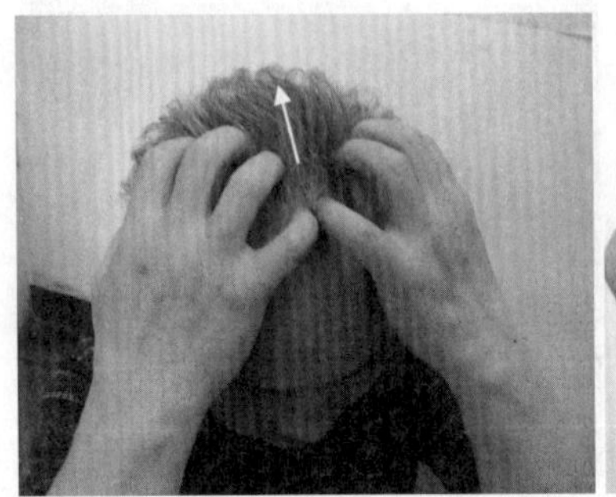

圖 6-165

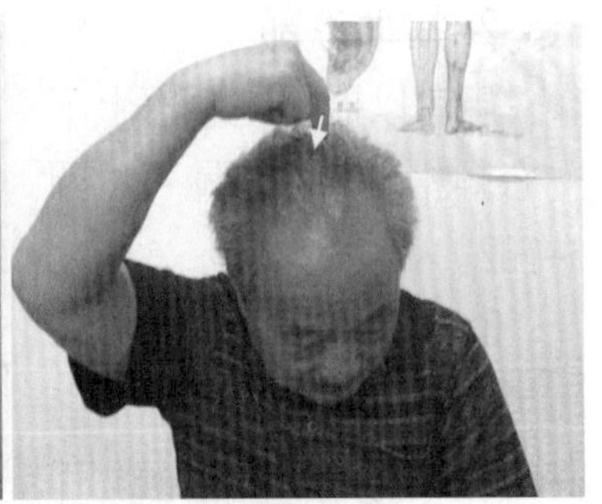

圖 6-166

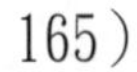

165）

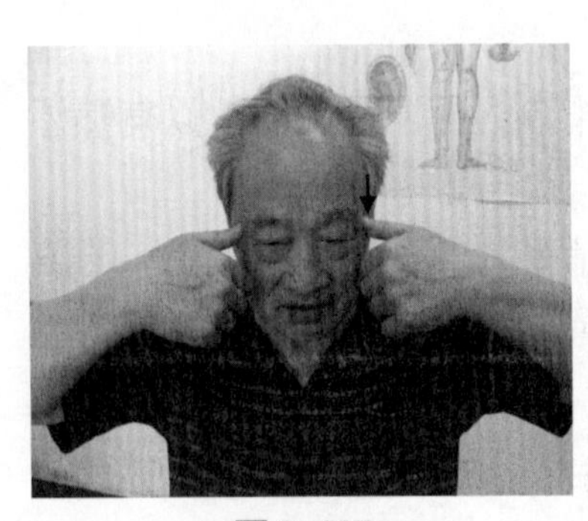

圖 6-167

2. 按揉百會

術者自己用中指指腹按揉百會穴 10～20 次。（圖 6-166）

3. 按揉太陽穴

術者自己用雙手拇指指腹按揉太陽穴 1 分鐘。（圖 6-167）

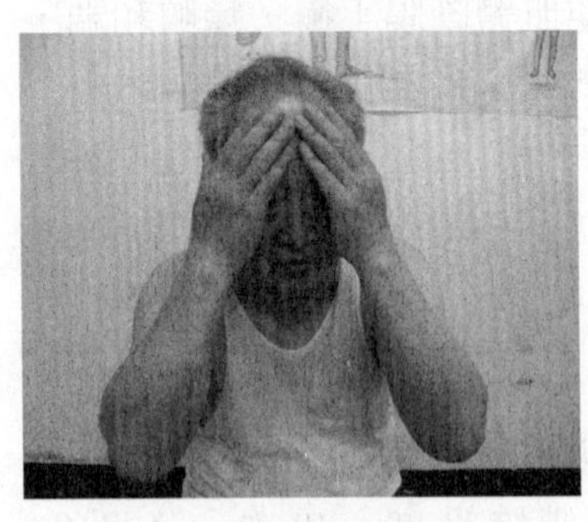

圖 6-168

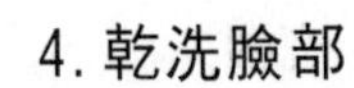

4. 乾洗臉部

術者自己先將雙掌搓熱，然後用雙掌揉摩整個臉部，如洗臉樣動作 1～2 分鐘。（圖 6-168）

5. 分推前額

術者自己用雙手食指自眉頭向兩側分推前額至前髮際10～20遍。（圖6-169）

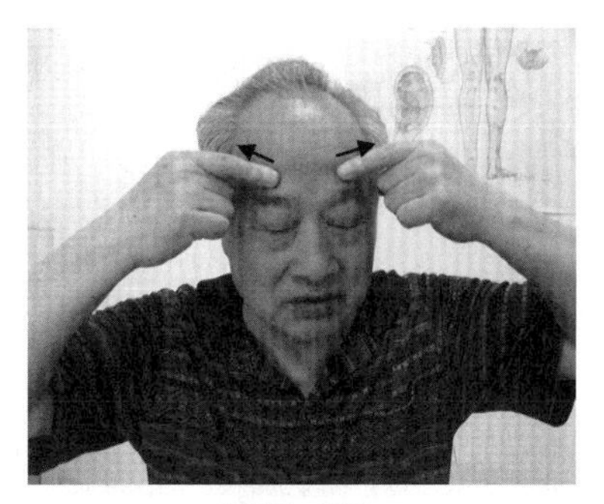

圖6-169

6. 按揉睛明穴

術者自己用雙拇指指關節背側按揉雙側睛明穴0.5分鐘。（圖6-170）

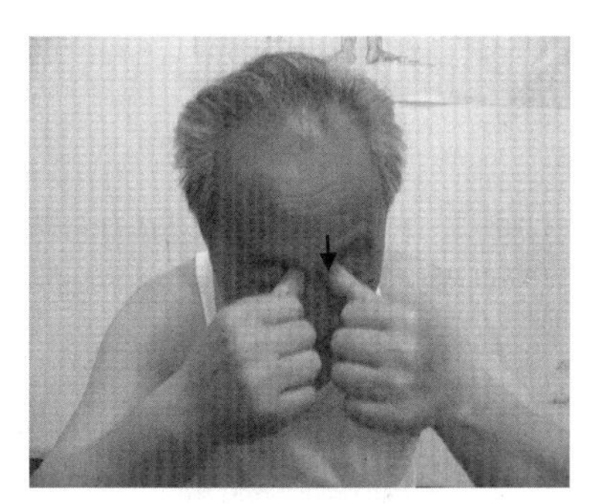

圖6-170

7. 按揉四白穴

術者自己用雙手中指指腹按揉四白穴1分鐘。（圖6-171）

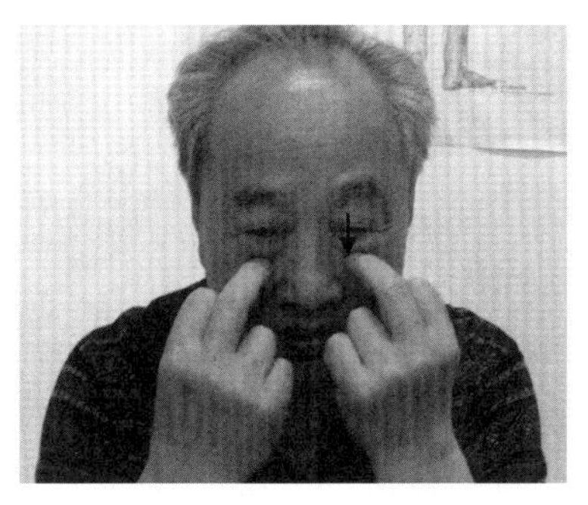

圖6-171

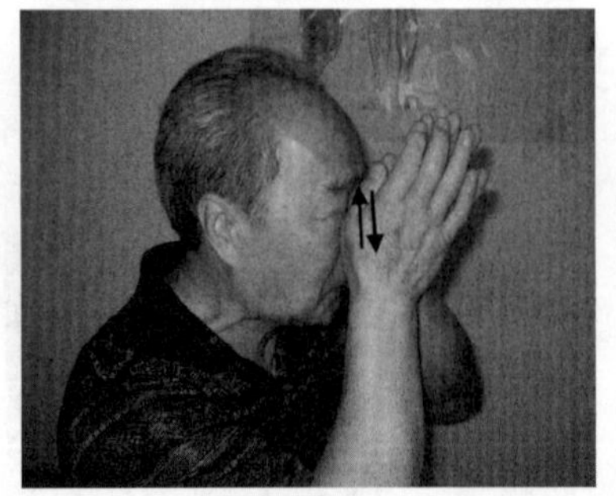
圖 6-172

8. 擦鼻翼

術者自己用雙手拇指橈側沿鼻翼上下往返擦動，以鼻腔發熱為宜。（圖 6-172）

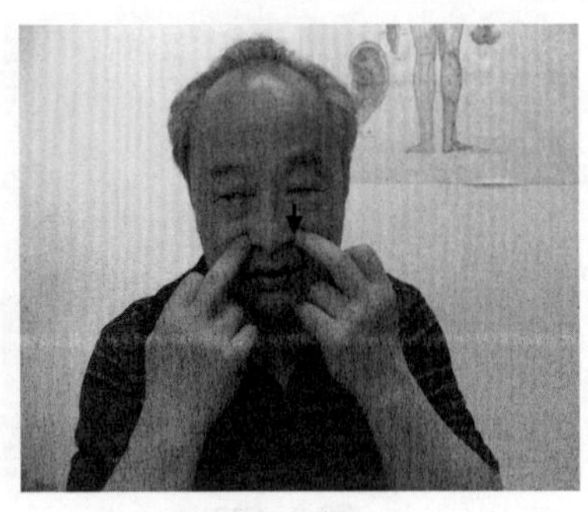
圖 6-173

9. 揉迎香穴

術者用雙手中指指腹揉迎香穴 1 分鐘。（圖 6-173）

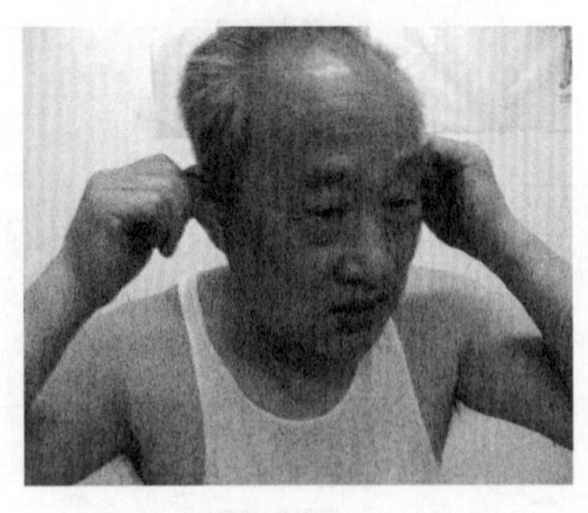
圖 6-174

10. 捏揉耳廓

術者自己用雙手拇及食、中指分別捏揉雙側耳廓 1 分鐘。（圖 6-174）

11. 鳴天鼓

術者自己用雙掌根捂住雙耳孔、手四指放於腦後，用食指指壓在中指背上，然後彈打腦後，術者自己可以聽到如敲鼓聲，謂鳴天鼓5～10次。（圖6-175）

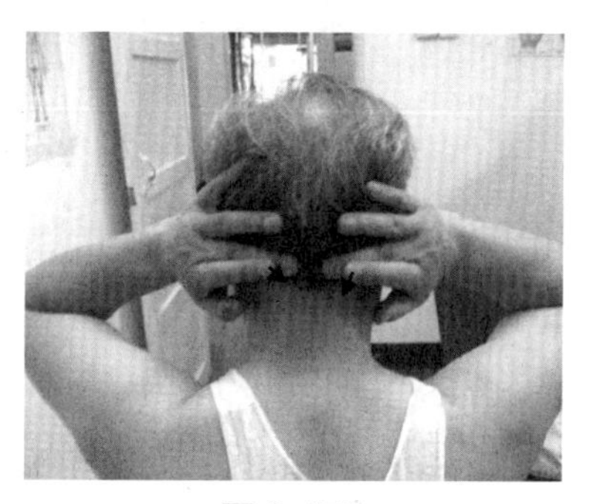

圖6-175

12. 按風池穴

術者自己用雙手中指按揉雙側風池穴時間為0.5分鐘。（圖6-176）

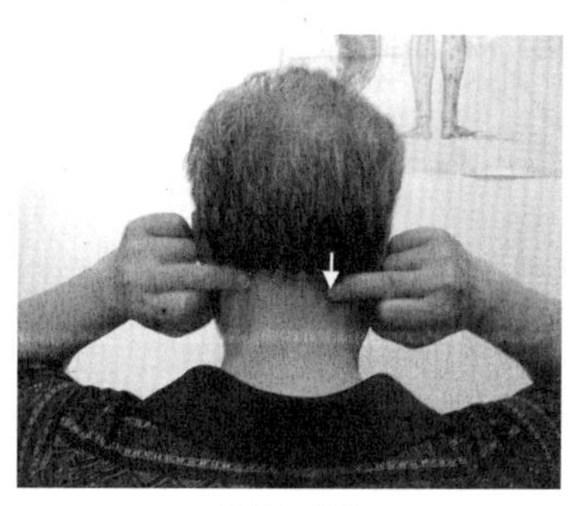

圖6-176

13. 摩腹

術者自己用手掌順時針方向摩腹3～5分鐘。（圖6-177）

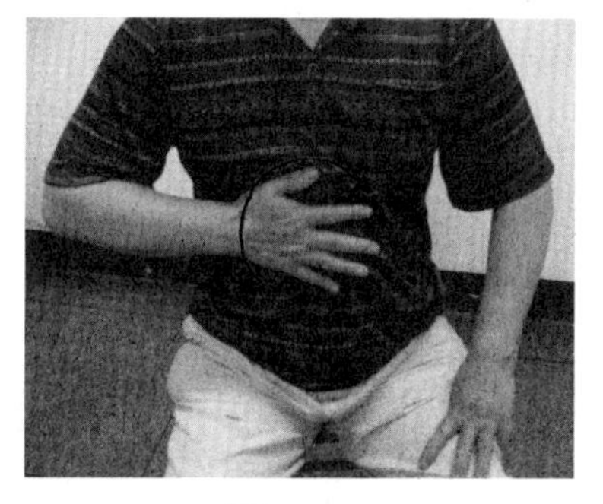

圖6-177

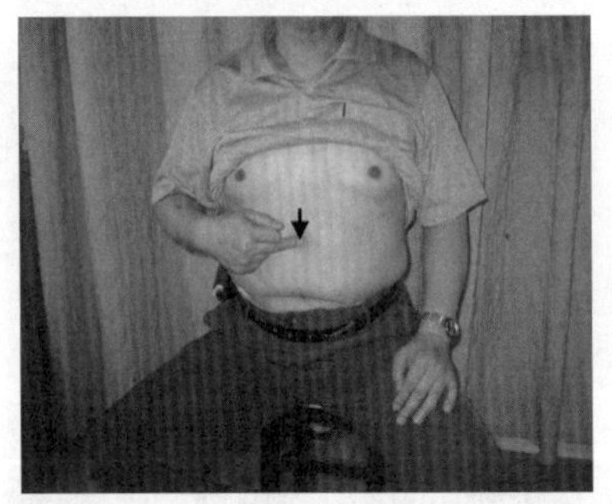

圖 6-178

14. 揉中脘

術者自己用中指指腹按揉中脘穴 1 分鐘。（圖 6-178）

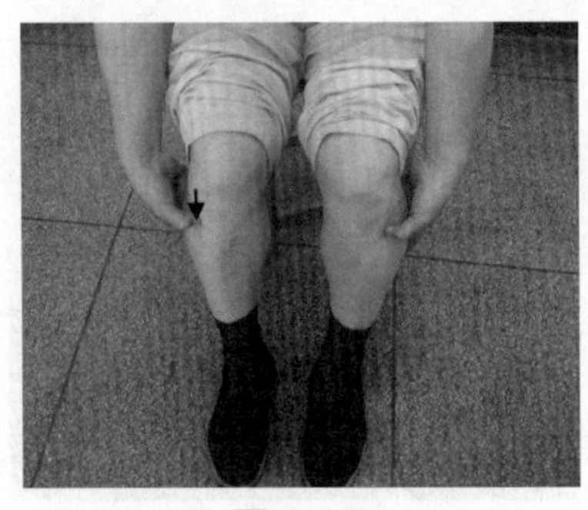

圖 6-179

15. 揉足三里

術者自己用雙拇指指腹按揉足三里 2～3 分鐘。（圖 6-179）

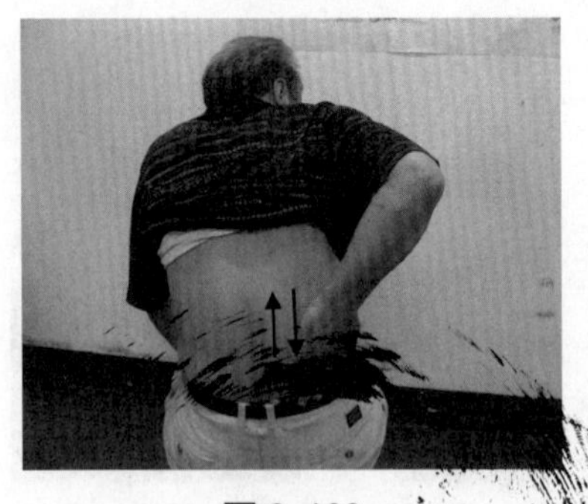

圖 6-180

16. 擦腰骶部

術者自己用手掌塗少許潤滑劑擦腰骶部以透熱為度。（圖 6-180）

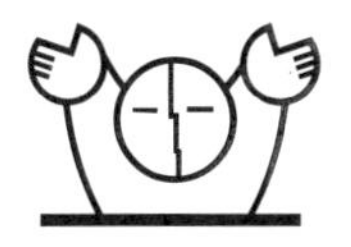

古代聖賢按摩養生保健法

古代醫家，在長期的醫療實踐中，不斷探索創新，根據個人的經驗，總結出很多行之有效的自我推拿保健方法，這些方法迄今仍然廣為流傳，其影響比較大的主要有以下幾種。

一、神仙起居法

神仙起居法出自後周書法家楊凝式，該法簡練易行，經久堅持，可以疏通氣血，益腎健脾，調整臟腑功能，其口訣如下：

行住坐臥處，手摩脇與肚，
心腹通快時，兩手腹下踞，
踞時徹膀腰，背拳摩腎部，
才覺力倦來，即傳家人助，
行之不厭煩，晝夜無窮數，
歲久積成功，漸入健康路。

二、老子按摩法

此法是古代流傳民間的一種自我按摩方法，它的特點是透過運動肢體的各個部位，使周身的肌肉骨骼得到伸展和收縮，加強肌體的氣血運行，從而起到防病保健作用，由於其祛病強身、增強臟腑功能的作用顯著，所以深受群眾喜愛，也被歷代醫家所重視。唐代孫思邈在《千金要方》中就有詳細記載。其方法如下：

兩手按於兩肋，向左右側彎伸各十四次。

兩手念兩肋，向左右扭肩十四次。

兩手抱頭，向左右扭腰十四次。

向左右偏頭十四次。

一手抱頭，一手托膝，彎曲三次。

兩手托住下頦，將頭向上托舉三次。

一手托住下頦，一手托住膝窩，托頭上舉，

托膝上抬三次，左右側相同。

兩手攀頭，全身向下頓足三次。

兩手相握，在頭上過，左右三次。

兩手交叉，托於心下，然後翻掌，掌心向外推出，再收回到原來的位置和姿勢，反覆三次。

兩手交叉，掌心向內，按在心的部位，反覆三次。

曲腕、擊肋（輕輕擊打），挽肘，左右各三次。

左手向後挽住右肘、向前、後拔伸三次；

再用右手挽住左肘，向前、後拔伸三次。

伸開五指，左手挽項三次，再右手挽項三次。

反手扣住膝蓋，另一隻手挽住肘部，左右各三次。

手摸肩部，從上而下揉按三次。

兩手握拳，向前擊出三次。

一手拍另一手的手背三次，掌心相對拍三次；手心向下空拍三次。

兩手交叉，反覆攪動七次。

揉按手指三次。

兩手反、正搖動各三次。

兩手五指反向分叉，扭動肘部數次，亦可扭動時呼吸十息。

兩手向上伸動三次。下頓三次。

兩手交叉，舉過頭頂，左右抻肋十次。

兩手握拳，反背背後，用拳背與脊背摩擦三次。

兩手反握於背後，順脊柱上下移動三次。

覆手，掌心向下，握住腕部，內、外抖動三次。

覆掌向前聳三次。

覆掌，掌心向下，兩手手指交叉，橫行移動三次。

覆掌，左右、上下伸展三次。

伸左腳，右手握住足尖，左手按住腳背。

將腳直上直下活動三次。右腳亦如此三次。

前後伸腳三次，左右抻腳三次，前後抻有腳三次，直腳三次。

扭脇肋三次。

內外振腿三次。

扭肩三次，推天（一手向上推）、托地（一手手心向下按），左右各三次。

左右排山（向左右推掌）、拔術（一手在上，一手在下，猶如拔樹一般）左右各三次。

舒展兩手，兩膝各三次。

舒展伸直，反鉤、伸手三次。

抻動內脊，外脊各三次。

三、天竺國按摩法

天竺國按摩法也是我國古代流行的一種推拿保健手法，《千金要方》對此進行了詳細的敘述，即：

兩手相捉，扭捩，如洗手法。

兩手淺相叉，翻覆向胸。

兩手相捉，共按脛，左右同，

兩手相重，按髂，徐徐捩身，左右同。

以手如挽五石力弓，左右同，

作拳向前築，左右同。

如拓石法，左右同。

作拳卻頓，此是開胸，左右同。

大坐，斜身偏倚如排山，左右同。

兩手抱頭，婉轉脛上，此是抽脇。

兩手據地，縮身曲脊，何上三舉。

以手反捶背上，左右同。

大坐，伸兩腳，即以一腳向前虛掣，左右同，

兩手拒地，回顧，此是虛視法，左右同，

立地反拗身，三舉。

兩手急相叉，以腳踏手中，左右同。

起立以腳前後虛踏，左右同。

大坐，伸兩腳用當相手勾所伸腳，著膝中，以手按之，左右同。

以上十八勢，對於老人，每日依此三遍者，一月後，百病除，行及奔馬，補益延年，能食眼明，輕捷不復疲乏。

四、延年九轉法

以兩手中三指按心窩，由左順摩圓轉二十一次。

以兩手中三指由心窩順摩而下，且摩且走，摩至臍下高骨為度。

以兩手中三指由高骨處向兩邊分摩而上，且摩且走至心窩，兩手交按為度。

以兩手中三指由心窩向下直推至高骨二十一次。

以右手左繞摩臍腹二十一次。

以左手右繞摩臍腹二十一次。

以左手將右邊軟肋下腰腎處大指向前四指，托後輕捏定用右手中三指自左乳下直腿夾二十一次。

推畢遂趺坐，以兩手大指押於紋四指拳屈。分按兩膝上，兩足十趾亦稍鉤曲，將胸自左轉前由右歸後搖轉二十一畢；又照前自右搖轉二十一次。

前法如搖身向左，即將胸肩搖出，左膝向前，即搖伏膝上；向右即搖出，右膝向前，即弓腰後徹。總以搖轉滿足為妙，不可急搖，休使著力。

五、孔子論養生

哀公問於孔子曰：「智者壽乎？仁者壽乎？」孔子曰：「然。人有三死，而非其命也，已取也。夫寢處不適，飲食不節，逸勞過度者，疾共殺之；居下位而上干其君，嗜欲無厭而求不止者，刑共殺之；以少犯眾，以弱侮強，忿怒不類，動不量力，兵共殺之；此三者，死於非命也，人自取之。若夫智士仁人將身有節，動靜以義，喜怒以時，無害其性，雖得壽焉，不亦宜乎。」

六、荀子論修身

「以治氣養生，則後彭祖；以修身自名，則配堯禹。宜於時通利以處窮，禮信是也。凡用血氣志慮，由禮則治通；不由禮則勃亂，食飲衣服動靜居處，由禮則知節；不由禮則觸陷生疾。……治氣養心之術，血氣剛強，則柔之以調和；知慮漸深，則一之以易良；勇膽猛戾，則輔之以道順；齊給便利，則節之以動止；狹隘偏小，則廓之以廣大……身勞而心安為之，利少而義多為之，事亂君而通不如事窮君而順。……君子貧窮而志廣，富貴而體恭，安燕而血氣惰，勞勤而容貌不枯，怒不過奪，喜不過予……君子之能以公義勝私欲也。」

七、《呂氏春秋》論養生

「是故聖人之於聲色滋味也，利於性則取之；害於性則捨之，此全性之道也。世之寶貴者，其於聲色滋味也多惑者而日夜求幸而得之則遁焉，遁焉，性惡得不傷？……擊則以車，入則以輦，務以自佚，命之日招蹷之機；肥肉厚酒，務以相強，命之日爛腸之食，靡皓齒，鄭衛之音，務以自樂，命之日伐性之斧。三患者，貴富之所致也。故古之人，有不肯貴富者矣，由重生故也，非誇以名也，為其實也。則此論之不可不察也。」（《本生》）

凡生長也順之也，使生不順者，欲也。故聖人必先適欲。室大則多陽，台高則多陽，多陰則蹷，多陽則痿。此陰陽之不適之患也。是故先王不處大室，不為高臺，味不

眾珍，衣不燀熱，燀熱則理寒，理寒則氣不達。味眾珍則胃充，胃充則中大鞔，大鞔而氣不達，以此長生，可得否？（《重已》）

欲有情，情有節。聖人修節以止欲，故不過行其情也。故耳之欲五聲，目之欲五色，口之欲五味，……由貴生動則得其情也；不由貴生動，則失其情矣。此二者，死生存亡之本也。俗主虧情，故每動為亡，敗耳不可，瞻目不可，厭口不可，滿身盡浮腫，筋骨沉滯，血脈壅塞，九竅寥寥，曲失其宜，雖有彭祖，猶不能為也。……古人得道者生以壽長，聲色滋味能久樂之，奚故論早定也。論早定則知早濇，知早濇則精不竭，秋早寒則冬必暖矣，春多雨則夏必旱矣，天地不能兩，而況人類乎？人之與天地也同，萬物之形雖異，其情一體也。故古之治身與天下者，必法天地也。（《情欲》）

八、《內經》

「余聞上古之人，春秋皆度百歲，而動作不衰；今時之人，年半百而動作皆衰者，時世異耶？人將失之耶？歧伯對曰：上古之人，其知道者，法於陰陽，和於術數，食飲有節，起居有常，不妄作勞，故能形與神俱，而盡終其天年，度百歲乃去。今時之人不然也，以酒為漿，以妄為常，醉以入房，以欲竭其精，以耗散其真，不知持滿，不時御神，務快其心，逆於生樂，起居無節，故半百而衰也。」

「夫上古聖人之教下也，皆謂之虛邪賊風，避之有時，恬淡虛無，真氣從之，精神內守，病安從來。是以志閑而少欲，心安而不懼，形勞而不倦，氣從以順，各從其欲，皆得所願。故美其食，任其服，樂其俗，高下不相慕，其民故日樸。是以嗜欲不能勞其目，淫邪不能惑其心，愚智賢不肖，不懼於物，故合於道。所以能年皆度百歲，而動作不衰者，以其德全不危也。」

「春三月，此謂發陳，天地俱生，萬物以榮，夜臥早起，廣步於庭，被發緩形，以傳志生；生而勿殺，予而無奪，賞而鐵罰，此春氣之應，養生之道也。逆之則傷肝，夏為寒變，奉長者少。」

「夏三月，此謂蕃秀。天地氣交，萬物華實，夜臥早起，無厭於日；使志無怒，使華英成秀，使氣得泄，若所愛在外，此夏氣之應，養長之道也。逆之則傷心，秋為痎瘧，奉收者少，冬至重病。」

「秋三月，此謂容平。天氣以急，地氣以明；早臥早起，與雞俱興，使志安寧，以緩秋刑；收劍神氣，使秋氣平，無外其志，使肺氣清，此秋氣之應，養收之道也。逆之則傷肺，冬為飧泄，奉藏者少。」

「冬三月，此謂閉藏。水冰地坼，無擾乎陽；早臥晚起，必持日光，使志若伏若匿，若有私意，若已有得，去寒就溫，無泄皮膚，使氣亟奪，此冬氣之應，養收之道也。逆之則傷腎，春為痿厥，奉生者少。」

九、《彭祖攝生養性論》

「神強者長生，氣強者易滅。柔弱畏威，神強也；彭怒騁志，氣強也。凡人才所不至而極思之則志傷也，力所不勝而極舉之則形傷也，積憂不已則魂神傷矣，憤怒不已則魄神散矣。喜怒過多，神不歸室；憎愛無定，神不守形。汲汲面欲，神則煩，切切所思，神則敗。」

「人生一世久遠之期，壽不過於三萬日。不能一日無損傷，不能一日無修補。徒責神之不守，體之不康，豈不難乎？足可悲矣。是以養生之法不遠唾，不驟行。耳不極聽，目不久視。坐不至疲，臥不及極。先寒而後衣，先熱而後解。不欲過饑，饑則敗氣。食誡過多，勿極渴而飲，飲誡過深，食過則瘀塊成疾，飲過則痰癖結聚。……若不營攝養之術，不順和平之道，須臾氣衰於不竟之際，形枯於聲色之前。勞其渺渺之身，惟其戚戚之思。聞斯道養深可修慎。是以真人常日淡泊，不親狂蕩；而愚者縱意未至損身，已先敗其神魂，傷其魄矣，悲夫。」

十、逍遙歌

逍遙歌載於《類修要訣》，據說是抱一子所作。抱一子為北宋高僧，俗姓王，名延壽，家仲去，號抱一子，錢塘人。著有《宗鏡錄》、《萬善同歸集》等。此歌訣從飲食、氣功、按摩、導引、道德修行等方面告訴人們多種延年益壽，健身美容的方法，這裏所造錄是有關按摩的一些內容。

人言晚飯少一口，享年直到九十九，我今一百又三歲，晚飯越多越壽久，日間乳餅粥三頓，一頓兩腕無餘剩，緩步徐行百步多，雙手摸肚往下運。臨臥兩腕山藥粥，煮熟紅棗二十六。油鹽炒粟十三雙，雄吞大嚼才厭足。未到五更心上餓，糖煮秋梨吃一個，翻來覆去睡不著，老來還要少年貨，大便堅潤小便長，精神矍鑠骨筋強，有時務持學檢束，有時叫跳任倡狂。子前午後正好修、心君常靜腎常兜，牙齒常叩耳常按，手掌轆轤腳常勾，面皮呵手勤勤摸，臍腹換手勤勤擦，眼珠常轉口常閉，唾津常咽勝服藥。腳底湧泉時常摩，腰眼腎俞時常搓。頭頸常轉肩常聳，鼻吸常調不嫌多，夜間守定泥丸宮，日間守定臍腹中，行住坐臥無間斷，丹田裏面暖融融，鎖住心猿不敢劣，拴住意馬不敢蹶。……齒落更生世罕有，一二十里不憚走。佳餚佳蔬十數樣，雜東雜西不離口，背不負重腰不痛，眼不昏花耳不聾。三花已聚頂門上，五氣復朝元海中。半夜元神常放光，皮膚滋潤不生瘡。

十一、千金按摩法

選自《千金翼方》

清旦初以左右手摩交耳，從頭上挽兩耳又引髮，則面氣通流，如此者，令人頭不白，耳不聾，又摩掌令熱，以摩面從上向下二七過，去肝氣令人面有光，又令人勝風寒時氣、寒熱頭痛，面疾皆除。

主要參考文獻

1. 王雲凱・中華推拿大成・石家莊：河北科學技術出版社，1995

2. 高溥超・指壓腧穴瘦身法・廣州：廣東世界圖書出版有限公司，2002

3. 溫進之・減肥妙法・武漢：華中理工大學出版社，1991

4. 逸夫・健美與美容按摩・北京：中國計量出版社，2002

5. 高慧，王淑傑・今日美容・北京：新時代出版社，2001

6. 褚蘭，朱人，金明・足療治百病・上海：上海中醫藥大學出版，1999

7. 盧先・房室保健按摩精要・北京：中國醫藥科技出版，1993

8. 姚春海，宋志軍・皮膚瘙癢防治・北京：金盾出版社，2002

9. 王友仁・家庭按摩與保健・北京：華文出版社，1999

10. 吳奇・穴位推拿按摩大全・呼和浩特：內蒙古科學技術出版社，2003

11. 張麗芳・實用美容大全・北京：華文出版社，1997

12. 王富春，宋柏林・美容保健按摩圖解・北京：人民衛生出版社，2000

13. 賀振泉・減肥塑身新法・廣州：廣東經濟出版社，2000

14. 林乾良，劉正才・養生壽老集・第 2 版・上海：上海科學技術出版社，1982

15. 余茂基・經絡療法與美容・上海：上海中醫藥大學出版社，2001

16. 柴文舉・實用美容按摩術・北京：海洋出版社，1994

17. 李清亞等・美容保健・北京：金盾出版社，2002

傳統民俗療法 系列叢書

品冠文化出版社

1 神奇刀療法

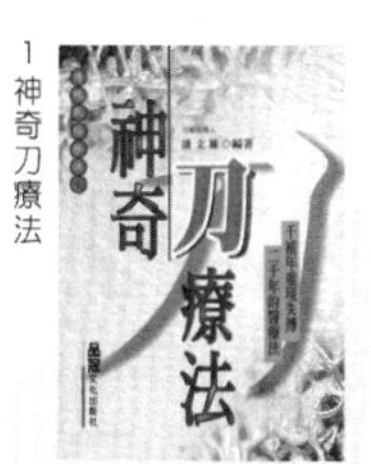

定價200元

2 神奇拍打療法

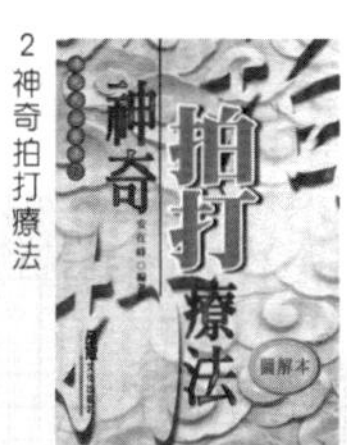

定價200元

3 神奇拔罐療法

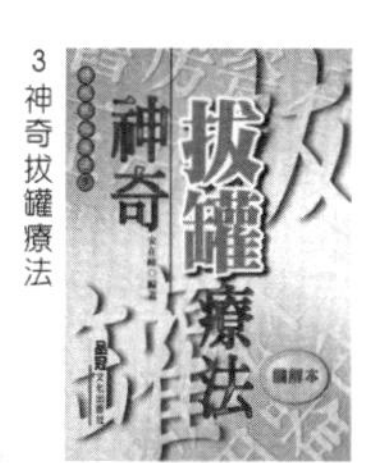

定價200元

4 神奇艾灸療法

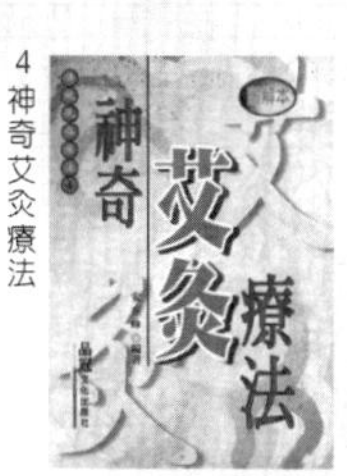

定價200元

5 神奇貼敷療法

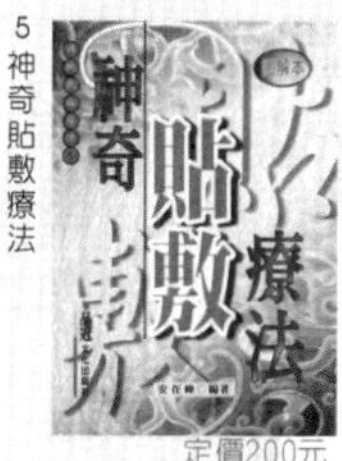

定價200元

6 神奇薰洗療法

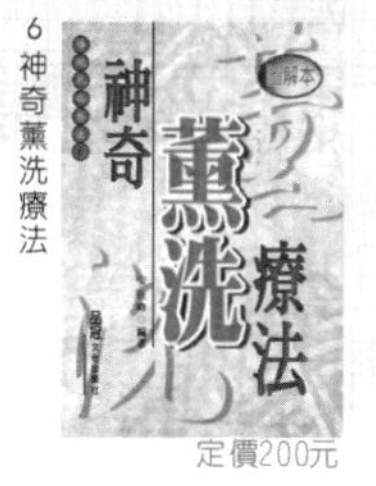

定價200元

7 神奇耳穴療法

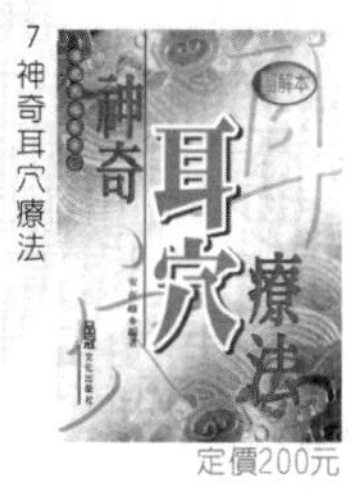

定價200元

8 神奇指針療法

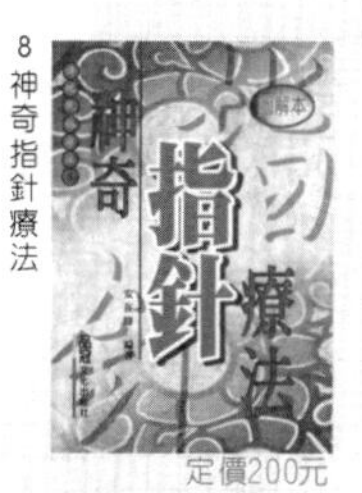

定價200元

9 神奇藥酒療法

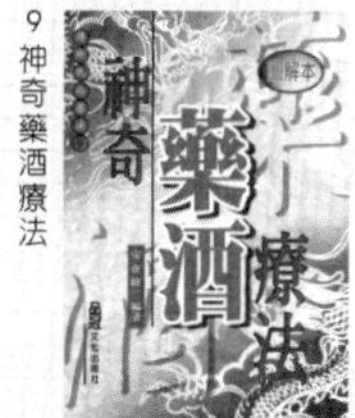

定價200元

10 神奇藥茶療法

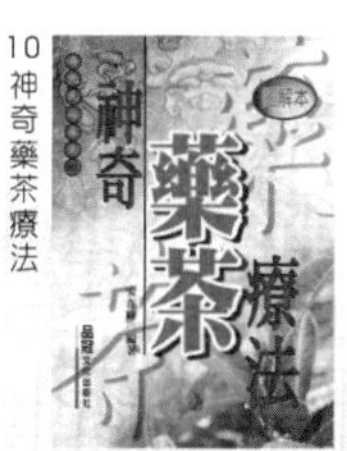

定價200元

11 神奇推拿療法

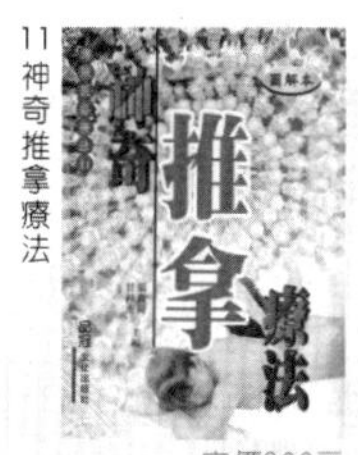

定價200元

12 神奇止痛療法

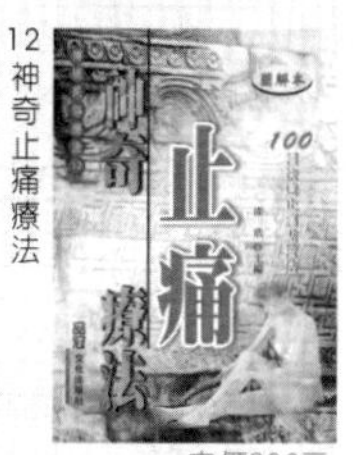

定價200元

13 神奇天然藥食物療法

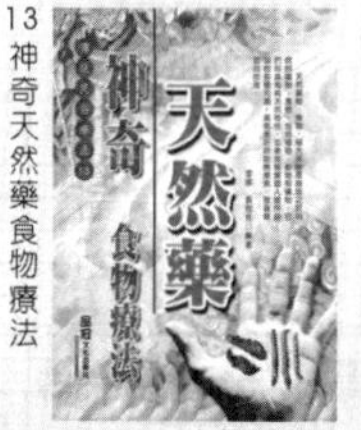

定價200元

14 神奇新穴療法

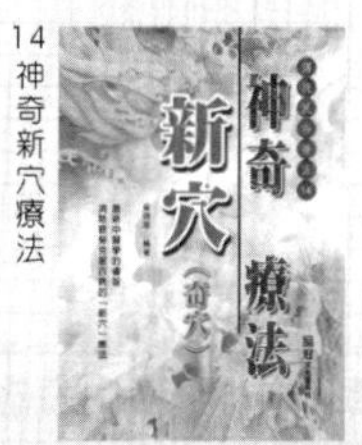

定價200元

15 神奇小針刀療法

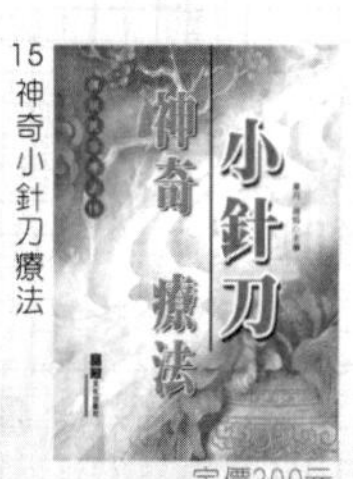

定價200元

國家圖書館出版品預行編目資料

養生保健按摩術／聞慶漢　主編
——初版，——臺北市，品冠文化，2007〔民96〕
面；21公分，——（休閒保健叢書；4）
ISBN 978-957-468-514-1（平裝）
1.按摩　2.經穴
413.92　95023497

養生保健按摩術

ISBN−13：978-957-468-514-1
ISBN−10：957-468-514-4

主　　編／聞　慶　漢
責任編輯／李　荷　君　陳智勇
發 行 人／蔡　孟　甫
出 版 者／品冠文化出版社
社　　址／台北市北投區（石牌）致遠一路2段12巷1號
電　　話／（02）28233123・28236031・28236033
傳　　眞／（02）28272069
郵政劃撥／19346241
網　　址／www.dah-jaan.com.tw
E-mail／service@dah-jaan.com.tw
承 印 者／高星印刷品行
裝　　訂／建鑫印刷裝訂有限公司
排 版 者／弘益電腦排版有限公司
授 權 者／湖北科學技術出版社
初版1刷／2007年（民96年）2月

定　價／280元